2/82   39,60

Dr. med. van Aaken
Die schonungslose Therapie

Meinem lieben Freund
Hermann Präder, Offenbach am Main,
gewidmet

Dr. med. van Aaken

Die schonungslose Therapie

Ein Gesundheits-Brevier

Pohl-Verlag, Celle

© 1977 · Pohl-Verlag, Celle

Verfasser: Dr. med. E. van Aaken, Schwalmtal-Waldniel
Verlag und Druck: Pohl-Druckerei und Verlagsanstalt, Otto Pohl, Celle
Umschlagentwurf: Wulf Weiß, Frankfurt

3. Auflage 1980

Nachdruck und Übersetzungen in fremde Sprachen, auch auszugsweise, nicht gestattet

ISBN 3 7911 0110-2

Inhaltsverzeichnis

Anstelle eines Vorwortes: Wie kam es zu diesem Buch?

Dieses Buch hat eine lange Vorgeschichte, denn den gedruckten Arbeiten, die nun innerhalb eines Jahres erschienen sind, gingen mehrere andere voraus, die im Selbstverlag herausgebracht wurden, darunter ein 300seitiges Werk „Der Lauf, eine optimale Gesundheitsvorsorge" mit dem Kennwort „Kohlensäure-Bikarbonat", welches Tausende chemischer Analysen, Herzröntgenfernaufnahmen und Erkenntnisse enthielt, die man mir heute aus den Händen reißt, um sie zu veröffentlichen. Wer hat z. B. um 1958 schon Pentdyopent bei geschädigten Spitzensportlern untersucht, um nur eine der Analysen zu nennen? Wer hat um 1952 gewagt, gegen gewisse Trainingsformen als einzelner aufzutreten, und wer hat Voraussagen zur Biologie der Frau und des Kindes gemacht, die zu den heutigen Leistungen im Schwimmen und Laufen dieser Personengruppen führten?

Vorausgegangen waren auch:

„Kritik des Intervalltrainings aus Biochemie und Praxis",

„Grundzüge und Theorie einer allgemeinen und chemischen Physiologie der Ausdauerfunktion",

„Statistischer Beweis einer möglichen Krebsprophylaxe durch die biologische Oxydation"

sowie das von dem großen Nobelpreisträger *Warburg* lobend begrüßte Werk zur Krebserkrankung: „Die Dauerfunktion der biologischen Oxydation als Krebsprophylaxe" mit dem Untertitel „Sportphysiologische Studie einer allgemeinen Prophylaxe der Zivilisationskrankheiten durch die reine Ausdauermethode des Lauftrainings".

Daneben gab es rund 500 Veröffentlichungen zu den angeschnittenen Problemen.

Er dauerte etwa 25 Jahre, bis man in der Wissenschaft und besonders in der Sportphysiologie dahinter kam, daß ich recht haben könnte, aber noch in Tokio 1964 bei den Olympischen Spielen vor dem Endlauf über 5000 m sagte man an offizieller Stelle, ich hätte meinen Schüler *Harald Norpoth* völlig falsch trainiert, obwohl ich Dutzende Läufer zur Deutschen Meisterschaft beraten und in der eigenen kleinen Gemeinde (Waldniel) nach und nach 14 Deutsche Meister im Lauf herausgebracht hatte.

Als ich 1972 in einer dunklen, regnerischen Novembernacht nach einer Vortragsreise durch Japan (also zuerst im Ausland und nicht im eigenen Land) beim Lauftraining überfahren wurde und beide Beine verlor, schien meine Existenz und mein Fragment gebliebenes Werk vernichtet. Eine schonungslose Therapie half mir, nicht nur wieder zu gehen und Auto fahren zu lernen, sondern auch durch unermüdliche Arbeit an Patienten und durch nächtliches Studium meine mangelhaften Kenntnisse so aufzubessern, daß ich meine Erfahrungen aus 28 Jahren Praxis in Waldniel und rund 40jähriger Arbeit im Dienst am Kranken und am sportlich trainierten Menschen nun erst recht verwerten konnte.

Das vorliegende Buch ist eine Art Ergänzung des vorausgegangenen Buches

„Programmiert für 100 Lebensjahre", und ich bin mir bewußt, an allen Ecken und Kanten, die überhaupt möglich sind, damit bei einem großen Teil der Ärzteschaft anzuecken. Man wird vielleicht sagen: „Er benimmt sich wie *Iwan Illisch,* der das unverschämte Buch schrieb: ,Die Medizin ist eine Hauptgefahr für die Gesundheit geworden.'" „Unverschämt", schrieb nämlich ein Professor der Inneren Medizin über Illischs Buch, aber man sollte nicht nur schimpfen, sondern über die Tatsachen, die in Illischs und in meinem Buch vorgebracht werden, einmal nachdenken, denn an gewissen Tatsachen kommt niemand vorbei.

Ich habe schlaflose Nächte gehabt, nämlich im Studium bis zum Morgengrauen, weil Spitzensportler und Deutsche Meister von Kollegen und großen Instituten als herzkrank bezeichnet wurden, die nachher sogar olympiaplaziert waren. Ich mußte den Aufsatz schreiben: „Was machen die Ärzte mit den Sportlern?", der mir brieflich Lob und bitteren Tadel eintrug.

Etwa 5 % der besten Sportler im Raume des Westdeutschen Leichtathletikverbandes sind durch ärztliche Fehldeutungen dem Sport in den letzten 28 Jahren verlorengegangen, ganz zu schweigen von dem Heer der sportverletzten Beinpatienten und Jugendlichen, die durch das Arbeitsschutzgesetz eine harte Arbeit nicht verrichten durften, die sie gern getan hätten.

Meine Sprechstunde füllte sich nach und nach mit Tausenden Patienten aus dem In- und Ausland, die nur das Verlangen hatten, nicht arbeitsunfähig geschrieben, nicht ins Krankenhaus geschickt, nicht operiert zu werden, nicht dem Laufen und einer gesunden Lebensweise entsagen zu müssen, sondern von mir die Bestätigung verlangten, daß man durch eine schonungslose Therapie auch anders heilen könne. Sie laufen heute in Europa zu Tausenden und in Amerika zu vielen Millionen täglich ihre Langstrecken. Männer, Frauen, Kinder, Greise, und sind gesund und wohlauf, sogar überdurchschnittlich leistungsfähig und haben schwere Krankheiten überwunden, wie einzelne geschilderte Fälle im vorliegenden Buch zeigen.

Aber ich habe auch schwere Fehler gemacht und dadurch gelernt, kürzlich noch, als ich versuchte, einen von Jugend auf durch Diphtherie geschädigten Herzpatienten, mit einem riesigen Herzen von 2500 cm³, wenigstens 10 m traben und 10 m abwechselnd gehen zu lassen, weil er in seinem Beruf die Arbeit ganz gut leisten konnte. Er starb an Herzversagen, weil man ein solches Herz eben doch nicht belasten darf. Andere dagegen, die man hoffnungslos abgeschrieben hatte, beispielsweise nach einem Herzinfarkt, laufen heute Marathon, und unter 19 000 Briefen, die ich in 28 Jahren als Antwort auf dringende Fragen schrieb, kamen Hunderte Antworten, wie glücklich und gesund man durch schonungslose Behandlung geworden sei.

Deshalb freue ich mich, daß ich heute dieses Buch veröffentlichen kann, und ich würde mich glücklich schätzen, wenn neben den Teilnehmern der Lauftreffs, die *Enzio Busche* und ich ins Leben riefen, noch Hunderttausende erkennen würden, daß der Mensch dazu bestimmt ist, Gesundheit nicht durch Hochdruckkammern, wie ich heute in der Zeitung las, und andere Apparate oder durch Medikamente und Kuraufenthalte zu suchen, sondern in der eigenen Anstrengung im Schweiße seines Angesichtes, allerdings nicht in einem Training mit „Blut, Tränen und Schweiß", sondern in gelöster Freude des langsamen Dauerlaufes.   Ernst van Aaken

Waldniel, am 12. Februar 1976

Vorwort zur dritten Auflage

Seit Erscheinen der ersten Auflage im Jahr 1976 hat sich durch mein Buch allerlei getan. Hatte ich schon 1976 19000 Briefe von verzweifelten Patienten und Sportlern beantwortet, so ist die Lawine auf etwa 30000 angewachsen, besonders die Krebskranken stellen Fragen und legen ihre Probleme dar. Trotz des vielen Geldes, das Frau Dr. Scheel sammelt, geschieht praktisch immer weniger zum Wohle des Patienten, er wird immer mehr verunsichert und nicht genügend aufgeklärt.

Das Kapitel der Lebererkrankungen hat zur Folge gehabt, daß in Zukunft wohl kaum noch ein Sportler, der dieses Kapitel gelesen hat, sich bei Lebererkrankung ins Bett legt. Auch die angeblich Herzkranken sind nach Lektüre meines Buches vorsichtiger geworden und glauben noch lange nicht jeder Diagnose, besonders aber nicht den Empfehlungen, sich zu schonen.

1978 erschien das Buch „Die schonungslose Behandlung" mit einem Umfang von 122 Seiten. Es ist praktisch ein vergessenes Kapitel der zweiten Auflage. Es behandelt in über 70 Seiten alles, was mir am Herzen lag über den Herzinfarkt und bringt eine kleine Orthopädie, vornehmlich für den verunsicherten Sportler.

Verunsichert wird der Sportler deshalb, weil in vielen Krankheitsvorgeschichten folgenderlei festzustellen ist, z. B.:

Wird fast von jedem Orthopäden gesagt: „Sie haben Verschleiß." Aber Verschleiß durch Gebrauch gibt es nicht, sondern nur Verschleiß durch Krankheiten.

Wird jedem Sportler gesagt, er müsse den Sport aufgeben und dürfe höchstens schwimmen. Schwimmen kann das Training auf dem Lande niemals ersetzen.

Fällt den meisten orthopädischen Patienten auf, daß je mehr Orthopäden er aufsucht, um so mehr Diagnosen ihm geboten werden.

Beispiel: Ein Baumschulbesitzer grub eine riesige Baumwurzel aus und verhob sich dabei. Er suchte im Laufe von 2 Jahren 14 Orthopäden, darunter Klinikchefs und Professoren, auf und bekam 11 verschiedene Diagnosen vorgesetzt. Helfen tat ihm keiner, aber die Rechnungen waren gepfeffert. Ein Heilpraktiker, der sich auf Chiropraktik verstand, heilte ihn in 5 Minuten für 30,— DM. Ein Wirbel hatte sich verschoben, wie man auf dem erstangefertigten Röntgenbild sehen konnte, aber das war dem erstbehandelnden Professor nicht aufgefallen. Dafür wollte er gleich eine Myelographie machen, die der Patient ablehnte.

350 solcher Geschichten habe ich seit der Herausgabe der ersten Auflage gesammelt mit Belegen und Röntgenbildern, das ergibt dann ganz nebenbei wieder ein schönes Buch.

Die Tausenden Briefe, die ich erhalten habe, haben mir inzwischen gezeigt, wie notwendig die Abfassung dieses Buches gewesen ist. Mit einem gewissen Stolz kann ich berichten, daß wir in der Praxis bei vielen Krankheiten, die seit Monaten, ja Jahren behandelt worden waren, in wenigen Wochen, manchmal in wenigen Tagen, zu 95 % Erfolg hatten, besonders durch die Tübinger Bombe, die merkwürdigerweise den meisten Ärzten überhaupt nicht bekannt ist oder vom Hörensagen als gefährlich eingestuft wird. 6000 Patienten haben wir mit ihr in 13 Jahren behandelt und 98 % damit geheilt. Kostenpunkt: etwa 80 bis 100 DM privat.

Seit Erscheinen der ersten Auflage habe ich rund 100 Krebskranke behandelt und einige ohne Operation und Bestrahlung sowie Zytostatika geheilt. Eine Verhütung ist also möglich, aber die offizielle wissenschaftliche Medizin merkt anscheinend nicht, daß sie durch Vorsorgeuntersuchungen und vorschnelle Eingriffe den Krebs provoziert. Eine Kollegin schrieb mir: „Der Grundsatz nicht zu schaden, ist in der heutigen Krebsbehandlung und Vorsorgeuntersuchung ganz in Vergessenheit geraten."

In meinem Buch „Zivilisationskrankheiten" mit dem Untertitel „Krebs und Herzinfarkt müssen nicht sein", eine weitere Ergänzung dieses Buches, habe ich den Patienten immer wieder gesagt: „Sie allein haben über Operation, Bestrahlungen und Behandlung mit Zytostatika zu entscheiden und nicht der Arzt." Dieser sollte sie genauestens aufklären und Ihnen dann die Entscheidung überlassen und nicht immer sagen: „Sie müssen!" Damit unterschreibt mancher sein Todesurteil. Zweitens ist in dem Buch gesagt, daß man nur Notoperationen vornehmen darf. Drittens sollte ein Patient, bevor er in eine Operation einwilligt, immer den Arzt fragen, ob er dieselbe Operation unter denselben Umständen auch an seinen Familienangehörigen ausführen lassen würde.

Die schonungslose Therapie ist in Wirklichkeit nicht so schonungslos wie die gegenwärtige wissenschaftliche Medizin, aber sie soll den Menschen aufrütteln, selbst etwas zu tun, vor allen Dingen Bettruhe zu meiden wie eine schwere Krankheit.

Ruhe, Schonung, haufenweise Medikamente, zu vieles Essen, Bettruhe, zu lange Krankschreibungen und zuviel Diagnostik sind die Faktoren, neben unnötigen Operationen, die den Menschen noch kränker machen und die Krankenkassen und den Staat in unerschwingliche Kosten stürzen. Was hat der Patient davon? Er wird erst recht krank.

Was lehrt dieses Buch? Der Patient sollte härter gegen sich selbst sein.

Ernst van Aaken

Waldniel, am 25. August 1980

Zur Einleitung:
Begründung einer schonungslosen Behandlung und Kritik des medizinischen Norm- und Schondenkens

Was bedeuten schonungslose Behandlung und schonungslose Erziehung für Patienten und für Sportler?

Die Bezeichnung „schonungslose Behandlung" klingt grausam und gnadenlos, was sie nicht ist, denn sie soll dem Wohle des Patienten dienen bzw. dem Sportler, der heute bei Unpäßlichkeiten und geringfügigen Verletzungen von den meisten Ärzten, die nicht selbst intensiv Sport betrieben haben und als integrierenden Bestandteil ihrer Lebensführung anerkennen, mit Schonung konfrontiert wird. Es verbirgt sich bei dem Rat der Ärzte zur Schonung vorgeblich eine echte Sorge und fehlende Erfahrung, in vielen Fällen ist es Unwissenheit und die Ängstlichkeit, eine gewisse Verantwortung zu übernehmen.

Der Herzinfarktpatient zum Beispiel, der die ersten 4 bis 8 Tage überlebt hat und dessen Fermente und Transaminasen im Absteigen begriffen sind, braucht nicht Schonung, sondern Bewegung, weil nur durch Bewegung vermehrt Sauerstoff gefördert wird, den die Herzmittel in ihrer unsicheren Wirkung eben nicht vermitteln können.

Eine Grippe oder ein Schnupfen benötigt keine Bettruhe, selbst bei Fieber nicht, sondern heilt im vermehrten Stoffwechsel der Bewegung schneller und natürlicher als mit Medikamenten, deren Wirkung unsicher ist und die Passivität bedeuten.

Das A und O des Stoffwechselbetriebes ist der Sauerstoff, transportiert durch den Blutstrom, also durch eine vermehrte Durchblutung, und deshalb ist Bettruhe bei vielen Erkrankungen eine unphysiologische Behandlungsmethode, die eine Gefahr für den Menschen bedeutet.

Außer bei Knochenbrüchen ist ein Gipsverband, sei es bei Muskelverletzungen, Bänderzerrungen, Sehnenentzündungen, Muskeleinrissen und Entzündungen der Knochenhaut, ein Fehler, denn all diese Verletzungen und Krankheiten kann man in einem großen Prozentsatz schneller heilen durch Aktivität, Bewegung, speziell durch Dauerbewegung, man muß nur ein Fingerspitzengefühl dafür haben, was individuell möglich ist, was einer verträgt oder nicht verträgt und wo die Grenzen der natürlichen Behandlung liegen.

Man muß von Patienten und Ärzten wieder Leistungen verlangen, denn einen höheren Gesundheitsgrad erlangt man nicht durch Pilleneinnahme und -verschreibung, sondern durch Anstrengung im Schweiße des Angesichts, wie schon die Bibel dem Menschen bestimmt hat. Der Arzt sollte sich dem Patienten gegenüber als Beispiel präsentieren können und seine Klienten, seien es Sportler, seien es untrainierte Durchschnittsbürger, zur Leistung und zur Ethik dieser Leistung hinführen.

Der Krieg, als der Vater aller Dinge, wie es schon im Altertum hieß, hat wenigstens die Deutschen 1940 bis 1950 gelehrt, daß man gesund bleiben kann bei Streß, wie Bombennächten und Todesdrohung, schlechten Frontnachrichten und Hunger, Kampf um die Existenz und oft um das nackte Leben, und damals gab es kaum Herzinfarkte und alle die Krankheiten, unter denen jetzt die Menschheit des Wohlstands seufzt. Der hungernde Durchschnitt der deutschen Bevölkerung war damals so gesund und leistungsfähig, wie es heute trotz aller sozialen Maßnahmen nicht erreicht werden kann. Heute werden der Gesellschaft Kostenexplosionen auferlegt, durch unsinnige Krankenhausaufnahmen mit Bagatellfällen, durch Hunderte von Millionen DM kostende Kuren, die nichts einbringen, wenn sie nicht den Menschen zur radikalen Umkehr bewegen können, durch teure Technisierung und Industrialisierung der Medizin, die bei manchen Krankheiten kaum bessere Ergebnisse in der Heilung erzielen als früher mit einfachen Mitteln, durch echte Schäden der medizinischen Wissenschaft und durch hochmütiges Eingreifen messerbesessener Chirurgen, wo eine schonungslose Behandlung und der Wille zur Leistungsethik das Volk aufrütteln könnte, das vielfach leider durch Lohngeldfortzahlungen auch noch verführt wird, durch Nichtstun Geld zu verdienen und die dummen Weiterarbeitenden auszubeuten.

Schonungslose Therapie ist eine Wohltat für den Menschen, der nicht unbedingt durch einen Krieg oder eine Katastrophe motiviert werden muß, wieder seine eigenen Kräfte und Initiativen zu wecken. Der Mensch muß einsehen lernen, daß er Gesundheit nicht durch Kauf von Pillen und anderen Dingen bekommt, sondern nur durch die eigene Anstrengung und durch den Willen, etwas für seine Gesundheit und damit für Körper und Geist zu leisten.

Nicht Diagnostik mit riesigem Kostenaufwand braucht der heutige Mensch in erster Linie, nicht nur Vorsorgeuntersuchungen, sondern Vorbeugen und Heilen, und das ist merkwürdigerweise auch noch billig zu haben.

Als Verfasser dem Vater der Biochemie, dem Nobelpreisträger und großen Forscher Professor Dr. *Otto Warburg* (Berlin-Dahlem), diese Gedanken vortrug, schrieb dieser: „Sie haben völlig recht, aber bei der heutigen Menschheit ist es so, was man nicht kaufen oder verkaufen kann, das zieht in der Behandlung kaum noch, und so muß die Menschheit eben damit fertig werden, in einem selbst verschuldeten Alterungsprozeß dahinzusiechen."

Die folgenden Kapitel sollen Möglichkeiten aufzeigen, wie auch in der heutigen Zeit der Mensch sich von der Bevormundung durch die Medizin freimachen und in gewissen Fällen selbst sein Schicksal in die Hand nehmen kann.

Heilung durch Aktivität

Dieser provokatorische Titel geht Laien und Ärzte an, denn bislang wird immer noch mit Schonung, Bettruhe, Gipsverbänden, Ruhigstellung und Krankenhausaufnahme behandelt, wo es sehr viele Krankheiten gibt, die durch Bewegung als Dauerbewegung besser behandelt würden, um die verheerenden Folgen zu vermeiden, die Schonung, Bettruhe, Krankschreiben und Aussetzen jeglicher Tätigkeit hervorrufen.

Gewisse Hinweise sind nötig, um das zu begründen. Beispielsweise schlägt ein Herz unermüdlich an einem Tag 100 000mal und in einem 80jährigen Leben über 3 Milliarden mal. Gewisse Schäden repariert es selbst, wenn es als Motor so in Gang gehalten wird, daß es weder überfordert noch zu wenig benutzt wird.

Für den Menschen als Säugetier, das in einer Entwicklung von Jahrmillionen zum ausgesprochenen Lauftier herangebildet wurde, gibt es nur eine einzige Bewegung, die zur Gesundheit erforderlich ist, das ist das Gehen und Laufen, und deshalb lernt es der Mensch auch nach dem ersten Lebensjahr. Es wäre eine Unmöglichkeit, ein Lauftier, wie beispielsweise das Pferd, dauernd im Stall stehend oder liegend aufzuziehen. Aber beim Menschen hat man sich das Laufen abgewöhnt, und das Gehen wird nur noch spärlich ausgeübt.

Ein warnendes Beispiel: Bikhila Abebe

Wie unendlich wichtig die Bewegung in Form von Gehen und Laufen ist, sieht man daran, daß der beste Marathonläufer der Welt, der Äthiopier *Bikhila Abebe,* zweimaliger Olympiasieger im Marathonlauf 1960 in Rom und 1964 in Tokio, nach dem Unglück einer Querschnittslähmung nach fünf Jahren an Kreislaufversagen starb, obwohl alles Menschenmögliche getan wurde, ihn wenigstens im Sitzen zu beschäftigen. Man machte dabei einen entscheidenden Fehler, den man hätte vermeiden können. Man ließ ihn dick und fett werden, und dabei ist es einsichtig, daß man durch schärfsten Nahrungsentzug auch im Sitzen schlank bleiben kann.

Der Mensch zur Urzeit mußte weite Strecken als Nomade und Jäger zurücklegen und bekam, wenn überhaupt, wahrscheinlich nur einmal am Tage etwas zu essen, um seinen „echten" Hunger zu stillen. Selbst der Mensch nach dem Zweiten Weltkrieg hat im eigentlichen Sinne nicht gehungert, natürlich mit wenigen Ausnahmen, sondern er hatte weniger Nahrung, die ihn schlank werden ließ und von Wohlstandskrankheiten freihielt, die heute überall grassieren. Damalige medizinische Untersuchungen legten dar, daß der Mensch in den Jahren von 1945 bis 1947 zwar nach den Tabellen der Medizin untergewichtig war, aber kaum überflüssiges Fett besaß, schlank und drahtig wirkte, ein mageres straffes Antlitz, einen niedrigen Blutdruck und eine langsame Pulsfrequenz aufwies und trotz der Streß-Situationen des eben überstandenen Krieges und vielfacher Zerstörung seiner Existenz in jeder Form, kaum an Krankheiten litt, die uns heute laufend und steigend bedrohen. Als Kriegsgefangene 1948 bis 1955 nach und nach, beispielsweise aus russischer Gefangenschaft, entlassen wurden, waren sie durch knappste und schlechte Ernährung sowie in harter Arbeit und Streß oft abgemagert bis auf 45 kg und starben in vielen Fällen sofort, wenn sie nun in der Heimat versuchten, durch übermäßiges Essen Gewicht und Fettansatz wieder aufzuholen.

Verfasser hat damals einem Deutschen Meister im 1500-m-Lauf nach der Heimkehr geraten, nur das zu essen, was er in der Gefangenschaft nicht bekommen hatte — das war hochwertiges Eiweiß —, und trotz seines elenden

Zustandes des Hungerödems zu trainieren, d. h. leichte Läufe ohne Atemlosigkeit mit Gehpausen zu machen. In einem Jahr wurde seine Gesundheit, aber auch seine Leistungsfähigkeit, wieder so hergestellt, daß er einen 10-km-Lauf in etwa 37 Minuten spielend bewältigen konnte. Er ist heute noch als 65jähriger einer der besten Altersläufer der Welt.

Nicht alles, was so genannt wird, erweist sich als Fortschritt

Die Herzverpflanzungen von Professor *Barnard* (Südafrika) und seiner Nachfolger in allen Ländern sind glänzende technische Operationen — mehr nicht! Sie sind ein Wahnsinn zu nennen, solange es nicht gelingt, künstliche Herzen zum Dauerschlagen zu bringen, und solange solcher Art Herzoperierte von Riesenkliniken betreut werden müssen, damit das fremde Herz sich nicht abstößt und der Organismus notdürftig am Leben bleibt. Solche Operationen sind für die Gesundheit des Menschen auch deshalb ein Unsinn, weil es ja gelingt, durch Lauftraining schwache Herzen, gestörte Kreisläufe und selbst durch Infarkt schwer geschädigte Herzen wieder so gesund und leistungsfähig zu machen, daß die Betreffenden in der Herzkraft und Gesundheit nicht nur weit über dem Durchschnitt stehen, sondern unter trainierten Läufern sogar hervorragen. Wenn man ein von Geburt an gesundes Herz so trainieren kann, daß der Träger des Herzens schließlich ein hervorragender Langstreckenläufer wird (und auf einem solchen Training beruhen alle gewaltigen Langlaufleistungen der Neuzeit), dann muß es doch evident sein, daß Herzkrankheiten nicht nur vermieden. sondern so gebessert werden können, daß Operationen unnötig und Medikamente vielleicht ganz überflüssig sind.

Warum soll sich eigentlich ein Sportler oder sonst ein Verletzter bei einer Prellung oder Zerrung der Sehnen und Muskeln schonen oder sogar Bettruhe halten, wenn niemand genau weiß, was beispielsweise bei einer Zerrung — sagen wir im Wadenmuskel — wirklich vor sich gegangen ist? Denn so unsinnig wird ja wohl kein Chirurg je gehandelt haben, daß er die Wade aufschneidet, ein Stück herausnimmt und zur Untersuchung einsendet. Wir können nur annehmen, daß gewisse Eiweißkörper im Muskel in eine Art Gerinnungszustand geraten sind, weil das Eiweiß und Bindegewebe mit seinen Zuckerstoffen irgendwie weniger löslich geworden ist, wie schon *Deutike* 1930 nachwies. Auch der ermüdete Muskel zeigt eine Abnahme der Löslichkeit des Eiweißes, und der logische Weg zur Heilung ist doch der, diese verminderte Löslichkeit evtl. zu beheben durch aktive Dauerbewegung.

Wir wissen mit Sicherheit, daß wir ein Gift wie zum Beispiel Marcumar in der Sportphysiologie nicht nötig haben, um das Blut flüssig zu erhalten; denn jeder Dauerlauf mit seinen erhöhten Verbrennungstemperaturen und Oxydationsvorgängen löst das Gesamtfett auf und andere Substanzen, die das Blut klebrig und dickflüssig machen. Aber beim Herzinfarkt z. B. nimmt die Medizin es lieber in Kauf, daß durch Marcumar gelegentlich eine Gehirnblutung auftritt oder ähnliche Katastrophen, als daß man den einfachen Weg beschreitet, allgemeines Heilfasten und Dauerbewegung zu verordnen.

In sehr vielen Fällen wird so das Leben durch ärztliche Maßnahmen verkürzt und bedroht. Hier sei ein Beispiel von Rattenversuchen eingeschaltet: Man hat Ratten vom gleichen Stamm und Wurf unter optimalen Bedingungen ernährt und gepflegt, und sie wurden 3 Jahre alt, wie sich das einer normalen Ratte geziemt. Man hat aber eine Vergleichsgruppe vom gleichen Stamm und Wurf immer nahe am Hungertode gehalten, und wenn sie etwas zu fressen bekam, dann nur Spuren vom Allerbesten. Diese Ratten waren trotzdem ihr ganzes Leben aktiv und wurden erstaunlicherweise $6^1/_2$ Jahre alt.

Ermutigende Beispiele

Von den Ratten zum Menschen: Ein 95jähriger Grieche lief beim berühmten Lauf von Marathon nach Athen am Samstag, dem 19. Oktober 1974, die Strecke von 42,2 km bei großer Wärme und einem Höhenunterschied von fast 300 m in 6.42 Std. Man hatte ihm die Erlaubnis lange Zeit nicht geben wollen, an diesem Lauf teilzunehmen. Unverdrossen besuchte er deshalb mehrmals seinen Arzt, der 35 km entfernt wohnte, zu Fuß, um das Attest zu erlangen. Der gelungene Marathonlauf bewies die Richtigkeit seiner Methode, auch so weit zu Fuß zum Arzt zu gehen.

Von dem großen Gelehrten des Mittelalters *Albertus Magnus* ist bekannt, daß er ein wenig begabter Schüler war. Er verband Fleiß im Studium mit Ausdauer in Fußwanderungen, denn er zog jahrzehntelang kreuz und quer zu Fuß durch Europa und wurde nicht nur einer der größten Gelehrten des Mittelalters, nicht nur in Theologie, sondern auch in den Naturwissenschaften und wurde trotz der damaligen Lebensverhältnisse, die nur ein Durchschnittsalter von 30 Jahren zuließen, 87 Jahre alt.

Viel älter wurde *Larry Lewis* (San Francisco) mit 106 Jahren, der am 25. Juni 1867 in Mabuturia, einem Indianerdorf in Arizona, geboren wurde. Der Häuptling des Dorfes, Ironsbell, hatte Larry Lewis zum Laufen gebracht. Die Jugend im Dorf mußte sich sportlich betätigen. Der Häuptling ließ die Jungen lange Strecken laufen, auch Berge hinauf und hinunter. Nach 1883 reiste Larry Lewis mit dem Circus Ringly Brothers 33 Jahre lang durch die Welt. In all seinen langen Lebensjahren gab er niemals das Laufen auf. Im 98. Lebensjahr erlitt er einen schweren Unfall, und die behandelnden Ärzte gaben ihn auf. Er aber blieb nicht im Bett liegen, versuchte zu gehen, und nach 23 Tagen trabte er schon wieder einige Runden im Park. Er wohnte in San Francisco in der Nähe des Golden Gate Parks. Jeden Morgen stand er um 4.30 Uhr auf und lief einige Meilen. Anschließend fuhr er dann zum Saint Francis Hotel inmitten der City, wo er als Kellner arbeitete. Er war der einzige 100jährige in den USA, der niemals die Arbeit niedergelegt hatte oder Rentner wurde. Seine Lebensphilosophie hieß: „Aktiv bleiben!"

Man kann sich zu Tode ruhen

Warum soll man eigentlich bei einer Gelbsucht und Lebererkrankung dauernd liegen? Nach gewissen Schulrichtungen der Medizin, von Leberspezialisten ausgearbeitet, sollte man bei einer Leberzirrhose ein Jahr Bettruhe halten.

Man braucht nicht Arzt zu sein, um aus dieser Maßnahme ableiten zu können, daß der Betreffende, selbst als gesunder Mann für ein Jahr im Bett gehalten, danach ein Wrack wäre, sowohl in Herzkraft, Kreislaufregulation, Blutgefäßnetz, Leberfunktion, als auch im Betrieb der gesamten Fermente mit Schwund der Muskulatur, der Gelenke, Bänder und Knochen. Verfasser propagiert seit Jahren eine Behandlungsform der Lebererkrankungen durch Spazierengehen und hatte seit 18 Jahren beste Erfolge.

Warum soll ein Tuberkulöser neben 8 Stunden Nachtschlaf noch viermal am Tag 1½ bis 2 Stunden Bettruhe halten, wenn wir wissen, daß Herz, Lunge und Kreislauf vermehrten Sauerstoff nötiger haben als Nahrung? Es grassiert noch ein mechanisches Denken in der Medizin, als wenn durch die vermehrte Atmung die Lunge vermehrt mechanisch beansprucht und dadurch die Krankheit weiter ausgebreitet würde. Das mag in manchen Fällen stimmen, aber da der Mensch — ob lungenkrank oder nicht — immer atmen muß, wer wollte da die Grenze setzen, daß die Atmung im Bett förderlich sei und die Atmung, die den Menschen zum Meisterläufer emporhebt, ein krankhaftes Geschehen darstelle? Bei vermehrter Atmung werden durch den Sauerstoff manche Substanzen, wie z. B. Cholesterin und Fett, verbrannt, die im Übermaß den Menschen schädigen können, und Tausende Fermente werden durch den Sauerstoffstrom in Gang gehalten, die in ihrer Aktivität den Lebensstrom bedeuten, und es ist nicht einsichtig, warum die Lebensflamme der Sauerstoffverbrennung, auf Sparflamme gesetzt, dem Tuberkulösen Hilfe bedeuten sollte, wo er doch durch eigene Abwehrkräfte letzten Endes mit der Krankheit fertig werden muß. Beim Marathonlauf 1973 in Waldniel wurde eindeutig nachgewiesen, daß die Abwehrkörper der Läuferinnen gerade nach dem Lauf vermehrt waren und nicht umgekehrt, und so ist es zu erklären, daß ein Spitzenklasseläufer, der eine frische Lungeninfiltration hatte, weiter trainieren konnte und dann bei der Olympiade 1952 in Helsinki Dritter im 5000-m-Lauf wurde, nachdem er vorher einen Deutschen Rekord gelaufen war.

Unsere heutige Jugend ist akzeleriert und weniger widerstandsfähig als in der Zeit, wo man als Schulturnen nur Freiübungen und Gerätturnen kannte. Solche jungen Menschen müssen heute, wenn sie Sport treiben wollen, einen Gesundheitspaß besitzen, und sehr häufig geschieht es dann, daß ihnen der Sport aus irgendwelchen Gründen verboten wird. Dabei ist es unmittelbar einsichtig und tausendfach erwiesen, daß beim hochgewachsenen Jugendlichen mit langen Armen und Beinen eine Entwicklung des Herzens und Kreislaufes und der Muskulatur doch nur erfolgen kann, wenn diese Muskulatur angespannt und der Kreislauf beansprucht wird. Natürlich nicht nach den Methoden, wie früher beim Militär oder in der unsinnigen Intervall-Ära, sondern durch langsames Laufen mit Gehpausen und immer wiederholten Muskelübungen in kleinsten Schritten der Entwicklung.

Wenn ein Sextaner den Klimmzug nicht kann und dieser beim Abitur immer noch nicht gekonnt wird, so liegt es am Willen des Betreffenden und an seinem Sportlehrer, denn nichts kann so geübt werden, wie der Muskel, sonst wären die heutigen Gewichtheberleistungen nicht möglich.

Jugendliche, die einen Beruf ergreifen wollen, der mit schwerer körperlicher Arbeit verbunden ist, sind durch die heutige Einstellung zum Arbeitsschutzgesetz dadurch gefährdet, daß sie den erwählten Beruf nicht ausüben dürfen, was gegen das Grundgesetz ist, und man bedenkt nicht, daß viele sich erst durch schwere Arbeit entwickeln würden. Durch soziale Fürsorge- und Vorsorgeuntersuchungen werden zwar viele Schäden, die früher unbeachtet blieben, aufgedeckt, aber es werden im ganzen wohl mehr Menschen zur Schonung und Vorsicht erzogen, was sich dann später so auswirkt, daß wir immer mehr Krankenhäuser benötigen.

Wir können Gesundheit billiger haben

Wir bauen Sportzentren, Riesenstadien, Herzzentren, Diagnosezentren, Krebsforschungszentren, und fast alles wird für viele Millionen zentralisiert. Das ist alles nur ein Verdecken des Wunsches der Menschen, daß sie so gern gesund sein möchten, aber die eigene Anstrengung dafür scheuen. Dabei ist Gesundheit und Leistungsfähigkeit so billig zu erwerben, daß man es auf die Formel bringen kann — eben für den Menschen als Lauftier —, daß er eigentlich nur zwei Beine und einen Weg benötigt und von allem, was er essen kann, so wenig ißt, daß er mindestens 10 % unter dem sogenannten Normalgewicht bleibt.

Thermodynamisch gesehen kann es überhaupt keine Gesundheit ohne Anstrengung geben. Jede Zelle des Körpers benötigt Energie, und diese wird nur mit Anstrengung auf höhere Stufen gehoben, und letzten Endes kann weder eine Herzmedizin noch ein Kreislaufmittel den Pumpmechanismus auf die Dauer so steigern, daß alle Zellen des Körpers ausreichend mit dem Lebensstoff Sauerstoff versorgt werden. Der Mensch, der heute glaubt, mit Pillen, Kuren, Gymnastik, autogenem Training, Yoga, Trimmgeräten, Urlaub im Campingzelt, Massagen, Bestrahlungen, Injektionen von Frischzellen und Hormonen, Einnahme von Vitaminen und Spurenelementen und gewissen Ernährungsrichtungen allein gesund zu werden, der ist irregeführt und wird durch Reklame irregeführt. Auch die heutigen Zentren des Tourismus mit Riesenhotels und Sportmöglichkeiten, im Sommer wie im Winter, mit Licht, Luft, Sonne und Wasser, wie es so schön heißt, verdecken nur die Tatsache, daß der Mensch seine eigene Faulheit tarnt und meint, durch Geld und Reklamerummel gesund werden zu können. Gesund ist nicht der Mensch von 1974, sondern das war — so makaber es klingt — der Mensch in den Jahren 1945 bis 1947, der um seine Existenz und um das Überleben kämpfen mußte.

In Tausenden Krankenhäusern suchen heute die Menschen Gesundheit und Heilung, und in gewissen Fällen geht es nicht anders. Aber daß diese Krankenhäuser immer mehr bevölkert und die Liegezeiten immer länger werden, daran sind unsere wirtschaftlichen Verhältnisse schuld und nicht zuletzt die Vorsorgeuntersuchungen, denn heute wird alles operiert und bestrahlt, was eben nach Krebs aussieht, obwohl der Pathologe und andere Diagnostiker nur irrtumsfähige Menschen sind und gegen den wirklichen Krebs mit Stahl und Strahl nur wenig ausgerichtet werden kann. Unsummen werden dafür ausgeworfen, die doch in vielen Fällen besser dafür verwendet werden könnten, eine wirklich gesunde, billige Lebensweise durchzuführen, um eine ganze Anzahl von Krankheiten einzudämmen, die uns der Wohlstand beschert hat. Es gibt klare Beweise, daß das möglich ist.

Verfasser ist sich bewußt, daß er damit vielfach die gesamte Ärzteschaft vor den Kopf stößt, insbesondere einzelne Spezialisten, die, wie es so schön im Volksmund heißt, vor lauter Bäumen den Wald nicht sehen, so z. B. bei der Leberbehandlung durch Bettruhe. Sie müßten doch endlich einmal Heilungen zur Kenntnis nehmen, die man meist als Ausnahmen abtut, dem Zufall zuschreibt oder dadurch abtut, daß man sagt, das sei wissenschaftlich nicht bewiesen. Man sollte einmal in der Geschichte der Medizin und der Naturwissenschaften nachlesen, wie viele neue Gedanken als wissenschaftlich nicht bewiesen dargestellt oder auf wissenschaftlichen Kongressen als „nıcht unwidersprochen" in den Berichten abqualifiziert wurden und damit lange Zeit ein Schattendasein führten, bis auf einmal nach Jahren oder Jahrzehnten alles richtig war.

Die Wissenschaft muß anscheinend diesen Weg gehen, und es ist gut, daß es eine Kleinarbeit in der Wissenschaft gibt. Aber die Geschichte der Naturwissenschaften sollte gelehrt haben, daß es das Wort „unmöglich" im Biologischen nicht geben kann. Selbst in der Physik, einer wirklich exakten Wissenschaft, gibt es nichts Hundertprozentiges, schon gar nicht in der Medizin und Gesundheitslehre, wo der Mensch als Individualität im Mittelpunkt steht.

Ein besonderes Kapitel sind die iatrogenen Erkrankungen, an der alle Ärzte beteiligt sind, natürlich einschließlich des Verfassers. Wir lernen durch unsere Fehler, und Verfasser möchte einen Fehler der Medizin korrigieren, der darin besteht, daß Schonung, Bettruhe, Inaktivität, Gipsverbände und lange Krankschreibung als Arbeitsunfähigkeit zu iatrogenen Erkrankungen führen, die sich wirtschaftlich und für den einzelnen und seine Familie gesundheitlich so auswirken können, daß man von Katastrophen reden muß.

Die Zeit der Gesundheitskatastrophen durch Pocken, Pest, Cholera, Syphilis und andere Infektionskrankheiten ist vorbei. Die Säuglingssterblichkeit beträgt nur noch minimale Prozente. Die Lebenserwartung ist gestiegen. Was aber allen nun droht, ist das Siechtum ab dem zweiten Lebensjahrzehnt durch Wohlstands- und Zivilisationskrankheiten, durch Inaktivität und Zunahme an Leibesfülle.

Verunsicherungen durch Normdenken in der Medizin

Ob ein Herz groß oder klein, der Blutdruck niedrig oder hoch, der Pulsschlag schnell oder langsam, das Gewicht normal oder zu groß ist, ob zuviel oder zu wenig Blutfarbstoff, ob die Harnsäure gestiegen oder abgefallen ist und viele andere Normbegriffe in der Medizin bilden heute immer mehr einen Grund zur Verunsicherung der Patienten, die durch Normdenken zu falschen Maßnahmen geführt werden können und zu falscher Schonung verleitet werden.

Noch immer grassieren in der Medizin Diagnosen, wie „viel zu großes Herz", welches im Falle der Spitzensportler mit Krankheit gleichgesetzt wird. Es sollte aber bekannt sein und sogar im Biologieunterricht der Schulen gelehrt werden, daß das große Herz des Ausdauersportlers gesund und erstrebenswert ist. Außerdem gehört zur Herzgrößenbestimmung nicht eine Herzlungenaufnahme als Röntgenbild, sondern eine Herzfernaufnahme in 2 m Abstand mit einer zweiten Aufnahme rechtwinklig dazu, was leider in den meisten Krankenhäusern und Kliniken nicht gemacht wird. Ein Arzt aber, der sogar mit der alten Klopfmethode (Perkussion) die Herzgröße zu bestimmen versucht, müßte sich bewußt sein, daß er auch bei großer Übung um 25% falsche Ergebnisse bekommt und dadurch Menschen verunsichern kann.

Überholte Blutdruck- und Pulszahlbeurteilungen

Der Blutdruck ist heute zum Maßstab der Gesundheit geworden. Im allgemeinen gilt ein Blutdruck von 120/80 als normal, aber es gibt immer noch viele Laien und Ärzte, die nach der ganz ungenauen Formel rechnen: Lebensalter = mm Quecksilber über 100 mm = normaler Blutdruck. Das hieße also, wenn einer 60 Jahre alt ist, wäre ein Blutdruck von 160 normal. Er ist es meist nicht, denn sobald der Blutdruck von 120 mm Quecksilber abweicht, den man 20jährigen noch zubilligt, beginnt der Abstieg zum Verschleiß und zur Krankheit der Schlagadern. Man kann heute ruhig formulieren, daß ein Blutdruck über 120 immer verdächtig ist, ein hoher Blutdruck immer krankhaft, aber ein niedriger Blutdruck, und sei er unter 100, der Ausdruck einer besonderen Zählebigkeit darstellen kann. Wenn heute Weltspitzenkönner im Langstreckenlauf, darunter 80jährige, welche die Marathonstrecke gut bewältigen, einen Blutdruck von 125/70 haben und Olympiasieger 85/50, so ist das nicht krankhaft und „zu" niedrig, sondern ein Ausdruck der besonderen Ökonomie des Kreislaufes.

Nur dauerndes Schwindelgefühl bei Blutdruck unter 100 mit Schwarzwerden vor den Augen und evtl. migräneartigen Kopfschmerzen berechtigt evtl. die Diagnose „zu niedriger Blutdruck". Es werden danach aber mit Sicherheit blutdrucksteigernde Mittel verordnet, die meist nicht helfen können, da eine Unzahl von Faktoren im harmonischen Gefüge des Organismus dafür sorgen, daß der Blutdruck immer gerade die Höhe einhält, die unter den gegebenen Umständen für das Leben am vorteilhaftesten sein dürfte.

Nur bei hohem Blutdruck kann es der Arzt wagen, Korrekturen durch gewisse Medikamente anzubringen. Man sollte aber immer auch einmal versuchen, durch Atemübungen und Lauftraining den Blutdruck langsam zu senken, eine Möglichkeit, die den meisten Ärzten nicht bekannt ist.

Sollte der Blutdruck wirklich zu niedrig sein, Schwäche- und Schwindelgefühl die Folge, so gibt es nur ein sicheres Mittel, den Blutdruck zu steigern, nämlich längere Zeit dreimal täglich eine scharf gesalzene Ochsenschwanzsuppe zu sich zu nehmen und ähnliches, einfach weil Salz den Blutdruck hochtreibt und der Stabilisator des Blutes im menschlichen Organismus ist.

Mit dem Blutdruck ist meist die Pulszahl gekoppelt, d. h. die Pulsschläge pro Minute. Vor 100 Jahren, als die Menschen sicher nicht gesund waren im Sinne des modernen Sportes und nur eine Lebenserwartung von 39 Jahren hatten, galten als normale Pulsfrequenz 80 bis 72 Schläge. Seitdem der Sport im langsamen Dauerlauf eine ungeahnte Möglichkeit gefunden hat, das Herz zu stärken und alle Bestandteile der Kreislaufuntersuchungswerte zu verändern, ist auch die normale Pulszahl ständig verändert worden. Der trainierte Läufer und Radfahrer, also ein gesunder Mensch, hat eine Pulszahl von 60, 54, ja 48 pro Minute, und Höchstwerte, die gemessen wurden, liegen sogar unter 40 Pulsschlägen bei besonders ausdauernden Menschen. Man kann also nicht behaupten, daß der Durchschnitt der Menschen mit 72 Pulsschlägen pro Minute heute noch gesund sei, sondern diese sind in der Gefahr, nach und nach an Herz- und Kreislaufleiden zu erkranken.

EKG und Herzgeräusche können täuschen

Natürlich findet sich im EKG trainierter Menschen die eine oder andere Veränderung, die man mit dem sogenannten „normalen" EKG nicht vergleichen kann. Man muß aber bedenken, daß das normale EKG an Hunderttausenden Menschen geeicht wurde, **die man für gesund hielt,** die es aber in Wirklichkeit wohl kaum waren, weil der Begriff der Gesundheit höher angesetzt werden muß und zumindest eine außerordentliche Leistungsfähigkeit in der Ausdauer zur Voraussetzung hat und weniger die Kraft, welche für einen kurzen Augenblick in Anspruch genommen wird.

Deshalb kann man ein EKG, welches eine Rechtsverspätung anzeigt, einen Rechtsschenkelblock oder in gewissen Fällen auch einen sogenannten AV-Block, nicht ohne weiteres als das eines Herzkranken bezeichnen, denn solche Menschen finden sich gerade unter den besten Langstreckenläufern und Radfahrern der Welt.

Auch das Höhrrohr des Arztes hat schon in der Diagnostik der Herzfehler viel Unheil angerichtet. Heute ist es noch üblich, jedes Herzgeräusch mit Mißtrauen zu betrachten, weil es vor 100 Jahren üblich war, daß man fast die ganze Herzdiagnostik auf gewissen Herzgeräuschen aufbaute und die Diagnose „Herzfehler" die Herzdiagnostik beherrschte. Wir wissen aber heute, daß es bestimmte Herzfehler gibt, bei denen der Betreffende durch sinnvollen Sport zu guten Leistungen geführt werden kann. Außerdem gibt es unter besten Langläufern und Radfahrern der Welt immer wieder Fälle, wo bei der Untersuchung Herzgeräusche festgestellt wurden, die nicht organische Herzfehler bedeuten, sondern als akzidentelle Geräusche oft die Wohltrainiertheit bestätigen. Deshalb ist ein solcher Läufer nicht krank, sondern im Gegenteil besonders gesund.

Wenn beispielsweise heute noch immer bei einer Untersuchung zur Lebensversicherung verlangt wird, daß der Betreffende sich einer Leistungsprobe unterzieht in der Form von 10 bis 20 Kniebeugen und diese ohne Beschwerden und ohne besondere Pulserhöhungen hinter sich bringt, wird ihm meist bescheinigt, daß er herzgesund sei, im Sinne der Lebensversicherung. Was soll man dann sagen, wenn es heute mindestens einige tausend Läufer gibt, welche die Weltrekorde eines *Nurmi* von 1924 unterbieten und die man mit einem akzidentellen Herzgeräusch doch nicht als krank bezeichnen kann.

Das überhöhte Normgewicht

Um die Jahrhundertwende und bis in die jüngste Zeit galt ein Mann als normalgewichtig, wenn er 1,70 m groß war und etwa 70 kg wog. Seit über 100 Jahren hat sich die Körpergröße, besonders die der weißen Rasse, immer mehr vergrößert. Das Normalgewicht hat man aber beibehalten, so daß also ein heute durchschnittlich 1,80 m großer Mann danach 80 kg wiegen müßte. Ist der Betreffende im besten Lebensalter, etwa um 35 Jahre, so hat er mit diesem Gewicht einen Ansatz zum Bauch und die Frau mit Normalgewicht stark entwickelte Fetthüften und Oberschenkel. Die Eiskunstläufer und die Marathonläuferinnen zeigen uns aber, daß das Idealgewicht des Menschen 10% unter dem angenommenen Normalgewicht liegen dürfte.

Es ist leicht erklärlich, daß das Normalgewicht um die Jahrhundertwende höher angenommen wurde, weil es damals 2 Klassen von Menschen gab, nämlich diejenigen, die Geld genug hatten, sich satt zu essen und fett zu werden, und diejenigen, die 10, ja 13 Stunden arbeiten mußten und dabei geringen Lohn und wenig Erholung hatten.

Wie fast alle Statistiken Fehler enthalten, weil die Voraussetzungen schon fehlerhaft sind, so kam auch die Statistik des normalen Körpergewichts vor 100 Jahren buchstäblich aus dem Gleichgewicht, denn die überschweren Männer und Frauen in der Wilhelminischen Zeit haben die Statistik verdorben.

Dazu kommen und kamen noch heute falsche Vorstellungen über das Zustandekommen des Körpergewichtes. Es ist belustigend zu hören, daß sogar Ärzte das Übergewicht eines Menschen auf einen schweren Knochenbau zurückführen und dabei die Verpackung des Knochenbaues des Betreffenden vergessen. Die gesamten über 200 Knochen des Menschen, schön säuberlich von allen Geweben freipräpariert und getrocknet, wiegen nicht mehr als etwa 5 kg und haben zwischen einem Gewichtheber von 135 kg und einer Größe von 1,84 m und einem Läufer von 1,84 m Größe und einem Gewicht von 60 kg einen Unterschied von höchstens 600 bis 900 g. Es ist also nicht der Knochenbau, der das schwere Gewicht bedingt, sondern die Verpackung an Muskeln, Wasser und Fett, und die Menschen sollten nicht immer die Ausrede gebrauchen, daß ihr Übergewicht an ihrem Körperbau läge oder eine Drüsenstörung dahinterstecke, denn das letztere gibt es nur in extremsten Fällen hier und dort einmal. Der heutige Mensch ißt einfach zuviel, ganz gleich welcher Diätrichtung er sich angeschlossen hat.

Fragwürdige Norm des Hämoglobingehaltes

Ein Normbegriff, der in der letzten Zeit besonders unter Sportlerinnen Schlagzeilen gemacht hat, ist der Blutfarbstoff, das sogenannte Hämoglobin. Je mehr

Frauen sich dem Sport und besonders dem Langlauf widmeten, um so häufiger stellten Ärzte fest, daß ihr Hämoglobingehalt unter 75 % lag, und sie sprachen ein Sportverbot aus. Auch hier irrt die Medizin seit vielen Jahren. Man muß nämlich bedenken, daß man „willkürlich" eine Norm gesetzt hat, daß 16 g Hämoglobin 100 % bedeuten sollen. Dies ist wiederum von den wohlgenährten Menschen der Kaiser-Wilhelm-Zeit entnommen worden, und man machte keinen Unterschied zwischen Menschen, die im Hochgebirge oder im Tiefland leben, denn der Hochgebirgsbewohner hat bekanntlich von vornherein höhere Hämoglobinwerte.

Es sei hier angedeutet, daß die Frauen wahrscheinlich eine höhere Eisenbindungskapazität haben als die Männer, weil sie in ihrer biologischen Höherwertigkeit und Langlebigkeit meist mehr Gesamteiweiß im Blutserum besitzen, besonders wenn sie ausdauertrainiert sind. Man hat die Werte für das Gesamteiweiß generell als 6,5 bis 8 g % auch wieder willkürlich festgesetzt, und in Wirklichkeit gibt es sehr leistungsfähige Gewichtheber und Muskelmenschen, die nur 6,5 g % Eiweiß besitzen, während trainierte Langläuferinnen mit einem Gewicht unter 50 kg bis zu 8,5 und 9,0 g % haben.

Da das Hämoglobin ein Eiweißkörper ist und das Eisen durch einen Eiweißkörper, das Transferrin, auch Siderophilin genannt, transportiert wird, welches 3 % des Gesamteiweißes ausmachen kann, ist es eindeutig, daß der vermehrte Eiweißgehalt des ausdauertrainierten Frauenorganismus eine höhere Eisenbindung anzeigt, weil 3 % des Gesamteiweißes als Siderophilin vorliegt. Ein Siderophilinmolekül kann 2 Eisenatome transportieren, und je mehr Gesamteiweiß, also auch Siderophilin, vorliegt, um so höher ist auch die Eisenbindungskapazität. Der willkürliche Normwert des Hämoglobins ist somit kein Maßstab für den Eisenstoffwechsel der Frau. Die Natur hat anscheinend die Frau biologisch dauerhafter konstruiert als den Mann, denn die Langlebigkeitsstatistiken beweisen, daß die Frau an der Spitze liegt.

So ließen sich noch viele Normbegriffe zum Einsturz bringen, die heute noch in der gängigen Schulmedizin und in der Biologie Anhaltspunkte geben sollen, aber in Wirklichkeit ein gewisses Unwesen treiben.

Hoher Harnsäuregehalt muß kein Krankheitszeichen sein

So beispielsweise ist es heute wieder aktuell, die Harnsäure und Harnsäurewerte im Blut mehr zu beachten, da viele Ärzte durch feinere chemische Labormethoden in der Lage sind, Harnsäureteste anzustellen. Wieder spielt das Normdenken hier den Menschen einen Streich, denn

1. wird immer nur die Harnsäure im Blut oder im Serum bestimmt und fast kaum jemals im Harn, in dem sich Unmengen von Harnsäure finden können, wenn beispielsweise im Serum Normwerte bis zu 7 mg % vorliegen,

2. hat der Spitzensportler in den Ausdauerübungen, der oft 1 bis 6 Stunden am Tag trainiert, auch einen entsprechenden Abbau an Eiweiß zu verzeichnen, und bekanntlich ist die Harnsäure ein Ausdruck des Eiweiß-Stoffwechsels.

Je länger also jemand trainiert, um so mehr Harnsäure findet sich entweder im Blut und Serum oder im Harn. Der Betreffende ist deshalb nicht krank, sondern meist sehr gesund und hat einen leistungsfähigen Ausscheidungsmechanismus für Harnsäure. Liegen die Werte im Blut höher als normal, so darf man nicht immer gleich von der früher so gefürchteten Gicht sprechen, dem sogenannten „Zipperlein", sondern man muß sich ein Bild über die Harnsäureausscheidung in den Harn machen. Als normal werden Harnsäurewerte im Harn von 80 bis 976 mg pro 24 Stunden angegeben, was durchschnittlich 5 bis 65 mg% bedeuten würde. Nach erschöpfenden Marathonläufen aber werden Werte von 200 mg% gemessen, und ebenso ist es mit dem Ammoniak-Stickstoff, der normal mit 26 bis 65 mg% im Harn erscheint. Der übersäuerte Läufer hat aber bis zu 300 mg% im Harn, aber er ist deshalb nicht krank.

Viele Langläufer haben im Training und Wettkampf bei Hitze einen dunklen Harn, ja, sogar Blut darin. Dies wird von Ärzten und besonders Urologen als krankhaft angesehen, ist es aber in den seltensten Fällen, da nach Beendigung des Hitzelaufes durch Mineralwassertrinken und Aufnahme von Vitamin C als Brausetablette innerhalb von 1 bis 2 Stunden das Blut aus dem Harn verschwindet. Die Nierendurchlässigkeit für Eiweiß und Blut kann eine gewisse Überforderung anzeigen, eine Phase der Sauerstoffschuld. Wenn aber die Pulszahl bei einer Dauerleistung nicht höher als 150 geht und wie beim Marathonlauf evtl. bei 120 bleiben kann, so versorgen die Sauerstoffpumpen in der Niere diese ausreichend mit dem Lebensstoff, und das Nierenfilter bleibt undurchlässig für Eiweiß und Blutkörperchen. Nach einer stattgehabten Anstrengung, selbst mit Blut im Harn, wird der normale Zustand innerhalb weniger Stunden wiederhergestellt, wenn ausreichend Sauerstoff in der Erholungsphase zugeführt wird.

Was ist normal? Was ist nicht normal? Dies heute in der Medizin zu entscheiden, setzt voraus, daß man nicht immer vom Normdenken vor 100 Jahren ausgeht, sondern die Ergebnisse der modernen Sportmedizin mit zu Rate zieht, um krasse Fehldiagnosen zu vermeiden.

I. Schonungslose Behandlung der Lungentuberkulose im Anfangsstadium

Kleine Pathologie der Lungentuberkulose

Die Infektion mit dem Tuberkelbazillus tritt meist erstmalig durch Einatmen ein, besonders beim Kinde. Etwa bei 70 % junger Menschen entwickelt sich so ein tuberkulöser Lungenaffekt. Auffallenderweise liegt er in den gut beatmeten Abschnitten der rechten oder linken Lunge. An dieser Stelle füllt sich ein Teil der Lungenbläschen mit Serum und großen umgewandelten Lungenbläschen-Epithelien. Dieser Herd kann eintrocknen und ist dann von gelber Farbe und meist scharf umgrenzt. Man bezeichnet das als Verkäsung des primären Lungenaffektes.

Auf dem Lymphwege können sich nun Tuberkelbazillen verschleppen, und die beigeordneten Lymphknoten der Bronchien in der Nähe des Primäraffektes können dann ebenfalls erkranken. Das primäre Lungeninfiltrat und den Lymphdrüsenaffekt bezeichnet man zusammen als einen tuberkulösen Primärkomplex der Lunge.

Beide Herde können abgekapselt werden. Aber die Infektion kann auch weiterschreiten, so daß z. B. um den Primäraffekt herum sich ein Exsudat, eine Serumausschwitzung, bildet, welche aber, besonders bei Kindern, wieder völlig resorbiert werden kann. Je größer der Anfangsherd wird, um so leichter kann er sich in der Mitte durch das Gift der Tuberkelbazillen verflüssigen, und so entsteht ein Lungenloch, eine sogenannte Kaverne. Von hier aus kann natürlich eine Streuung über die Bronchien in der ganzen Lunge ausgesät werden.

Eine besondere Form der Lungentuberkulose ist eine körnchenartige Ausbreitung über die ganze Lunge. Man nennt sie Miliartuberkulose. Sie kommt dadurch zustande, daß Tuberkelbazillen in die Blutgefäße eindringen und über den ganzen Organismus ausgestreut werden. Diese hirsekorngroßen Tuberkelknötchen finden sich am meisten im Spitzenbereich der Lunge. Die meisten Fälle dieser Art zeigen umgewandelte Monozyten mit eingestreuten Riesenzellen und einen Saum von Lymphozyten. Röntgenologisch verschwinden die Herde meist nach einiger Zeit auch ohne Therapie wieder vollständig.

Es gibt aber auch milde Aussaaten im Anschluß an einen Primärkomplex, die zu Herdbildungen in beiden Lungen führen können. Röntgenologisch sieht das aus wie eine Miliartuberkulose, doch diese Herdchen verschwinden meist nach einiger Zeit wieder vollständig, auch ohne Therapie. Sie können u. a. verkalken. So finden wir bei Kindern die sogenannten Spitzenherde, aber auch als Zufallsbefund bei Erwachsenen. Sie sind für die Entwicklung der Tuberkulose von minderer Bedeutung.

Die Erwachsenentuberkulose in der Anfangsphase ist meist das sogenannte Frühinfiltrat unterhalb des Schlüsselbeins. Dieses kann durch eine früh einsetzende Therapie völlig zum Verschwinden gebracht werden, oder es kommt in seinem Kern zur Verkäsung. In einem gewissen Prozentsatz können Spitzenherde der Lunge auch einmal die Ursache des Frühinfiltrats sein.

In Ländern, die weniger von der Tuberkulose durchseucht sind, entwickelt sich nach dem Primärkomplex meist eine fortschreitende verkäsende Bronchialdrüsentuberkulose. In den letzten 30 Jahren hat man eine Zunahme von sogenannten tuberkulösen Rundherden festgestellt, die als Streuquelle eine besondere Bedeutung haben. Diese Rundherde können über Jahre unverändert bleiben. Besteht aber eine Verbindung zwischen einem Bronchus und einem Rundherd, so können durch den Luftstrom Tuberkelbazillen verschleppt werden. Eine Entwicklung der fortschreitenden Lungentuberkulose könnte dann durch Resektion des betroffenen Lungenlappens oder Lungenteiles unterbrochen werden.

Fortschreitende Lungentuberkulosen, die in Monaten zum Tode führen, bezeichnete man früher als „galoppierende Schwindsucht". Gewisse fortschreitende Formen der Tuberkulose hat man besonders in den Hungerjahren nach den beiden Weltkriegen gefunden und daraus den Schluß gezogen, daß durch Hunger und Kriegsverhältnisse die Resistenz gegen Tuberkulose geschwächt wurde. Es wird wohl weniger der Hunger gewesen sein, sondern die zahlreichen Streß-Situationen im und nach dem Kriege, die zu einer Schwächung der Widerstandskraft geführt haben, sonst dürften ja in den Kriegsjahren gut genährte Personen nicht von der Tuberkulose befallen worden sein, was aber der Fall war.

Bei starker Resistenz folgt auf die Entwicklung knotiger Lungenherde bald die Bildung einer faserreichen Narbe, die Kohlepigment enthält. Durch die Narben entsteht eine sogenannte zirrhotische Lungentuberkulose.

Tuberkulöse Lungenkavernen neigen durch Verkäsung ihrer Wand zum Fortschreiten. Dabei können Blutgefäße miterkranken, die bei Zerreißen zu schweren Blutungen führen können. Manche tuberkulösen Herde der Lunge reichen bis zum Rippenfell und bilden dort Verschwartungen. Die Ausbreitung der Tuberkulose kann den Kehlkopf befallen, den Darm und durch giftige Schädigungen auch die Leber.

Sind die tuberkulösen Herde klein und locker gebaut, so werden sie leichter durchblutet und mit Sauerstoff erreicht, was die Heilung fördert, ebenso wie mit dem Blut Tuberkulostatika an den Herd gelangen. Das gilt vor allem für Streptomycin bei der Miliartuberkulose. Frische Herde sind oft am günstigsten zu beeinflussen, und selbst in Kavernen kann sich kapillarenreiches Organisationsgewebe bilden. Durch Epithelisierung kann die Kaverne in günstigen Fällen verwachsen und zur Vernarbung kommen.

Kritik der heutigen Tuberkulosebehandlung

Die Tuberkulose als Infektionskrankheit hat es wohl immer gegeben, solange Menschen auf dieser Erde leben, denn da sie durch den Tuberkelbazillus verursacht wird, wie *Robert Koch,* damals ein einfacher Landarzt, Ende des vorigen Jahrhunderts gefunden hat, muß man schließen, daß Tuberkelbazillen und andere Kleinlebewesen schon lange vor dem Menschen auf der Erde gelebt haben und in anderen Lebewesen ebenfalls Zerstörungen des Gewebes hervorriefen.

Die Medizin heute ist stolz darauf, daß es ihr gelungen ist, in den letzten 100 Jahren, die Tuberkulose, die früher sogenannte Auszehrung oder Schwindsucht, zu entschärfen. Vor 100 Jahren starb noch ein Siebtel aller Menschen, die älter als 15 Jahre waren, an Tuberkulose. In der Gegenwart sind es nur noch 1 %. Man glaubt, daß bessere Lebensbedingungen und hygienische Verhältnisse die Tuberkulose mit eingedämmt haben. Dies kann man nur insofern akzeptieren, als Sauberkeit, Licht, Luft und Sonne wirklich bei der Tuberkulosebekämpfung viel mitgeholfen haben. Wenn aber darunter verstanden wurde — und es wird auch heute noch manchmal so verstanden —, daß man gut und reichlich essen und den Körper auffüttern sollte und man glaubt, dadurch die Tuberkulose bekämpfen zu können, so sind die Spezialisten im Irrtum und zeigen wenig Verständnis für die biologische Aufwertung des Menschen.

Es war ein mechanisches Denken, wenn man früher glaubte, daß beispielsweise bei der Lungenentzündung und ähnlichen zehrenden Krankheiten derjenige die meisten Chancen hatte durchzukommen, der eine stattliche Figur und ein gewisses Übergewicht präsentieren konnte. Diese Auffassung ist sowohl mechanistisch als auch soziologisch zu verstehen, denn für die Mediziner des vorigen Jahrhunderts gab es ja eigentlich nur zwei Typen von Patienten, die Hungerleider und die vollgegessenen stattlichen Männer und Frauen.

Die Hungerleider waren natürlich auch die körperlich Arbeitenden und hatten keine Reserven wie ein im Langstreckenlauf trainierter schlanker Sportler heute. Sie erlagen leichter der Ansteckung durch Tuberkelbazillen. Leider hat man nicht bemerkt, daß inzwischen — nach dem Zweiten Weltkrieg — eine Umschichtung der Bevölkerung in Hygiene und Ernährung stattgefunden hat, daß gerade als der Weltkrieg zu Ende ging und die Bevölkerung nach dem Kartensystem mit 800 Kalorien auskommen mußte, nun auf einmal die Bevölkerungsschicht bevorzugt krank wurde, die schnell wieder Geld verdiente und langsam dem Wohlleben verfiel.

Das Ansteigen des Herzinfarktes, parallelgehend mit dem reichlichen Konsum an Lebensmitteln, ist ein direkter Beweis, daß die Menschen sich nach und nach krank gegessen haben und wirklich gesunde Menschen heute nur noch unter den Sportlern zu finden sind, die sich von Jugend auf viel dauerhaft bewegten und auch bis ins höchste Alter eine Dauerleistung täglich sich auferlegten. Diese Menschen erkrankten kaum an Tuberkulose, nicht am Herzinfarkt und an Arterienverkalkung und zeigten einen neunmal geringeren Prozentsatz an Krebserkrankung als die Durchschnittsbevölkerung.

Hat der Mensch ein Energie-Depot?

Als man im vorigen Jahrhundert und am Anfang dieses Jahrhunderts noch glaubte, der an Lungenentzündung Erkrankte sei deswegen erkrankt und abgezehrt, weil er eben nichts zuzusetzen hatte, so wurde diese Auffassung spätestens durch die Kriegsgefangenenlager während und nach dem Zweiten Weltkrieg widerlegt. Bei Rheinberg, fast am Rhein gelegen, befand sich 1945 ein riesiges Gefangenenlager deutscher Soldaten, und der Nachschub von englischer und amerikanischer Seite war in den ersten Wochen äußerst schlecht. Diejenigen, die nach der Volks- und Medizinermeinung soviel zuzusetzen hatten, nämlich an Kraft und Gewicht, waren die ersten, die infolge Hungers schon nach wenigen Tagen starben, während durchtrainierte Langstreckenläufer es bis zu 4 Wochen aushielten und durchkamen. Zahlreiche Fälle dieser Art sind bezeugt.

In russischer Gefangenschaft gab es manchmal nur Wassersuppen mit etwas Grün drin und 300 g schimmeliges Brot. Unter sehr schlechten und unhygienischen Verhältnissen mußte hart gearbeitet werden, bis alle Reserven verzehrt waren, der Betreffende unter 50 kg wog und ein Hungerödem auftrat. Es waren also schlechtere hygienische Verhältnisse als zumeist im vorigen Jahrhundert bei der arbeitenden Bevölkerung. Die Tuberkuloseerkrankungen betrugen aber noch nicht die Hälfte der Erkrankungen wie unter den arbeitenden, hungernden Bevölkerungsanteilen des vorigen Jahrhunderts. Im Gegenteil, trainierte Sportsleute, die von vornherein Untergewicht mitbrachten, wie z. B. auch einige deutsche Meister im Mittel- und Langstreckenlauf, hielten am längsten durch, nämlich 1 bis 2 Jahre, und wurden erst dann entlassen, als Hungerödeme auftraten. Sie erkrankten nicht an Tuberkulose und erholten sich am schnellsten in der Heimat, wenn sie weiterhin eine relative Fastendiät einhielten und hauptsächlich nur das aßen, was sie in der Gefangenschaft nicht bekommen hatten, nämlich hochwertiges Eiweiß.

Verfasser will in diesem Kapitel weniger zeigen, was die Tuberkulose ist, sondern wie man sie heute durch schonungslose Behandlung besser bekämpfen kann, als das bisher geschieht, denn immer noch halten die Tuberkuloseärzte an zwei Dingen der Behandlung des vorigen Jahrhunderts fest, nämlich Liegekuren und reichliches Essen.

Wir werden später darauf eingehen.

Zweifellos Fortschritte in der Tuberkulosebehandlung

Die Tuberkulose ist seit Jahrzehnten im Rückzuge, weil Tuberkulosebekämpfung sowie die Tuberkulosefürsorge besser organisiert wurde. Außerdem wurde die Milcherzeugung überwacht, damit keine Tuberkelbazillen durch die Milch von tuberkulösen Kühen übertragen würden, und auch die Tuberkuloseschutzimpfung hat einen gewissen Anteil daran, daß die Tuberkulose im Rückschritt ist.

Die medikamentöse Tuberkulosebehandlung hat zwar nicht die Tuberkuloseansteckung verhindern können, wohl aber in einigen Fällen die Heilung nach erfolgter Ansteckung beschleunigt. Wie immer aber, wenn in der Medizin neue Medikamente auftauchen, wird weit über das Ziel hinausgeschossen und eine Ernüchterung greift nach einigen Jahren um sich. Im Falle der Tuberkulosebehandlung durch Medikamente werden die Schäden, die diese Medikamente setzen, in vielen Fällen nicht aufgewogen durch die Behandlungserfolge. Man kann es nicht zulassen, daß weiterhin Medikamente eingenommen werden müssen, deren gegenseitige Beeinflussung und Schädigung des Organismus überhaupt nicht abzuschätzen sind, da jeder Mensch auf Medikamente anders reagiert und als Individuum einmal davon krank wird, im anderen Falle gesund werden „kann".

Weiterhin wird der Rückgang der Tuberkulose gewissen Operationstechniken zugeschrieben, aber es ist immer eine mißliche Sache, wenn man innere Krankheiten mit dem Messer angeht, was nur gerechtfertigt ist, wenn wirklich kein anderer Ausweg mehr übrig bliebe.

Im Zeitalter des aufsteigenden Langlaufes, wo Menschen immer mehr an 100-km-Läufen teilnehmen, und zwar Menschen jeden Alters und jeden Geschlechtes, die vorher krank waren und durch Training gesund geworden sind, ist es nicht zu verantworten, mit Medikamenten zu behandeln, wo es doch gelingt, ein Herz durch Diät und Lauftraining mit großer Sicherheit zu stärken.

Aber man muß neue Wege gehen

Ähnlich ist es mit der Tuberkulose, bei der noch nie ein Fachmann es versucht hat, einen frisch Erkrankten mit Lauftraining zu behandeln und zu heilen. Verfasser kommt noch mit einem besonderen Beispiel darauf zurück.

Die Medizin muß zugeben, daß die Tuberkulose heute noch keinesfalls überwunden ist, weil die Häufigkeit der Tuberkuloseerkrankungen in den letzten Jahren weniger abgenommen hat als die Tuberkulosesterblichkeit. Vor allem die höheren Altersklassen sind heute fast genau so oft tuberkulosekrank wie vor 20, 30 Jahren und sterben noch relativ häufig daran. Dies hängt zweifellos damit zusammen, daß das Kind und der Jugendliche sich immer noch mehr bewegen als das sogenannte Alter, welches ja heute schon mit etwa 40 Jahren beginnt, obwohl die Lebenserwartung höher ist. Wir haben immer wieder Fälle, daß Kinder entdeckt werden, die schon seit längerer Zeit eine Tuberkulose haben und damit frisch, fröhlich ihrem Spiel nachgegangen sind und prächtig gediehen. Durch Zufall und durch Schuluntersuchungen wurde dann „röntgenologisch" eine Tuberkulose festgestellt. Damit beginnt dann oft das Leiden für dieses Kind. Niemand hat bis heute versucht, ein solches Kind einem systematischen Lauftraining zu unterziehen, ähnlich den bewährten Methoden des heutigen Ausdauertrainings für Spitzenkönner, und so kann auch niemand sich anmaßen, darüber zu urteilen, wie eine derartige Behandlung ausfallen würde.

Um bei der Statistik zu bleiben, heute sind 0,5 % aller Einwohner der Bundesrepublik aktiv tuberkulosekrank, und im Kindesalter bis zu 14 Jahren werden etwas über 1 % der Kinder davon befallen. Bei Röntgenuntersuchungen entdeckt man immer noch 0,1 % neue aktiv tuberkulosekranke Fälle, und wie eben geschildert, haben sie keine Chance, die Tuberkulose selbst aktiv nun zu überwinden, sondern sie werden einem unbarmherzigen System der Medizin und dem Gesetz unterworfen und werden fürs Leben als „tuberkulose-angesteckt" abgestempelt. Verfasser darf von sich aus schon sagen, daß er eine Pioniertat getan hat, als bei einer Tuberkulose-Reihenuntersuchung ein Westdeutscher Meister im 5000- bis 10 000-m-Lauf mit einem Lungeninfiltrat entdeckt wurde und bei ihm zur Untersuchung erschien, um feststellen zu lassen, ob er wirklich eine Tuberkulose habe und ob er nun in eine Heilstätte müsse. Er hatte ein Zehnpfennigstück großes Infiltrat unter dem linken Schlüsselbein, und an einer „Röntgendiagnose" war nicht zu zweifeln. Klinisch gesehen aber war es dem Verfasser klar, daß man dem aufstrebenden Langstreckenläufer nicht den Weg zur Gesundheit verbauen dürfe. Im Gutachten wurde dem Läufer lediglich bescheinigt, daß er ein starkes Sportherz mit einem Volumen von 1200 cm³ besitze, daß er bei richtigem Training Weltspitzenklassezeiten erreichen könne und daß er seine Bronchitis nicht so ernst nehmen dürfe, sondern weiter trainieren solle, wie gehabt.

Nach ärztlichen Regeln mit Gesetzesvorschriften war es eine große Verantwortung und ein Risiko, so etwas zu unternehmen, aber Verfasser war überzeugt, daß dem Patienten als Sportler mit dem Rat zum Weitertraining gedient sei. Der Patient wurde 2 Jahre später Deutscher Rekordmann im 5000-m-Lauf und bei der Olympiade 1952 in Helsinki Dritter in eben derselben Disziplin, ohne in der Heilstätte gewesen zu sein.

Wie es bei solchen Spitzenkönnern damals war, wurde dieser von der Freiburger Klinik untersucht und von dort die Röntgenaufnahme bei Verfasser angefordert mit dem Begleitschreiben, daß Verfasser eine Tuberkulose bei diesem Spitzenkönner früher übersehen haben müsse. Da Verfasser bei Beschreibung des Lungenbefundes das Wort Tuberkulose peinlichst vermieden hatte, war es gelungen, den jungen Sportler davon zu überzeugen, daß nichts Besonderes vorläge, und der Erfolg gab ja dieser Maßnahme recht. Wäre er als Tuberkulosekranker mit Frühinfiltrat in eine Heilstätte gekommen, so wäre er mit Sicherheit sportlich verloren gewesen, denn man hätte ihn für mindestens 1 Jahr mit Liegekuren, Bettruhe und gutem Essen behandelt.

Man wird diesen Einzelfall als Einzelfall werten, aber er ist doch von einer solchen Bedeutung, daß er zahllose Fälle von Behandlung eines Frühinfiltrates nach der herkömmlichen Weise mindestens verunsichert, denn es könnte ja sein, daß die Medizin geirrt hat und ein Frühinfiltrat gar nicht mit Bettruhe und zusätzlichen Liegekuren behandelt werden muß, sondern in der angegebenen Weise, wie bei diesem Spitzenkönner.

Tuberkulosestatistik täuscht

Die Medizin stützt sich immer wieder auf Statistiken, bei denen jeder einzelne Fall gleich viel wiegt, und das ist ihr Verhängnis. Denn die aufsehenerregenden Einzelfälle sind es, die oft einen neuen Weg weisen, der vorher durch die Statistik ausgeschlossen schien.

Es muß doch zu denken geben, daß in dicht besiedelten Gebieten auch heute noch 95% aller Einwohner „irgendwann einmal" eine Tuberkuloseinfektion durchmachen und nicht erkranken. Sowohl bei der Tuberkulose als auch beim Krebs glaubt man mit Vorsorgeuntersuchungen dem Problem zuleibe rücken zu können und hat auch wirklich viele rechtzeitig heilen können. Aber man kann abschätzen, daß genauso viele Fälle gar keiner Behandlung bedurften und von selbst ausgeheilt wären, was ja eigentlich bei der Tuberkulose vor der Medikamentenära häufig geschah. Ein erheblicher Prozentsatz der aufgefundenen Fälle wird durch die Behandlung mit Liegekuren und Auffütterung zur Fettsucht erheblich geschädigt und nun wirklich tuberkulosekrank. Es sterben noch mehr als 3 Millionen Menschen jährlich an der Tuberkulose, aber hat sich denn schon jemand gefragt, ob nicht die ärztliche Behandlung, die sich mit so riesigem Kostenaufwand gerade gegenüber dieser Krankheit als Polizeimacht gebärdet, mit schuld daran sein könnte, daß es noch immer 3 Millionen Tote durch diese Krankheit gibt und daß eine endgültige Ausrottung vielleicht durch ganz andere Maßnahmen erzielt werden könnte als durch Isolierung, Liegekuren, Medikamente, Operationen und Stellung unter Aufsicht? Ist die Medizin nicht weit über ihr Ziel hinausgeschossen, daß sie eine einzige Krankheit so durch den Gesetzgeber bevorzugen ließ, daß jeder Tuberkuloseverdächtige in eine Heilstätte oder ein Krankenhaus hineingezwungen werden kann, daß das Grundgesetz damit verletzt wird und der Staat auch noch alles bezahlt.

Es gibt genügend Fälle von Menschen, die aufgrund ihrer Tuberkulose ganz gut gelebt haben, jahrelang, und gar nicht daran dachten, ihre Krankheit zu verlieren, sondern die weiterhin Symptome produzierten, um nicht die Vergünstigungen dieser „einzigartigen" Krankheit verlustig zu gehen. Die Kostenexplosion im Gesundheitswesen ist zu einem Teil auch der unmodernen Behandlung der Tuberkulose, den Ärzten und dem Gesetzgeber zuzuschreiben.

Erreger der Tuberkulose sind, wie erwähnt, die von *Robert Koch* entdeckten Tuberkelbazillen. Sie sind sehr widerstandsfähig gegen Austrocknung, Hitze, Sauerstoffmangel, Kälte und Fäulnis. Ein Teil der Tuberkuloseerkrankungen ist auf Infektion mit Rindertuberkulose zurückzuführen, also durch verseuchte Milch.

Meist werden bestimmte Lymphknoten zuerst infiziert, da sie als Filter der Lymphe und des Blutes im Organismus dienen. Die häufigste Infektion indessen ist die Infektion durch die Einatmung, vor allem von Staub. Entsprechend ist die Erstinfektion in rund 90% der Fälle eine Lungenerkrankung, vor allem in den äußeren Randpartien dieses Organs.

Die Widerstandskraft gegen Tuberkulose hängt von vererbten und besonders erworbenen Eigenschaften ab. Ja, die Widerstandskraft kann sich sogar in Kontakt mit dem Erreger erhöhen. Deshalb ist eine Kritik der Behandlung der Tuberkulose, besonders im Anfangsstadium, vonnöten.

5 bis 6 Wochen nach dem ersten Kontakt entsteht eine Überempfindlichkeit gegen die Bakteriengifte, und die Tuberkulinprobe wird positiv. Dies besagt

nur, daß ein Kontakt mit Tuberkuloseerregern stattgefunden hat. Die Krankheitserscheinungen sind meist so gering, daß sie übersehen oder als Grippe gedeutet werden: Unwohlsein mit geringem Husten, Müdigkeit, Appetitlosigkeit, Kopfschmerzen, ziehende Schmerzen in der Brust, geringe Temperatursteigerungen.

Millionen Menschen machen jedes Jahr zu bestimmten Zeiten solche Erscheinungen durch, werden auf Grippe behandelt, geröntgt, und man findet nichts. Wird aber beim Röntgen in der Lunge bei den oben geschilderten Symptomen wirklich „etwas" festgestellt, so ist dieses Etwas meist schon so groß wie ein Pfennigstück und enthält massenhaft Erreger und ihre Gifte.

Wie sieht die Praxis in der Heilstätte aus?

Wie so ein Frühinfiltrat — auch Primärkomplex genannt — nun in der gängigen Tuberkulosebehandlung noch wie vor Jahrzehnten behandelt und damit der Ausbreitung der Krankheit in etwa Vorschub geleistet wird, sei im folgenden geschildert:

Wer das Pech hatte, daß seine Grippe als Lungentuberkulose identifiziert wurde, hat nun die Chance, wirklich zu erkranken, und zwar seelisch und körperlich. Das Grundgesetz gilt bei dieser Krankheit nicht mehr, seine persönliche Freiheit und Freiheit zur Eigenbehandlung, die möglich ist, wird eingeschränkt, nötigenfalls mit Polizeigewalt, und er kommt in eine Heilstätte oder auf die Tuberkulosestation eines Krankenhauses. Hier gibt es gute und extrem schlechte Häuser, aber allen gemeinsam ist, daß man den Betreffenden oft mit anderen Tuberkulösen zusammenlegt, und sollte er auch nur ein Verdachtsfall oder leichter Fall sein. So hat er die Möglichkeit, schwerer zu erkranken durch eine Superinfektion, da ja 90 % der Infektionen eben durch die Atmung erfolgen im Zusammensein mit schon tuberkulös Erkrankten. Man verbietet nun sozusagen den Erkrankten das Atmen, d. h. man verordnet schematisch Liegekuren, bei denen die Atmung auf ein Minimum gedrosselt wird. Das sieht dann in der Tageseinteilung einer Heilstätte etwa so aus:

7.00 Uhr Aufstehen und Waschen; 7.30 bis 8.00 Uhr Frühstück; 9.00 bis 11.00 Uhr Liegekur; 11.30 bis 12.30 Uhr Mittagessen; 13.00 bis 15.00 Uhr stille Liegekur, weder Unterhaltung noch Beschäftigung; 15.15 bis 15.45 Uhr Nachmittagskaffee; 16.00 bis 17.30 Uhr Liegekur; 18.00 bis 18.30 Uhr Abendessen.

Ab 21.00 Uhr haben sich alle Patienten in der Klinik oder im Sanatorium aufzuhalten. Ab 22.00 bis 7.00 Uhr morgens Nachtschlaf. Also von 24 Stunden sind etwa 15 Stunden Liegekur und Schlaf.

Da nun der Mensch in jeder Minute seines Daseins atmen muß, und zwar möglichst viel, um gesund zu bleiben, mutet es witzlos an, ihm die Atmung abgewöhnen zu wollen. Man beruft sich bei der Liegekur darauf, daß der Erkrankte dadurch seine Kräfte schonen soll.

Schäden durch Ruhe

Wir wissen aber mit Sicherheit, daß ein gesunder Mensch, der durch Unfall den Gebrauch seiner Beine verliert und zwangsläufig zum Liegen kommt, oft Monate in Gips liegt, dadurch in all seinen physiologischen Funktionen sehr geschädigt wird, bis zum Tod durch Lungenentzündung, Herzschwäche oder Kreislaufstörungen. Das Schlimmste, was einem Menschen eben passieren kann, ist erzwungene Bettruhe durch Verletzungen oder durch Verbote. Wie ein edles Rennpferd im Stall verkümmert, so der Mensch im Bett.

Man hat an gesunden jungen Menschen Versuche mit Liegekuren von 6 Wochen gemacht. Der Erfolg war, daß sie kaum noch aufstehen konnten, sich nur mit Schmerzen im Kreuz und in den Beinen bewegten. Das Herzvolumen und die Blutgefäße waren geschrumpft, die Beinmuskeln waren geschwunden, die Gelenke steif geworden, die Leberfunktion war gestört, die Knochen zum Teil entkalkt, das Atemvolumen pro Minute auf zwei Drittel verkleinert und die Vitalkapazität um ein Drittel zurückgegangen. Es dauerte Wochen des Trainings und der Übung, um den alten Zustand einigermaßen wiederherzustellen.

Geben wir einige Vergleichswerte in Zahlen:

Bei einem Spitzensportler war das Herzvolumen bei nur relativer Ruhe von 1200 cm³ auf 890 cm³ zurückgegangen, die Pulszahl von 48 auf 72 heraufgegangen, der Blutdruck von 110/80 auf 140/95 gestiegen, der Umfang der Wadenmuskulatur hatte um 2 cm abgenommen und die Vitalkapazität war von 5,5 Liter auf 4,5 Liter abgefallen.

Bei einer Alterspatientin von 72 Jahren waren nach 3 Monaten Liegen in Gips folgende Vergleichswerte festzustellen: Herzvolumen von 710 cm³ auf 580 cm³ zurückgegangen, Puls von 72 auf 96 gestiegen, Vitalkapazität von 3 Liter auf 1,9 Liter gefallen, Wadenumfang am verletzten Bein um 3 cm abgenommen. Sie brauchte 1 Jahr, um sich wieder zu erholen und den alten Zustand wiederherzustellen.

Von sportlichem Training bzw. von den ausgezeichneten Folgen für die Gesundheit durch Lauftraining, Gehen, Wandern, Bergsteigen, Radfahren usw. haben Tuberkuloseärzte anscheinend noch nie etwas gehört, sonst könnte man die Maßnahmen, wie Liegekuren, nur als mittelalterlich bezeichnen.

Gegenbeispiel: Die älteren Langstreckenläufer

In der „Interessengemeinschaft älterer Langstreckenläufer", die Mitglieder vom 40. Lebensjahr an bis ins hohe Greisenalter von über 90 Jahren zum Lauftraining erzog, wurden bei Menschen, die immer krank gewesen waren, nach einigen Monaten schon erstaunliche Erfolge der Gesundheitszunahme erzielt:

Z. B. zeigten im Schnitt Altersjahrgänge von 70 bis 89 Jahre eine 5000-m-Leistung im Lauf von 27:38 Min., über 10 000 m im Schnitt eine Leistung von 69:40 Min., und 73jährige liefen 100 km in 14.21 Std.

An 454 untersuchten Altersläufern zwischen 40 und 90 Jahren wurden in einer Beobachtungszeit von mehreren Jahren folgende Werte festgestellt:

Durchschnittsgewicht 68,4 kg, Blutdruck 132/82 mmHg. In 31 Fällen war bei ärztlichen Untersuchungen behauptet worden, daß die betreffenden Altersläufer herzkrank seien, und es wurde ein Sportverbot ausgesprochen bzw. Liegekuren angeraten. Aber ausgerechnet diese 31 Herzkranken lagen mit ihren Leistungen über dem ermittelten Durchschnitt. 74 der Untersuchten hatten zum Teil an schweren Kreislaufstörungen gelitten, bevor sie zum Lauftraining kamen, und waren bis auf 2 Ausnahmen endgültig durch Lauftraining von ihren Störungen geheilt.

Daß die Untersuchten keine Extraauslese von Menschen, sondern wie jedermann durch Krankheiten heimgesucht worden waren, ergibt die Zusammenstellung der durchgemachten Erkrankungen: an Hypertonie litten 23, an chronischer Bronchitis 17, an Asthma 5, Lungenentzündung und Rippenfellentzündung hatten insgesamt 35 durchgemacht, Magen- und Darmgeschwüre 19, chronische Verdauungsstörungen und Gastritis 32, Magenoperationen 18, Gelbsucht und andere schwere Lebererkrankungen 81, an Prostata-Hypertrophie litten 17, Blasen- und Nierenleiden traten 49mal auf, darunter 13mal Nierensteine. An Infektionen waren zu verzeichnen: dreimal Typhus, zweimal Papatacifieber, zweimal Dysenterie, 18mal Diphtherie, zehnmal Scharlach, zehnmal Lungen-Tbc, einmal Paratyphus, einmal Wundrose, zweimal Fleckfieber, zweimal Ruhr, einmal Toxoplasmose, zweimal Röteln, einmal Malaria.

Das wichtigste Ergebnis der ganzen Fragebogenaktion aber war, daß insgesamt nur 3 Fälle von Tumorbildungen festgestellt wurden:

Erstens ein Mediastinal-Tumor, der bei einem 42jährigen operiert wurde, weil der Tumor auf die Aorta drückte. Dies war 1965. Seit der Zeit hat der Untersuchte erst recht trainiert und im 47. Lebensjahr eine überragende 5000-m-Zeit von 16:54 Min. erzielt, wo vergleichsweise für das Sportabzeichen der 18- bis 32jährigen für 5000 m 23 Minuten verlangt werden. Er erzielte im Marathonlauf 3.22:18 Std.

Der zweite Fall einer Tumorbildung betraf einen 69jährigen Internisten, Chefarzt a. D. eines großen Krankenhauses, der an Hirnsarkom erkrankt war, welches histologisch gesichert wurde. Er war begreiflicherweise völlig deprimiert und meldete sich brieflich bei der „Interessengemeinschaft älterer Langstreckenläufer" ab. Nach Serien-Kobaltbestrahlung nahm er auch das Lauftraining wieder auf und bewältigte im Monat etwa 100 km. Als Bergsteiger hat er mehrere Dreitausender bestiegen. Er ist heute (1975) gesund, läuft jeden Tag etwa 5 km und schwimmt etwa 200 m. Er macht heute noch Privatpraxis.

Der dritte Fall von Tumorbildung betraf ein Tonsillenkarzinom, welches operativ (einschließlich der Parotis) entfernt und mit Röntgen- und Radiumbestrahlung nachbehandelt wurde. Das war vor 13 Jahren. Inzwischen ist der Patient und Altersläufer 66 Jahre alt geworden und erreichte über 5000 m in diesem Alter die hervorragende Zeit von 25 Minuten.

Diesen 3 Fällen auf insgesamt 454 Altersläufer standen aus der Praxis des Verfassers 29 Karzinomfälle gegenüber aus der gleichen Zahl von Menschen, die nie Sport betrieben hatten und sich im Alter zwischen 40 und 90 Jahren befanden in einem Untersuchungszeitraum von 6 bis 8 Jahren. Es handelte sich in allen Fällen um bewegungsarme Menschen, zum Teil starke Raucher, einige Alkoholiker und in 20 % der Fälle um stark übergewichtige Patienten. Man kann also resümieren, daß 454 leistungsfähige Altersläufer 3 Tumorfälle = 0,66 % zeigten. 454 Männer einer Landpraxis zwischen 40 und 90 Jahren, untrainiert, zeigten 29 Tumorfälle = 6,4 % und 17 waren inzwischen verstorben.

Silikose ist nicht unbedingt ein Gesundheitshindernis

Unter den Tuberkulosen und Silikosen der Lunge sind für unser Thema die Fälle besonders interessant, die sich nicht an eine Liegekur gehalten haben und heute zu den besten Läufern der Altersklassen gehören.

Es sei nur ein Fall in jüngster Zeit aus der Praxis des Verfassers genannt: SCH., J., geb. 11. 1. 1927, war wegen Silikose der Lungen als Bergmann mehrmals in der Heilstätte. Er litt unter den Liegekuren seelisch und körperlich. Nach der Entlassung begann er sofort mit Lauftraining. Er erreichte 1974 im 47. Lebensjahr folgende Laufzeiten: 15 km = 59 Min., 20 km = 1.18 Std., 25 km = 1.43 Std., Marathon = 3.18 Std., 100 km = 11.03 Std.

Von seinen biologisch wichtigen Befunden seien folgende mitgeteilt: Größe 1,73 m, Gewicht 65 kg, Puls in Ruhe 51, Blutdruck i. R. 120/80, Vitalkapazität 4,5 Liter, Herzvolumen 840 cm³. Interessant ist, daß im Arbeitsschweiß nach einem Radfahrtest folgende Substanzen vermehrt ausgeschieden wurden gegenüber der normalen Urinausscheidung: Zink, Silicium, Aluminium, Bor, Mangan, Blei, Strontium, Barium, Nickel, Beryllium. Hier wurde das Wort der Bibel Wahrheit: „Im Schweiße deines Angesichtes sollst du dein Brot essen", und man sollte hinzufügen, „um als Lungenkranker gesund zu werden, keine Liegekuren betreiben".

Der Mensch, der sitzt oder liegt, nimmt nur 250 cm³ Sauerstoff pro Minute auf, der Mensch in der Liegekur nach 3 Monaten nur noch 150 cm³, wenn überhaupt. Beim Spazierengehen steigert sich die Sauerstoffaufnahme bei 16 Liter ventilierter Atemluft auf 0,5 Liter Sauerstoff, beim sogenannten Traben oder Jogging, also bei einem Tempo von 200 m/Min., werden 45 Liter Atemluft ventiliert mit etwa 1,6 bis 2,0 Liter Sauerstoff.

Auch für Lungenfachärzte müßte es einsichtig sein, daß der Sauerstoff der alleinige Lebensstoff aller Zellen des menschlichen Körpers ist, auch der durch Tuberkulose erkrankten Zelle, und daß die Nahrungsstoffe in zu großer Menge sogar hinderlich sind, mehr Sauerstoff aufzunehmen, da die Verarbeitung des Wasserstoffs aller Nahrungsmittel vermehrt Sauerstoff und Energie benötigt.

Die Konsequenz für den Tuberkulosekranken, für jeden Kranken, ja für jeden Menschen wäre, sich möglichst viel zu bewegen und Sauerstoff zu fördern und möglichst wenig zu essen und in einer Liegekur auf jeden Fall unter 800 Kalorien zu bleiben.

Steigerung der Abwehrkräfte durch Anstrengung — sogar gegen Grippe

Wie aber sieht die Wirklichkeit in der Tuberkulosebehandlung aus? Die meisten nehmen so zu, daß sie nicht nur Normalgewicht haben, sondern viele Kilogramm Übergewicht als Depotfett und Wasser. Dazu kommt noch, was viele nicht wissen, da sie es nicht am eigenen Leibe gespürt haben, nämlich daß die Abwehrkräfte des Körpers aktiv nur durch Dauerbewegung erhöht werden. In Grippezeiten erkrankten Altersläufer, die früher immer anfällig waren, nie mehr an Grippe oder ähnlichen Infekten, und wenn sie doch einmal eine Grippe erwischte, konnten sie durch ein Spezialtraining mit einer Kupierungskur schnellstens geheilt werden und blieben voll arbeitsfähig.

Diese Kupierungskur einer Grippe des trainierten Langstreckenläufers besteht darin, daß er Grippe-Tabletten einnimmt, beispielsweise 2 Gelonida Antineuralgica und dann im dicken Trainingsanzug einen ganz langsamen Schwitzlauf über 10 bis 15 km trabt. Anschließend ein heißes Schlenzbad von 5 Minuten bei 42° C. Danach 1 starke Tasse Kaffee mit Zucker und 1 Messerspitze Kakao, 1 Prise Salz oder Maggi, 1 klaren Schnaps und 2 Tropfen Jod und dieses heiß getrunken. Dazu werden wieder 2 Gelonida-Tabletten genommen. Der starke Schweißausbruch, der danach erfolgt, zeigt die Heilung durch schonungslose Therapie an. Das Fieber ist spätestens am nächsten Morgen gesunken, Schnupfen und andere Begleiterscheinungen sind stark gemildert oder ebenfalls nicht mehr vorhanden, und das mindeste ist, daß der so trainierte und behandelte Patient auf jeden Fall den Höhepunkt der Krankheit hinter sich hat, denn Grippeviren und anderen Krankheitserregern wird es bei einer solchen künstlichen Fieberkur von 40 und mehr ° C Körperkerntemperatur äußerst ungemütlich, und sie erliegen den geweckten Abwehrkräften. Daß das keine Spintisiererei ist, zeigt die Praxis von Hunderten Läufern, die dieses Rezept angewandt haben, und auch die Wissenschaft hat ihren Beitrag dazu geleistet.

Als nämlich durch Verfasser im Jahre 1973 der erste Marathonlauf der Welt für Frauen in Waldniel veranstaltet wurde, hat ein Team des Instituts für Kreislaufforschung der Sporthochschule Köln 8 Marathonläuferinnen vor und nach dem Lauf untersucht und die Feststellung gemacht, daß nach dem Lauf, bei dem eine Körpertemperatur von 39,5° C erreicht wird, die Abwehrstoffe im Organismus gegenüber der Ruhepause vermehrt waren. Dieses Ergebnis bestätigt, daß man sich bei bestimmten Infektionen und auch Impfungen nicht schonen sollte, sondern daß eine Dauerleistung bis zur Schweißbildung entgegen früheren Vorstellungen die Abwehrkräfte steigert und den Menschen gesund erhält.

Nur so ist es zu erklären, daß Hunderte und heute schon viele Tausend, die früher krank, übergewichtig und unsportlich waren, nach Beginn des Lauftrainings und Erreichen eines gewissen Trainingszustandes, der an den gelaufenen Kilometern und Zeiten abzulesen ist, nie mehr im üblichen Sinne einer Erkältung krank wurden oder Anfälligkeit gegen bestimmte Infektionen zeigten, sondern beispielsweise in Grippezeiten gesund blieben.

Nicht nur Grippeviren und Pneumokokken scheint es beim Lauftraining des Menschen ungemütlich zu werden, sondern wahrscheinlich auch Tb-Bazillen. Von 100 Grippekranken, die die Sprechstunde eines Arztes aufsuchen, hat nur einer eine Tuberkulose, und man kann schätzen, daß dabei etwa 3% nicht entdeckt werden, weil sie mit der Tuberkulose im frühesten Stadium mit ihren eigenen Abwehrkräften und den Grippemitteln fertig werden, besonders wenn sie noch irgendeinen Ausdauersport treiben, der zum acht- bis zwölffachen Sauerstofftransport führt und schweißtreibend wirkt. Daß Licht, Luft und Sonne die Tuberkuloseerkrankungen herabsetzen bzw. als Heilfaktoren mit eingesetzt werden können, weiß man seit langem. Daß aber aktive Dauerbewegung ungleich schneller heilt und eine wirksame Vorbeugung darstellt, ist noch fast unbekannt. Verfasser kann Hunderte Briefe in seinem Archiv vorweisen, die die obigen Ausführungen erhärten: Dauerleister erkälten sich fast nie oder sind schneller wieder heil.

Bei anderen Erkrankungen wurden in der Trainerpraxis des Verfassers ähnliche Beobachtungen gemacht: Bei Pockenimpfungen ließ er seine Schützlinge, darunter Olympiakämpfer, weiter trainieren, und niemals traten krankhafte Reaktionen auf. Bei Masern, Scharlach (Verfasser selbst) und anderen Erkrankungen wurde weiter trainiert, und die Krankheiten verliefen viel leichter. Beim Scharlach beispielsweise war die Hautschuppung an Händen und Füßen schon nach 4 Wochen beendet.

Einer unserer Olympiakämpfer im 3000-m-Hindernislauf 1936 in Berlin hatte eine eitrige Mandelentzündung und 39,6° C Fieber. Er startete trotzdem, wenn auch sportlich gesehen, mit negativem Erfolg, aber er war schneller gesund als mit den herkömmlichen Mitteln. Ganze Schulklassen, die gegen Kinderlähmung geimpft waren, hat Verfasser beim Training weiter betreut und zum Spielen animiert, und nicht ein einziger wurde krank, im Gegensatz zu Parallelklassen, die Sportverbot hatten und auch einhielten. **Wer es nicht ausprobiert hat, kann über diese Dinge nicht mitreden, und eine Diskussion ist zwecklos, wenn Medizinalpersonen sich nicht die Mühe machen, diese Tatsachen an sich selbst nachzuprüfen.**

Die einzige Infektionskrankheit der alltäglichen Praxis in Deutschland, die man nicht mit Lauftraining behandeln kann, ist die Diphtherie, und hier behaupten Ärzte und Hygieniker, es gäbe heute keine echte Diphtherie mehr. Ein beamteter Arzt, dem Verfasser anbot, er möchte sich die Pseudo-Diphtheriebazillen doch einmal unter dem Mikroskop ansehen, machte davon keinen Gebrauch, wunderte sich aber, daß auf Gaben von 20 000 Diphtherie-Antitoxin-Einheiten die seit Tagen bestehende angebliche Angina, die dem Penicillin getrotzt hatte, so schnell verschwand. Man konnte aus der erfolgreichen Therapie allein schon schließen, daß es sich um eine Diphtherie gehandelt hatte.

Kochsalz, ein natürliches Kreislaufmittel

Eine Diphtherie aber, die zu Herzschädigungen geführt und Kreislaufstörungen nach sich gezogen hat, was man am blassen Aussehen, an Atemnot und einer Pulsfrequenz über 100 mit Sicherheit erkennen kann, ist nicht mit Kreislaufmitteln zu behandeln, sondern besser mit Elektrolyten, wie Kalium und Natrium, denn Kalium wird aus der geschädigten Zelle ausgeschleust und Natrium mit Wasser als Kompensation in die Zelle aufgenommen. Das hat hier, wie bei allen Kreislaufstörungen mit Blutdruckabfall eine blutdrucksteigernde Wirkung, wie man ja umgekehrt bei zu hohem Blutdruck das Kochsalz einschränkt oder zeitweise ganz meidet. Es gibt zahllose Kreislaufmittel, die angeblich einen niedrigen Blutdruck — besser gesagt einen krankhaft niedrigen Blutdruck — erhöhen sollen, und sie helfen alle nicht. Man braucht doch nur eine Kochsalzplethora (= Überfülle) zu erzeugen, also 2 bis 3 Tassen scharfe Ochsenschwanzsuppe zu sich zu nehmen mit reichlich Salz und Maggi als Niacinträger, und mit einiger Sicherheit wird erst einmal der bedrohlich niedrige Blutdruck heraufgesetzt und bei anschließender Kaliumaufnahme, beispielsweise durch Fruchtsäfte, der Kreislauf normalisiert. Diese Therapie hat sich bei Behandlung von Kreislaufstörungen infolge Diphtherie durch Verfasser sehr bewährt und ganz besonders auch bei Hitzekollapsen, die durch Schweißverlust entstanden sind.

Wenn nämlich Salz fehlt, helfen alle Kreislaufmittel nicht mehr, weil das Blut in seiner osmotischen Stabilität gestört ist, wie destilliertes Wasser oder Benzin auseinanderfließt, und durch das Herz und den Kreislauf nicht mehr an den Ort des Bedarfes transportiert werden kann. So war bei dem Radweltmeister *Simpson* bei der Tour de France der Kreislauftod zu vermeiden, wenn man ihm sofort Salz oder Maggilösung zu trinken gegeben hätte. Mund-zu-Mundbeatmung des begleitenden Sportarztes und Kreislaufmittel konnten da nicht wirksam werden. Daß die Rettung möglich war, beweist der Umstand, daß Simpson erst nach 1 Stunde im Hubschrauber beim Transport zum Krankenhaus nach Avignon starb, also seine Regulationsfähigkeit des Kreislaufes noch 1 Stunde durchgehalten hatte. Hier hat man kostbare Zeit verloren, weil man nicht an Ort und Stelle sinnvoll Elektrolyte ergänzte, die durch Hitzeschweiß und Trinken von reinem Wasser in Verlust geraten waren. Nach Abschweifen zu diesen wichtigen Fragen und Konsequenzen wieder zurück zum Thema der schonungslosen Therapie der Lungentuberkulose!

Allein aus atemphysiologischen Gründen ist eine Liegekur bei Tuberkulosen eine Verzögerung der Heilung, wenn nicht gar im hohen Prozentsatz der Grund des endgültigen Ausbruchs der Krankheit, so daß es im ersten Stadium der Tuberkulose zu ausgedehnten Einschmelzungen von Bindegewebe mit Bildung von Kavernen, d. h. Lungenlöchern, kommt oder zu einer käsigen Lungenentzündung analog der Lungenentzündung der alten Leute bei längerem Liegen durch Gipsverbände und ähnliche Unfallbehandlungen.

Zunächst einige Beispiele dafür, daß Lauftraining im langsamen Tempo und mit Gehpausen bei einer Pulsfrequenz nicht über 130 hinaus manche Krankheit heilen kann:

Ein junger Dozent erkrankte mit 38 Jahren an einer Sarcoidose der Lungen, also an Geschwülsten als Bindegewebswucherung mit starker Beeinträchtigung der Herzfunktionen. Er lag Monate hoffnungslos auf seinem Krankenbett, und eine eigentliche Behandlung gab es nicht, obwohl sein Vater einer der ersten Kliniker der Universität seiner Heimatstadt war. Das einzige, was streng verordnet wurde, war Bettruhe. Der junge Gelehrte spürte die ganze Hoffnungslosigkeit seiner Lage und klammerte sich an jeden Strohhalm, der Rettung zu versprechen schien. So las er in der Zeitung einen Bericht vom Alterslauf in Brückenau und daß Verfasser einen Altersläufer hatte starten lassen, den das untersuchende Team einer Universiät als herzinfarktverdächtig vom Start hatte ausschließen wollen. Dieser Altersläufer siegte überlegen und ist noch heute mit 65 Jahren der beste deutsche Läufer in seiner Altersklasse. Der Vater, dem der junge Dozent diesen Fall mit der Hoffnung schilderte, ihm könne ähnlich geholfen werden, meinte, daß der Arzt, der das gewagt hätte, entweder verrückt sein müsse oder vielleicht doch eine gute Idee gehabt habe, aber man könne in seinem Falle so etwas doch nicht wagen. Der Kranke wagte es dennoch, fing langsam heimlich auf seinem Zimmer an zu traben, später heimlich nachts auf der Straße, und nach 1 Jahr lief er 10 km in 60 Minuten. Er wurde zur Überraschung aller gesund und läuft heute Strecken von 10 km bis 100 km in Training und Wettkampf, als lebendes Beispiel für „schonungslose Therapie".

Ein ähnlicher Fall ereignete sich 1949. Ein jugendlicher 400-m-Läufer wurde vom Gesundheitsamt seiner Vaterstadt als lungenkrank bezeichnet und für eine Heilstätte vorgesehen. Die Hoffnungslosigkeit in der Familie und in dem Sportverein des jungen Meisterläufers war natürlich groß. Die Mutter ergriff die Initiative und fuhr mit dem Sohn nach Waldniel, um ihren Sohn nochmals untersuchen zu lassen. Der Verdacht ließ sich nicht abweisen, daß es sich um eine atypische Pneumonie durch Virus mit Ansteigen der Kälte-Agglutinine gehandelt hatte, denn die chemischen Proben ergaben gröbere Kälte-Agglutinine im Serum. Ein Röntgenologe der benachbarten Großstadt sprach sich nicht klar zur Tuberkulose aus. Das Gesundheitsamt bestand auf dieser Diagnose. Verfasser riet dem Jugendlichen, vorläufig sein Lauftraining weiter aufzunehmen, aber nur mehr Langläufe zu machen als sonst. 3 Monate später wurde der Junge in Braunschweig Deutscher Jugendmeister über 400 m vor dem später so berühmten Läufer Haas (Nürnberg). Seitdem sprach das Gesundheitsamt nicht mehr von Liegekuren in der Heilstätte.

Gefahren der Isolierung in Heilstätten

Gehen wir nun zur Behandlung der Tuberkulose in einer Heilstätte zurück und sehen uns ein Merkblatt einer renommierten Heilstätte an, wo eine Patientin des Verfassers behandelt wurde!

Im Merkblatt heißt es:

„Rauchen reizt im extremen Maße die Luftwege und schädigt den Kreislauf. Es ist für den Lungenkranken überaus schädlich.

Alkohol im Übermaß genossen ist gesundheitsschädlich. Da beim Lungenkranken der Erfolg der Behandlung mit Medikamenten durch gleichzeitigen

Alkoholgenuß beeinträchtigt wird und unter Umständen schwere psychische und organische Störungen auftreten können, sollte Alkoholgenuß ganz unterlassen werden.

Für den Heilerfolg ist es günstig, wenn die Kranken einmal ganz herausgelöst werden aus der üblichen Umgebung, damit sie Ruhe und zu sich selbst finden können."

Dazu ist vom Verfasser zu sagen, daß es nichts Schrecklicheres für 99 % der Tuberkulosekranken gibt, als das Herausgelöstwerden aus der heimischen Umgebung, fort von Mann und Kindern, Frau und Freunden, aus der Arbeit heraus, aus der Aktivität heraus, wenn sie die Betreffenden glücklich machte. Das Schlimmste aber für den Tuberkulosekranken ist, von einer verständnislosen Umgebung fast als „Aussätziger" behandelt zu werden, gemieden vom Krankenhauspersonal, von Putzfrauen und Lieferanten, ja, sogar von Ärzten.

Der Lungenkranke, der sich plötzlich in der Heilstätte oder auf der Tuberkulosestation findet, fühlt sich wie im Gefängnis, und statt zu sich selbst zu kommen, wie es in dem Merkblatt so schön heißt, grübelt er meist unablässig über seine Krankheit nach, und die Wartezeit auf Heilung ist eine endlose Folter. Dazu die sogenannte „stille Liegekur" von 13 bis 15 Uhr ohne Beschäftigung und Unterhaltung. „Wozu?" fragt er sich mit Recht. Eine aktive Persönlichkeit muß in solcher Umgebung, in der dieselben Kranken dieselben Depressionen haben, seelisch krank werden, oder er ist keine Persönlichkeit.

Eine Deutsche Meisterin im Mittelstreckenlauf hat diese Kur, die ihr zwar in langen Jahren Heilung gab, in ihrem ganzen Leben nicht mehr verwinden können. Ein fauler Arbeiter aber, der 9 Kinder in die Welt gesetzt hatte und darben ließ, freute sich, daß nun für ihn und seine Nachkommenschaft vom Staat gesorgt wurde. Er aß sich bei den Liegekuren einen Bauch von 120 kg an, arbeitete aus diesen und anderen Gründen jahrelang nicht mehr und bot so ein Beispiel, wie Inaktivität die Persönlichkeit eines Menschen zerstören kann.

Die vorher erwähnte Patientin ging an der Einsamkeit, Abgeschlossenheit und Verfemtheit während der Liegekur mit Depressionen fast zugrunde. Als sie endlich heimkehrte und Verfasser vermutete, sie habe gar keine Tuberkulose gehabt, sammelte dieser die verschiedenen Tuberkulostatika ein und ließ die Patientin viel spazierengehen und gab Vitamin B 12 als intramuskuläre Injektion. Der Lungenfacharzt, der sie laufend untersuchte, sagte nur staunend: „Da sieht man einmal wieder, wie gut diese Medikamente wirken." So hatte sie sich ohne Medikamente und nach dem seelischen Druck der Kur durch Aktivität erholt.

Was vor 100 Jahren galt, daß die Lungenschwindsucht meistens den überarbeiteten Hungerleider und ausgebeuteten Arbeiter traf, also vornehmlich den Armen, und daß man sich vor ihm und anderen Leidensgenossen schützte, dürfte heute ein Anachronismus sein, eine Zeitwidrigkeit, um Statistiken mit Erfolgen zu füttern, die längst nicht mehr stichhaltig sind.

3 Millionen Tuberkulosetote bedeuten 60 Millionen schwer Tuberkulosekranke pro Jahr in der Welt. Dies besagt, daß die Tuberkulose eine der Zivilisationskrankheiten ist, die zwar nicht unabänderlich sind, die aber durch die Lebensweise der Menschen in falscher Hygiene und Ernährung sowie im Bewegungsmangel mit ihren Grund haben.

Gegen Cholera, Pest und Pocken hilft Abriegelung und Isolierung sowie Impfung. Gegen Tuberkulose muß sich der Mensch allein helfen, nämlich durch gesunde Lebensweise, und zwar im Anfangsstadium. Ist einmal das zweite Stadium der Tuberkulose erreicht mit Kavernen, Erweichungen, Verkäsungen der Lungen und all ihren bösen Folgen, dann ist die medizinische Wissenschaft mit ihrem Fachkönnen gegenüber diesen Folgen richtig am Platz, und man kann dann auch hier noch helfen. Das Anfangsstadium aber braucht nicht so zu verlaufen, wie es durch Ausschalten der Aktivität verläuft, es kann mit einiger Sicherheit verhütet und wirksamer bekämpft werden, aber eben anders, als die Schulmedizin es bis jetzt handhabt. Leider hat die Medizin durch den Gesetzgeber hier das Privileg der Behandlung und überhaupt die Polizeigewalt bei dieser Erkrankung, obwohl es wahrhaftig schlimmere Erkrankungen gibt.

Man wird natürlich sagen, daß man durch diese Behandlung heute weniger Schwindsuchtfälle als früher hat, was richtig ist, aber die heutigen Schwindsuchtfälle sind im hohen Prozentsatz Folgen der heutigen unsinnigen Lebensweise, wie gutes Essen und Trinken, wenig Bewegung, passiver Urlaub und Kuren, die für die Gesundheit bedeutungslos sind, wenn sie ähnliche Programme durchführen wie die Heilstätten mit Liegekuren.

Erst, wenn der Tuberkulöse die ersten bitteren Monate überstanden hat, soll — laut Merkblatt — durch Beschäftigungstherapie die Freude am Gestalten geweckt und die Aktivität der Patienten gefördert werden. Man muß dazu einschränkend sagen: wenn das nach den ersten Monaten überhaupt noch möglich ist.

Weiter heißt es: „Die Ausbildung künstlerischer oder handwerklicher Fähigkeiten und geistiger Ansprüche sind generell bei langer Behandlungsdauer für die Unterstützung der Therapie von großer Bedeutung."

Es ist die Meinung des Verfassers, daß es von größerer Bedeutung sein dürfte, es gar nicht zu einer langen Behandlungsdauer kommen zu lassen.

Aus diesem Grunde ist die rechtzeitige Erkennung des Frühinfiltrats wichtig, weil die Behandlungsaussichten in diesem Stadium noch besonders gut sind.

Wie sollte man ein Frühinfiltrat behandeln?

Eine „schonungslose Behandlung" des Frühinfiltrates bestände nach Ansicht des Verfassers darin, ein Geh- und Lauftraining zu betreiben, wie es jeder Anfänger machen sollte, eine knappste Diät mit 1500 Kalorien einzuhalten mit täglich etwa 125 g Eiweiß — vor allem tierischem Eiweiß — und die Vitamine A, B 6, B 12 und C täglich in hohen Dosen zu geben und eine hoch dosierte anti-tuberkulöse Chemotherapie als „Kurzzeitbehandlung" von 2 Monaten durchzuführen.

Das sähe im einzelnen etwa so aus: 6 Uhr aufstehen, warmes Vollbad von 40° C, 5 Minuten als Schlenzbad, um den ganzen Körper vermehrt zu durchbluten, kalt abbrausen, den Körper frottieren und eine 5-Minuten-Gymnastik nackt im Zimmer bei offenem Fenster anzuschließen, worin kurze Laufübungen mit etwa 1000 Schritten auf der Stelle und leichtem Knieheben enthalten sind.

Das Frühstück sollte aus 2 weich gekochten Eiern bestehen, nicht mit Salz schmackhaft gemacht, sondern mit Maggiwürze wegen des hohen Niacingehaltes, eines Schlüsselstoffes in der Atmungskette, und als Getränk Kaffee, Tee oder besser 300 cm³ Milch. Nach dem Frühstück eine Stunde Ruhe mit Lesen oder anderen leichten Arbeiten.

9.30 Uhr im Trainingsanzug zum Lauftraining in einer großen Halle oder bei gutem Wetter selbstverständlich im Wald, und zwar in folgender Form: Ganz gleich, ob Spitzenkönner oder Anfänger, ob übergewichtig oder untergewichtig, ob Frau oder Mann, ob Kind oder Greis, es wird so langsam gelaufen, **daß man sich dabei sprechend unterhalten könnte** und im Gruppenlaufen auch wirklich unterhält. Die Pulszahl darf dabei niemals über 130 pro Minute kommen, es darf keine Milchsäurebildung auftreten, keine Atemnot, und es werden immer wieder Gehpausen eingelegt. Die Begründung zu diesem Training liegt darin, daß der Mensch zoologisch zu den Säugetieren gehört und unter diesen zu den ausgesprochenen Lauftieren. Er lernt das Laufen im ersten Lebensjahr oder er bleibt irgendwie in seiner Entwicklung gehemmt. Das Kind entwickelt sich nur, wenn es ausgiebig im Sport herumtollt, der Mensch jenseits der 30er Jahre bleibt nur gesund, wenn er täglich einige Kilometer langsam läuft oder schnell spazieren geht oder auch mit dem Fahrrad etwa 20 km pro Stunde zurücklegt. Natürlich könnte man auch Skilanglaufen mit Pausen, bei örtlichen Gegebenheiten sogar leichte Bergtouren mit Gehpausen veranstalten und auch Schwimmen, obwohl hier nur Rückenschwimmen in Frage kommt, um dabei frei atmen zu können, ohne Verkrampfung des Nackens und der Wirbelsäule.

Immer wieder: Der Sauerstoff ist d e r Lebensstoff

Der Sauerstoff der Atemluft ist für die 60 Billionen Zellen des menschlichen Körpers der wichtigste Nahrungsstoff. Er wird gebraucht, um sich mit dem Wasserstoff, dem leichtesten Atom im Weltall, im menschlichen Organismus zu vereinigen, dadurch Energie zu bilden, als Abfallstoff Wasser auszuscheiden und Kohlensäure auszuatmen. Das Herz und das Gehirn benötigen den Sauerstoff so dringend, daß bei seinem Fehlen in wenigen Minuten der Tod eintritt.

Es liegen genügend Anzeichen vor, daß die heutigen Zivilisationskrankheiten, wie Arterienverkalkung, gewisse Krankheiten des rheumatischen Formenkreises, Fettsucht, Wassersucht, Herzschwäche, Herzinfarkt, Leberunterfunktion, Nierenunterfunktion, Tuberkulose und evtl. auch die verschiedenen Formen des Krebsleidens leichter entstehen, weil infolge Bewegungsmangel zu wenig Sauerstoff aufgenommen wird.

Wasserstoffüberschuß finden wir durch Schädigung der Zellatmung infolge überreichlicher Nahrung, Verschmutzung der Umwelt, wie des Wassers und der Luft, Giftwirkungen durch Rauchen, Autoabgase, Ruß und Qualm der Fabriken, auch durch gewisse Medikamente, weil zu wenig Sauerstoff den Überschuß an Wasserstoff nicht neutralisieren kann.

Bei überreichlich vorhandenem Wasserstoff im Organismus durch Überernährung, Fettsucht, Wassersucht wird der Sauerstoff knapp, und die Zellen des Körpers können nicht mehr mit der eigenen Atmung leben, sondern müssen in dieser Notfallsituation die Gärung als energiearme chemische Reaktion notdürftig zum Leben benutzen.

Der Mensch verbraucht in der Minute im Sitzen und Liegen 6 bis 9 Liter Atemluft, und daraus verwertet er bei günstigen Verhältnissen 0,25 Liter Sauerstoff, aber bei der Liegekur gegen Tuberkulose und viele andere Krankheiten, während der Bettruhe bei Lebererkrankungen, nach Herzinfarkt und bei schweren Verletzungen etwa nur 150 cm³, was zu wenig ist. Es ist einfach nicht zu verstehen, daß man diesen unbedingt notwendigen Lebensstoff bei gewissen Liegekuren auch noch drosseln will, um dadurch angeblich den Körper zu schonen.

Ein geschonter Mensch wird niemals einen Höchststand seiner möglichen Lebensfunktionen erreichen, im Gegenteil, er wird verkümmern. Aus dem Lauftraining vieler Rentner, die erst mit 65 Jahren und auch noch als übergewichtige und kranke Menschen begonnen haben, wissen wir heute mit Sicherheit, daß diese in der Konstitution und der Funktion aller Zellen so aufgebaut werden können, daß Leistungen herausspringen, wie beispielsweise 18 Minuten über 5000 m, während für das Sportabzeichen der sogenannten Gesunden von 18 bis 32 Jahren nur 23 Minuten gefordert werden. Wenn diese und andere und noch größere Leistungen von älteren Menschen erreicht werden können, wie sehr wird dann der Organismus eines jugendlichen Menschen geschädigt, wenn er Bettruhe einhalten muß, wenn nicht gerade ein schwerer Unfall ihn dazu zwingt.

Der Mensch sollte Bewegungsarmut und Bettruhe mehr fürchten als die Pest, aber unsere Kliniken bauen Betten über Betten für ungeheures Geld, und man sieht nicht, daß die Menschen zum Teil gerade erst durch Bettruhe krank werden.

Auch Spazierengehen ist nur ein schwacher Beginn, denn beim Spazierengehen verbraucht der Mensch 0,5 bis höchstens 0,75 Liter Sauerstoff. Erst bei leichtem Traben, also einem Lauftempo etwas schneller als das schnellste Spazierengehen (200 m Traben in 1¹/₂ Minuten, also in einem Lauftempo, bei dem man sich nach einiger Übung noch unterhalten kann, ohne in Atemnot zu geraten), verbraucht der Mensch 1,5 bis 2 Liter Sauerstoff in etwa 45 Liter Atemluft, die durch die Lungen ventiliert wird.

Den gleichen Effekt erzielt man, wenn man in der Stunde 20 km mit dem Rad fährt, d. h. etwa zweimal 60 Liter Sauerstoff aufnimmt. Diese achtfache Menge an Sauerstoff gegenüber der Ruhe, täglich in $1/2$ bis 1 Stunde vermehrt durch den Körper geschleust, garantiert Gesundheits- und Leistungsfähigkeit für Herz und Kreislauf, für den Abbau der Fett- und Wassersucht und eine optimale Funktion des Zentralnervensystems, des Gehirns und so wichtiger Organe wie der Leber, der Nieren, der Lungen und des gesamten Blut-, Hormon- und Fermentsystems.

Wenn der Mensch die Möglichkeit hat, sich wie das Reh im Walde oder das Zebra in der Steppe durch Lauftraining bewegungstüchtig und gesund zu erhalten, wenn Spitzensportler durch jahrelanges Training Leistungen erreichen, die den schwachen Durchschnitt der sogenannten Gesunden um viele 100% übertreffen, wenn kranke Menschen durch Lauftraining gesund werden, warum verordnen dann Ärzte bei jeder Gelegenheit Bettruhe?

So soll man mit dem Ausdauertraining beginnen

Wie kann nun ein Anfänger, und dazu zählen alle, die seit der Kindheit nicht mehr spielerisch gelaufen sind oder mit dem Lauftraining lange ausgesetzt haben, das Lauftraining risikolos und förderlich gestalten, selbst als Herzinfarktgeschädigter, als Lungenkranker im ersten Stadium, als Leberkranker nach dem akuten Stadium, wo ihn gewisse Kliniken und medizinische Schulmeinungen oft monatelang liegenließen?

Der Herzinfarktpatient z. B. — und er gilt hier als Beispiel für alle Krankheiten, die sonst mit Bettruhe behandelt wurden — versucht, 50 bis 100 m zu traben und geht dann langsam die gleiche Strecke mit bewußter Tiefatmung. Er läuft am besten in Begleitung eines trainierenden Arztes. Treten Beklemmungen in der Brust auf, und sei es schon nach 20 bis 30 m, so wird das Traben unterbrochen und dieselbe Strecke, die zurückgelegt wurde, wird zur Erholung gegangen, und dann wird wieder getrabt, wenn die Beklemmung beim Gehen verschwunden sein sollte. Man setzt dies fort, immer bis zum Eintritt der Beklemmung. Nach und nach wird die Belastungsstrecke etwas verlängert, bis die günstige Strecke von 200 m Traben erreicht ist mit anschließendem 200 m Erholungsgehen. Wer das gut hinter sich bringt, kann dieses Verfahren zehnmal wiederholen und hat dann 4000 m in etwa 30 bis 40 Minuten zurückgelegt.

Dieses Anfangstraining für den Herzinfarktgeschädigten gilt auch in gleicher Weise für den Lungenkranken, für den Leberkranken, für den Rekonvaleszenten nach langem Liegen infolge eines schweren Unfalls. Es gilt auch für alle schwächlichen Personen, für ältere Menschen und vor allem auch für Übergewichtige.

Der schon fortgeschrittene Anfänger aber macht nachfolgend beschriebenes Training am besten auf dem Innenrand des Rasens einer Laufbahn, wo er jederzeit aufhören kann, oder im Wald auf abgemessener Strecke oder auf unbelebter Landstraße, die bei jedem Wetter zu belaufen ist und sich in der Nähe seiner Wohnung befindet.

Man läuft 300 m im leichten Trab in etwa 2 bis 2¹/₂ Minuten und schließt dann 100 m langsames Gehen an. Bei zu starker Atemnot wird diese Strecke aber erst geteilt, also 150 m Traben und 50 m Gehen, was schließlich jeder nach einigen Wochen kann, wenn er in den Anfangswochen langsam genug gelaufen ist.

Der Puls steigt dabei nicht höher als auf 100 bis etwa 130. Diese Art der Belastung, vor allem 300 m Traben und 100 m Gehen, wird je nach Leistungsvermögen drei-, fünf- oder zehnmal wiederholt. Es werden so bis zu 4000 m im Traben und Gehen zurückgelegt. Das macht man täglich. Nach etwa 2 bis 3 Monaten dürfte der Kreislauf so gefestigt sein, daß man es wagen kann, nach zehnmaligem Traben und Gehen und nach einer kleiner Pause 2000 m ganz langsam durchzulaufen und die Zeit dabei stoppen zu lassen.

In ähnlicher Weise hat Verfasser einen Herzinfarktpatienten von 38 Jahren nach dem zweiten Infarkt trainieren lassen, wobei er beobachtend nebenher lief. Nach knapp 1 Jahr war der Betreffende soweit, daß er schließlich die Marathonstrecke von 42,2 km in 3.45 Std. zurücklegte und damit einer größeren Leistungsfähigkeit wiedergegeben war, als er je besessen hatte.

Jedem Anfänger muß man sagen, daß er bei Testversuchen über 2000 m mindestens 3 Runden, d. h. 1200 m nur das gewohnte Trabtempo anschlagen soll. Wenn er dann noch gut bei Atem ist, kann er versuchen, die vorletzte oder auch nur die letzte Runde zu steigern. Die Zeit, die dann erzielt worden ist, ist ein Maßstab dafür, was Herz und Kreislauf und eben der ganze Mensch leisten können.

Und so geht es weiter

In der nächsten Trainingsperiode, die etwa 3 Monate währt, wird folgendermaßen verfahren:

350 m Traben, 50 m Gehen, und zwar zehnmal, was etwa 25 Minuten dauert. Man macht nun eine Gehpause von etwa 2 bis 3 Minuten und läuft dann 2000 m 1 Minute langsamer als die Zeit, die im letzten Testversuch festgestellt wurde. Man schont sich also bewußt, aber gegenüber der Liegekur ist das eine schonungslose Therapie.

Alle 2 Wochen wird ein neuer Test über 2000 m angesetzt und so die Leistungssteigerung festgestellt. Ist dieses Grundtraining etwa 6 Wochen absolviert, so kann vom fünften oder sechsten Monat ab gesteigert werden, und zwar folgendermaßen:

350 m Traben und 50 m Gehen, zehnmal als unabdingbare Voraussetzung für die Fortführung des weiteren Lauftrainings. Dann versucht man einmal, anschließend statt der 2000 m eine Strecke von 3000 m oder sogar 5000 m durchzulaufen, ohne sich auszugeben. Diese Zeit wird ebenfalls mit der Stoppuhr festgehalten. In der Folgezeit wird dann das Training immer in der gleichen Weise begonnen, und nach einer Pause von etwa 5 Minuten, die

aber aktiv als Gehen absolviert wird, werden dann 3000 m mit 1½ Minuten Schonzeit gegenüber der festgestellten Bestzeit gelaufen und 5000 m mit 2 Minuten Schonzeit.

Ein 46jähriger, der für das Sportabzeichen 3000 m in 20 Minuten laufen sollte, was so langsam ist, daß man es sogar im Schnellgehen erreichen könnte, läuft nun zum Beispiel im Training nach dem zehnmaligen Traben und Gehen über 350 m die 3000 m in 18½ Minuten, und wenn er über 5000 m beim Testlauf 35 Minuten erreicht hatte, sollte er eine Zeit von 31 bis 33 Minuten einhalten. Damit hätte er insgesamt schon 9 km im Training erreicht, in einer Zeitspanne von einer guten Stunde. Nach einigen Monaten Training in ähnlicher Form wird er in der Lage sein, etwa 10 km in 60 Minuten durchzulaufen. Wer dies erreicht hat, der hat einen ungleich höheren Trainingszustand als ein sogenannter Gesunder, der in der Sprechstunde mit 10 bis 20 Kniebeugen, beispielsweise für die Lebensversicherung, getestet wird, und er dürfte bei Reduzierung des Körpergewichtes um 7 bis 10 % unter das sogenannte Normalgewicht und gesunder Lebensweise ohne Rauchen und zuviel Alkohol soweit sein, daß ihm ein Herzinfarkt nicht so leicht etwas anhaben kann.

Ein Lungenkranker, der nach Feststellung eines Frühinfiltrates dieses Training monatelang absolviert, dazu aber täglich die oben angeführten Vitamine, besonders das Vitamin B 12, von 3000 Gammaeinheiten als Injektion dreimal wöchentlich zugeführt bekommt und mit Antituberkulotia in der Form der Kombination von Isoniacid + Rifampicin + Ethambutol 2 Monate behandelt wurde, dürfte dann seinen Krankheitsprozeß überwunden haben.

Unterstützung durch bestimmte Vitamine

Zu den angeführten Vitaminen und Tuberkulostatika ist noch folgendes zu sagen: Das **Vitamin A,** auch Retinol genannt, ist verwandt mit den Farbstoffen, die sich in Karotten befinden und daher den Namen Carotinoide bekommen haben. Die Carotinoide sind eine im Pflanzen- und Tierreich weit verbreitete Gruppe von Farbstoffen. Eine Vorstufe des Vitamin A sind die sogenannten Provitamine. Die krankhaften Erscheinungen bei Vitamin-A-Mangel betreffen den Sehvorgang, wobei durch starken Mangel an Vitamin A völlige Nachtblindheit eintreten kann. Vitamin A ist wichtig für die Deckzellen der Haut und zur Abwehr von Infektionen, wie z. B. auch bei der Tuberkulose. Die Aufnahme des Vitamin A ist eng mit der von Nahrungsfetten verbunden. Die Umwandlung von Carotin in Vitamin A erfolgt vorwiegend im Darm durch oxydative Spaltung unter Beteiligung von Sauerstoff. Der Mensch verfügt über große Speicher von Vitamin A in der Leber. Reiche natürliche Quellen für Vitamin A sind Butter, Eigelb und Leber. Das Provitamin Carotin ist in allen grünen, gelben und roten Gemüsepflanzen besonders reichlich enthalten. Die Leberöle mancher Seefische sind besonders reich an Vitamin A. Der Tuberkulosekranke sollte also in seiner Ernährung Lebertran und als Gemüse geriebene Karotten in größerer Menge aufnehmen.

Für den Tuberkulösen ist die **Vitamin-B-Gruppe** besonders wichtig. Bei Vitamin-B 1-Mangel entstehen Störungen im Stoffwechsel der Brenztraubensäure. ähnlich wie beim Übertraining durch das deutsche Intervalltraining. Ohne Vitamin B 1 kann ein Herz überhaupt nicht arbeiten. Den höchsten Vitamin-B 1-Gehalt findet man im Herzen.

Das **Vitamin B 2** spielt in der Zellatmung eine überragende Rolle. Es findet sich am höchsten in Nahrungsmitteln wie Leber und Käse.

Vitamin B 3 ist wahrscheinlich identisch mit der Pantothensäure. Es begünstigt die Wundheilung und die Nebennierenrindenhormon-Produktion. Es ist in einer Tuberkulosediät nicht zu entbehren.

Das **Vitamin B 4** ist identisch mit dem Cholin. Es findet sich besonders im Eigelb und im Gehirnextrakt. Cholin beschleunigt das Wachstum der feinen Blutgefäße, was bei der Überwindung der Lungentuberkulose wichtig ist.

Das **Vitamin B 5** ist mit dem **Nikotinsäureamid** identisch. Es ist ein wichtiger Bestandteil von Fermenten, die bei der Atmung der Zellen beteiligt sind. Nach *Warburg* entzieht Nikotinsäureamid den Brennstoffen der lebenden Zellen Wasserstoff und Elektronen und verbrennt sie durch die Atmung schrittweise zu Kohlendioxyd und Wasser.

Warburg entdeckte 1934 bei der Erforschung der wasserstoff-übertragenden Fermente das Nikotinsäureamid als den Hauptbestandteil der wichtigen Co-Enzyme NAD und NADP. Der Wasserstoff der Nahrung, der von über 200 Dehydrogenasen aus der Nahrung herausgebrochen wird, wird auf diese beiden Co-Enzyme übertragen und zeigt damit die überragende Rolle des Wasserstoffs im Organismus, der eben nur durch Sauerstoff gewissermaßen „neutralisiert" werden kann.

Ein dem Nikotinsäureamid verwandter Stoff ist das Tuberkuloseheilmittel **Isonikotinsäure-Hydrazid (INH).**

Es besteht eine besondere Beziehung zwischen dem Nikotinsäureamid und dem Eiweißstoffwechsel. Im Nikotinsäuremangel treten beim Menschen Erscheinungen auf, die den Magen und Darm betreffen sowie die Haut und das Nervensystem. Man nennt diese Krankheit Pellagra. Schon *Goldberg* zeigte vor Jahrzehnten, daß die Pellagra durch Milch und frisches Fleisch geheilt werden konnte, und diese Nahrungsmittel dürfen in der Tuberkulosebehandlung nicht fehlen.

Außerdem ist es sinnvoll, bei der Tuberkulosebehandlung Tryptophan als Aminosäure-Zulage zu geben, da die Erscheinungen der Pellagra an Nasen, Rücken, Wangen und Händen der Hauttuberkulose dieser Partien ähnlich sind. Bei Mangel an Nikotinsäure können sogar psychische Störungen auftreten, wie Depressionen und sogar Verwirrtheitszustände bis zum völligen geistigen Verfall. Man hat bei Tuberkulosekranken ähnliche Störungen festgestellt, besonders, wenn auch psychisch bedrückende Liegekuren die Aktivität des Kranken zerstörten. Der Gehalt an Nikotinsäureamid ist am höchsten in der Leber.

Das **Vitamin B 6** wird als **Pyridoxin** bezeichnet. Beim Menschen äußert sich Vitamin-B 6-Mangel in Appetitlosigkeit, Übelkeit, Mattigkeit sowie Haut- und Nervenentzündung. Bei der Tuberkulose ist der Bedarf an Vitamin B 6 stark erhöht. Es ist deshalb auch wichtig, weil es die Hämbildung fördert, also die Blutfarbbildung unterstützt und eine optimale Funktion der Nebennieren und ihrer Hormone bedingt. Außerdem ist es an der Bildung und Verwertung mehrfach ungesättigter Fettsäuren beteiligt, die im Herzstoffwechsel eine erheblichere Rolle spielen als z. B. die Kohlenhydrate.

Das **Vitamin B 7** wurde auch als **Vitamin H** bezeichnet und ist mit dem **Biotin** identisch. Es ist beim Kohlenhydratabbau und bei der Fettsäuresynthese beteiligt.

Bei der Diät der Tuberkulose, aber auch des gesunden Menschen, überwiegen leider immer noch die Kohlenhydrate, die nur das kleine Wechselgeld sind für den Betriebsstoffwechsel, denn beispielsweise kann man mit 350 g Glykogen in der Leber und in den Muskeln höchstens 35 km zurücklegen, wenn es einen reinen Kohlenhydratverbrauch gäbe. Unsere Leistungen beruhen aber auf den großen Fettsäurevorräten, mit denen der Mensch etwa 500 km im Gehen und Laufen zurücklegen könnte. Der Blutzucker, der in normaler Konzentration etwa 100 mg beträgt, reicht in 5 Litern Blut als 5 g Kohlenhydrat gerade dazu aus, sich 300 m weit fortzubewegen. Die Kohlenhydrate sind das kleine Wechselgeld des Betriebsstoffes insofern, als die großen Fettsäurevorräte, die auch beim magersten Menschen vorhanden sind, nach Bedarf in Kohlenhydrat als Betriebsstoff umgewandelt werden.

Das Vitamin B 7 ist also wahrscheinlich ein unentbehrlicher Bestandteil aller lebenden Zellen und deshalb für den Tuberkulosekranken in gleicher Weise wichtig wie für den Ausdauersportler.

Das **Vitamin B 8** bezeichnet eigentlich das **Adenosin-Monophosphat,** und das **Vitamin B 9** ist identisch mit der **Folsäure** (heute als Vitamin B 11 bezeichnet). Beim Menschen ist der Folsäuremangel durch eine bestimmte Blutarmut gekennzeichnet, wobei sich große rote Blutkörperchen finden, die überfärbt sind. Die Krankheit ist besonders in Indien bei der Bevölkerung mit mangelhafter Ernährung ohne hochwertiges Eiweiß verbreitet. Gerade beim Tuberkulosekranken ist aber hochwertiges Eiweiß, sowohl als Pflanzeneiweiß wie auch als tierisches Eiweiß, besonders erforderlich, wobei 125 g ein Minimum darstellen.

Folsäuremangel kann aber auch auftreten, wenn bei bestimmten Infektionskrankheiten verantwortungslos viel Penicillin und ähnliche Präparate angewandt werden. Im Molekül der Folsäure ist der Grundbaustein ein Farbstoff, der in der Natur weit verbreitet ist, z. B. in Schmetterlingsflügeln und deshalb Pteridin genannt wird. Als zweiter Bestandteil ist die Para-Amino-Benzoesäure im Folsäuremolekül enthalten.

Sie ist verwandt mit der Para-Amino-Salizylsäure, die ein hervorragendes Anti-Tuberkulosemittel ist. Bei der Tuberkulosediät sind Kartoffeln und Hülsenfrüchte stark einzuschränken, weil sie die Anti-Tuberkulosewirksamkeit der Para-Amino-Benzoesäure ebenso einschränken wie die Wirksamkeit der Para-Amino-Salizylsäure. Es ist wichtig, daß die Para-Amino-Benzoesäure die Giftigkeit bestimmter experimentieller Nahrungszusätze stark verringert. Die Folsäure findet sich als Vitamin in grünen Blättern und liegt in größerer Menge im Spinat vor, der aber wegen seines Oxalsäuregehaltes gemieden werden sollte, weil er das Kalzium der Milch unresorbierbar macht. Man bezeichnet die Folsäure als das Vitamin B 11.

Das Wundervitamin, die Tübinger Bombe und das Dexa-Methason

Das **Vitamin B 12** ist u. a. das Cyano-Cobalamin. Es ist ein Heilmittel der sogenannten perniziösen Anämie, einer gefährlichen Blutarmut. Es ist am Aufbau der Zellkernsubstanz beteiligt und wirkt leberschützend und wachstumsanregend. Der allgemeine körperliche Zustand wird durch das Vitamin B 12 äußerst günstig beeinflußt. So hat Verfasser durch Vitamin-B 12-Injektionen mehrere Krebskranke, die eine schlechte Prognose hatten und durch Strahlenbehandlung geschädigt waren, einer vollständigen Heilung zuführen können. Die meisten Prednison- und Prednisolonpräparate, besonders das Volon A, ein Triamcinolon (9 alpha — Fluor — 16 alpha, 17 alpha — Isopropyliden — Dioxyprednisolon), werden heute ohne Nebenwirkungen mit dem Vitamin B 12 als 3000 Gamma-Einheiten injiziert, und zwar bei Gelenkrheuma und vielen Bindegewebserkrankungen, bei Asthma, Allergien (z. B. Heuschnupfen) und bei Dermatosen. Es wurde vom Verfasser in 8 Jahren bei rund 2000 Fällen mit größtem Erfolg bei den oben genannten Erkankungen, aber auch bei der als unheilbar geltenden schweren Psoriasis und allen Entzündungen von Muskeln, Knochenhaut, Bändern und Sehnen vor allem in der sportmedizinischen Behandlung mit so großem Erfolg eingesetzt, daß 99,9 % der Fälle sofort und dauerhaft geheilt wurden.

Die Kombination von Volon A 40 + Cytobion 1000 Gamma (Vitamin B 12) + Elmedal, einem Anti-Rheumamittel, wirkte bei all diesen Krankheiten als sogenannte Tübinger Bombe (benannt nach einem Dr. *Christ* in Tübingen, der diese Kombination zuerst anwandte) und kann auch bei der Tuberkulose im Infiltrations- und Anfangsstadium entzündungshemmend wirken.

Ähnlich wie die Tübinger Bombe wirkt das Dexa-Attritin 3000, welches Dexa-Methason 4 mg enthält, dazu Lidocain 60 mg, Phenyl-Butazon 450 mg, Amino-Phenazon 450 mg und die Vitamine der B 12-Gruppe Hydroxocobalamin 1500,0 Gamma und Cyanocobalamin 1500,0 Gamma.

Es gibt kaum Medikamente, die eine vielseitigere Anwendungsmöglichkeit bieten, die zum Teil den herstellenden Firmen noch gar nicht bekannt zu sein scheinen. So kann man beispielsweise bei der schwersten Psoriasis mit etwa 2 bis 3 Injektionen der Tübinger Bombe in Abständen von 2 bis 3 Wochen und mit Unterstützung durch das Antihistaminikum Tavegil Heilungen erzielen, wo Universitätskliniken monatelang vergeblich mit Salben behandelt haben, und mit Fingerspitzengefühl kann man bei Rezidiven so weiter behandeln, daß die Patienten wenigstens äußerlich von ihrem Leiden befreit sind, welches sie in der erbarmungslosen Gesellschaft unsicher macht und ihnen depressive Stunden beschert.

Mit Dexa-Attritin-Injektionen hat Verfasser z. B. eine seit 8 Jahren krebskranke Frau behandelt, die man zuletzt auch noch wegen Lungenmetastasen in einer Spezialklinik operieren wollte und der man den Brustkob gleich wieder schloß, weil, wie es hieß, alles von Metastasen voll war. Nach 1 Jahr Behandlung mit Dexa-Attritin litt die Patientin nicht mehr an Krebs, sondern sozusagen an „blühender Gesundheit".

Leberkranke mit Werten wie über 150 GPT, über 5,1 Tyhmol und 1,2 Bilirubin wurden durch Dexa-Attritin schneller zu Normwerten gebracht als mit speziellen Leberpräparaten, wie z. B. Hepagrisevit oder Medivitan.

Hier ist noch einzuschalten, daß den Leberspezialisten immer noch nicht bekannt ist, daß ein trainierter Ausdauersportler nicht normale Leberwerte hat, sondern in den meisten Fällen beispielsweise eine GPT-Enzym-Aktivität von 25 mU/ml. Die Fehldiagnosen, die auf diese Weise zustande kommen, dürften bei gut trainierten Spitzensportlern die Regel sein und müssen bei Erkrankung der Leber mit in Rechnung gestellt werden.

Es lohnt sich also, hier vom Thema abzuschweifen und das Wesentliche der Nebennierenrindensteroide ins Gedächtnis zurückzurufen, um die Wirksamkeit dieser Präparate, die bei vielen Ärzten mit dem Odium schwerster Nebenwirkungen behaftet sind (ganz zu Unrecht), zu erhellen.

Da haben wir zunächst die Mineralo-Corticoide, die vorwiegend auf den Elektrolyt- und Wasserhaushalt des Organismus wirken. Zweitens haben wir die Gluco-Corticoide, die vorwiegend auf den Stoffwechsel, besonders auf den Kohlenhydratstoffwechsel wirken sollen. In Wirklichkeit besteht aber gar keine scharfe Grenze zwischen den beiden Gruppen. Die wichtigsten Nebennierenrindenhormone sind das Cortisol (Hydrocortison), das Corticosteron und das Aldosteron (Electrocortin). Als sogenannte beigefügte (aczessorische) Nebennierenrindenhormone haben wir die männlichen und weiblichen Sexualhormone sowie das Natrium-diuretische Hormon. Die Menge dieser Hormone im Blut wird alle 2 bis 3 Stunden erneuert. Sie werden in der Leber mit Glucuronsäure verestert und als Glucuronide im Harn ausgeschieden.

Die Regulierung der Hormonproduktion erfolgt durch den Hypophysen-Vorderlappen. Aber bei schweren Belastungen des Körpers, bei sogenannten Notfallsituationen, kommt eine besonders schnell einsetzende Hormonausschüttung über den Teil des Gehirns zustande, den man Hypothalamus nennt. Diese Streß-Situationen nach *Selye* entstehen z. B. bei Muskelarbeit, bei wechselnder Temperatur, bei Infektionen, nervlichen Belastungen, Verletzungen und bezeichnenderweise auch bei Sauerstoffmangel.

Die schwerwiegende Entdeckung und Aufstellung des Begriffes „Streß" durch *Hans Selye* hat in der Medizin das Schonungsdenken noch mehr gefördert und dadurch genau das Gegenteil von dem bewirkt, wozu die Anti-Streß-Reaktionen des Organismus den Menschen hinleiten sollen; denn ohne Streß kein Anti-Streß.

Gefahr durch den Operations-Streß

Man hat den Tuberkulosekranken, den Leberkranken, den Herzinfarktpatienten und viele andere Krankheitszustände nur mit Schonung behandelt und nicht die Gelegenheit gegeben, die segensreichen Anti-Streß-Wirkungen für die Gesundheit einzusetzen. Nur bei Operationen, die wirklich die gefährlichsten Streß-Situationen für den Menschen darstellen, war man nicht zimperlich und hat z. B. in der Tuberkulosebehandlung mechanistisch denkend durch eine Riesenoperation, durch Ausschneiden von Rippenstücken, die Lunge verkleinert und ihre Exkursionsmöglichkeiten stark eingeschränkt, damit der Tuberkulöse nur ja nicht mehr richtig atmen kann. Das hat zugegebenermaßen in einigen Fällen von Riesenkavernen und Empyem-Höhlen geholfen, aber den unglücklichen Kranken verstümmelt und ihm die Möglichkeit genommen, vermehrt den Lebensstoff „Sauerstoff" aufzunehmen.

Jeder, auch der kleinste chirurgische Eingriff ist im wahrsten Sinne des Wortes ein „Eingriff", und viele Menschen sind nach einer Operation fürs Leben in ihrem Stoffwechsel so gestört, daß ihre Anti-Streß-Reaktionen nicht mehr zum Tragen kommen.

Die Schulz-Arndtsche Regel von der Wirkung verschieden starker Reize

Es ist nach der Schulz-Arndtschen Regel doch so, daß zu geringe Reize unwirksam sind, starke Reize sich förderlich auswirken, stärkste Reize töten.

Die medizinische Wissenschaft hat gerade in der Chirurgie häufig ihre Kompetenz überschritten, wenn sie innere Krankheiten mit dem Messer heilen wollte, wie z. B. in der Lungenchirurgie der Tuberkulose oder in der Herzverpflanzung, die zwar eine glänzende technische Operation darstellt, aber biologisches Denken vollkommen vermissen läßt. Wenn man ein krankes Herz durch Training stärken, ja den Träger sogar zum Meisterläufer machen kann, wo haben dann stark wirkende Medikamente, die ebenfalls einen Streß bedeuten, und Herzverpflanzungen noch ihre Berechtigung?

Bedeutung der Corticoide

Cortisol und Aldosteron gehören zu zwei physiologischen Systemen, zum Hypothalamus-Corticotropin-Cortisol-System und zum Renin-Angiotensin-System. Das erstere hat einen entscheidenden Einfluß auf Hunderte allgemeiner Funktionen im Organismus, ohne daß es möglich wäre, die Wirkung des Cortisols und anderer Glucocorticoide in die konventionellen physiologischen Schemata hineinzupressen. Da es oft versucht wird, liegen hier schon große Fehlermöglichkeiten. Man vermutet, daß das System eine gewisse Bedeutung für den Wechsel des Organismus hat, und zwar zwischen aktiven und ruhenden Zuständen. Unglücklicherweise hat man für die aktiven Zustände die Bezeichnung katabole und für die ruhenden die Bezeichnung anabole Zustände geprägt. Katabol klingt wie Zerstörung und anabol wie Aufbau, und beides ist genausowenig richtig, wie der Mensch, der immer im Bett liegt, Olympiasieger werden kann.

Das zweite System, das Renin-Angiotensin-System, hat eine große Bedeutung für die Aufrechterhaltung der Flüssigkeitsmenge im Organismus und des gesamten Natriumgehaltes, und wir wissen, daß z. B. in einem Marathonlauf bei großer Hitze nicht die Kohlenhydratmenge wichtig ist für Erreichen des Ziels, sondern der Natriumbestand des Organismus. Diese und ähnliche Tatsachen werden in der Therapie gewisser Krankheiten noch zu wenig beachtet.

Die prinzipielle Funktion der Nebennierenrinde besteht in einem engen Zusammenspiel mit dem Hypothalamus und der Hypophyse sowie mit dem Angiotensin-System und schließlich mit dem Nebennierenmark in einer Aufrechterhaltung der physiologischen Prozesse, durch welche der Organismus in einem stabilen Zustand gehalten wird, einem sogenannten „steady state".

So ist es für die Corticoide besonders charakteristisch, daß sie dem Organismus eine beträchtlich größere Widerstandskraft gegenüber allen Formen von Belastungen verleihen, wie schon *Selye* 1946 entdeckt hat.

Im einzelnen haben die Mineralocorticoide eine Bedeutung bei der Regulierung der Natrium- und Kaliumionen und des Volumens der extrazellulären Flüssigkeit.

Das Symptomenbild der Nebennierenrinden-Insuffizienz gestattet, die Wirkungsweise der Corticoide als Hormone näher zu charakterisieren.

Daß die Störung der Elektrolyte, wie Natrium und Kalium durch Verabreichung von Kochsalz gesundheitsfördernd und lebenserhaltend wirkt, sehen wir bei der Übersäuerung des Organismus und ihre Bekämpfung durch Natriumzitrat oder ähnliche Substanzen. *Loeb* hat z. B. 1933 und 1935 nachgewiesen, daß man mit Kochsalzzufuhr und kaliarmer Kost die Schwäche, wie z. B. bei der Addisonschen Krankheit, aber auch bei Schwächezuständen infolge verminderter Ausdauer und zu niedrigem Blutdruck beheben kann.

Seit in der Behandlung der Nierenerkrankungen fast schematisch Kochsalz in der Ernährung herabgesetzt, ja sogar ganz abgesetzt wird, zeigten sich bei vielen Patienten dieser Art Schwächezustände, die durch flammenphotometrische Untersuchungen (auch des Verfassers) als Kochsalzmangelzustände identifiziert werden konnten und durch Zufuhr von Kochsalz schlagartig gebessert wurden.

Ungeeignete Mittel bei wirklichem erniedrigten Blutdruck

Unter anderem hat die Medizin bis heute eigentlich vergeblich versucht, einen wirklich erniedrigten Blutdruck (nicht, was man so im allgemeinen als erniedrigten Blutdruck bezeichnet und dafür hält, sondern echte Blutdruck-Erniedrigungskrisen) mit Kreislaufmitteln aller Art zu behandeln. Der Erfolg ist fast immer negativ. Wenn man bedenkt, daß bei Bluthochdruck Kochsalzverminderung empfohlen wird, ist es ganz logisch, bei niedrigem Blutdruck einfach Kochsalzgaben zu erhöhen. Der Erfolg ist ähnlich wie bei der Addisonschen Erkrankung: fast sofort ein normaler Blutdruck. Der Wirkungsmechanismus ist etwa so zu deuten, daß bei Corticoidmangel Natrium im Überschuß ausgeschieden wird. Das sieht man weniger an den Konzentrationen im Serum und im Blut als in der Natriumkonzentration im Harn. Als Folge der erhöhten Natriumausscheidung wird auch im Harn mehr Chlorid gefunden.

Wenn die Natriumkonzentration im Plasma sinkt und damit auch in den extrazellulären Geweben, entsteht hier eine Hypotonie gegenüber der Flüssigkeit innerhalb der Zellen. Das wird dadurch ausgeglichen, daß Wasser in die Zellen hineindringt und Kalium aus den Zellen in die extrazelluläre Flüssigkeit und in das Plasma diffundiert. Unter normalen Verhältnissen, wie wir es z. B. beim trainierten Läufer finden, wird ein Kalium-Überschuß im Plasma sofort ausgeschieden und findet sich in stark erhöhten Mengen im Harn. Fehlen die Corticoide, so wird von der Niere aus aber das Kalium im Plasma gespeichert, wodurch die Konzentration dieses Ions in der gesamten extrazellulären Flüssigkeit erhöht wird. So ist es nicht ausgeschlossen, daß eine hohe Kaliumkonzentration im Plasma bis zu 40 mg% direkt herzschädigend wirkt, da beispielsweise Kaliumkonzentrationen von ungefähr 80 mg% eine sofortige Herzlähmung zur Folge haben.

1949 und 1950 teilte nun *Hench* mit, daß es möglich sei, durch Injektionen von Cortison einen chronischen Rheumatismus auffallend zu bessern. Das evtl. vorhandene Fieber sinkt oder verschwindet, und eine erhöhte Senkungsreaktion des Blutes wird häufig normalisiert.

Wir wissen nun, daß die Glucocorticoide, wie z. B. das Cortisol, und Corticosteron das Bindegewebe derart beeinflussen, daß dieses gegenüber starken Reizen mechanischer, thermischer und chemischer Art in vermindertem Maße reagiert. Die Heilung von Wunden wird stark verzögert, und diese verzögerte Wundheilung beruht auf einer Hemmung der Bildung von Fibroblasten, Grundsubstanz und Granulationsgewebe, und ebenso wird die Phagozytose gehemmt, d. h. die normale Reaktion des Gewebes auf eine Schädigung.

Man könnte also theoretisch auch das Wachstum bestimmter Zellen, wie Krebszellen, durch Corticoidzufuhr hemmen, auch den Ansatz von Bindegewebe in der Leber und die Bildung von Thrombosen in Beinvenen und Herzkranzgefäßen. Die Praxis hat zumindest gezeigt, daß die Verabreichung der Tübinger Bombe und von Dexa-Attritin 3000 in diesem Sinne wirken kann und wirkt, so daß man diese Substanzen hier nicht als Hormonwirkung auffassen sollte, sondern als pharmakologische Wirkung, indem diese Stoffe dem einen oder anderen pathologischen Prozeß durch Hemmung entgegenwirken.

Therapeutisch haben die Präparate der Tübinger Bombe und des Dexa-Attritins große Bedeutung bei manchen Krankheiten erlangt, denen ein allergischer oder ein anderer immunbiologischer Mechanismus zugrunde liegt. So sind diese Stoffe z. B. wirksam bei Heufieber und Nesselsucht und können bei Asthma stark bessernd wirken.

Auch den rheumatischen Krankheiten dürfte ein ähnlicher Prozeß zugrunde liegen. Fest aber scheint lediglich zu stehen, daß Cortisol das Reaktionsvermögen des Organismus gegenüber starken Reizen hemmt, was man therapeutisch dahingehend ausnutzen kann, Substanzen mit geringerer Wirkung auf den Salz-Wasser-Haushalt zu synthetisieren, wie z. B. Triamcinolon und Dexa-Methason, die in der Tübinger Bombe und im Dexa-Attritin enthalten sind. Ihre überragende Bedeutung beruht auf ihrer Fähigkeit, Abwehrmaßnahmen des Organismus blockieren zu können. Dies ist deshalb von besonderer therapeutischer Bedeutung, weil zahlreiche Krankheiten durch überschießende Abwehrmaßnahmen hervorgerufen werden.

Solche Abwehrvorgänge haben wir auch bei der Lungentuberkulose in Form einer überschießenden Entzündung, die dann nicht mehr eine sinnvolle Krankheitsabwehr ist, sondern eine schädliche Reaktion, die den Infiltrationsprozeß evtl. zur Erweichung bringt. Die Glucocorticoide haben eine starke entzündungshemmende Wirkung. Sie verhindern zwar nicht die Zirkulation des Tuberkelbazillengiftes im Körper, unterdrücken aber die durch die Toxine ausgelösten schädlichen Entzündungsreaktionen.

Dies ist schon etwa seit 20 Jahren bekannt, aber dennoch empfiehlt die Medizin, daß Glucocorticoide bei Tuberkulosen nur angewandt werden sollten, wenn eine wirksame chemotherapeutische Abschirmung möglich ist. Dies hieße wiederum, zwei chemisch nicht harmlose Substanzen gegeneinander auszuspielen, d. h. den Teufel mit Beelzebub auszutreiben, weil hier Antibiotika (wörtlich: Anti-Lebensstoffe) benutzt werden sollen. Diese hemmen z. B. die Synthesen in den Zellwänden, schädigen als Streptomycin die Zytoplasmamembranen und blockieren gewisse Stoffwechselreaktionen.

Diesen beschwerlichen und gefährlichen Weg ist die Medizin dauernd gegangen und hat sich dabei nicht klargemacht, daß Bettruhe, also Drosselung der Atmung und damit der Sauerstoffaufnahme die heilenden Reaktionen der durch Tuberkulose entzündeten Lungenteile so verlangsamt, daß man von Zeitlupentempo sprechen kann, und man glaubt, die lange Dauer der bisherigen Heilmethoden bewiesen gerade, daß Liegekuren richtig seien.

Die Umkehrung dieser Verzögerung, nämlich eine schonungslose Behandlung in kurzer Zeit, mit stark entzündungshemmenden Mitteln, mit mindestens achtfacher Sauerstoffförderung pro Zeiteinheit und Anregung aller Stoffwechselfunktionen hat man bis heute nie und nirgends irgendwie in Betracht gezogen.

Man kann schätzen, daß nur ein Drittel aller tuberkulösen Frühinfektionen entdeckt und behandelt werden, die anderen zwei Drittel aber von selbst heilen, gerade deshalb vielleicht, weil sie nicht behandelt wurden, da die Betreffenden in schwerer Arbeit gesund gelebt haben oder z. B. als Ausdauersportler viel Sauerstoff aufnahmen.

Wenn die mechanistische Betrachtungsweise der Ausbreitung einer Lungentuberkulose als eine Art Aussaat richtig wäre, dann wäre der Mensch nur noch eine Maschine ohne eigene Reaktionen. Eine allgemeine Entzündung aber, wie z. B. die Miliartuberkulose der Lungen, entsteht doch nicht einfach so mechanisch, daß die Tuberkelbazillen in der Lunge weiterrutschen, sondern auf eine Infektion mit Tuberkelbazillen entsteht eine Abwehrreaktion mit Fieber und Entzündung, und diese Entzündung mit all ihren Folgen für die Lungen stellt dann doch die eigentliche tuberkulöse Krankheit dar.

Was kann die Klimabehandlung bei der Tuberkulose helfen?

Die klimatische Behandlung der Lungentuberkulose ist aus den Anschauungen und Gegebenheiten des vorigen Jahrhunderts zu verstehen. Man spricht heute noch von „frischer Luft" und meint, daß sie gesündere Wirkungen habe als z. B. Zimmerluft und vertraut besonders der Hochgebirgsluft als gesundheitsfördernd. So entstanden z. B. Tuberkuloseheilstätten in Waldgebieten und im Hochgebirge, wie beispielsweise in Davos, und wirklich wurden dort manche Kranke geheilt, weil Licht, Luft und Sonne und gute Ernährung den durch Armut und Krankheit abgezehrten Kranken ein ganz anderes Milieu verschafften, als die meisten arbeitenden Menschen des vorigen Jahrhunderts zur Verfügung hatten, denn die Tuberkulose ergriff zuerst die Armen, Schwerarbeitenden und unter schlechten hygienischen Verhältnissen Lebenden. Für diese war eine solche Kur ein anderes „Klima". Die reichen Leute aber fanden damals auch in Davos kaum Heilung, da durch Wohlleben ihre Abwehrkräfte sozusagen „untrainiert" waren.

Außerdem ist zu beachten, daß man den Lebensstoff Sauerstoff immer nur mit 21 % in der Atemluft zur Verfügung hat, wenn er nicht durch Kohlendioxyd und viele andere Stoffe teilweise verdrängt wurde, wie es heute durch Luftverschmutzung besonders der Fall ist. Vor 100 Jahren gab es noch reine Luft und reines Wasser, und nur schlechte hygienische Verhältnisse im weitesten Sinne waren der Boden für das vermehrte Auftreten der Tuberkulose.

Genügend Sauerstoff bekommt man nicht im Liegen oder Sitzen noch beim Spazierengehen, auch nicht an der See, im Wald, im Hochgebirge oder in Tuberkuloseheilstätten und Luftkurorten, sondern nur indem der Mensch Arbeit leistet, die ihn zwingt, mehr Sauerstoff zu fördern und ihn dadurch dauerhaft, d. h. ausdauernd macht. Die Methoden dazu sind heute bekannt und zuerst vom Verfasser klar ausgearbeitet und ausgesprochen. Das teuerste und modernste Privatsanatorium nützt nichts, wenn der Lungenkranke nicht auch optimal auf Sauerstofförderung trainiert wird, ganz gleich an welchem Ort. Was dem Spitzenkönner im Langlauf recht ist und ihn leistungsfähig macht, ist für den Lungenkranken billig. Man müßte alle Tuberkulosekranken im Anfangsstadium einer Behandlung mit sportlicher Arbeit unterziehen, so wie man heute Anfänger, Lauftreffteilnehmer, Kinder und Greise, Herzinfarktpatienten, aber auch zukünftige Olympiasieger im Marathonlauf trainiert.

Beispiel eines gesunden Menschen

Wir haben in der Gegenwart nicht viele Menschen, die als absolut gesund und ausdauertrainiert gelten können. Einer der gesündesten dürfte der Neuseeländer *Siegfried Bauer* sein, den Verfasser genauestens untersucht hat und dessen Blut, Serum, Schweiß und Urin in einer Forschungsanstalt besonders untersucht wurden.

Verfasser bringt dieses Beispiel nicht, um eine Abnormität vorzustellen, sondern um zu zeigen, wie weit wir in unseren Normbegriffen noch vom Optimum entfernt sind, auch im ärztlichen Wissen. Denn ein Durchschnittsarzt und sogar mancher Sportarzt meint heute noch, daß ein Sportabzeichenträger doch schon eine gewisse Gesundheit und Leistungsfähigkeit bewiesen habe. Da sind unsere Vorstellungen zum Lauftreff in den vier Stufen der Anfänger schon bessere Maßstäbe, wenn man die Voraussetzung zum Absolvieren der Stufe 4 im Lauftraining des Anfängers dahingehend präzisiert, daß er nach 1 Jahr in der Lage sein sollte, ganz gleich ob Herzinfarktpatient oder Greis oder übergewichtiger Anfänger, 10 km in 60 Minuten zu traben.

Bei *Siegfried Bauer* ist das alles anders. Er, im Sudetenland geboren, in Köln aufgewachsen und nach Neuseeland ausgewandert, wurde dort Techniker, verschrieb sich aber dann dem Langlauf, und zwar den allerlängsten Strecken. So lief er von der Südspitze Neuseelands zur Nordspitze, 2100 km, in 18 Tagen. Das Training dafür bestand u. a. darin, daß er sich 4 Wochen ins Hochgebirge zurückzog, dort trainierte, 10 Tage erst mal gar nichts aß, sondern nur Wasser trank und im übrigen von Baumwurzeln, Früchten und mitgebrachten, gekeimten Bohnen lebte.

Er war danach schlank und rank und so leistungsfähig wie nie. Er gewann u. a. auch das 1000-Meilen-Rennen in Südafrika von Pretoria nach Kapstadt in 12 Tagen durch Wüste, Steppe, Busch, Gebirge, auf staubigen Straßen und selbst durch reißende Flüsse. Er lief für das Zweite Deutsche Fernsehen von Köln nach Wiesbaden 177 km bei 34° C von morgens 5.00 Uhr bis abends 22.30 Uhr und traf frisch und munter im Sportstudio ein, ohne geringste Erschöpfungszustände zu zeigen. Das gleiche erlebte Verfasser bei der Untersuchung in seinem Laboratorium am 5. August 1975 in Waldniel. Wir hatten 34° C Wärme, und es wurde in Ruhe das Herzvolumen bestimmt, Blutdruck, EKG sowie Blut, Serum und Harn. Dann lief Siegfried Bauer ohne große Umstände nach Kempen und zurück (50 km) und langte nach 4 Stunden in völlig ruhiger Atmung, fast ohne Schweißbildung und mit einer Pulsfrequenz von 144 am Ziel, völlig frisch, im Labor an. Er hatte einen Gewichtsverlust von 3,5 kg (58 kg vorher, 54,5 kg nach dem Lauf). Es machte ihm nicht das geringste aus. Erst nach 1 Stunde trank er 1 Glas Wasser.

Als Kind hatte er Masern, Mumps und Keuchhusten und mit 26 Jahren eine Hepatitis, die 6 Wochen im Krankenhaus behandelt wurde. In den letzten 5 Jahren hatte er einmal eine Grippe mit Gelenkschmerzen. Die Liegekur bei der Hepatitis bewog ihn, als Gegengewicht mit dem Lauftraining zu beginnen. Die Marathonstrecke lief er bald in 2.36 Std., aber auf schwerem hügeligen Kurs und schlechtem Boden. Seit 1974 lief er die längsten Strecken, die je Menschen der Neuzeit zurückgelegt haben. Unter vielen Rennen, die er bestritt, war eines der besten über 650 km von Oakland nach Wellington in Neuseeland in 3 Tagen 21 Stunden. Die Befunde in Waldniel und in der Forschungsanstalt Herrenberg bei Stuttgart dürften allgemein interessieren, repräsentieren sie doch mit Sicherheit einen der gesündesten Menschen unserer Zeit:

Größe 1,68 m, Gewicht 58 kg, Blutdruck 100/75, Pulsfrequenz in Ruhe 45, Vitalkapazität 5,1 Liter. Herzabmessungen (Herzfernaufnahme in 2 m Abstand nach Köhler): Länge 16,5 cm, Breite 12,2 cm, Tiefe 10,5 cm. Nach dem 50-km-Lauf hatte sich das Herzvolumen stark verkleinert, nämlich um 280 cm³ von 1015 cm³ auf 735 cm³ (Länge 15,4 cm, Breite 11,0 cm, Tiefe 9,0 cm). Am nächsten Tag war das alte Volumen von über 1000 cm³ wieder erreicht. Im EKG in Ruhe fand sich nur ein inkompletter Rechtsschenkelblock, wie er bei hervorragend trainierten Ausdauersportlern fast immer zu finden ist.

Interessant sind die wichtigsten Werte im Serum oder Vollblut, im Harn und im Schweiß vor und nach einer 50-km-Laufleistung bei 34° C.

Serum I und II (I in Ruhe — II nach der Laufleistung)

Natrium 300 mg% (315 mg%), Kalium 14,8 mg% (19,5 mg%), Kalzium 11,0 mg% (11,52 mg%), Chlorid 99 mval/Liter = 350,5 mg% (97 mval/Liter = 344 mg%), Bikarbonat 26 mval/Liter = 57,98 Vol% — Kohlensäure-Bindungsvermögen (28 mval/Liter = 63,44 Vol%).

Gesamtkationen 142 mval/Liter (148 mval/Liter), Gesamteiweiß 7,19 g% (8,6 g%), Harnsäure 1,7 mg% (4,4 mg%), Gesamtcholesterin 230 mg% (270 mg%), Gesamtlipide 450 mg% (398 mg%), LDH 310 mU/ml (395 mU/ml), CPK 65 mU/ml (63 mU/ml), GPT 25 mU/ml (19 mU/ml), Eisen 103 Gamma% (138 Gamma%), proteingebundenes Jod 7,1 Gamma% (0%).

Urin I und II (I in Ruhe — II nach der Laufleistung von 50 km bei 34° C

Natrium 414 mg% (344 mg%), Kalium 218 mg% (601,4 mg%), Kalzium 19,2 mg% (42,4 mg%), Chlorid 448 mg% (409 mg%), pH 5,21 (5,01), titrierbare Säure 440/1000 (480/1000), Kreatinin 162 mg% (214 mg%), Magnesium 16,9 mg% (19,2 mg%), Eisen 249 Gamma% (250 Gamma%), Phosphor 16,1 mg% (28,9 mg%), Kupfer 336 Gamma% (342 Gamma%), Silizium 0% (0,5798 mg%), Blei 43 Gamma% (43 Gamma%), Strontium 36,5 Gamma% (36,7 Gamma%).

Die bemerkenswertesten Ergebnisse der biochemischen Untersuchungen des Serums und des Harns vor und nach der Leistung sind, daß das Gesamtcholesterin nach dem Lauftest angestiegen war, daß also doch wohl dieser Grund- und Mutterstoff vieler Hormone bei einer Langlaufleistung benötigt wird. Bemerkenswert war auch der Anstieg der LDH, CPK und der Abfall der GPT. Noch bezeichnender aber ist der ungeheuerliche Kaliumanstieg im Harn nach der Leistung auf 601,4 und der Kalziumwert als Überschuß von 42,4. Der Untersuchte muß also über einen außerordentlich großen Stoffwechsel von Kalium und Kalzium verfügen. Ebenso ist der Phosphoranstieg nach der Leistung im Harn erheblich, während krebserzeugende Stoffe wie Blei und Strontium vor und nach dem Lauftest gleichblieben.

Es sei noch mitgeteilt, welche wichtigen Werte ein solch trainierter Mensch im ausgeschiedenen Schweiß zeigt. (In Klammern dahinter im Vergleich die Normalwerte bei der Urinausscheidung.)

Natrium 567,4 mg% (284 mg%), Kalium 233,6 mg% (230 mg%), Kalzium 26,2 mg% (28 mg%), Magnesium 10,29 mg% (17,5 mg%), Eisen 250 Gamma% (250 Gamma%), Phosphor 8,9 mg% (3,6 mg%), Kupfer 413 mg% (350 mg%), Silicium 0% (1,4 mg%), Blei 40 Gamma% (50 Gamma%), Strontium 358 Gamma% (400 Gamma %), Nickel 96 Gamma% (100 Gamma%), Lithium 292 mg% (300 mg%).

Der Schweiß konzentriert also in der Ausscheidung Natrium, Kalium, Phosphor, Zink, Kupfer, Aluminium höher als im Harn, und auch die Ausscheidung von Blei mit 40 Gamma% ist erheblich, da der Mensch im Vollblut durchschnittlich heute 0,015 mg% hat.

Die mitgeteilten Werte aus den Untersuchungsbefunden zeigen, daß der hochtrainierte Mensch in seinem Mineralstoffwechsel wohl eine ganz andere Struktur hat als der Durchschnitt der Weltbevölkerung. Hier liegt auch der Ansatzpunkt zur Gesundung kranker Menschen, denn Elektrolytverschiebungen, wie von Natrium, Kalium, Kalzium, Magnesium usw. geschehen nur durch Anstrengung und nicht durch Liegekuren.

Tuberkuloseheilmittel, die nicht unbedenklich sind

In den letzten Jahrzehnten hat man im Kampf gegen die Tuberkulose Medikamente als mächtige Hilfsmittel gefunden, die enthusiastisch aufgenommen und in hohen Dosierungen und Mischungen angewandt die Tuberkulosebehandlung gebessert haben, aber auch ihre bösen Nebenwirkungen mit sich brachten. Durch sie und die ganze Methode der Tuberkulosebehandlung als Liegekur, die Ende der 70er Jahre des vorigen Jahrhunderts durch *Dettweiler* der Therapie der Tuberkulose hinzugefügt wurde, ist der Mensch einmal mehr dem Wahn verfallen, er würde gesund durch Tabletten und Schonung. Ein solches Verhalten vermittelt vielleicht nach und nach in langen Behandlungszeiten ein „Nichtkranksein", aber niemals Gesundheit.

Wie es immer in der Medizin geht, wenn ein neues Medikament oder eine neue Diagnostikmethode eingeführt wurde, so folgte der anfänglichen Begeisterung fast zwangsläufig die Ernüchterung. Bei den zahllosen Krebsheilmitteln z. B. kann man das eigentlich fast wöchentlich erleben.

In einem neuen Lehrbuch für Therapie ist die medikamentöse Behandlung der Tuberkulose folgendermaßen eingeleitet:

„Die Aussichten, einen tuberkulösen Lungenprozeß durch Antituberkulotika allein zu heilen, sind so groß, daß heute eine Behandlung der Tuberkulose ohne die Verabreichung derartiger Medikamente nicht mehr denkbar ist. Durch eine gute anti-tuberkulöse Chemotherapie sind bei 98% der unvorbehandelten und bei 80 bis 85% der vorbehandelten Lungentuberkulosen negative Sputumkulturen innerhalb von 6 bis 12 Monaten zu erreichen. Wird die Behandlung mit Antituberkulotika im Sinne einer Langzeittherapie 24 Monate durchgeführt, beträgt die Rückfallsquote nicht viel mehr als 1 %."

Besprechen wir nun diese neuesten Heilmittel der Tuberkulose, so dürfen wir uns einmal vornehmlich den Schäden zuwenden, die sie anrichten können und in 24 Monaten Langzeit-Therapie, beispielsweise in dreifacher Kombination genommen, d. h. 8 bis 21 Tabletten pro Tag, wohl mit Sicherheit anrichten.

1947 fand *Domagk* das Conteben, welches als Mittel gegen die Tuberkulose zuerst mit großen Hoffnungen aufgenommen wurde, dann aber als zu giftig und schädlich erkannt wurde. Den Schaden hatten die Patienten. Man wußte aber schon 1945, daß andererseits Nikotinsäure eine Wirkung gegen die Tuberkulose entfalten kann, eine Substanz, die eine Schlüsselstellung in der sogenannten Atmungskette als Nikotinsäureamid (abgekürzt Niacin) einnimmt.

Der Amerikaner *Fox* und seine Arbeitsgruppe fanden dann 1952 das Isoniacid. Man braucht in dieser Substanz nur ein Wasserstoffatom durch eine andere Substanz zu ersetzen, so hat man ein sehr stark giftiges Produkt. Das Nikotinsäureamid als Vitamin der B-Gruppe hat am dritten Kohlenstoffatom eine Säuregruppe, die im Isoniacid als Giftstoff am vierten Kohlenstoffatom steht. Dies ist ein Beispiel, wie eng Giftigkeit und förderliche Wirkung als Vitamin nebeneinander stehen können.

Das Isoniacid bleibt bis zu 24 Stunden im Blut. Im Organismus wird es durch Essigsäurereste unschädlich gemacht, wodurch die Wirkung gegen die Tuberkelbazillen fast aufgehoben wird. Der weise Organismus wehrt sich also gegen dieses Präparat, so daß nur etwa 10 % wirksam bleiben. Man muß also viel höher dosieren, als eigentlich dem Menschen noch zuträglich ist, um Wirkungen auf Tuberkulosebazillen zu erzielen. Aber der Mensch durchbricht gewaltsam den Schutz, um durch Höherdosierung die Tuberkelbazillen schädigen zu können, was wirklich ein zweischneidiges Schwert ist. Die schädlichen Nebenwirkungen äußern sich als Unruhe, Schlaflosigkeit, Kopfschmerzen und Steigerung aller Reflexe sowie häufig durch eine gewisse Hautkrankheit, der sogenannten Pellagra. Wie das Mittel eigentlich auf die Tuberkelbazillen wirkt, ist völlig unbekannt. Die Behandlung ist ein Risiko und Isoniacid hat nur beim Lupus eine zuverlässige heilende Wirkung.

1944 fanden *Schatz, Waksmann* und Mitarbeiter das Streptomycin. Der Stoff wird ähnlich wie Penicillin durch Züchtung aus dem Pilz Streptomyces griseus hergestellt. Streptomycin verteilt sich außerhalb der Zellen im Körperwasser. Bei niedriger Dosierung schafft es die Niere in etwa 4 Stunden, das Blut davon zu säubern. Ist die Niere aber nicht in Ordnung, so kann sehr schnell eine Vergiftung eintreten, und zwar wird der Hörnerv geschädigt und das Gleichgewicht gestört. Es kann aber bei den üblichen klinischen Dosen auch die Muskulatur geschädigt werden, ähnlich wie beim indianischen Pfeilgift Curare. Streptomycin wirkt zwar stark auf den Tuberkulosebazillus, aber nach einiger Zeit läßt die Wirkung nach. Seit 1949 wird es mit anderen tuberkulo-statischen Mitteln zusammen verwendet.

Um 1940 zeigte *Bernheim,* daß Salizylsäure und Benzoesäure das Wachstum der Tuberkelbazillen steigern, aber 1946 fand *Lehmann,* daß die Para-Amino-Salizylsäure das Wachstum im Gegenteil stark hemmt. Die Ausscheidung dieses Stoffes erfolgt rasch. Amino-Salizylsäure besitzt eine starke Wirkung gegen Fieber, kann aber das Blut so flüssig machen, daß als Gegengabe das Vitamin K gegeben werden muß. Amino-Salizylsäure ist nicht so stark gegen Tuberkulosebazillen wie Streptomycin und Isoniacid, aber durch Kombination der 3 Medikamente verhindert man, daß Tuberkelbazillen allzu schnell resistent gegenüber Streptomycin werden. Aminosalizylsäure verdirbt aber oft den Patienten den Magen und außerdem verursacht es häufig allergische Hautreaktionen. Gelegentlich wird die Schilddrüse dadurch geschädigt.

Ein heute oft verwandtes Präparat ist Myambutol, welches Ethambutol enthält. Bei vorgeschädigtem Sehnerv darf man es schon gar nicht geben.

Störungen treten auch vom Magen-Darm-Kanal auf sowie von der Leber, und häufig beobachtet man Nervenkribbeln und allergische Hautreaktion.

Ein anderes Präparat, Tebesium, enthält pro 1 Dragée 500 mg Isonicotinsäurehydracid, aber zum Schutz gegen die Giftigkeit Vitamin B 1, B 2, B 6, B 12, Nikotinsäureamid und Kalziumpanthotensäure. Wäre es nicht besser, nur die Vitamine zu geben und die Isonikotinsäure wegzulassen, um den Schäden zu entgehen, die schließlich die eigene Abwehr des Körpers gegen den Tuberkelbazillus schwächen, wo ja doch die eigene Abwehr die wichtigste Reaktion im Kampf gegen diese Krankheit darstellt?

Im Reagenzglasexperiment sind alle genannten Substanzen recht wirksam gegen Tuberkulosebakterien, aber da jeder Mensch andere Stoffwechselverhältnisse hat, gibt es keine Gewähr dafür, daß die Schäden durch Tuberkulostatika nicht größer sein können als der Nutzen.

Die Medizin hat anscheinend immer noch nicht ein ungutes Gefühl bei Anwendung von Medikamenten, deren Wirkungen niemand genau überblicken kann.

Seit dem Contergan ist sie zwar aufgeschreckt, aber nicht vor möglichen Schädigungen des Organismus zurückgewichen. Wie viele unter den 3 Millionen Tuberkulosetoten hätten vielleicht die Krankheit ohne Behandlung überstanden, oder anders ausgedrückt, sind durch gut gemeinte Behandlung geschädigt worden? Was muß alles geschehen in der Medizin, ehe man merkt, daß man auf dem falschen Wege ist?

Schädigende Elektronengeschosse

Nebenbei sei bemerkt, daß der Verdacht einer Tuberkulose oder die Aufnahme in eine Heilstätte zwangsläufig häufig Röntgenaufnahmen der Lungen erforderlich machen. Bei einer Patientin, bei der sich nachher herausstellte, daß sie gar keine Tuberkulose hatte, hatte man im Laufe eines Jahres 40 Röntgenaufnahmen angefertigt, einschließlich Durchleuchtungen. Die Röntgenärzte versichern uns und versicherten früher mit Gewißheit, daß dabei nichts passieren könne. Inzwischen hat man aber gemerkt, daß es sogar nicht gut ist, wenn Personal im Röntgenraum bleibt, wenn eine Aufnahme gemacht wird, d. h. während der Patient mit Billionen von Elektronen durchschossen wird, da noch die Streuungen dieser Strahlen Wirkungen haben. Jedenfalls werden bei jeder Röntgenaufnahme einige der 60 Billionen Zellen des Menschen so empfindlich getroffen, daß sie absterben oder sich verwandeln oder ihr Erbgut geschädigt wird. Was muß passieren, daß man merkt, daß auch eine Röntgenaufnahme einen Schaden darstellt, denn wenn man es merkt, sei es an Hautausschlägen, am Unwohlsein des Patienten und anscheinend geringfügigen anderen Dingen, dann kann man schon mit Sicherheit annehmen, daß einige Milliarden Zellen im Organismus empfindlich getroffen wurden, bis äußerlich Kennzeichen davon zu finden sind. Wie oft mag aber wohl einer geröntgt werden, der 2 oder 5 Jahre in Heilstätten zubringen muß? Die Röntgenologen und Kernphysiker können sehr genaue Angaben darüber machen, was dabei geschieht. Die Medizin müßte sich aber im klaren sein, daß sie durch überflüssige Diagnostik niemals schaden darf.

Es geschieht aber täglich in allen Kliniken der Welt, und da staunt man, daß die Menschheit immer kränker wird.

Der neue Weg, die Zellen gesund zu erhalten, auch wenn sie von Tuberkelbazillen angegriffen werden und wurden, ist gar nicht so neu, sondern der uralte Weg seit 800 Millionen Jahren, und beruht darauf, daß vielzellige Organismen vor allem einen Nahrungsstoff benötigen, nämlich den Sauerstoff.

Überfütterung ist kein Heilmittel gegen Tuberkulose

Es ist nicht allein mit Lauftraining getan, sondern in der heutigen Zeit des Wohlstandes und des reichlichen Essens und Trinkens muß der Mensch auch eine Diät einhalten, die ihn mit Sicherheit 7 bis 10% unter das sogenannte Normalgewicht bringt. Natürlich sind die Menschen verschieden nach angeborenem Bau und ererbtem Wuchs. Aber das Märchen von den zu schweren Knochen, mit dem mancher sich wegen seines Übergewichtes entschuldigt und das ihm auch unwissende Ärzte einreden, ist längst widerlegt; denn das Skelett des Menschen wiegt bei fast allen Menschen, wenn es von den Weichteilen vollständig befreit und anschließend getrocknet wurde, etwa 5 kg. Ein Gewichtheber von 1,84 m Größe und ein Langstreckenläufer, wie Harald Norpoth, ebenfalls 1,84 m Größe, unterscheiden sich im Knochenbau höchstens durch einen Gewichtsunterschied von 900 g.

Es sind also nicht die Knochen, die den einen oder anderen übergewichtig machen, sondern die Verpackung der Knochen, die angesetzte Masse an Wasser, an Fett und den übrigen Bausteinen des Körpers.

Die hier interessierende Körperzusammensetzung des Erwachsenen geben wir nach einer Tabelle aus dem Buch „Störungen des Wasser- und Elektrolythaushaltes" von John H. Bland, Georg Thieme Verlag, wieder (modifiziert von Verfasser).

Körperzusammensetzung des Erwachsenen

	Mann	Frau
Gewicht	70,0 kg	57,0 kg
Gesamte Körperflüssigkeit	43,0 Liter	29,0 Liter
Gesamtes Körperfett	11,0 kg	17,0 kg
Gesamte fettfreie Körpersubstanz	16,0 kg	11,0 kg
Gesamter Körperstickstoff	1,9 kg	1,3 kg
Gesamtes Körpereiweiß	12,0 kg	9,0 kg
Gesamtes Natrium	2950 mval	2250 mval
Gesamtes Kalium	3200 mval	2300 mval
Flüssigkeit außerhalb der Zellen	14,5 Liter	10,2 Liter
Flüssigkeit innerhalb der Zellen	32,0 Liter	20,0 Liter
Natrium innerhalb der Zellen	41,0 mval/Liter	41,0 mval/Liter
Kalium innerhalb der Zellen	110,0 mval/Liter	114,0 mval/Liter
Plasmavolumen	2,839 Liter	2,500 Liter

Der Mensch braucht zur Ernährung Fette, Kohlenhydrate, Eiweiß, Wasser, Salz, Mineralien, Spurenelemente und Vitamine. Bis heute gibt es keine allgemeine Kostform für alle Menschen, die als gesund anzusprechen wäre, und es wird sie auch nicht geben, da die Menschen nach Sitte, Brauch, Gewöhnung, Klima usw. in der Ernährung und in den Ernährungsgewohnheiten so verschieden sind, daß man das nicht auf einen Nenner bringen kann. Der Eskimo braucht mehrere Kilogramm Fleisch am Tag, die Pygmäen-Völker im Innern Afrikas leben von Insekten und Würmern, und selbst der Europäer unterscheidet sich in jedem Land durch andere Eßsitten.

Im Laufsport gilt unbedingt der Satz, daß nicht das Essen den Meister macht, sondern man könnte es umdrehen und sagen: „Der Meister und jeder Läufer macht sich selbst sein Essen, d. h. er ißt das, was ihm schmeckt. Der Mensch ist ein Allesesser, sowohl nach seinem Gebiß als nach seinem Verdauungsapparat. Das Rind hat einen 30 m langen Darm und noch 4 verschiedene Magenabteilungen und bereitet aus Gras und anderen Pflanzen Milch, Fleisch und Fett, während der Mensch bei dieser Rohkost verhungern würde.

Dschungel der Ernährungsempfehlungen

Es gibt eine Legion von Ernährungsempfehlungen bei verschiedenen Krankkeiten und zum Training der Spitzenkönner in den verschiedenen Sportarten, aber alle diese Ernährungsrichtungen haben den einen Fehler, zu viele Kalorien zu empfehlen. Das klassische Kostmaß nach *Voit* empfahl 500 g Kohlenhydrate, 118 g Eiweiß und 56 g Fett. Dies ergab 3000 Kalorien und wurde 1875 nach dem Verbrauch der Bauern in der Umgebung von München zusammengestellt. Da in der damaligen Zeit im Deutschland der Wilhelminischen Ära von einem großen Teil der Bevölkerung übermäßig gegessen wurde und auch die ärmeren Bauern der Umgebung von München damals mehr aßen als der Mensch wirklich braucht, sind alle diese Kostmaße zu hoch angesetzt. Sie wurden im Radsport beispielsweise mit 5000 bis 7000 Kalorien auf die Spitze getrieben. Dazu kam noch, daß man den Grundumsatz des Menschen, d. h. den Kalorienverbrauch für 24 Stunden bei völliger Ruhe mit 1700 Kalorien ansetzte, was sicherlich zu hoch sein dürfte; denn in der Praxis hat sich gezeigt, daß man mit 1000 Kalorien sogar monatelang arbeiten kann, ohne dabei sonderlich abzunehmen, wenn der Betreffende nach seiner Konstitution zu jenen Menschen zählt, die schon durch eine geringe Nahrungsmenge ansetzen, wie es umgekehrt Menschen gibt, die sehr viel essen und tatsächlich kaum zunehmen. So war z. B. das deutsche Volk ernährungsmäßig anscheinend nie gesünder als 1945, als jedem 800 Kalorien nach dem Kartensystem zustanden. Daß die Menschheit und nicht nur in Deutschland, damals gesünder war, zeigen die Statistiken über den Herzinfarkt und die Krebserkrankungen. So gab es am Ende des Krieges, wo die Menschen Streß und Sorgen genug hatten, kaum Herzinfarkte, weniger Magengeschwüre und weniger Leberkrebserkrankungen.

Wohlleben hat noch nie gesund gemacht. Das Nachkriegsdeutschland ist ein Massenexperiment und Beispiel. dafür, daß parallel mit steigendem Wohlstand die Zahlen an Herzinfarkterkrankungen stiegen. Man hat zwar sehr viel Risikofaktoren zum Herzinfarkt aufgestellt, aber ein Hauptfaktor dürfte der steigende Nahrungskonsum sein — in allen Ländern.

Essen und Bettruhe machen also nicht gesund, sondern mit Sicherheit krank. Aber ausgerechnet bei der Tuberkulose hat der Kranke in der Heilstätte fast nichts anderes zu tun als zu essen, zu schlafen und zu liegen. Es ist unbegreiflich, daß Ärzte heute noch diese Methode befürworten, die in den 70er Jahren des vorigen Jahrhunderts vielleicht notwendig war, weil der Arbeiter und Hungerleider mehr von der Tuberkulose ergriffen wurde als der damalige Wohlstandsbürger. Diese Methode dürfte völlig veraltet sein, seit man mit ziemlicher Sicherheit weiß, wie man einen Menschen vom kranken Anfänger zum wohltrainierten Läufer erziehen kann. Daß ein Lauftraining schaden sollte, können die größten Tuberkuloseexperten nicht behaupten, da sie ja niemals den Versuch gemacht haben, eine solche Lebensweise für Tuberkulosekranke im Frühstadium zu erproben. Dagegen hat man ausreichend Erfahrung darin, wie verheerend sich eine Liegekur mit gutem Essen bei manchen Patienten in der Tuberkuloseheilstätte auswirkt.

Der Läufer aber und jeder Mensch, der seine Gesundheit steigern und nicht nur einen schwachen Durchschnitt erreichen möchte, muß so lange seine Nahrung reduzieren, bis er etwa 10 % unter das sogenannte Normalgewicht gekommen ist. Ein 1,80 m großer Mensch sollte also 80 kg weniger 8 kg

(= 10 %) = 72 kg wiegen. Dann schleppt er nicht überflüssigen Ballast mit sich, hat als Mann keinen Bauch und als Frau keine Speckhüften. Der Kreislauf wird dadurch in seinen Reserven geschont, man kann mehr Sauerstoff transportieren, und darauf kommt es letzten Endes bei der Gesunderhaltung an.

Die Ernährung des gesunden Menschen und vor allen Dingen des Menschen, der gesund werden will, sollte nicht darauf abgestellt sein, daß gewisse Kost- und Diätformen oder weltanschaulich gefärbte Ernährungsvorschriften eingehalten werden, sondern daß auch von der besten Kost möglichst wenig gegessen wird. Dafür sind 1500 Kalorien ein Maß, welches jedem Menschen empfohlen werden kann.

Wer seinem Beruf nachgeht und noch ein Lauftraining betreibt und dabei nur 1500 Kalorien zu sich nimmt, der kann mit Sicherheit nicht an Körpergewicht zunehmen. Nicht das „Wie" in der Ernährung ist wichtig, sondern das „Wieviel". Jedes Zuviel, sei es Rohkost, Waerlandkost oder gutbürgerliche Küche ist vom Übel. Ein Zuwenig an wichtigen Stoffen gibt es im allgemeinen in unserer Zeit nicht, wenn man sich nicht einseitig einer Ernährungsrichtung anschließt. Die einseitigen Rohköstler sind Hungerkünstler, die Waerlandisten sind immer mit der Zubereitung ihrer Nahrung beschäftigt. Sie werden dadurch oft Nahrungs- und Stuhlgangsneurotiker, wo man es doch so einfach haben kann, wenn man das Essen nicht so wichtig nimmt. Hunger und Angebot regeln die Nahrungsaufnahme von selbst, und der Organismus nimmt sich aus der wenigen Nahrung das, was er zuerst einmal benötigt. Diese Menschen werden faul, träge, dick und inaktiv, besonders auch geistig, und zur Arbeitsunfähigkeit systematisch erzogen. Man kann an diesen Maßnahmen ermessen, wie unphysiologisch heute noch Ärzte denken, von denen schon Prof. *Diem,* der Gründer der Sporthochschule Köln, gesagt hat: „Wenn ärztliches Wissen um die physiologischen Vorgänge allein schon genügte gesund zu werden, wie gut müßten dann die Körper unserer Ärzte gebildet sein."

Ärzte sollten Beispiele geben

Als Verfasser im Frühjahr 1975 in Amerika beim Boston-Marathonlauf weilte, stellte er mit Erstaunen fest, daß sich unter den Startenden 150 Ärzte befanden und Hunderte Universitätslehrer anderer Fakultäten, die hier bewiesen, daß sie fit waren. Am Abend hielt Verfasser diesen Ärzten einen Vortrag und mußte leider zugeben, daß es in Deutschland nur wenige Ärzte gibt, die Marathon laufen und laufen können, daß sich aber eine große Zahl der Ärzte in Weinsorten und Speisekarten hervorragend auskennt. Es ist auch erstaunlich zu sehen, daß in den vielen Gesundheitsbüchern und Büchern zur Ernährungslehre Kollegen als Autoren abgebildet sind, die kein Aushängeschild für richtige Ernährung sein können.

Schuld an diesen Verhältnissen sind viele Mediziner und unter ihnen die Ernährungsforscher selbst. Wenn man im ärztlichen Beruf 3000 Kalorien als tägliches Kostmaß ansetzt, so ist dieses Kostmaß antiquiert, da es aus der

Wilhelminischen Zeit zwischen 1870 und 1917 stammt. Spätestens im Ersten Weltkrieg, im Steckrübenwinter 1917, machte man die Erfahrung, daß ein großer Teil der Menschen mit wenigen Kalorien auskommt und trotzdem gesund bleibt, so daß eine zeitweilige Ernährung mit nur 400 Kalorien nicht schaden kann und im heutigen Wohlstandsleben sogar sehr häufig als Heilmaßnahme eingesetzt werden müßte. Außerdem wirken Vitamine und gewisse Vitalstoffe in kleinsten Spuren, aber auch diese kleinen Mengen müssen durch einen vermehrten Stoffwechsel verarbeitet und dann erst in den Organismus eingebaut werden.

Der heutige Mensch bildet sich ein, wenn er alle Vitamine, beispielsweise in Tablettenform, jeden Tag zu sich nähme, würde er gesund. Er wird dadurch nicht gesund, sondern höchstens zum Essen angeregt und übergewichtig. Die Gruppe der B-Vitamine kann z. B. im Organismus nur wirksam werden, wenn Sauerstoff zugeführt, d. h. Arbeit geleistet wird. Allein mit Anstrengung und Arbeit erreicht man, daß die Vitamine, die man zu sich nimmt, voll wirksam werden. Dabei kann aber keine Gewichtszunahme auftreten, denn bei wirklicher Anstrengung hat der Mensch das Regulationsmittel der Haut als zweite Niere, indem sie Schweiß ausscheidet.

Harn und Stuhlgang beseitigen teilweise die Gifte der Umwelt aus dem Körper, aber erst der Schweiß scheidet die Stoffe aus, die — wie einige Metalle — bei Speicherung im Organismus Krebs erzeugen können. Hier ist das Blei der Autoabgase zu nennen, welches die Atmungskette schädigt und die Zellen unter Sauerstoffmangel zugrunde gehen läßt oder zum Umschlag in eine Krebszelle bringt. Aus Untersuchungen des Verfassers geht hervor, daß Krebskranke im letzten Stadium 357 % mehr Blei im Blut haben als der heutige Normalmensch, der schon dreimal soviel hat als der Mensch von 1920, während ein Langläufer nach längsten Strecken einen großen Teil des Bleis mit dem Schweiß aus dem Blut ausgeschieden hat.

Es gehört also zur Behandlung der Tuberkulose und besonders auch der Kreislaufkrankheiten, der Herzschwäche, der Arterienverkalkung, des Herzinfarktes, und auch vieler Krankheiten des rheumatischen Formenkreises, eine knappe Diät und eine Daueranstrengung, die zur Schweißbildung führt. Das dürfte durch ein Lauftraining von etwa 30 Minuten täglich zu erreichen sein.

Der Begriff „Heilfasten" geriet in Vergessenheit

Für eine schonungslose Therapie gibt es Regeln zur Ernährung, die man kurz zusammenfassen kann, so daß man nicht unbedingt dicke Bücher über Ernährungslehre zu studieren braucht.

In Büchern mit Titeln wie „Iß dich schlank", „Essen ohne Reue" usw. wird dem breiten Publikum vorgemacht, daß man gesund werden könne durch richtige Ernährung. Das behaupten auch Ernährungswissenschaftler noch. Die Wirklichkeit sieht anders aus. Nicht die Art der Ernährung ist wichtig, sondern wenig zu essen, zu fasten, sogar schonungslos zu fasten. Um 1884 hat ein amerikanischer Arzt die Probe aufs Exempel gemacht, als er 40 Tage fastete, nur Wasser trank und im übrigen seinen Tagesablauf als Arzt einhielt. Er nahm 19 kg ab, fühlte sich vom ersten bis zum letzten Tag wohl und wurde 88 Jahre alt.

Man hat das Wort „Heilfasten" vollkommen vergessen, und die wenigen, die es wirklich durchführen, werden auch noch von Ärzten gewarnt. Es werden von Medizinern Urteile über manche Sachverhalte gefällt, die sie gar nicht erprobt haben. Am grünen Tisch bei feudalen Kongressen wird über diese Dinge entschieden, und anschließend geht man zum schlemmerhaften Mittagessen und denkt nicht daran, den Menschen eine vorbildliche Ernährung vorzuleben.

Einige Ernährungsregeln

Verfasser kann die Ausführungen zur Ernährung als „schonungslose Therapie" hier nicht weiter darlegen. Das wäre Aufgabe eines besonderen Buches. Doch sollen noch einige Regeln zur Ernährung und Hinweise gegeben werden.

Wie schon erwähnt, bedeuten übermäßige Nahrungsmengen eine Belastung des Herzens, des Kreislaufes und der Verdauung und stellen erhöhte Anforderungen an Leber und Niere, so daß die Gefahr, sich krank zu essen, heute größer ist denn je, weil wenigstens in Europa und Amerika alle Nahrungsmittel erhältlich sind und von den Massen gekauft werden können.

Aphoristisch seien im folgenden einige Punkte angeschnitten: Vorwiegende Fleischkost und reichliche Zufuhr von Kochsalz stärken die Muskeln, erhöhen den Blutdruck, aber vermindern die Ausdauer. Fleischkost bedeutet eine Anreicherung des Gewebes mit sauren Stoffwechselprodukten, und die Folge ist oft eine Steigerung der Durchlässigkeit von feinen Haargefäßen mit Stauungen und Erhöhung der Entzündungsbereitschaft. Lebt ein Mensch aber vorwiegend von magerem Fleisch, so kann er beispielsweise ruhig ein Kilogramm Kalbsschnitzel ohne Fett zu sich nehmen, denn das enthält nur 1000 Kalorien. Es muß nochmals betont werden, daß der Mensch alles essen kann, was ihm aus Hunger schmeckt, nur sollte man sich nicht dauernd mit Essen vollstopfen.

Bevorzugung von Zucker, Weißmehl und Süßwaren hat einen Schwund der Vitamine B 1 und B 2 zur Folge bzw. der Schlüsselsubstanz in der Atmungskette, des Nikotinsäureamids und des akzessorischen Vitamins B 1, des Biotins. Durch Einnahme von viel Süßigkeiten ebenso wie bei großer Fettzufuhr entsteht eine Beeinträchtigung des Zellstoffwechsels; denn Kohlenhydrate und Fett haben einen Überschuß an Wasserstoff. Nur der Sauerstofff kann diese überschüssigen Mengen an Wasserstoff und Wasser verbrennen und noch zur Energiebildung verwerten, aber es muß eben genügend Sauerstoff vorhanden sein. Übermäßige Zufuhr von Kohlenhydraten bringt eine Behinderung der Oxydationsvorgänge mit sich, und es resultiert eine Verminderung der Widerstandskraft gegen Krankheitserreger.

Durch einen übermäßigen Gehalt an Fett in der Nahrung, besonders mit gesättigten Fettsäuren, d. h. Fetten mit einem höheren Schmelzpunkt, kann eine Belastung des Leber-Gallen-Systems auftreten mit Erhöhung der Blutfettwerte und einer ungünstigen Zusammensetzung der wichtigsten Blutfettsäuren.

Ist das Cholesterin wirklich „der böse Feind"?

Allerdings muß hier ein Wort gegen die Meinung gesagt werden, daß das Cholesterin der böse Feind im Organismus sei, der schließlich zur Arteriosklerose und zum Herzinfarkt führen könne. Es dürfte genügend bekannt sein, daß das Cholesterin eine der Muttersubstanzen sämtlicher Hormone, besonders der Sexualhormone und Nebennierenhormone ist und daß es nicht einzusehen ist, daß es schädlich sein sollte, wenn der weise Organismus des Menschen selbst täglich 6 bis 9 g Cholesterin synthetisiert, selbst wenn wochenlang kein Cholesterin zugeführt wird. Den Hinweis gibt das menschliche Herz, der ausdauerndste Muskel, den wir kennen, in ihm sind beim ausdauernden Tierherzen durchschnittlich 7,7 % Myoglobin und 2000 mg % Cholesterin eingelagert. Wenn das Herz als der beste Dauerläufer Myoglobin und Cholesterin nicht benötigte, dann wäre es auch nicht anlagemäßig darin vorhanden. Die höchsten Werte haben Zugvögel, die z. B. von Alaska über den Stillen Ozean bis Südamerika fliegen können, und sie leisten diese Daueranstrengung nur mit Fettsäuren, Cholesterin und wenig Kohlenhydraten.

Der oben erwähnte beste Langstreckenläufer der Welt, der Neuseeländer Siegfried Bauer, hat in Ruhe Cholesterinwerte um 230 mg % und nach einem Langstreckenlauf beispielsweise über 150 km einen Cholesterinwert nahe an 300 mg %, ein Beweis, daß zur Ausdauerleistung dieser Intensität Mobilisierung von Cholesterin im Körper notwendig ist und auch während der Aktivität vor sich geht. Nach der Leistung sinken die Cholesterinwerte wieder ab. Eine Marathonläuferin, die 42 kg wog und beim Boston-Marathonlauf eine Zeit von 3.05 Stunden erreichte, hatte bei ihrer schmalen Figur einen Cholesterinwert von 325 mg %, eine Deutsche Jugendmeisterin im Langstreckenlauf, 15 Jahre alt, 50 kg schwer, 1,60 m groß, hatte einen Cholesterinwert in Ruhe von 320 mg %. Man kann nicht gut prophezeien, daß sie einem Herzinfarkt wegen Blutverfettung anheimfallen werde, sondern man muß den Befund wahrscheinlich im oben gegebenen Sinne deuten.

Die Akten über das Cholesterin sind auf jeden Fall noch nicht geschlossen, aber die Ausnahmen, die hier kurz aufgezeichnet wurden, zeigen, daß die Wissenschaft allzu schematisch verfährt, wenn sie vor dem Cholesterin in der Nahrung, beispielsweise im Eigelb, warnt. Viel wichtiger sind das Gesamtfett und die Triglyceride, die bei Erhöhung die Blutströmung behindern, die Gefahr der Erhöhung des Körpergewichtes mit sich bringen und schließlich auch infolge des hohen Wasserstoffgehaltes zur Übersäuerung und damit zur Arterienverkalkung, Zerebralsklerose und zum Herzinfarkt führen können.

Wer aber wie am Ende des Zweiten Weltkrieges mit 20 g Butterfett, d. h. Milchfett, auskommt — zugleich als Kochfett gerechnet —, der bekommt mit Sicherheit keine Arteriosklerose, wenn er zusäztlich die Nahrung im Feuer des Sauerstoffes verbrennt. Man kann aber auch an Fleisch und Eiweiß des Guten zuviel tun, obwohl sie die eigentlichen Baustoffe des Menschen sind. Im Darm kann übermäßiger Eiweißgenuß Fäulnisgifte erzeugen, welche die Darmbakterien ungünstig beeinflussen.

In der heutigen Nahrung sind die chemischen Nahrungsmittelzusätze und auch die Rückstände von Schädlingsbekämpfungsmitteln bzw. vorbeugenden Penicillininjektionen bei Aufzucht gewisser Tiere, wie Hähnchen und Rind, besonders in Rechnung zu stellen.

II. Der Mensch lebt nicht vom Brot allein — ein Kapitel für besonders an der Ernährungsphysiologie und an den Stoffwechselvorgängen Interessierte

Die Probleme des Gesamtstoffwechsels

Ohne Vorkenntnisse wird das folgende Kapitel nur schwer von jedermann zu verstehen sein. Es ist aber notwendig, um gewisse Folgerungen für eine schonungslose Therapie und für das Training zur Gesundheit begründen zu können, da sogar Ausdauersportler häufig mit ärztlichen oder sportärztlichen Anweisungen in negativem Sinne konfrontiert wurden.

Die Erfahrungen des Verfassers zum Mineralstoffwechsel sind zuerst aus der Trainerpraxis erwachsen und wurden dann durch die Literatur bestätigt, besonders durch John Bland („Störungen des Wasser- und Elektrolythaushaltes" — siehe Literaturangabe) bestätigt. Es handelt sich dabei um ein ganz neues Kapitel der Sportmedizin, welches bis jetzt nicht ausreichend berücksichtigt wurde.

In den meisten Gesundheitsbüchern wird als Nahrung natürlich Eiweiß, Fett und Kohlenhydrate empfohlen, aber Vitamine, Spurenelemente und Mineralstoffe mit kurzen Hinweisen abgetan. Aber in einer schonungslosen Behandlung der Tuberkulose, des Herzinfarktes, der Lebererkrankungen und der vielfachen Formen der Krebserkrankungen sind die Mineralstoffe so wichtig, daß ihre gesonderte und ausführliche Besprechung gerechtfertigt erscheint, da der gesamte Stoffwechsel gerade durch einen ausgewogenen Mineralstoffwechsel gesteuert wird.

Fleckenstein hat schon 1955 darauf hingewiesen, daß der Kalium-Natrium-Austausch das Energieprinzip im Muskel und Nerv ist. Er weist darauf hin, daß bei den üblichen Aufstellungen über die Energievorräte im Muskel immer nur die chemischen Energien berücksichtigt sind und die hohen osmotischen Energien in den Muskelfasern in Aufstapelung von Kalium-Ionen lange Zeit übersehen wurden.

Von *Lohmann* war 1937 die maximale Energie bei Aufspaltung der in einem Gramm Muskel vorhandenen Tätigkeitssubstanzen folgendermaßen gerechnet worden:

Adenosintriphosphorsäure 0,09 cal, Kreatininphosphorsäure 0,23 cal, Glykogen 1,2 cal und Milchsäure 30 bis 60 cal.

Fleckenstein berechnete nun 1947, wie hoch der osmotische Energievorrat in 1 g Muskel zu veranschlagen ist.

Wir setzen einmal interessehalber für Fachleute die Berechnung von *Fleckenstein* hierher.

Die osmotische Arbeit, welche geleistet werden muß, um 1 Mol von der Anfangskonzentration C_O auf eine Endkonzentration C_X zu konzentrieren, beträgt bei isotherm-reversibler Führung:

$$A = RT\,v \cdot \int_{C_O}^{C_X} \ln \frac{C_X}{C_O} \cdot d \cdot C_X$$

Bei Ausführung der Integration ergibt sich:

$$A = RT \left[v \cdot C_X \left(\ln \frac{C_X}{C_O} - 1 \right) + v \cdot C_O \right]$$

Bei der Berechnung der Arbeit, die für die Kaliumbindung in 1 g Froschmuskelfaser benötigt wird, bedeutet $v \cdot C_X$ die molare Menge der in 1 g
Froschmuskelfaser aufgestapelten Kaliumionen = 0,000097 mol und $v \cdot C_O$
die vor Beginn des Konzentrierens in 1 g Froschmuskelfaser enthaltene
molare Kaliummenge.

C_O ist die Anfangskonzentration, C_X die Endkonzentration.

Das Verhältnis C_X/C_O beträgt 39. Die absolute Temperatur T bei 17° C = 290
Grad. Die Gaskonstante R = 2 cal.

Die Konzentrationsarbeit für Kalium ist dann:

A = 2 · 290 (0,000097 [3,66 − 1] + 0,0000025) cal
A = 580 · 0,00026 cal ≈ 0,15 cal

Führt man die entsprechende Berechung für Natrium durch, so ergibt sich:

A = 2 · 290 (0,000106 [1,8 − 1] + 0,000017) cal
A = 580 · 0,000102 cal ≈ 0,06 cal

Die Zahl 0,000097 für Kalium ergibt sich aus dem experimentellen Ergebnis,
daß bei 1 g Froschmuskel 0,000097 Millimol Kalium-Ionen sich im Faserinnern
befinden, und die Zahl 0,000106 für Natrium ergibt sich aus dem experimentellen Ergebnis, daß in 1 g Froschmuskel 0,000106 Millimol Natrium sich außerhalb der Zelle befinden.

Da bei der Kaliumaufstapelung gleichzeitig Natrium gegen das Gefälle in den
Raum außerhalb der Zelle abgeschoben wird, setzt sich die osmotische
Gesamtenergie aus den Konzentrationsarbeiten für Kalium und Natrium
zusammen. Die Berechnung zeigt, daß in 1 g Froschmuskelfaser etwa 0,21 cal
osmotische Energie enthalten sind. Da die Fasermasse des Froschmuskels
nur etwa 85 % ausmacht, ist der für 1 g Froschmuskelfrischgewicht zutreffende
Wert etwa 0,18 cal.

Vergleicht man also den in 1 g Froschmuskel gestapelten osmotischen Energiebetrag von 0,18 cal mit dem Energieinhalt des Kreatinphosphatspeichers
von 0,23 cal nach *Lohmann,* so liegen beide Werte in der gleichen Größen-
ordnung.

Der Energieinhalt des Kaliumspeichers dürfte also mit 0,18 cal rund fünfmal
größer sein als der aus der ATP-Spaltung zu ADP je 1 g Froschmuskel zu
beziehende chemische Energiebetrag.

Aus dem Austausch von Kalium gegen Natrium könnte also genügend Energie
bezogen werden, um damit die Ausgaben für die mechanische Arbeit des
Muskels zu decken.

Erläuterung der volkstümlichen Grundbegriffe

Unter normalen Bedingungen halten sich Nahrungszufuhr und Bau- und Betriebsstoffwechsel die Waage, so daß keine unnötige Anhäufung von Reservestoffen im Organismus stattfindet. Das Gewicht des Organismus, das sich aus dem Gewicht der Baustoffe und den Reserven zusammensetzt, kann aber schwanken.

Der Hunger

ist das Verlangen des Organismus nach energetischem Potential für seine Stoffwechselumsetzung. Für die Auslösung des Hungergefühls muß teilweise der Blutzuckerspiegel verantwortlich gemacht werden. Das Hungergefühl steuert bis zu einem gewissen Grade die Eßlust des Menschen. Die Aufnahme von Nahrung führt zu einer vorübergehenden Anhäufung von energiereichen Substanzen in den Zellen, die aufgelöst und durch Sauerstoff verbrannt werden können. Die beim Essen überflüssig aufgenommenen Nahrungsmittel fließen in die Depots der Zellen ab und werden dort vorwiegend als Fett gespeichert.

Die Fettsucht

Die übermäßige Anhäufung von Depotfett in den Zellen ist die Ursache für das Auftreten der Fettsucht.

Bestimmte Zellen neigen besonders zur Einlagerung von Fetten, wie die Fettspeicherzellen der Bauchhaut, der Wangen und bei den Frauen in den Hüften und Oberschenkeln.

Daß eine Veranlagung zur Speicherung von Fett in den Zellen besteht, scheint dadurch bewiesen, daß die Fettsucht bei Tier und Mensch dominant und rezessiv erblich auftreten kann. Die Fettleibigkeit kann durch die Eßgewohnheiten einer Familie allein nicht geklärt werden. Die Verminderung der Nahrungszufuhr unter das nötige Energieminimum, beispielsweise unter 1700 Kalorien, muß zwangsläufig zum Verzehr der körpereigenen Reserven führen.

Die aufgespeicherten Fette werden im Feuer der Sauerstoffatmung verbrannt.

Der „Kummerspeck" als Folge einer Freß-Ersatzbefriedigung ist bekannt. Aus reiner Gewohnheit tritt eine Freßlust auf, die schließlich die Fettsucht verursacht. Sie ist also von einer vermehrten Nahrungsaufnahme ausgelöst. Es gibt, entgegen einer allgemein verbreiteten Ansicht, keine innere Erkrankung, die zur Fettsucht führen muß.

Beschleunigend für den Fettansatz wirkt, daß die Aktivität fettsüchtiger Menschen nachläßt, so daß die vermehrte Nahrungsaufnahme noch mit einem verminderten Energieverbrauch gekoppelt ist. Der fehlende Abbau von Reservestoffen der Zelle mangels einer täglichen Dauerbewegung fördert die Ausbildung der Fettsucht.

Die Anhäufung von Energiereserven aus dem Kohlenhydrathaushalt erfolgt nur zum kleineren Teil als Glykogen, zum größeren Teil aber als Fett. Bevorzugt man in der Nahrungsaufnahme Kohlenhydrate — und eine solche Empfehlung hat man in letzter Zeit den Marathonläufern vor dem Rennen gegeben —, so werden die überschüssigen Kohlenhydrate eben in Fett überführt. Dadurch wird eine Verzögerung des Kohlenhydratverbrauchs ausgelöst, der sonst schnell über den Zitronensäurezyklus durchgeführt werden würde. Die Bevorzugung der Umwandlung von Kohlenhydraten in Fett in der Ernährung dürfte eine der tiefsten Ursachen der Fettsuchtveranlagung sein.

Der Organismus verwendet sogenanntes aktives Fett mit Eiweiß direkt. Kohlenhydratreiche Ernährung fördert durch Überschwemmung des Pfortaderblutes die Reizung der Bauchspeicheldrüse mit Abgabe von Insulin und beschleunigt so die Einwanderung von Traubenzucker in die Leber, so daß vorübergehend ein unter-zuckeriger Blutzustand auftritt, der durch Erregung des Hungergefühls zu neuer Nahrungsaufnahme reizt, was die Entwicklung der Fettsucht begünstigt.

Die Fettsucht bedingt gewisse Veränderungen des Stoffwechsels: Die Zuckerstoffe werden langsamer in die Zellen aufgenommen, weil ein Rückstaumechanismus auftritt.

Auf diese Weise stellt sich eine Stoffwechsellage her, die ähnlich der Zuckerkrankheit ist und die bei Fasten wieder verschwindet. Die Zelle nimmt unter solchen Bedingungen weniger Brennmaterial auf, aber die Energiegewinnung wird durch Fettabbau schnellstens gefördert. Der Grundumsatz wird dabei erniedrigt, und man hat in Tierversuchen solche Sonderformen der Fettsucht festgestellt, die mit vermindertem Sauerstoffverbrauch und herabgesetzter Temperatur einhergehen.

Die Störung des oxydativen Nahrungsabbaues durch die Atmungskette ist von Anhäufung von Fett im Gewebe begleitet. Die Veranlagung zur Fettsucht ist in der Eigenschaft bestimmter Zellen zu suchen, Kohlenhydrate vorwiegend auf dem Umweg über die Fette zu verbrennen und so Fett bevorzugt als Reservestoff zu speichern. Bei Fettsucht haben wir eine Veränderung des Wasserhaushaltes insofern, als Wasser zusätzlich gespeichert wird und dadurch starkes Schwitzen auftritt. Gleichzeitig wird dabei eine normale Wärmeregulation verhindert. Die Neigung des Dicken zum Schwitzen ist der Ausdruck einer besonderen Art der Wärmeregulation. Da das Fettpolster eine Wärmeabgabe verhindert, dient die Verdunstungskälte des Schweißes der Abkühlung des Fettsüchtigen.

Die Magersucht

Das Gegenstück der Fettsucht ist die Magersucht.

Unzureichende Ernährung kann zu Hungerzuständen mit Zeichen des Eiweiß- und Vitaminmangels führen. Im Gegensatz zur Fettsucht können innere

Drüsenstörungen Ursache einer Magersucht sein. Die wichtigste Krankheit dieser Gruppe ist die Nebennierenrindenschwäche.

Eine besondere Form der Magersucht finden wir bei Überfunktion der Schilddrüse. Dabei wird die aufgenommene Nahrung schneller verbrannt.

Nirgends jedoch wird die wechselseitige Abhängigkeit körperlicher und seelischer Vorgänge mehr offenbar als bei den psychisch bedingten Formen der Magersucht. Der unbewußte Wille zur Abnahme bis zur Selbstvernichtung wird bei einer nervösen Magersucht offenbar. Die vitalen Bedürfnisse des Menschen erlöschen dabei als Ausdruck des Versagens bei der Auseinandersetzung mit der Umwelt.

Der Mineralstoffwechsel in einer schonungslosen Therapie

In die komplizierten organisch-chemischen Stoffwechselvorgänge schaltet sich der Stoffwechsel der Mineralstoffe mit seinen lebenswichtigen Funktionen ein.

Die Minerale beeinflussen durch ihre Eigenschaften die Reaktionen zwischen den Molekülen in der lebenden Materie, aber sie spielen im organischen Stoffwechsel auch eine bedeutsame Rolle als Bausteine. Sie wirken auf Fermentreaktionen fördernd oder hemmend. Der organische Stoffwechsel ist ohne Minerale im Organismus nicht denkbar.

Die Lebensvorgänge spielen sich im Organismus im Körperwasser ab. Durch die Gefäßwände und die Abschlußhäute der Zellen, den sogenannten Zellmembranen, bilden sich im Organismus 3 Räume, der Raum innerhalb der Zelle, der Raum außerhalb der Zelle, zu dem auch noch die Räume innerhalb der Blut- und Lymphgefäße gehören, und noch ein Raum im Bindegewebe, welcher zwischen den Zellen liegt. Durch halb durchlässige Trennschichten der Gefäße und der Zellmembranen ist trotzdem eine Verbindung der Räume untereinander hergestellt, aber so, daß die einzelnen im Körperwasser gelösten Bestandteile in ihrer Konzentration verschiedene Höhen aufweisen. Die Plasmaeiweiße können beispielsweise den Raum in den Gefäßen nur unter krankhaften Bedingungen verlassen. Der Raum innerhalb der Zelle zeigt einen hohen Kaliumspiegel gegenüber dem Raum außerhalb der Zelle.

Saure oder basische Reaktion der Körperflüssigkeiten

Die normale Reaktion des Blutes liegt bei einem pH, d. h. einer Wasserstoffionenkonzentration von 7,35, wenn destilliertes, reines Wasser ein pH von 7,0 hat. Da im Stoffwechsel die Wasserstoffionenkonzentration der Körpersäfte sich bald zur sauren Seite (pH unter 7,0), bald nach der basischen Seite hin (pH über 7,0) verschiebt, so gibt es fein abgestufte Regulationen, um das Blut-pH bei etwa 7,35 zu erhalten. Die Stoffe, die das bewirken, nennt man Puffer.

Der wichtigste Puffer des Blutes ist der Kohlensäure-Bikarbonat-Puffer. Obwohl noch 3 andere wichtige Puffersubstanzen im Körper vorhanden sind, nämlich Mononatrium- und Binatrium-Phosphat, Plasmaprotein und Hämoglobin, kann man doch sagen, daß die unmittelbare Regulation der Wasserstoff-Ionen von der relativen Konzentration des Bikarbonats und der Kohlensäure (H_2CO_3) abhängig ist.

Bevor man sich nicht klargemacht hat, was das pH bedeutet, kann man die folgenden Ausführungen schwerlich verstehen, und deshalb sei hier eine kurze allgemeine Betrachtung über die Wasserstoff-Ionen und ihre Kontrolle eingeschaltet.

Die Reaktion der Körperflüssigkeiten ist normalerweise leicht basisch, d. h. es sind etwas mehr sogenannte Hydroxyl-Ionen (OH^-) als Wasserstoff-Ionen (H^+) vorhanden. Wenn man die Bezeichnung Kation anstelle des Ausdrucks Base und wenn man anstelle der Bezeichnung Säure die Bezeichnung Anion gebraucht, wird eigentlich sofort einer Verwirrung der Begriffe auf dem Gebiet des Körperwassers entgegengetreten.

Das pH der Körperflüssigkeit ist in Wirklichkeit ein Maß für die Konzentration des Wasserstoff-Ions und nicht für die Konzentration der Kationen und Anionen. Die Pufferanionen können nun Wasserstoff-Ionen übernehmen oder binden und sie somit aus der Lösung des Körperwassers entfernen. Die Körperflüssigkeiten sind elektrisch neutral, und so ist die Summe der Kationen immer gleich der Summe der Anionen. Im Serum ist das Natrium das Hauptkation, während Chlorid und Bikarbonat die Hauptanionen sind. Innerhalb der Zelle sind Kalium und Phosphat die wichtigsten Kationen bzw. Anionen, und das pH von 6,8 bis 7,0 unterscheidet sich dort von dem des Wassers außerhalb der Zelle.

Da die tatsächliche Wasserstoffionenkonzentration im Blut ungeheuer klein ist, ist es unpraktisch, solche kleinen Konzentrationen in Dezimalbrüchen anzugeben. Deshalb hat *Sörrensen* um 1925 die Definition des pH erleichtert, indem er es als den negativen Logarithmus der Wasserstoff-Ionen definierte. Was damit gemeint ist, zeigen die mit dem Leben zu vereinbarenden Konzentrationen des Wasserstoffs, die sich von 0,0000001 bis 0,000000016 g pro Liter erstrecken, mit Worten ein Zehnmillionstel bis 16 Tausendmillionstel.

Solche Zahlen sind unbequem. Man kann das Hundertmillionstel auch schreiben $1/10^8$, gesprochen eins durch zehn hoch acht, und dafür kann man in der mathematischen Schreibweise setzen 10^{-8}. *Sörrensen* ließ nun einfach die 10 weg und benutzte nur die Zahl 7 zur Bezeichnung des Neutralpunktes von reinem destilliertem Wasser, in dem gleichviel H^+-Ionen und OH^--Ionen sind, also die Lösung neutralisiert ist. pH 7 bedeutet also dasselbe wie oben angegeben und pH 6 enthielte dann zehnmal mehr Wasserstoff-Ionen und pH 5 bedeutete 100mal mehr Wasserstoff-Ionen, und beispielsweise ist pH 4,4 die höchste Wasserstoffionenkonzentration, die der menschliche Urin überhaupt aufweisen kann. Umgekehrt bedeutet das pH 7,35 des menschlichen

Blutes eine Verminderung der Wasserstoff-Ionen, also vom Neutralpunkt aus gerechnet mehr basisch oder laugenhaften Charakter des Blutes gegenüber dem neutralen reinen Wasser.

Wer das begriffen hat, kann die nächst folgenden Ausführungen besser verstehen. Die normale Bikarbonat-Konzentration beträgt 27 Milliäquivalente pro Liter, und die Kohlensäurekonzentration 1,35 Milliäquivalente. Das ist ein Verhältnis von genau 20:1. Wenn dieses Verhältnis beibehalten wird, ist das pH, also die Wasserstoffionenkonzentration, immer im physiologischen Gleichgewicht. Ein pH-Bereich von 7,35 bis 7,45 ist für das Stoffwechselgeschehen in der Zelle und die Aufrechterhaltung ihrer normalen Aktivität ideal.

Je kleiner das pH ist, also wie oben erwähnt pH 6, pH 5, pH 4,4, um so größer ist die Konzentration der Wasserstoff-Ionen, und man nennt diesen Zustand Übersäuerung oder mit dem Fachausdruck Acidose. Je größer das pH ist, also pH 8, pH 9 bis pH 14, desto geringer ist die Wasserstoffionenkonzentration und im gleichen Verhältnis wächst die OH^--Konzentration der Hydroxyl-Ionen. Man nennt diesen Zustand Alkalose. Der Bereich des Serum-pH, der sich mit dem Leben vereinbaren läßt, beträgt 6,8 bis 7,8.

Die Alkalireserve

Die Kohlensäure-Konzentration wird durch die Atmung aufrechterhalten. Eine normale Bikarbonat-Konzentration (NaH_2CO_3) setzt voraus, daß die Niere normal arbeitet. Die Summe der Anionen und Kationen ist gleich, nämlich auf beiden Seiten etwa 154 Milliäquivalente. Falls also die Summe der anderen Anionen vermehrt ist, folgt im gleichen Maße eine Verminderung des Bikarbonats.

Das verdrängte Bikarbonat wird als Kohlensäure abgegeben, und der Atmungsmechanismus regelt ihre Ausscheidung in Form von Kohlendioxyd und Wasser, CO_2 und H_2O. Die Kohlensäure ist flüchtig und kann deshalb leicht durch die Lungen abgegeben werden. Werden die anderen Anionen wie das Chlorid, Phosphorsäure, Schwefelsäure, organische Säuren und Eiweiße vermindert, so steigt das Bikarbonat an, und die Summe bleibt immer 154 Milliäquivalente. Genauso ist es bei den Kationen. Das Natrium hat 142 Milliäquivalente im Blut. Es stehen also noch 13 Milliäquivalente für die übrigen Kationen zur Verfügung, wie Kalium, Kalzium und Magnesium, und wenn das Natrium von normal 142 Milliäquivalenten sich beispielsweise in einen Marathonlauf durch Schweißausscheidung auf 135 Milliäquivalente vermindern würde, dann müßte sich schon das Kalium von 4 auf 5, das Kalzium von 4 auf 8 und das Magnesium von 3 auf 5 Milliäquivalente vermehren, um das elektrische Gleichgewicht der 154 Kationen gegenüber den 154 Anionen zu erhalten.

Die umseitige Ionen-Zeichnung macht die Verhältnisse bildlich klar.

Das Gleichgewicht von 155 mval/Liter Kationen und 155 mval/Liter Anionen im Normalzustand, Alkalose- und Acidosezustand.

Normal		Alkalose		Acidose	
Kationen	Anionen	Kationen	Anionen	Kationen	Anionen
	Bikarbo-nat 27		Bikarbo-nat 50		Bikarbo-nat 15
Natrium 140	Chlorid 103	Natrium 140	Chlorid 78	Natrium 140	Chlorid 104
					Säuren 15
	Säuren 6		Säuren 6		
K 5 Ca 5 Mg 3	Eiweiß 16	K 5 Ca 5 Mg 3	Eiweiß 16	K 5 Ca 5 Mg 3	Eiweiß 16

Das Bikarbonat ist normal 27 elektrische Einheiten, vergrößert sich bei der Alkalose auf etwa 50 Einheiten und verkleinert sich in der Acidose (Über-säuerung) auf 15 Einheiten. Das Chlorid darunter vergrößert und verkleinert sich gegensinnig. Die Gesamtzahl der Kationen und Anionen ist also immer etwa 155 elektrische Einheiten. Kationen und Anionen halten sich also die Waage.

Im Stoffwechsel auftretende Säuren vermindern also die Menge des Bikarbonats, aber durch Abgabe von Kohlendioxyd aus den Lungen über eine verstärkte Atmung kann das Verhältnis von Kohlensäure zu Bikarbonat, das ja $1/20$ sein soll, wiederhergestellt werden. Umgekehrt bewirkt ein vermehrtes

Auftreten von Kationen eine Vermehrung des Bikarbonats und damit eine relative Verminderung der Kohlensäure. Das Natriumbikarbonat hat die chemische Formel NaH_2CO_3, woraus man ersieht, daß es sich zusammensetzt aus Natrium, 2 Wasserstoffatomen, 1 Kohlenstoffatom und 3 Sauerstoffatomen, und in dem H_2CO_3 mit den 2 Wasserstoffatomen steckt die Formel für Kohlensäure, die ja aus Kohlendioxyd (CO_2) und Wasser (H_2O) besteht. In Formeln geschrieben stellt sich die Zusammensetzung des Natriumbikarbonats folgendermaßen dar: $NaH_2CO_3 = Na + CO_2 + H_2O$.

Es gibt außerdem noch Puffer von Hämoglobin-Oxyhämoglobin, den Phosphatpuffer und einen vierten Puffer aus Organ- bzw. aus Serumeiweiß.

Die Puffersalze sind im Raum außerhalb der Zellen vorwiegend Natriumsalze, da dieses, wie oben erwähnt, von 154 mval/Liter Kationen rund 142 mval/Liter ausmacht. Praktisch macht Natrium die gesamte Alkalireserve im Blut aus, d. h. es stellt den größten Anteil für die Summe der Kationen, die die Säuren des Blutes neutralisieren können. Schon hieraus wird sichtbar, daß eine Natriumverarmung bzw. Kochsalzverarmung des Organismus durch kochsalzfreie Kost ihre Grenzen hat, denn bei etwa 130 mval/Liter Natrium würde der Organismus an Kochsalzmangel sterben. Wie oben erwähnt, greift die Atmung durch verschieden starkes Abatmen von Kohlensäure in die Zusammensetzung des Kohlensäurepuffers ein. Die Aktivität des Atemzentrums wird durch die Kohlensäuremenge des Blutes beeinflußt. Eine Blutsäuerung im Rahmen eines pH von etwa 6,9 steigert die Aktivität, eine Verschiebung nach der basischen oder alkalischen Seite hemmt die Aktivität. Sauerstoffmangel führt zu einer Reizung eines Zentrums in den Halsschlagadern, wodurch ein vermehrter Gasaustausch in den Lungen angeregt wird und die Sauerstoffkonzentration des Blutes erhöht werden kann.

Die Störungen des Säurebasengleichgewichtes werden an Verschiebungen des Blut-pH zur sauren oder alkalischen Seite erkannt. Eine Abnahme der Alkalireserve zeigt eine Übersäuerung (Acidose) und eine Zunahme eine Alkalose an.

Nach der Art ihrer Entstehung können Stoffwechsel-Ionenverschiebungen auftreten = metabolische Ionenverschiebung oder Atmungs-Ionenverschiebungen, die sogenannten respiratorischen Verschiebungen. Respiratorische Änderungen im Blut-pH sind Folgen einer über die Atmung auftretenden Änderung der Kohlensäurespannung im Blut. Stoffwechselsäuerungen = metabolische Acidosen kommen durch eine Anhäufung von Säuren zustande, die aus dem Stoffwechsel direkt stammen oder dem Stoffwechsel von außen zugeführt werden, und umgekehrt ist es mit den metabolischen Alkalosen.

Der „saure" Kurzstreckenläufer

Stoffwechselübersäuerungen treten auf bei Kurzstreckenläufen bis zur Erschöpfung, bei der Zuckerkrankheit, bei Hungerzuständen und bei vermehrten Ketosäuren aus dem gestörten Fettstoffwechsel sowie bei eiweißreicher Ernährung und bei beschleunigtem Eiweißabbau. Sie treten außerdem bei

Fieber, nach Verbrennungen und nach Operationen auf, da z. B. die Verbrennung der Eiweißkörper oder ihr Abbau besonders aus schwefelhaltigen Aminosäuren starke Säuren im Zwischenstoffwechsel entstehen lassen.

Metabolische Alkalosen werden durch starke Säureverluste bei Erbrechen oder bei Durchfällen verursacht, aber auch bei übermäßiger Zufuhr von Kationen, Natrium, Kalium, Kalzium und Magnesium. Die Zunahme der Kationen wird durch eine vermehrte Ausscheidung dieser Ionen durch die Niere beantwortet. Gleichzeitig wird die Atmung verringert und gedämpft mit der Folge einer Verminderung der Kohlensäureabgabe aus dem Blut, um die förderlichen Säuren im Blut zu erhalten.

Wird durch verstärkte Atmung auch vermehrt Kohlensäure abgegeben, so kann eine respiratorische Alkalose entstehen, und der Körper scheidet dann mehr Bikarbonat aus. Die alkalotische Stoffwechsellage fördert die Erscheinungen von Tetanie, d. h. von Krämpfen der Muskulatur.

Die Vorgänge des Wasserstoffwechsels

Eine Sonderstellung im Mineralstoffwechsel beansprucht das Wasser. Seine Hauptfunktion ist die als Lösungs- und Transportmittel der Mineralien.

Der Wasserbestand des Körpers, der beim Erwachsenen durchschnittlich 60%, beim Neugeborenen bis zu 75% der gesamten Körpermasse beträgt, wird von der Wasserzufuhr und der Wasserbildung im Organismus durch Oxydation und durch Abbau von Wasserstoff-Ionen beim Abbau vom Körpergewebe gespeist.

Das größte Wasserdepot des Körpers liegt in der Muskulatur, die 50% des Gesamtwassers enthält. Relativ große Wassermengen finden sich auch im Fettgewebe mit 15%, in der Haut mit 11% und im Skelettsystem, während der Wassergehalt des Blutes nur 5 bis 9% des Körperwassers ausmacht. Sinkt der Wasserbestand nur um einige Prozent, so treten schnell Funktionsstörungen ein wie Wadenkrämpfe und Bluteindickung. Wasserverluste von 15% können bereits tödlich sein.

Wasseraufnahme wird durch das Durstgefühl geregelt, wenn infolge Wassermangels nach starkem Schweißverlust, Blutverlust und Durchfällen, bei krankhaften Flüssigkeitsansammlungen oder infolge zu salzreicher Kost die Gefahr einer Erhöhung der Salzkonzentration der Körpersäfte gegeben ist. Unabhängig von diesen Gründen kann bisweilen das Durstgefühl durch psychische Einflüsse hervorgerufen werden.

Die mit der Nahrung durch den Magen-Darm-Kanal in den Körper gelangende Wassermenge geht zunächst stets den Weg zu den großen Wasserdepots des Körpers, nämlich ins Blut, ins Unterhautbindegewebe und in das Zellprotoplasma.

Die Wasserabgabe aus den Wasserdepots über die Ausscheidungsstätten Nieren durch den Harn, Haut durch den Schweiß, Lungen durch die Ausatmungsluft beruhen auf einem Flüssigkeitsaustausch zwischen Blut, Lymphe und Gewebe.

Regulationsmechanismen des Flüssigkeitsaustauschs

Dieser Flüssigkeitsaustausch wird vielfach reguliert. Die hormonale Regulation geschieht durch den Hypothalamus, einen Teil des Mittelhirns. Ein Hormon hemmt hier die Rückgewinnung des Wassers in der Niere, denn die Niere kann einen Teil des Wassers wieder aufsaugen. Die Hormone der Nebennierenrinde dagegen steigern die Wasserausscheidung. Andererseits haben bestimmte Nebennierenrindenhormone, besonders das Aldosteron, den Effekt, daß sie das Körperwasser mit dem Natrium festhalten, das an das Kochsalz gebunden wird.

Die Schilddrüsenhormone haben einen wasserausscheidenden Effekt, weil sie besonders die Ausscheidung von Kalium durch den Urin fördern. Eine zu starke Schilddrüsenfunktion hat nicht nur energetisch einen Verlust bei der Leistung im Sport zur Folge, sondern auch einen direkten Kaliumverlust, da dieses Mineral zum Leistungsaufbau der Zelle unbedingt notwendig ist.

Wasser wird gespeichert durch die Hormone der Bauchspeicheldrüse, speziell durch deren Inselapparat und auch durch die Thymusdrüse. Es bildet sich dadurch eine Quellung des Gewebes aus, und vor allem der kindliche Organismus hat deshalb einen hohen Wassergehalt.

Es gibt aber auch eine Steuerung des Wasserhaushaltes durch Nervenimpulse zur Niere hin vom Sympathischen und sogenannten Parasymphatischen Nervensystem.

Unter den Mineralstoffen der Nahrung kommt für die Regulation des Wasserhaushalts und der Wasserabgabe dem Kochsalz bei weitem die größte Bedeutung zu. Vor allem das Natrium ruft bei gleichzeitigem Vorhandensein von Chlorid eine stark wasseraufnehmende und quellende Wirkung im Gewebe hervor. Kochsalzreiche Nahrung vermindert daher die Wasserabgabe und führt zu Wasseransammlung in den Wasserspeichern. Umgekehrt bewirkt kochsalzarme Kost eine Wasserausschwemmung.

Wir haben oben schon erwähnt, daß man einen niedrigen Blutdruck nicht durch Kreislaufmittel heben kann, sondern nur durch Kochsalzzufuhr, und daß es nicht immer richtig ist, bei jeder Nierenerkrankung automatisch das kostbare Kochsalz zu entziehen. Bei jedem Stoffansatz aber, bei jeder Gewichtszunahme durch übermäßige Nahrungszufuhr, besonders in Form von Kohlenhydrat- und Fettkost, erfolgt eine Zunahme des Wassers im Körper.

Der Fettsüchtige neigt, was nicht unmittelbar einsichtig erscheint, zur Wasserspeicherung. Beim heutigen übergewichtigen Menschen sind Fett- und Wassergehalt des Körpers vermehrt, und Männer neigen dazu mehr als Frauen.

Bei Abmagerungskuren ist der anfängliche Gewichtssturz zunächst nur auf Wasserverlust zu beziehen. *Eine kohlenhydratreiche Kost, wie sie heute im Spitzensport vor einem Marathonlauf empfohlen wird, führt zu vermehrter Wasserbindung im Gewebe, zu Gewichtsvermehrung und Zerstörung der Leistungsfähigkeit.*

Werden die Körpersäfte in ihren Ionen nach der sauren Seite hin verschoben, so geben die Wasserspeicher des Blutes und des Bindegewebes unter Entquellen Wasser ab. Insofern ist also eine saure Reaktion gesundheitlich von Vorteil, und außerdem wird noch der Blutdruck gesenkt. Bei Aufnahme von zuviel Salz entsteht das Gegenteil von Säuerung, nämlich Alkalisierung, eine Blutdruckerhöhung und Wasserspeicherung, was der Gesundheit nicht zuträglich ist. **Jede Säuerung durch körperliche Anstrengung geht also mit Wasserverlust und Gewebeaustrocknung einher, jede Muskelruhe und Vermeidung der Anstrengung mit Wasseransatz, und so ist physiologisch begründet, daß der Mensch sich nicht schonen, sondern die Wohltat der Anstrengung zur Gesundheit benutzen sollte.**

Wasser als Gift

Krankhafte Wasseranreicherung im Organismus mit Quellung des Bindegewebes kann man als Wasservergiftung bezeichnen, dem sogenannten Ödem.

Die Wasservergiftung ist die Folge einer dauernden Wasserzufuhr bei verminderter Wasserausscheidung. Durch die Wasserverdunstung der Haut werden etwa 500 bis 700 cm³ abgegeben. Bei Fieber vermehrt sich diese Abgabe auf Werte bis 1,5 Liter. Führt man zuviel Wasser bei fieberhaften Erkrankungen zu, dann ist die Gefahr der Wasservergiftung gegeben, wobei das Körpergewicht plötzlich zunimmt. Die Salze im Blut werden durch zuviel Wasser verdünnt, und besonders die Natrium- und Chlor-Ionen sinken dann in ihrer Konzentration. Dabei wird auch die Eiweißkonzentration im Serum gesenkt, und man erkennt die Verdünnung des Blutes am besten daran, daß bei einer Blutabsenkung die Blutkörperchen einen kleineren Raum einnehmen und die Blutflüssigkeiten einen viel größeren Anteil.

Die Gefährlichkeit eines solchen Zustandes wird durch das klassische Beispiel des Todes von Radrennweltmeister *Simpson* bei der Tour de France demonstriert. *Simpson,* einer der führenden Fahrer, trank bei großer Hitze dauernd Wasser, wie die übrigen Fahrer ebenfalls, ohne Mineralien zu sich zu nehmen. Je größer die Anstrengungen vor allen Dingen beim Bergauffahren wurden, um so mehr Schweiß wurde ausgeschieden und das Salz aus dem Körper entfernt. Bei Laien und Ärzten ist noch immer die Meinung verbreitet, daß eine Erschöpfung bei Hitze ein Mangel an Kohlenhydrat sei, und deshalb werden oft zuckerhaltige Getränke empfohlen, die die Katastrophe beschleunigen. Da das Salz fehlt und die zuckerhaltigen Getränke kein Salz enthalten, vermehrt sich das Wasser im Körper, und der normale Salzgehalt des Blutes von 0,9 % kann nicht aufrechterhalten werden. Damit hat das Blut seinen Halt, seine Stabilität verloren und verliert sich im Gewebe fast wie destilliertes Wasser oder Benzin, die sich nach dem Ort höherer Konzentration an Ionen hin bewegen. Kein noch so starkes Herz und kein noch so trainierter Kreislauf können das verhindern. Im Gegenteil, ein Kreislauf kann nur wirken, wenn das Blut seine Stabilität behält. *Es ist also nicht der Kohlenhydrat- und*

Zuckerverlust bei großen Daueranstrengungen in Hitze, sondern der Salzverlust die Ursache der Erschöpfung, und so war es auch beim Tode Simpsons während der Tour de France.

Er fiel bewußtlos vor Erschöpfung vom Rad, stand taumelnd wieder auf und versuchte unter allen Umständen die Fahrt fortzusetzen. Spätestens hier hätten die begleitenden Ärzte erkennen müssen, daß nur schnellste Salzzufuhr den Fahrer hätte retten können. Statt dessen machte man Kreislaufspritzen und Mund-zu-Mund-Beatmung, womit man das Ende noch beschleunigte. Die Mund-zu-Mund-Beatmung wurde sogar in den Zeitungen als ein heroisches Ärzteverhalten gepriesen.

Was bei der Geburt eines Kindes helfen kann, nämlich durch Aufblasen der Lunge die Atmung in Gang zu setzen, ist bei einem Erwachsenen, dessen Kreislauf durch Salzmangel versagt, eine Unwissenheit seitens des Behandelnden, denn seine Ausatmungsluft enthält kaum mehr verwertbaren Sauerstoff, nämlich nur noch 15 %, dafür aber 5 bis 6 % Kohlendioxyd. *Wenn das Blut sich aber im Gewebe verlaufen hat, nützt selbst ein gewaltig starkes Sportherz als Pumpe nichts mehr.* So war es auch beim Tode *Simpsons.* Er lebte noch so lange, daß man einen Hubschrauber herbeiordern konnte und den Bewußtlosen nach Avignon ins Krankenhaus fliegen wollte. Aber da man das Salz zu geben vergessen hatte, starb er etwa nach einer halben Stunde. Es wäre ein Leichtes gewesen, ihn zu retten, wenn man ihm eine Maggiflasche an den Mund gesetzt hätte oder ihm ein einfaches Glas Wasser mit viel Salz eingeflößt haben würde. Das hätte sogar schneller gewirkt als eine Kochsalztransfusion, die leider in diesen Fällen auch immer noch in Krankenhäusern zu schwach infundiert wird.

So starb bei den Deutschen Waldlaufmeisterschaften 1968 in Karlsruhe bei 32° C von den zahlreich eingelieferten Läufern nach drei Wochen einer der Läufer, den man zwar mit Kochsalzlösung behandelte, für den man aber anscheinend nicht die nötige Konzentration der Lösung berechnet hatte.

Damit solche Zustände überhaupt nicht so leicht auftreten können, wurde von der Firma Brütting (Nürnberg) und dem Verfasser das Präparat „Fitogen" entwickelt, welches alle nötigen Mineralien enthält, um einer solchen Katastrophe vorzubeugen, nämlich Natrium-Dihydrogen-Phosphat 217 mg, Natrium-Monohydrogen-Phosphat 160 mg, Natriumchlorid (Kochsalz) 150 mg und Kalium-Bikarbonat (Alkalireserve) 20,2 mg pro Tablette.

Man nimmt bei den ersten Schwächeerscheinungen während eines Langlaufs, wie Marathon, 100 km usw. bei Hitze 3 bis 4 Tabletten in Wasser aufgelöst. Natürlich sollten bei derartigen Rennen solche Lösungen immer fertig zum Gebrauch bereitstehen. Nur die Ausgewogenheit von Kochsalz, Phosphorsäure und Bikarbonat garantiert auch bei längsten Rennen in großer Hitze das Funktionieren des Stoffwechsels und Kreislaufes. Aber das Training sollte schon diese Zustände bei Hitzeläufen imitieren und man sollte auch ihren Ausgleich durch Fitogen und ähnliche Maßnahmen im Training üben. Dann kann auch die Zufuhr von zuckerhaltigen Getränken eine Wirkung haben, nämlich weniger das kleine Wechselgeld des Blutes von 5 g Trauben-zucker in 5 Liter Blut laufend zu ersetzen, sondern vor allem die Zucker-spaltungsvorgänge durch Fermente und geringe Zuckerzufuhr wieder zu katalysieren. Die meisten Läufer, Trainer und Ärzte meinen immer noch, daß der Mensch ähnlich der Lokomotive einen Kohlenwagen benötige, um die Kohlenhydrate dauernd auffüllen zu müssen. Es sind nicht die Kohlenhydrate, sondern die lebenswichtigen Salze.

Um noch einmal auf das Thema Wasservergiftung einzugehen: dieser Zustand ist durch zentral-nervöse Symptome gekennzeichnet, wie Krämpfe, Bewußt-losigkeit, Muskelschwäche, Koordinationsstörungen und Unorientiertheit. Die schonungslose Therapie besteht aber in Zuführung von hypertoner Kochsalz-lösung in kleinen Mengen, d. h. man infundiert nicht literweise physiologische Kochsalzlösung, sondern am besten 3 %ige Kochsalzlösungen in etwa 200 g, wodurch eine Wasserabgabe an die Nieren überhaupt erst ausgelöst werden kann.

Eine andere Form der Wasseranreicherung im Organismus ist das Ödem. Ein Ödem ist eine Wasserspeicherung im Organismus in den Räumen außer-halb der Blutgefäße, wobei aber auch Wasseranreicherung innerhalb der Zellen auftreten kann.

Ödeme sind nie Folgen einer reinen Wasseranreicherung im Organismus, wie die Wasservergiftung, sondern sie sind Symptom einer Stoffwechselerkran-kung. Wir unterscheiden nach der chemischen Zusammensetzung eiweiß-reiche Ödeme, die sogenannten Exsudate, und eiweißarme Ödeme, die sogenannten Transsudate. Die Ödemflüssigkeit ist immer reich an Mineralien und unterscheidet sich so von den Flüssigkeitsansammlungen bei Wasser-vergiftung. Bei der Ödemkrankheit besteht ein pathologischer Wasserdruck im Bindegewebe des ganzen Organismus aus Gründen, die man heute noch nicht ganz durchschaut.

Bei Minderung des Plasma-Eiweißgehaltes, besonders des Albumingehaltes, können Ödeme sehr leicht auftreten. *Wir sahen das in den Jahren 1952 bis 1964 bei den „intervalltrainingsgeschädigten" Menschen, die einen vermin-derten Eiweißgehalt des Blutes aufwiesen, im Gegensatz zum trainierten Langstreckenläufer, und die infolge ihrer energetischen Herzinsuffizienz auch Ödemneigung zeigten.*

Ödeme können auch auftreten, wenn die feinen Blutkapillaren durch irgend-welche Gifte oder Stoffwechselprodukte geschädigt oder wenn Lymphgefäße gestaut wurden. Wir können heute nur vermuten, daß die Ödembildung durch mehrere Komponenten zustande kommt. Am Beginn der Ödemkrankheit steht aber immer der Übertritt von Blutwasser und Mineralien sowie von Eiweißkörpern aus den Blutgefäßen in das Bindegewebe.

Eiweiß als Lebenssubstanz

Eine schonungslose Therapie dieser Erkrankung kann nur durch eine Beein-flussung des Stoffwechsels geschehen, dadurch, daß durch Anstrengung vermehrt Sauerstoff aufgenommen wird, durch Steigerung der entstehenden Kohlensäure schließlich eine förderliche Übersäuerung des Blutes auftritt und reaktiv ein Abgang von Wasser mit Salz zu verzeichnen ist. Das heißt, der Mensch schwitzt, und erst durch eine körperliche Anstrengung, die mit starker Schweißbildung einhergeht, wird jede Ödemkrankheit in günstigem Sinne beeinflußt. Das setzt aber Anstrengung und Willen voraus. Medikamente und selbst Infusion von Elektrolyten bedeuten zwar in der klinischen Medizin viel, für die Gesundheit leisten sie fast nichts. Bessere Erfolge hat die Medizin da, wo das Ödem Teilsymptom eines örtlichen Krankheitsgeschehens ist.

So kennen wir Ödeme aus Gründen des Herzversagens bei Rechtsinsuffizienz, wir kennen Leberödeme, Ödeme bei Nierenerkrankungen und bei Schwangerschaftsvergiftung. Außerdem gibt es rein hormonelle Regulationsstörungen, z. B. wenn vermehrt das Hormon Adiuretin gebildet, also eine Ausscheidung von Wasser auf Hormonbasis verhindert wird. Dies scheint auch so bei gewissen Wasseransammlungen während der Menstruation und beim Hungerödem von Kriegsgefangenen zu sein.

Es gibt auch örtliche Ödeme, so bei Abflußbehinderungen in den Beinvenen, bei bestimmten Entzündungen und Allergien und bei bestimmten Stoffwechselzuständen wie bei der Zuckerkrankheit.

Therapeutisch gibt es bei der Behandlung der Ödemkrankheit zwei Wege:

1. Eine Therapie, die radikal die Ursache beseitigt, vor allen Dingen die Schädigungen, welche die Krankheit ausgelöst haben,

2. eine symptomatische Behandlung, die in Kochsalzentzug besteht und dadurch die Verminderung des osmotischen Druckes und eine Verminderung der Ausscheidung des anti-diuretischen Hormons bewirkt. Dadurch entsteht eine Minderung des Wasserbindungsvermögens des Organismus. Eine Kochsalzausscheidung ist immer mit einer osmotischen Wasserausschwemmung verbunden.

Die chemischen Umsetzungen, die sich im Körper vollziehen und die sich in wäßrigen Lösungen abspielen, sind mit einem Wassermangel unvereinbar, wie er im Wüstenklima auftreten kann, aber die krankmachende Wirkung des Wasserüberschusses haben wir oben genügend besprochen und damit als die Ursache vieler chronischer Leiden der heutigen Zivilisationsländer erkannt, von Leiden, die chronisch den Körper in seiner Gesundheit zerstören und mit Willen und Anstrengung abgestellt werden können.

Der Mineralstoffwechsel, ein oft vernachlässigtes Kapitel

Die Mineralien unterteilt man entsprechend der elektrischen Trennung in die Gruppe der Kationen, die positiv elektrisch sind, und der Anionen als negativ elektrisch geladene Teilchen.

Die Nahrung bietet alle für den Organismus in Betracht kommenden wesentlichen Ionen in anorganischer Bindung und in einer Form, daß der Verdauungsprozeß die Aufsaugung der mineralischen Bestandteile ermöglicht. Auch in den Ausscheidungen erscheinen die wichtigsten Mineralstoffe wieder in rein anorganischer Bindung. Natrium, Kalium, Kalzium und Magnesium sind positive Ionen, also Kationen, und die negativen Ionen sind Chlorid, Schwefelsäure, Phosphorsäure und die Eiweißstoffe. Dazu zählt noch das Bikarbonat bzw. die Alkalireserve im engeren Sinne, auch Standardbikarbonat genannt.

Chlor, eine Blutdruckpeitsche

Das Chlor-Ion überwiegt an Menge alle übrigen Anionen des Körpers. Den Gesamtchlorbestand schätzt man als Kochsalz berechnet, da Kochsalz aus Natrium und Chlor besteht, auf etwa 140 g. Die Chloridmenge in den Körpersäften liegt auch im physiologischen Bereich an der oberen Grenze des Erträglichen. Bei der Kost des heutigen Menschen entsteht eine dauernde Chloridanreicherung im Blut, die einen Kochsalzhochdruck als Blutdruck erzeugt. Je eiweißärmer die Flüssigkeit ist, desto mehr Chlorid enthält sie. *Beim schonungslos trainierten Langstreckenläufer ist es umgekehrt. Er hat einen hohen Eiweißgehalt im Blut (bis 9,0 g %), und das Chlorid liegt bei ihm unter 330 mg %, wenn etwa 360 mg % als normal angenommen wird.*

Die Bindegewebsfasern haben eine besondere Eigenschaft der Kochsalzbindung, und deshalb ist die Haut als bindegewebsreiches Organ das Kochsalzdepot des Körpers. Die Chlorausscheidung erfolgt fast ausschließlich durch die Nieren, aber die dort ausgeschiedene Menge ist zu gering, um gesund zu bleiben, und erst bei hohen Außentemperaturen oder bei körperlicher Dauerarbeit können erhebliche Kochsalzmengen mit dem Schweiß aus dem Körper entfernt werden.

Die Bedeutung des Chlors für den Organismus beruht in folgenden Funktionen:

1. Es ist in Verbindung mit Natrium das sogenannte Säftesalz, und Chlor wird aus dem Blutplasma bei reichlichem Anfall in die Blutkörperchen hineingeschleust (die sogenannte Chloridverschiebung), damit der Körper nicht mit Chlor vergiftet wird.

2. Chlor wirkt in der normalen Konzentration auf die richtige Funktion der Fermente.

3. Chlor ist mit Natrium im Kochsalz gekoppelt bestimmend für den Wasserhaushalt, wobei Kochsalzanhäufung gleichzeitig Wasserspeicherung hervorruft.

4. Chlor ist aber auch für die Regulierung der Nierentätigkeit wichtig, weil nur bei normaler und genügender Chloridmenge des Blutes die Niere fähig ist, Wasser auszuscheiden.

Der Chlorstoffwechsel im Organismus wird von dem Aldosteron, einem Hormon der Nebennierenrinde, beherrscht. Aldosteron hemmt die Ausscheidung von Kochsalz durch die Niere und erhöht dadurch auch den Chlorgehalt des Körpers. Eine Schwäche der Nebennierenrinde führt aber zum umgekehrten Bild, nämlich zu einem starken Kochsalzverlust, so daß lebensbedrohliche Zustände die Folge sind.

Chloridverschiebung bei Übersäuerung

Wie schon oben erwähnt, kann bei übermäßigem Chlorgehalt, wie bei starker Übersäuerung, der Mechanismus der Chloridverschiebung das Chlor in die roten Blutkörperchen abschieben und damit eine Stoffwechselkatastrophe vermeiden. Das Blut hat nur in sehr geringem Maße die Möglichkeit, vermehrt Kochsalz aufzunehmen, und der ausdauertrainierte Organismus schiebt das vermehrte Kochsalz mit seinem Chlor sofort ab. *So haben hoch trainierte und absolut gesunde Ausdauersportler nicht 900 mg % Kochsalz im Blut, sondern um 800 mg %.*

Menschen, die an einem Kochsalz-Bluthochdruck leiden, sollte man also nicht mit blutdrucksenkenden Mitteln behandeln, sondern durch Langstreckenlauf mit plötzlichem Kochsalzentzug durch den Schweiß. Dann schwemmt der Körper bis zu 20 g Salz aus mit dem entsprechenden Wasser, und der Blutdruck sinkt. Dies ist natürlich eine schonungslose, aber sichere Therapie, um den Blutdruck zu senken. Man findet kaum einen Marathonläufer, der am Ziel noch einen hohen Blutdruck hätte, wenn er deswegen von einem untersuchenden Arzt vor dem Lauf mit Mißtrauen betrachtet wurde.

Wie ebenfalls oben erwähnt, kann es durch Versagen der Nebennierenrinde zu krankhaften Salzmangelzuständen kommen. Bei der Lungenentzündung entsteht durch Kochsalzabwanderung in alle Gewebe eine starke Minderung der Blut- und Harn-Kochsalzwerte, ebenso bei chronischen Infektionskrankheiten und bei der Tuberkulose. Hier ist aber eine starke Kochsalzvermehrung des Gewebes, besonders der Muskulatur, bei niedrigen Blutchlorwerten nachgewiesen, so daß es in einer schonungslosen Behandlung der Tuberkulose durchaus sinnvoll ist, ein Ausdauertraining so zu betreiben, daß durch Schweißverlust die Kochsalzvermehrung des Gewebes herabgesetzt wird. *Auch beim Krebskranken besteht eine Kochsalzanhäufung im Gewebe, und deshalb kann man in einer schonungslosen Behandlung dieses Zustandes einen Langlauf mit Schweißbildung nur empfehlen.*

Es gibt Säurezustände im Körper, die durch Anhäufung von Wasserstoff entstanden sind. Dabei wird das Blutchlorid herabgesetzt, denn nachdem die Erhöhung z. B. in der Kohlensäurespannung des Blutes dadurch kompensiert wird, daß das Natrium-Bikarbonat ansteigt, muß das Natrium aus den Kochsalzverbindungen des Serums entweichen, und das Chlorid verschwindet aus dem Serum in die Blutkörperchen und wandert in den Bindegewebsraum ein. Natrium und Chlorid gehen hier völlig unabhängig voneinander entgegengesetzte Wege.

Chloridmangel und Harnvergiftung

Wird das Blutchlorid stark vermindert, wie z. B. durch dauerndes Erbrechen, durch Durchfälle oder wochenlang fortgesetzte kochsalzfreie Diät, kann es zur Harnvergiftung der Niere kommen, weil die Niere auf diese Weise unfähig wird, die harnfähigen Stoffe auszuscheiden. Es ist also nicht richtig, bei einer Nierenentzündung immer gleich eine kochsalzfreie Diät zu verordnen, denn durch zu lange fortgesetzte chlorarme Diät kann sich das Krankheitsbild verschlechtern, aber auch, wenn man — wie in manchen Krankenhäusern — zuviel Traubenzuckerlösung einspritzt, denn diese Zuckerlösung verdünnt das Kochsalz und entzieht dem Organismus Kochsalz. Ist zu wenig Chlor und Kochsalz im Organismus, so steigt das Natrium-Bikarbonat an, statt Übersäuerung haben wir dann das Gegenteil, eine Alkalose, und diese kann zu Krämpfen führen.

Beim Zuckerkranken haben wir einen ähnlichen Mechanismus, denn durch organische Säuren, die beim Zuckerkranken entstehen, wird das Chlor verdrängt. *Jeder Zuckerkranke, der zuviel Säuren produziert, muß also Kochsalz bekommen. Ebenso ist es bei einer schonungslosen Behandlung des Leberkranken, aber auch des überforderten Langstreckenläufers, wenn sich zuviel Säure gebildet hat. Wer einem erschöpften Marathonläufer am Ziel Traubenzuckerlösung gibt, könnte erleben, daß der Betreffende an der Chloridverschiebung stirbt. Deshalb ist es sinnvoll, im Koma des Zuckerkranken und am Ziel eines erschöpfenden Langstreckenlaufes eine Ochsenschwanzsuppe als Medikament bereitzuhalten.*

Schwefel, ein biologisch wichtiges Element

Die Bedeutung des Schwefels im Organismus liegt im Aufbau der schwefelhaltigen Aminosäuren Zystin, Zystein und Methionin, welche als Bausteine der Eiweißkörper und als Biokatalysatoren vieler Stoffwechselvorgänge im Organismus beteiligt sind. Der Organismus enthält etwa 100 g Schwefel.

Merkwürdigerweise befindet sich im Organismus des weiblichen Geschlechts mehr Schwefel als in dem des Mannes, was vor allen Dingen *Max Bürger* und seine Mitarbeiter in Bonn in Hunderten Analysen festgestellt haben. Am meisten finden wir Schwefel in der Hirnsubstanz, in den Nägeln und Haaren, und rotblonde Haare sind am schwefelreichsten.

Fehlt es dem Körper an Schwefel, so werden die Haare brüchig, und man geht dann am besten nicht zum Hautarzt, sondern ißt täglich einen Teller voll schwefelreicher Hafergrütze. Schwefel findet sich ferner in Eiern, Bohnen, Rettich, Zwiebeln und Knoblauch.

Alle südlichen Völker essen mit Leidenschaft Zwiebeln, Knoblauch und Rettich, und sicher hat der Schwefel in diesen Pflanzen eine besondere Heilkraft. Rettich ist ein bewährtes Mittel gegen Tuberkulose. Auffallend ist die Tatsache, daß jene Völker, die viel Zwiebeln und Knoblauch essen, mehr gegen Krebs geschützt sind. Krebskranke haben eine starke Schwefelausscheidung.

Beim Stoffwechsel dieses Sulfats spielt eine Verbindung von Adenosin, Phosphat und Phosphorsulfat eine allgemeine Rolle bei der Übertragung von schwefelhaltigen Resten sowie bei der Ausscheidung körpereigener und körperfremder Stoffe. Solche Schwefelreste im Körper haben die Formel OSO_3H, d. h. Schwefel (S), Sauerstoff 4 Atome (O_4) und Wasserstoff 1 Atom (H). Die tägliche Ausscheidung von Schwefel im Harn beträgt etwa 1 g.

Es gibt im Organismus zahlreiche Fermente, die mindestens eine Schwefel-Wasserstoff-Gruppe enthalten, d. h. eine SH-Gruppe, deren Unversehrtheit für die Wirkung des Ferments notwendig ist.

Unter ihnen befinden sich Fermente, die die Reaktion zwischen zwei Stoffen katalysieren, nämlich einen Wasserstoffspender und einen Wasserstoffempfänger, die sogenannten Dehydrogenasen. Daher ist der Schluß erlaubt, daß der Organismus der Frau durch seine SH-Enzyme besonders die Reaktionen des Wasserstoffes in der Atmungskette fördert. Die Dehydrogenasen bilden nämlich die umfangreichste bisher bekannte Enzymgruppe, und entsprechend der allgemeinen Bedeutung der Dehydrierungsreaktionen in jeder Zelle scheint der weibliche Organismus besonders dafür befähigt zu sein, Wasserstoff abzubauen, und zwar innerhalb der Atmungskette, aber auch in einer Vielzahl von Reaktionen im Zwischenstoffwechsel, so daß die Ausdauer der Frau durch eine besonders günstige Fermentreaktion mit schwefelhaltigen Enzymen zu erklären zu sein scheint.

Diese Feststellung der größeren Ausdauerfähigkeit der Frauen soll am Schluß dieses Buches in einem besonderen Abschnitt durch weitere biologische Angaben und durch Beweise aus der Praxis des Ausdauersportes ergänzt werden.

Bis zum Beginn unseres Jahrhunderts galt das klavierspielende, blutarm wirkende und gekonnt errötende und in Ohnmacht fallende Mädchen als der Idealtyp der Frauen. Das ist gottlob längst „passé". Schier unausrottbar geblieben ist aber trotz zweier Weltkriege, in denen und nach denen die Frauen und Mädchen ihren „Mann" stehen mußten, das Vorurteil ihrer geringeren geistigen und körperlichen Leistungsfähigkeit.

Zumindest für die Ausdauerleistungsfähigkeit der Frauen und Mädchen kann im Schlußkapitel nachgewiesen werden, daß sie darin von Natur aus den Männern sogar überlegen sind.

Im gleichen Abschnitt soll übrigens auch aufgezeigt werden, daß Kinder weit ausdauerfähiger sind, als alle Welt bisher glaubte, wenngleich ihre Ausdauerfähigkeit größtenteils auf anderen biologischen Voraussetzungen beruht.

Phosphor — ein schweres Gift und doch notwendig

Obwohl Phosphor ein schweres Gift ist, enthält der Körper davon fast 1 kg. Der Säugling nimmt im ersten Lebensjahr etwa 50 g Phosphor mit der Nahrung auf, eine Menge, die genügte, um ein ganzes Dorf zu vernichten. Aber in chemische Verbindungen eingebauter Phosphor ist kein Gift, sondern ein Katalysator.

Die Milch ist sehr phosphorreich, denn aus ihr sollen ja die Knochen aufgebaut werden, die in der Hauptsache aus Phosphorsäure und Kalk bestehen. Phosphor findet sich in Fleisch, Brot, Kartoffeln und Hülsenfrüchten, aber die Phosphorverbindungen des Fleisches und der Milch sind wertvoller als jene der Pflanzen, denn sie sind körperähnlicher.

Phosphor findet sich in den edelsten Bestandteilen des Körpers, in den Zellkernen, den Geschlechtszellen und den Nervenzellen. Das bekannteste Phosphorfett ist das Lezithin, und das Gehirn ist so phosphorreich, daß man 1669 in ihm den Phosphor überhaupt erst entdeckte. Man braucht aber keine Lezithinpräparate zu kaufen, denn Lezithin findet sich reichlich in Eiern, Butter, Rahm, Milch und Kalbshirn.

Phosphor tritt im Körper nur in Form der Phosphorsäure auf (H_3PO_4) und in Esterform, d. h. einer Verbindung von Säure und Alkohol mit Wasserabspaltung. In Esterform gewinnt die Phosphorsäure große Bedeutung für den Energiestoffwechsel.

Der im Blut vorkommende säurelösliche Phosphor, der hauptsächlich anorganisches Phosphat und nur zum kleineren Teil Esterphosphat ist, besitzt eine durchschnittliche Konzentration von 10 mg%.

Die anorganischen Phosphate der Nahrung sind die wichtigen Phosphorquellen, aus welcher der Organismus alle nötigen Phosphorverbindungen selbst aufbauen kann. Die künstliche Zufuhr von organisch-gebundenen Phosphorsäuren, wie sie in vielen Nährpräparaten angepriesen wird, ist daher gar nicht notwendig.

Große Zeiträume erfordert die Erneuerung des Knochenphosphors. So werden in 50 Tagen nur 29% des Phosphors, beispielsweise des Oberschenkelkopfes, erneuert, aber in 250 Tagen nur 1% des Phosphors der Zähne.

Phosphor wird im Darm aufgenommen, und die Ausscheidung erfolgt zu 70% im Stuhl und zu 30% im Harn. Wie weiter oben erwähnt, ist das Hormon der Schilddrüse der Förderer der Phosphorausscheidung durch die Nieren.

Es gibt im Knochenstoffwechsel einen engen Zusammenhang von Phosphorstoffwechsel und Kalziumstoffwechsel. Bei der Rachitis, einer Knochenerweichung, die besonders stark im Kriegshungerjahr 1917 auftrat, führt die Medikamentation mit Vitamin D zu einer Verminderung der Phosphatausscheidung, weil durch den Anstieg des Kalziums im Serum eine Hemmung der Nebenschilddrüse erreicht wird. Das Hauptsymptom der Rachitis ist aber die geringe Phosphorsäuremenge im Blut.

Bei sportlicher Arbeit findet sich eine erhöhte Phosphormenge im Blut, aber auch bei akuten Infektionskrankheiten. Dabei wird organisches Phosphat aus energiereichen Bindungen gelöst und im Blut aufgehäuft. *So haben Marathonläufer nach einem Lauf über ihre Rennstrecke statt normal 2 bis 5 mg Phosphorsäure im Blut 10 mg und mehr.*

Eine starke Phosphatausscheidung im Harn erkennt man daran, daß er milchig getrübt ist, und man nennt deshalb Kinder, die diesen milchigen Harn absondern, „Milchpisser". Es handelt sich hier um eine Störung der Niere, die die Fähigkeit verloren hat, einen sauren Harn zuzubereiten. Träger dieser Stoffwechselstörung leiden oft an vegetativen Störungen und migräneartigen Kopfschmerzen.

Arsen, das wohltätige Gift

Arsen ist eines der gefährlichsten Gifte, die wir kennen. Die meisten Giftmorde wurden mit Arsen durchgeführt, von dem schon 0,10 g tödlich wirkt. Aber eine Reihe von Tropenkrankheiten sind durch Arsen gebessert worden, und das beste Mittel gegen Syphilis, wenigstens vor der Ära des Penicillins, war das Salvarsan, eine Arsenverbindung.

Der Mensch kann sich an Arsen gewöhnen und wird dadurch gegen die Giftwirkung des Arsens immer unempfindlicher. Arsen regt an, bessert Leistungsfähigkeit, Ausdauer und Aussehen, und so wurden die arsenhaltigen Quellen bestimmter Kurorte berühmt. Rennpferde wurden früher mit Arsen gedopt, damit sie besser liefen, und fast alle früheren Verjüngungsmittel enthielten Arsen.

Besonders kräftig wirkt Arsen auf das Knochenmark und wird bei allen Blutkrankheiten mit Vorteil verwandt, ist aber heute infolge von Vergiftungsunfällen fast aus der Rezeptur verbannt. Offenbar ist aber Arsen zum Aufbau der roten Blutzellen unentbehrlich.

Mann und Frau unterscheiden sich in ihrem Arsenstoffwechsel. Eier enthalten eine gewisse Menge Arsen, und Männer scheiden dieses Arsen aus Eiern innerhalb von 48 Stunden durch die Nieren aus. Frauen aber behalten dieses Arsen in ihrem Körper und speichern es in der Schilddrüse. Diese Hormondrüse ist also das Arsendepot des weiblichen Körpers. Sie gibt es in kleinsten Mengen an das Blut ab, und dieses transportiert es zur Gebärmutter, wo es in der Gebärmutterschleimhaut abgelagert wird, um der befruchteten Eizelle ein Wachstumsmilieu zu schaffen. Wird eine Frau schwanger, so sammelt sich das Arsen im Mutterkuchen, durch den das Kind seine Aufbaustoffe erhält. Erst bei der Geburt scheidet der Organismus der Frau das Arsen aus. Frauen sind, wie oben erwähnt, durch ihre Schwefel-Wasserstoff-Fermente „arsenfester" als Männer.

In einer schonungslosen Therapie, z. B. gegen Blutarmut und gegen die furchtbare Leukämie, sollte sich die Medizin wieder daran erinnern, daß Arsen den Schwund der roten Blutkörperchen evtl. aufhalten kann, z. B. durch Verschreibung und Einnahme der sogenannten Fowler'schen Lösung, Tropfen, die im vorigen Jahrhundert wahrscheinlich manche Leukämie verhütet haben. Man beobachtet aber immer wieder, daß alte Erfahrungen bei den Ärzten verlorengehen.

Jod ist nicht nur für Wunden da

Das Jod spielt im Organismus eine außerordentlich bedeutsame Rolle, obwohl seine Konzentration im Blut nur 8 bis 12 Millionstel Gramm in 100 cm³ beträgt. Der Jodspiegel des Blutes zeigt jahreszeitliche Schwankungen, besonders eine Senkung des Blutjods in den Wintermonaten, obwohl der Mensch nicht in einen Winterschlaf verfällt. Umgekehrt kann die Zufuhr von 2 Tropfen Jod den Stoffwechsel gewaltig anregen, auch z. B. zur Kupierung einer Grippe, was schon der berühmte Chirurg *August Bier* empfohlen hat.

Jod ist in der Natur weit verbreitet. Seine Hauptmasse kommt im verwitterten Gestein des Hochgebirges zutage und wird vom Gebirgswasser in die Ebenen geschwemmt. Die Hochtäler der Gebirge sind auffallend arm an Jod. Die Schweiz ist deshalb eines der jodärmsten Kulturländer. Durch den Zustrom der Flüsse hat sich das Jod, ähnlich dem Kochsalz, im Meer angesammelt. Meerwasser ist stark jodhaltig. Daher ist die Luft an den Küsten durch die Verdunstung des Meerwassers jodreich, und die Küstenbewohner leiden von Natur aus nicht unter Jodmangel. Das jodreichste Lebewesen ist der Badeschwamm, und die jodreichsten Nahrungsmittel sind Schellfisch und Kabeljau sowie der Lebertran. Aus dem Boden gelangt das Jod in die Pflanze und so in die Nahrungsmittel. Die jodreichste Küchenpflanze ist der Knoblauch, und man muß ihn unter den Heilstoffen neben den Lebertran stellen. Wie dieser ist er ein Vitamin- und Hormonspender, Infektionsverhüter, Darmreiniger und Knochenstärker. Außerdem vermutet man, daß er Schutzstoffe gegen die Bildung der Krebsgeschwülste enthält, denn bei knoblauchessenden Völkern sind Krebsfälle äußerst selten. *Der Knoblauch enthält viermal mehr Jod als die jodreiche Zwiebel, die unter den Heilpflanzen an zweiter Stelle steht.* Gering jodhaltig sind auch Eier, Milch und Butter. Frauen haben zur Zeit der Monatsregel mehr Jod im Blut, und ein Mensch in Gemütserregung schüttet die doppelte Menge Jod ins Blut aus. Die Hälfte des Jods im menschlichen Körper befindet sich in der Muskulatur, ein Zehntel in der Haut. Mit dem Eintritt der Wechseljahre nimmt der Jodgehalt der Eierstöcke der Frau ab.

Genie oder Verblödung? — Die Schilddrüse entscheidet

Die kleine Schilddrüse des Menschen trägt 20 % des ganzen Körperjods in sich. Dieses ist in der Schilddrüse mit einer Aminosäure gekoppelt, die Thyroxin genannt wird. Das Thyroxin ist mit einer zweiten Eiweißverbindung gepaart, und diese beiden sind mit einem arsenhaltigen Eiweißmolekül verbunden.

Jod erregt das sympathische Nervensystem, das die Stoffwechselvorgänge in schlagartigen Aktionen beherrscht. Zufuhr von Jod steigert die Verbrennung, regt die Tätigkeit der Drüsen und des Darms an, erhöht den Blutdruck und die Erregbarkeit des Nervensystems.

Der Menschenkörper enthält schätzungsweise 0,05 g Jod. Auf 500 000 Moleküle Eiweiß, auf 50 000 Moleküle Kochsalz, auf 10 000 Moleküle Zucker kommt im Blut immer ein Molekül, das Jod enthält.

Die Schilddrüse ist die Temperamentsdrüse des Menschen. Unter den Leichtathleten hat der Sprinter am meisten Jod im Blut, vor allen Dingen unter den Sprintern, die aufgeregt sind und beim Start immer zu früh losschießen. Der schwergewichtige Athlet, wie z. B. der Gewichtheber, hat sicher eine schwache Schilddrüse, und sein Jodspiegel ist niedrig.

Vergrößert sich die Schilddrüse und sondert zuviel Hormon ab, so entsteht die nach ihrem Entdecker genannte Basedow-Krankheit. Die Schilddrüsenvergrößerung nennt man Kropf.

Die vom Schilddrüsenhormon ausgelösten Erscheinungen sind ähnlich der Sympathikuserregung. Die Hände zittern leicht, die Augen quellen etwas hervor, so daß man sie mit Glotzaugen oder auch Glanzaugen bezeichnet, die Haut schwitzt, das Herz jagt mit gesteigerter Pulszahl, der Blutdruck ist erhöht, der Darm unruhig und das Nervensystem in Hochspannung. Alle diese Erscheinungen kann man bei aufgeregten Sportlertypen beobachten, *und es ist ganz falsch, diesen Menschen den Sport zu verbieten, sondern man muß sie lehren, durch leichte lange Läufe mit viel Sauerstoffaufnahme das Nervensystem zu beruhigen. Diese sedative Wirkung des leichten Langstreckenlaufens, besser gesagt Trabens, ist so hervorstechend, daß manche kranke Menschen nur deshalb ein Lauftraining anfangen und beibehalten, weil sie durch nichts anderes ihre Schilddrüse beruhigen können.* Die Sportmedizin hat leider noch wenig von dieser therapeutischen Möglichkeit Gebrauch gemacht, in der falschen Annahme, daß Sport immer gleich Sympathikuserregung ist. Wer aber täglich Dauerleistung von sich verlangt, ohne Sauerstoffschuld einzugehen und die Reserven anzugreifen, der erfährt eine Beruhigung des Stoffwechsels und wird also durch schonungslose Behandlung geheilt, denn was der Basedow-Kranke überhaupt nicht verträgt, ist Bettruhe, weil er infolge seiner inneren Erregung nicht zum Schlafen kommt.

Natrium im „Salz der Erde"

Elf Zwölftel der Gesamtbasen des menschlichen Organismus werden von Natrium gebildet. Es ist das wichtigste Kation, und man kann die Gesamtkationen, das sei hier für Ärzte gesagt, am besten bestimmen, wenn man zu den Natrium-Ionen, die normal 142 Milliäquivalente betragen, 12 Milliäquivalente dazu zählt. So ist also die normale Kationengesamtzahl 154 Milliäquivalente.

Reichliche Zufuhr von Natrium mit der Nahrung erhöht das Natrium im Blut und verdrängt gleichzeitig das Kalium, das vermehrt zur Ausscheidung kommt.

Erstaunlich ist der große Unterschied der Natrium-Konzentration in den Körpersäften im Gegensatz zum Körpergewebe. Wie oben erwähnt, hat das Blut eine durchschnittliche Konzentration von 142 mval/Liter, aber die Blutkörperchen sind nahezu frei von Natrium. Auch Muskeln und Knochen haben nur geringe Natriumkonzentrationen. Dagegen hat das Knorpelgewebe fast doppelt soviel als das Blut.

Die wichtigste Aufgabe des Natriums liegt in der Regulierung der Säuren und Basen, da es ja den größten Teil der Alkalireserve ausmacht.

Von der Koppelung von Natrium mit Chlor, also im Kochsalz, wird der Wasserhaushalt wesentlich beeinflußt.

Die Natriumausscheidung erfolgt teils über die Niere, teils über den Darm. Nebennierenrindenhormone aber fördern die Rückaufsaugung des Natriums in der Niere und vermehren die Kaliumausscheidung. Das Verhältnis von

Natrium zum Kalium ist 142:4 = 35, das Absinken dieses Bruches unter 32 zeigt einen Mangel an Nebennierenrindenhormonen an, wobei Kalium im Serum ansteigt und Natrium wegen der vermehrten Ausscheidung abfällt.

Bei der sogenannten Addison'schen Erkrankung kann das Natrium so weit abnehmen, daß Kochsalzzufuhr allein schon lebensrettend wirkt.

Verliert der Mensch, beispielsweise bei einem Langstreckenlauf in der Hitze, zuviel Wasser und Salz, so kann er in einen Schockzustand kommen mit niedrigem Blutdruck, schnellem Puls, Versagen der Nierenausscheidung und zentral-nervösen Symptomen.

Dasselbe Bild bietet sich bei Erniedrigung des Natriumspiegels, wenn zu große Wassermengen aufgenommen werden. Hierbei können die Natriumwerte auf 110 mval/Liter sinken, und während im Gewebe noch wenig Natrium vorhanden ist, tritt in den Flüssigkeitsräumen des Gehirns ein relativer Überschuß an Salzen auf, wobei sich dann eine Gehirnschwellung mit Bewußtlosigkeit ausbilden kann.

Die Kaliumbatterie des Menschen

Wenn auch Kalium mengenmäßig in den Körperflüssigkeiten erheblich hinter dem Natrium zurücksteht, so ist seine physiologische Bedeutung für den Stoffwechsel äußerst wichtig. Kalium findet sich vor allem in den Zellen und verhält sich in dieser Hinsicht gerade umgekehrt wie das Natrium. Seine Gewebskonzentration beträgt etwa 136 mval/Liter, aber im Blut und Plasma finden sich nur 4 bis 5 mval/Liter.

Das Kalium der Zelle ist wahrscheinlich mit Phosphorsäure zusammengekoppelt. Die Anreicherung von Kalium in der Zelle geschieht unter Verbrauch biologischer Energie. Durch den Kreislauf des Blutes mit vermehrtem Sauerstoff wird das Kalium aktiv in die Zelle hineingepumpt. Letzten Endes wird die Kaliumpumpe des Organismus durch den Zerfall energiereicher Phosphorverbindungen betrieben, die bei der Zellatmung gebildet werden.

Die Bedeutung des Kaliums liegt in seiner Wechselwirkung zum Natrium und zum Kalzium. Für den Organismus ist das gleichzeitige Vorhandensein von Natrium und Kalium im richtigen Verhältnis überaus wichtig, da jedes von ihnen bei Abwesenheit des anderen in gewissem Sinne giftig wirkt.

Kalium hat besondere Aufgaben bei der Muskelarbeit. Kaliummangel bewirkt eine Unfähigkeit der Muskelkontraktion. Es besteht eine enge Beziehung des Kaliums zum Muskel-Phosphorsäurestoffwechsel und eine Verknüpfung des Kaliumstoffwechsels mit dem der Kohlenhydrate. Für EKG-Fachleute sei bemerkt, daß bei Kaliummangel ST-Senkungen bestehen, T-Abflachungen und man häufig eine Verschmelzung der T- und U-Welle beobachten kann. Als wichtigstes Symptom erkennt man aber eine Verlängerung der QT-Dauer.

Kaliummangel kann zu Lähmungen führen, die man vielfach durch Trinken von Fruchtsaft beheben kann. Zuviel Kalium im Blut findet man bei allen Erkrankungen, die zu einer Übersäuerung des Blutes führen. Im EKG sieht man dabei hohe, spitze T-Wellen. Extreme Kalium-Überschuß-Zustände können aber auch zu Vorhofflimmern oder Vorhofstillstand und zu Reizleitungsstörungen am Herzen führen.

Kalzium, ein vielseitiges Mineral

Der menschliche Organismus enthält durchschnittlich 1 kg Kalzium. Davon befinden sich 99% im Knochensystem. Der Knochenkalk ist das große Kalziumdepot des Organismus, und im Bedarfsfalle wird die Knochensubstanz rücksichtslos entkalkt. Das Kalzium kommt im Knochen zu 80% als Kalziumphosphat vor. Die Muskulatur hat nur geringe und schwankende Kalziumwerte, und die roten Blutkörperchen sind nahezu kalziumfrei. Das Blut aber besitzt eine beträchtliche Kalziummenge, normal etwa 10 mg%, die außerordentlich konstant gehalten werden.

Ein Drittel des Blutkalziums ist an Serum-Eiweiß gebunden, wobei Albumin viermal soviel Kalzium bindet als Globulin. Ein geringer Eiweißgehalt des Blutes geht oft auch mit geringem Kalziumgehalt einher.

Nur etwa ein Sechstel des Blutkalziums ist positiv elektrisch geladen, d. h. ionisiert. Schon ganz geringfügige Verschiebungen des Blutes nach der sauren Seite rufen eine verstärkte elektrische Ladung des Kalziums hervor. Findet sich zuviel ionisiertes Kalzium, z. B. bei saurer Stoffwechsellage, so ist das gleichbedeutend mit der Erregung des sympathischen Nervensystems. Liegt Kalzium im Übergewicht vor, so sinkt meist das Kalium ab.

Normalerweise befindet sich doppelt soviel Kalium als Kalzium im Blut, wenn man nicht eine Berechnung nach mg% vornimmt, sondern nach elektrischen Einheiten. *Der Quotient Kalium, dividiert durch Kalzium, liegt normalerweise bei 2. Eine Erhöhung dieses Quotienten findet sich hauptsächlich bei gut trainierten Dauerleistern als sogenannte Vagotonie mit langsamem Puls und niedrigem Blutdruck.*

Bei Kalziumanstieg finden wir im Blut mehr Leukozyten, bei Kaliumübergewicht haben wir aber einen Leukozytenabfall und eine relative Lymphozytose. *Deshalb haben auch alle ausdauertrainierten Menschen durchschnittlich mehr Lymphozyten im Blut, nämlich statt normal 25% bis zu 50%. Zuviel Kalzium kann schließlich zu einem Herzstillstand führen.*

Der berühmte Biochemiker *Szent-Györgyi* hat eine Formel aufgestellt in Quotientenform, wo im Zähler Kalium, Phosphorsäure und Bikarbonat zu finden sind und im Nenner Kalzium, Magnesium und Wasserstoff-Ionen.

$$\frac{K \cdot P \cdot NaHCO_3}{Ca \cdot Mg \cdot H^+}$$

Erfolgt eine Steigerung der Konzentration des Zählers, so wird dadurch eine Krampfbereitschaft der Muskulatur ausgelöst. Ursache dieser Reaktion kann eine Phosphatvermehrung sein, aber vor allen Dingen ein Absinken des Kalziumgehaltes des Blutes oder nach großen Säureverlusten eine alkalotische Stoffwechsellage.

Kalk bedeutet nicht immer Verkalkung

Das Kalzium hat eine abdichtende Wirkung auf die Wände der feinen haar-förmigen Blutgefäße und vermindert so die Durchlässigkeit für Flüssigkeiten. Es hat einige wichtige fermentative Aufgaben. So greift es in den Mechanismus der Blutgerinnung ein, und es aktiviert den Spaltungsprozeß der Adenosintriphosphorsäure, die schließlich die Leistungen der Muskulatur in kurzdauernden explosiven Muskelfunktionen bedingt.

In der Ernährung sind Gaben von Kalzium nahezu ohne Wirkung auf den weitgehend konstanten Blutkalziumspiegel. Vielmehr kann eine Verschiebung des Kalziumgehaltes ausgelöst werden, wenn durch Daueranstrengung eine säuremäßige Umstimmung erfolgt, wodurch vermehrtes ionisiertes Kalzium gebildet wird. Ein reichliches Kalziumangebot, z. B. im Käse, führt nur dann zum Ansatz im Gewebe und besonders im Knochensystem, wenn gleichzeitig Phosphorsäure verabreicht wurde.

Die Ausscheidung des Kalziums erfolgt hauptsächlich durch Niere und Darm, und hierbei geht die Kalkausscheidung weitgehend parallel zur Phosphor-säureausscheidung. Bei Säurezufuhr nehmen Kalzium- und Phosphorsäure-ausscheidung im Harn zu, was man nach jedem Langstreckenlauf durch Flammenphotometrie im Harn leicht feststellen kann. Vermehrter Kalzium- und Phosphatgehalt der Nahrung führt stets zur erhöhten Ausscheidung durch den Darm.

Die Aufnahme des Kalziums ist vom gleichzeitigen Eiweißgehalt der Nahrung abhängig, indem Eiweiße die Aufnahme fördern. Im Schwarzbrot findet sich dagegen eine Kohlenhydratverbindung, das sogenannte Phytin, das die Resorption des Kalziums außerordentlich starkt hemmt.

Die tägliche Kalziumaufnahme des Menschen sollte nicht unter 0,7 g absinken. So vermag die Brustmilchnahrung des Säuglings nicht den Kalziumbedarf des Säuglingsorganismus zu decken und führt zu einer Entmineralisation des Körpers in bezug auf die Knochensalze. Man kann so in den ersten Lebensmonaten eine gewisse Knochenentkalkung beim Säugling feststellen. Eiweißmangel wirkt sich sehr ungünstig auf die Kalziumaufnahme aus. *Männer- und Frauenhormone fördern den Einbau von Kalzium in die Knochen-Grundsubstanz.* So zeigt das Sichtbarwerden von Knochenkernen den Beginn der Pubertät an.

Der Kalziumstoffwechsel wird entscheidend durch das Vitamin D beeinflußt. Mangel an Vitamin D führt zur Rachitis und bei Erwachsenen zur Knochenerweichung. Durch Überdosierung von Vitamin D können aber Verkalkungen entstehen.

Auch Vitamin C erhöht das Blutkalzium und vermindert die Harnkalziumausscheidung. Vitamin-C-Mangel führt so häufig zu Zahnbildungsstörungen.

Das Gehirn zeigt in seinem Zell- und Gefäßsystem eine besondere Tendenz zur Verkalkung. *Bei gewissen Stoffwechselstörungen verliert die Niere die*

Fähigkeit, Kationen wie Natrium, Kalium und Kalzium festzuhalten, so daß sich eine starke Säuerung des Blutes und der Gewebsflüssigkeiten entwickelt. Die Folge dieser Übersäuerung ist eine vermehrte Kalziumabscheidung aus den Knochen. Eine allgemeine Übersäuerung geht mit Verminderung der Alkalireserve einher. Die extremste Form dieser Erkrankung wird bei der Nierenacidose beobachtet. Hier verliert die Niere die Fähigkeit, sauren Harn auszuscheiden, wobei gleichzeitig Kalzium und Kalium vermehrt im Harn ausgeschieden werden. Es tritt deshalb eine Acidose im Blut auf, die durch die Verminderung der Alkalireserve noch verstärkt wird.

Aus allen diesen Daten ersieht man, daß man in einer schonungslosen Therapie den Kalziumstoffwechsel besonders beobachten muß, um durch eine physiologische Daueranstrengung auch eine physiologisch wertvolle Säuerung zu erzielen und dadurch die Regulation des Kalzium- und Phosphatstoffwechsels optimal zu gestalten. *Nur durch Anstrengung kann der Mensch im Mineralstoffwechsel gesund bleiben.*

III. Kurze Hinweise
zu einer schonungslosen Therapie
bei verschiedenen Erkrankungen

Die schonungslose Behandlung bei Erkrankung der Nieren und ableitenden Harnwege

Ebenso wie bei der Lebererkrankung und Erkrankung an Lungentuberkulose ist eine Behandlung der Nierenerkrankungen durch vermehrte Sauerstoffzufuhr im Ausdauertraining heute noch völlig unbekannt und steht dem Denken der Schulmedizin entgegen, welche die Nierenfunktion allzu mechanisch auffaßt und Bettruhe für die beste Therapie hält.

Zur Pathologie der Niere einige Vorbemerkungen:

Wird die Nierensekretion plötzlich vollkommen unterbrochen oder scheiden die Nieren die harnpflichtigen Stoffe durch längere Zeit unvollkommen aus, so kommt es zur Harnvergiftung des Körpers durch die zurückgehaltenen Stoffe. Histologische und insbesondere elektronenmikroskopische Befunde zeigen, daß mitochondrienreiche Epithelien sowohl Rückresorption als auch Sekretion harnpflichtiger Substanzen bewirken. Die Mitochondrien sind bekanntlich Atmungskraftwerke, also auch in der Niere, die nur mit Sauerstoff funktionieren, und wenn man nun durch Bettruhe versucht, die Nierendurchblutung zu drosseln, drosselt man auch den Sauerstoffstrom. Der Sauerstoff ist aber allein der Stoff, der die Niere, wenn sie erkrankt ist, wieder zur Gesundung führt. Sonst wäre es ja besser, daß die Durchblutung ganz abgestellt würde. Es ist unmittelbar einsichtig, daß durch eine Steigerung des Stoffwechsels der Niere durch Aktivität mit gleichzeitiger absoluter Fastenkur auch die harnpflichtigen Stoffe leichter ausgeschieden werden und einer Harnvergiftung des Körpers vorgebeugt wird.

Normalerweise hängt die Filtration des Harnes weitgehend vom Blutdruck ab bzw. von der Strömungsgeschwindigkeit und der Sauerstoffzufuhr. Die Differenz des Druckes in den Kapillaren und in der Bowman'schen Kapsel einerseits und der Druck des Blutplasmas andererseits bestimmen das Ausmaß der anfänglichen Harnbildung. Für diese Primärharnbildung benötigt die Niere eine auffallend große Blutmenge. Sie wird pro Tag beim Menschen auf 1500 Liter geschätzt, kann aber während eines leichten Lauftrainings von etwa 1 Stunde auf das Doppelte heraufgesetzt werden. Die Niere benötigt allerdings nur einen Teil des Blutes für die Sauerstoffversorgung, wodurch sich die niedrige Differenz zwischen Arterien und Venen in der Sauerstoffzufuhr der Niere erklären. Aber in den Tubulusabschnitten wird die Funktion der Niere durch Enzyme gesteuert, die nur mit Sauerstof funktionieren. Dabei sind noch von besonderer Wichtigkeit die Hormone der Hypophyse (das Adiuretin) und die Hormone der Nebennierenrinde (das Aldosteron). Diese Hormone regulieren das Ausmaß der Harnkonzentration und den Natrium-Kalium-Austausch, allgemein gesagt: das Ionen-Gleichgewicht.

Bei der Nierenentzündung nach Infektionen mit Streptokokken hat man angesichts der entzündlichen Natur der Erkrankung immer strenge Bettruhe verordnet und glaubte, dadurch auch Kreislaufkomplikationen zu vermeiden. Aus der Arbeitsphysiologie ist aber bekannt, daß Kreislaufkomplikationen um so eher auftreten, je länger Kreislauf und Herzarbeit gedrosselt werden, d. h. je länger Bettruhe eingehalten wird. Eine Bettruhe von 2 bis 4 Wochen führt mit Sicherheit zu regressiven Veränderungen. Aber wer hat schon in früheren Jahren und Jahrzehnten untersucht, ob bei Nierenentzündungen durch Ausdauertraining in leichtester Form Schädigungen entstehen?

Verfasser verfügt über eine Reihe von eklatanten Fällen dieser Art, die von Urologen sofort zur Bettruhe gezwungen wurden, aber in einigen Fällen selbst dieses Verbot durchbrachen, nach Abklingen des Fiebers sofort spazierengingen und dadurch ihren Stoffwechsel auf höhere Touren brachten.

Die Heilung ging ungleich schneller vor sich, als das im allgemeinen bei klinischer Behandlung der Fall ist, und gerade unter den Langstreckenläufern gibt es eine Reihe von Fällen, die überhaupt keine Bettruhe einhielten und trotz Hämaturie, Eiweißausscheidung und Gesichtsödemen ihr gewohntes Training beibehielten. Sie waren in kürzester Zeit gesund, und zwar auch deshalb, weil sie vollkommen eiweißfrei und kochsalzarm lebten und nicht mehr als 600 Kalorien zu sich nahmen.

Es dürfte ja auch falsch sein, eine kalorienreiche Kost mit Kohlenhydraten und Fetten zu geben. Denn wenn man schon durch Bettruhe den Stoffwechsel der Niere schonen will, warum dann eine kalorienreiche Kost, die eine große Menge Energie zur Verdauung benötigt? Sinnvoll ist doch nur eine Einschränkung des Kochsalzes und des Eiweißes, und warum sollte nicht der Mensch einmal gänzlich fasten bei solchen Erkrankungen und sich dabei der Vorteile des Spazierengehens bedienen, bei dem man ja etwa doppelt soviel Sauerstoff aufnimmt, als wenn man Bettruhe hält.

Eine Behandlung der akuten Nierenentzündung nach Infektionen durch Spazierengehen, Wassertrinken und allgemeines Fasten dürfte ungleich wirksamer sein als Digitalispräparate, hochdrucksenkende Medikamente, Aderlaß und Gaben von hypertonischen Sorbit- und Manitollösungen, und ganz ausschalten müßte die herkömmliche Therapie auch die Einnahme von Sedativa, wie Luminal, Megaphen und Atosil.

In der Therapie haben wir nach und nach gelernt, bestimmte Maßnahmen, die früher für nötig gehalten wurden, zu vermeiden, wie z. B. die Nierendiathermie, Procaininfiltrationen, Testosterongaben und Gamma-Globuline, ja sogar eine Operation der Nieren durch Dekapsulation. Erst nachdem man bemerkt hatte, daß durch die genannten Maßnahmen eine Verschlechterung eintrat, nahm man davon Abstand. Speziell könnte man heute gegen die Streptokokken allenfalls ein Antibioticum geben, aber nicht in solchen Mengen, wie sie heute noch empfohlen werden, wie z. B. zweimal 1 Mega Baycillin oder Oricillin. Sind wirklich vereiterte Mandeln die Ursache, so kann man immer noch 8 Wochen nach der Erkrankung unter Penicillinschutz die Mandeln entfernen.

Die akute Bronchitis

Die akute Bronchitis wird in etwa 90 % aller Fälle durch eine Virusinfektion hervorgerufen. In der Regel heilt sie nach einem mehrtägigen Krankheitsverlauf ohne besondere Behandlung wieder ab. Die allgemein übliche Therapie, besonders bei Körpertemperaturen über 38° C, ist Bettruhe. Das ist nicht immer nötig, denn meist genügen einige Fiebermittel und Mittel gegen den trockenen Reizhusten, wie z. B. Gelonida Antineuralgica, Pyramidon, Aspirin, Codein, sowie lösende Hustensäfte, wie Mixtura solvens. Seit alters her wird Jodkalium verschrieben. Besonders bewährt hat sich im Anfang das schon erwähnte Rezept der Langstreckenläufer: Man nimmt 2 Aspirin, läuft 10 km, nimmt anschließend ein heißes Bad und trinkt nach dem Bad Kaffee mit etwas Kakao, Salz, Zucker, 1 Schnaps und 2 Tropfen Jod.

In schweren Fällen können Antibiotika gegeben werden und Sulfonamide, wie z. B. Ampicillin und Bactrim. Bei Immunglobulin-A-Mangel kann man Gamma-Globulin geben.

Bei diesen Erkrankungen ist die Bettruhe eine große Gefahr, und selbst schwer bettlägerige Kranke müssen dauernd umgebettet werden, damit sich keine Stauungen in den einzelnen Lungenabschnitten entwickeln können. Wer gut trainiert ist, braucht in keinem Fall, selbst mit Fieber, Bettruhe, sondern sollte mit der Grippe oder dem Schnupfen leicht weitertrainieren.

Das Bronchialasthma

Das Asthma äußert sich in anfallsweiser Atemnot, wobei die Atemwege durch zähen Schleim und Krampfzustände der Bronchialmuskulatur teilweise verstopft sind. Dabei liegt häufig eine Allergie zugrunde, also eine Überempfindlichkeit gegen bestimmte Stoffe, Bakterien, Viren, Nahrungsmittel und auch bestimmte Medikamente. Asthma kann aber auch durch seelische Depressionen ausgelöst werden.

Im allgemeinen wird beim Asthma, besonders wenn es durch Atemwegsinfekte verschlimmert wird, zuviel mit Antibiotika gearbeitet. Man kann es manchmal viel besser machen, indem man körperliche Betätigung empfiehlt, und zwar als Langstreckenlauf mit Gehpausen, wobei man die Pulszahl von 130 nicht überschreiten sollte, auch wenn diese durch Fieber schon in Ruhe erhöht ist. Der Asthmakranke kann in einer schonungslosen Behandlung als Läufer ruhig so trainieren wie auch der zukünftige Spitzenkönner, denn dieser wird durch das Training lungenmäßig gesehen immer gesünder. Was für den Spitzenkönner gilt, hat sich in vielen Fällen auch für den Kranken bewährt. Statt langer theoretischer Erörterungen bringt Verfasser besser ein Beispiel von vielen: Ein 48jähriger Bäcker, der früher Sportler war, litt an Asthma und Bäckerekzem. Er mußte den Beruf aufgeben, fing aber mit Langstreckenlaufen an. Nach einigen Jahren des Trainings bestand kein Asthma mehr, dafür eine unwahrscheinliche Leistungsfähigkeit. Als 60jähriger lief er 10 000 m in 38 Minuten und die Marathonstrecke in 3.04 Std.

In der Asthmabehandlung wird noch zuviel Wert gelegt auf Feststellung von Allergenen. Es gibt Patienten, die tragen ein langes Verzeichnis der Stoffe bei sich, die für sie als Asthmatiker gefährlich sind, und meist sind es so viele Allergene, daß der Betreffende schon aus dieser Welt scheiden müßte, um den ihm bedrohenden Allergenen zu entgehen. Der Mensch ist nun aber einmal in diese Welt hineingeboren und muß mit ihr fertig werden. Man versucht ihn durch sogenannte Desensibilisierung zu heilen. Der Leidensweg dürfte bekannt sein: Man beginnt mit einer Dosis, die eben noch keine Hautreaktionen hervorruft und gibt bei jeder folgenden Injektion die zehnfache Konzentration der vorausgegangenen Dosis bis zum 1000fachen der Ausgangsdosis. Treten allergische Erscheinungen auf, muß die Dosissteigerung wieder reduziert werden. Der Leidensweg dauert nun einige Jahre hindurch, in denen alle 2 bis 4 Wochen injiziert wird, d. h. 2 Jahre und mehr erhält der Betreffende eigentlich nach einer veralteten Methode einige 100 Nadelstiche und Injektionen.

Man kann es viel einfacher haben, seitdem die in diesem Buche mehrfach geschilderte Tübinger Bombe bekannt ist. Oft genügt eine einzige Injektion. Beispiel: Ein neunjähriger Patient hat jede Nacht Asthmaanfälle, sitzt keuchend mit großen ängstlichen Augen im Bett, kann nichts essen, nicht schlafen, nicht zur Schule gehen, nicht spielen und ist in einem elenden Zustand.

Die begonnenen Desensibilisierungen durch ein Fachkrankenhaus führen zur verstärkten allergischen Reaktion. Er erhält von Verfasser die Tübinger Bombe intramuskulär injiziert. Die Mutter berichtet am nächsten Tag, daß der Junge schon auf der Heimfahrt plötzlich lebhaft wurde, zu Hause angelangt zu essen anfing, sofort zum Spielen nach draußen ging, was er seit Monaten nicht getan hatte und 2 Tage später wieder die Schule besuchte. Das Asthma war wie vom Winde verweht. Nach 4 Wochen erneut Asthmaanfall und erneut Injektion. Seitdem sind 2 Jahre verflossen. Der Junge entwickelte sich rapide, geistig und körperlich, und überholte seine Altersgenossen im Sport und in den Schulleistungen. Seit 2 Jahren hat er keinen Asthmaanfall mehr gehabt.

Sollte man also nicht doch versuchen, erst einmal die Tübinger Bombe anzuwenden, statt mehrere Jahre lang zu desensibilisieren. Und wenn die Tübinger Bombe gewirkt hat, dem Kinde Spiel und Sport in Form von stundenlangem Herumtollen zu verordnen?

Die Lungenentzündung

Ursachen der Lungenentzündung können Bakterien, Viren, Pilze, Kleinlebewesen, giftige Gase und Dämpfe und auch ionisierende Strahlen sein. Der wahrscheinlich wichtigste Erreger ist das Mykoplasma pneumoniae. Das Leiden tritt stärker auf, wenn schon eine chronische Bronchitis bestand, eine Herzschwäche oder ganz allgemein verminderte Abwehrkräfte, wie bei Patienten mit schweren anderen Erkrankungen. Bekannt ist, daß Menschen im hohen Alter, die z. B. durch einen Oberschenkelhalsbruch zum Liegen kommen, durch die erzwungene Liegekur leicht an Lungenentzündung erkranken. Damit ist schon der Weg zur Gesundung von dieser Krankheit gewiesen.

Im Anfangsstadium ist Bettruhe nötig, das Kreislaufsystem muß behandelt werden, aber man sollte sofort eine Antibiotika-Injektion machen, z. B. mit Supracillin, denn die Antibiotika-Behandlung hat die Lungenentzündung seit 1947 zu einer fast ungefährlichen bakteriellen Erkrankung gemacht. Das Leiden wird durch sorgfältigste Pflege leider oft verschlimmert. Bei den ersten Anzeichen einer Besserung sollte der Patient sofort aufstehen und das einzige tun, was eine kranke Lunge braucht, nämlich vermehrt atmen.

Vor 50 Jahren hat man regelmäßig solche Patienten, die durchkamen, doch noch zu schwer Lungenversehrten gemacht, weil man ihnen immer und überall Verbote mit auf den Weg gab. Man stellte sich vor und tut es auch noch heute, daß kalte Zugluft den Patienten schwer schädigen könne, und gab damals den Rat, immer draußen im Freien ein Tuch vor den Mund zu halten. So wagten diese Patienten kaum, nach draußen zu gehen, liefen dort mit dem Taschentuch vor Mund und Nase herum und wagten kaum zu atmen.

Die Praxis des Langstreckentrainings zeigte, daß der umgekehrte Weg richtig ist. Auch ohne Antibiotika behandelte Fälle konnten nach Abklingen der stürmischsten Erscheinungen sofort das Bett verlassen, und handelte es sich um einen trainierten Sportler, so war er schnellstens wieder gesund, wenn er reichlich gesalzene Speisen zu sich nahm und in frischer Luft mindestens spazieren ging, wenn nicht sogar Fußball spielte oder leichte Waldläufe absolvierte. Die einzige „Medikamentation" war die oben geschilderte Tasse Kaffee mit Alkohol und Jod-Kali oder Jod-Tinktur in homöopathischer Dosis.

Gerade der an Lungenentzündung Erkrankte sollte die Bettruhe scheuen wie die Pest, und auch während des Liegens im Bett muß er immer wieder aufgesetzt werden und tief atmen, um dem Organismus vermehrt den Lebensstoff Sauerstoff zuzuführen.

Das Frühaufstehen ist ja auch eine Thromboseprophylaxe, die weit ungefährlicher ist als die Antikoagulantien. Antipyretika sind bei einer Lungenentzündung nicht zu entbehren, wohl aber braucht man bei bakteriellen Lungenentzündungen nicht immer gleich Penicillin.

Bei Rippenfellentzündung als Begleitkrankheit sollte man zur stärkeren Durchblutung lieber kurze heiße Bäder verordnen als Einreibungen mit hyperämisierenden Salben, denn das ist eine passive und unwirksame Behandlung, während ein heißes Bad von 42° C als sogenanntes Schlenzbad in der Durchblutungswirkung überhaupt nicht zu überbieten ist. Da es bekannt sein dürfte, daß beim Langstreckenlauf Körpertemperaturen von 39 bis 40° C entstehen können, ist es wohl begründet, wenn ein Mensch mit gut trainiertem Kreislauf sich dieser schonungslosen Prozedur unterzieht und es den Bakterien und Mykoplasmen als Lungenentzündungserregern durch eine

Doppelkampagne mit Fiebersteigerung ungemütlich macht, denn außerdem besteht noch die Tatsache, daß durch einen Langstreckenlauf die Abwehrkräfte des Körpers gesteigert werden. Der wohltätige Schweißausbruch, die sogenannte Krise am fünften, siebten oder neunten Tag in der Lungenentzündungsbehandlung früherer Jahrzehnte kann durch eine solche physiologische Temperatursteigerung vorverlegt werden und hat eine ungleich bessere Wirkung zur Rehabilitation als Schonung, Bettruhe, Umlagerung, Anfeuchtung der Atemluft, Ultraschallvernebeler, Einreibungen und sogar Digitalisierungen. Gewiß ist diese Methode nicht für alle, aber die meisten Fälle dürften in früheren Jahrzehnten gerade durch schonende Behandlung schonungslos verschlechtert worden sein. Fest steht, daß die Grippe-Epidemien, die in den letzten Jahrzehnten immer einmal verschärft auftraten, am besten von den Sportlern überstanden wurden, die sich nicht geschont hatten. Dazu zählt auch der Verfasser.

Störungen des Eisenstoffwechsels

Bei der Eisenmangelanämie ist die Zahl der roten Blutkörperchen, aber vor allem der Hämoglobingehalt der einzelnen Erythrozyten herabgesetzt. Im Blutausstrich finden sich hämoglobinarme, kleine rote Blutkörperchen und Formen roter Blutkörperchen ähnlich einem Kometenschweif. Das Serumeisen ist erniedrigt, und das ungesättigte Eisenbindungsvermögen ist erhöht.

Merkwürdigerweise häufen sich die Fälle, daß hervorragende Langstreckenläuferinnen niedrige Hämoglobinwerte haben, und man führt natürlich Schwankungen der Form auf diese erniedrigten Werte zurück. So einfach scheint die Sache aber nicht zu liegen, und deshalb sind einige wissenschaftliche Bemerkungen zum Eisenstoffwechsel vorauszuschicken.

Die Gesamt-Eisenmenge eines normalen Erwachsenen beträgt rund 4,5 g. Man rechnet an Hämoglobineisen 3 g und Myoglobineisen 0,15 g. Aber der trainierte Ausdauersportler hat sicher erhöhte Myoglobinwerte, haben doch die Untersuchungen von englischen Forschern, wie *Vaughan* und *Pace* 1956, dargetan, daß bei langanhaltendem Ausdauertraining eine starke Zunahme des Myoglobingehaltes der Muskeln eintritt. Im Höhentraining stieg der Myoglobingehalt des Menschen auf 170 % des Ausgangswertes, während das Bluthämoglobin nur um 25 % zunahm. Man muß also damit rechnen, daß trainierte Frauen und vor allen Dingen Marathonläuferinnen weitaus mehr Myoglobin in ihren Muskeln speichern gegenüber Männern. Letztere haben zwar eine große Muskelmasse, aber als die geborenen Sprinter mehr weiße schnellzuckende Muskeln mit hohem Kreatinphosphatgehalt, während die Frauen mehr rote Muskeln mit mehr Myoglobin und damit Eisengehalt haben.

Der Mensch hat neben Hämoglobin- und Myoglobineisen ein sogenanntes Speichereisen in Form von 0,7 g Ferritin. Demgegenüber ist der Anteil des Transporteisens, des sogenannten Transferrin, mit 0,1 % des Gesamteisens nur gering. Vom Nahrungseisen werden normalerweise nur 10% resorbiert. Nach neueren Untersuchungen scheint dem Plasmaeisentransport die größere Bedeutung für die Eisenaufnahme beizumessen zu sein. Die Gesamteisenbindungskapazität des Serums beträgt rund 300 Gamma%. Daraus errechnet sich eine Transferrinkonzentration von rund 0,25 g%.

Nun ist die Serumeisenkonzentration bei Eisenmangelanämien, bei Infekten und Tumoren erniedrigt, aber bei der sogenannten hämolytischen Anämie, bei der die Blutkörperchen sich auflösen, erhöht. Eisenanämien durch Infekte zeigen ein scheinbar vermindertes Eisenbindungsvermögen mit negativem Eisensog, aber bei letzteren Erkrankungen ist der Eisensog im Drei-Stunden-Belastungsversuch nur scheinbar negativ, weil das Eisen sehr rasch zu den Speicherorganen abtransportiert wird.

Die Serumeisenkonzentration spiegelt sozusagen die Verhältnisse von Eisenaufnahme, Eisentransport und den Eiseneinbau in das Hämoglobinmolekül wider. Etwa 27 mg Eisen werden täglich über das Plasma transportiert, wobei etwa 21 mg direkt aus dem Hämoglobinabbau stammen und der Rest vorwiegend von den Depots herrührt.

Die resorbierte Menge beträgt aber nicht mehr als 1,5 mg täglich. Das Eisen wird erst im Knochenmark von unreifen Erythrozyten aufgenommen.

Etwa 30% des Gesamteisens werden in Leber, Milz und Knochenmark als labiles Reserveeisen gespeichert. Beim Manne wird die Eisenausscheidung auf 0,5 mg% täglich geschätzt, dagegen bei der Frau auf bis zu 1,5 mg%.

Da in einer normalen Nahrung etwa 12 bis 15 mg% Eisen pro Tag enthalten sind, davon aber nur 10% resorbiert werden, liegt beim Manne eine positive, bei Säuglingen und Frauen dagegen häufig eine negative Eisenbilanz vor, die anscheinend physiologisch ist und deshalb nicht zu Beunruhigungen Anlaß zu geben braucht, weil eben die Frau so strukturiert ist, daß sie mit weniger Eisenbindungskapazität im Sport und Beruf durchschnittlich mehr leistet infolge ihrer Ausdauer als der Mann, der als Muskelathlet mit großer Muskelmasse von vornherein weniger ausdauernd ist als die Frau.

Eine Eisenmangelanämie behandelt man durch Zufuhr von Eisen. Durch den Magen-Darm-Kanal werden stabilisierte Eisenpräparate in täglicher Dosierung von 200 bis 300 mg% Eisen verabreicht, z. B. Kendural C, Plastulen, Eryfer, Ferro Sanol und Kobalt-Ferlecit. Vitamin-C-Zusatz soll die Resorption verbessern. Die Tabletten nimmt man unmittelbar nach den Mahlzeiten, und man kann versuchen, die Verwertung durch Salzsäurepepsin zu verbessern.

Ist das Blutbild normal geworden, so soll man trotzdem die Eisenaufnahme noch einige Monate fortsetzen, um die Eisendepots aufzufüllen. Besonders wirksam sind bei manchen Patienten regelmäßige Injektionen von Vitamin B 12, die anscheinend die Eisenbindungskapazität verbessern. Bei einigen Patienten, aber längst nicht bei allen, hilft auch eine hoch dosierte Vitamin-B 6-Therapie, indem man täglich 300 bis 600 mg% Pyridoxin gibt.

Die perniziöse Anämie oder bösartige Blutarmut

Sie ist eine Blutarmut, bei der die Blutkörperchen im mikroskopischen Bild größer sind und die einzelnen Blutkörperchen einen erhöhten Gehalt an Hämoglobin haben und deswegen auch eine tiefrote Farbe. Der Gallenfarbstoff des Serums ist dabei erhöht und ebenso die Lactat-Dehydrogenase, also dasjenige Ferment, welches der im Organismus gebildeten Milchsäure Wasserstoff entzieht. Merkwürdigerweise ist diese Krankheit mit vermehrter Sauerstoffaufnahme durch ein Lauftraining erheblich zu bessern. Wahrscheinlich ist, daß dadurch die Aufnahmeverhältnisse des Vitamin B 12 verbessert werden, was man durch den Schillingstest feststellen kann. Die schnellste Therapie besteht in der intramuskulären Zufuhr von Vitamin B 12 — etwa 7 Tage lang. Der Patient sollte dabei in den ersten Tagen 1 bis 2 Stunden schnell spazierengehen und nach dem siebten Tag mit Radfahren beginnen und dabei Strecken bis zu 50 km zurücklegen. In der Folgezeit werden dann die Injektionen von B 12 in dreitägigen Abständen vorgenommen. Eine zusätzliche Eisenzugabe ist meist erforderlich, da bei einigen Patienten bei einer Durchführung der Behandlung mit Vitamin B 12 ein Eisenmangel auftreten kann.

Chronische Leukämie und Möglichkeiten der Behandlung

Die chronische Leukämie ist im Grunde eine bösartige Erkrankung, aber ob man sie einfach als Blutkrebs bezeichnen kann, ist eine noch nicht gelöste Frage, denn es kann sehr wohl sein, daß Viren diese Erkrankung hervorrufen, so daß der Körper in einer überschießenden Reaktion zehnmal soviel weiße Blutkörperchen produziert, um der Erkrankung Herr zu werden. Es ist aber auch möglich, daß Veränderungen in den Chromosomen vor sich gegangen sind. Findet sich keine Milzschwellung, so sollte man nicht Medikamente benutzen, die gesunde Zellen des Körpers schädigen können.

In der Therapie gilt auch hier der Satz, daß ein gesundes Trainingsleben besser ist als eine Behandlung mit Bettruhe und Überdosierung bestimmter Zytostatika. Da meist die roten Blutkörperchen bzw. das Hämoglobin in ihren Zahlen absinken, ist es sicher nicht falsch, auch hier Vitamin B 12 in Kombination mit Corticosteroiden zu versuchen. Besonders bewährt hat sich das Myleran, von dem täglich 6 bis 10 mg als Tabletten verabreicht werden können. Eine Besserung ist erreicht, wenn die Milzgröße normal ist und die Leukozytenzahl auf 10 000 bis 15 000 sinkt. Bei gut trainierten Mittel- und Langstreckenläufern sind übrigens Leukozytenzahlen von 10 000 und darüber häufig beobachtet worden. Ein weiteres Medikament ist das Endoxan, welches mit 200 bis 300 mg täglich gegeben werden kann bis zu einer Gesamtdosis von 6 g. Sind die Leukozytenzahlen auf 10 000 herabgegangen, so ist ein leichtes Lauftraining täglich besser als tatenloses Abwarten, denn die Erythrozyten werden durch ein Lauftraining in Zahl und Hämoglobingehalt verbessert. Eine Strahlentherapie dürfte auch bei größeren Milzschwellungen keine

Verbesserung, sondern Verschlechterung bringen, und so sollte man eine Kleinstdosis Gesamtbestrahlung über lange Zeit versuchen. Die Gefahr der zytostatischen Behandlung besteht in einer Knochenmarkschädigung. Es kann nur empfohlen werden, reichlich Mineralwasser und Fruchtsäfte und vor allen Dingen Aprikosen als Früchte zu sich zu nehmen, damit die Niere bei der vermehrten Harnsäureausscheidung nicht versagt.

Verfasser hat im Laufe von 20 Jahren 3 Fälle von lymphatischer Leukämie gesehen, deren Allgemeinbefinden kaum beeinträchtigt war und die nur geringe Lymphknotenschwellungen aufwiesen. Sie unterzogen sich, wie jeder andere Sportler, einem Lauftraining, blieben beschwerdefrei und verbesserten sogar ihre Anfängerleistungen. Andererseits hatten wir einen Fall eines jugendlichen Mittelstrecklers, der schon vor der Erkrankung dadurch auffiel, daß geringfügige Verletzungen nicht heilten und er gegen jede Infektion anfällig war. Es traten plötzlich Blutungen unter den Augen, Blutungen der Schleimhäute und schließlich Zeichen von Gehirnblutungen auf. Die Einweisung in eine renommierte Klinik hatte keinen Erfolg. 11 Blutübertragungen schlugen in keiner Weise an, und nach 14 Tagen kam das Ende.

Manche Fälle von chronischer lymphatischer Leukämie benötigen dringend Immunglobuline, die man als Gammaglobulinpräparate zuführen kann.

Bei der lymphatischen Leukämie sieht man bei geringen Einzeldosen von beispielsweise 20 R auffallende Besserungen. Hier ist die Kleinstdosen-Röntgentherapie sicherlich günstig. Verfasser hat bei 2 Fällen erhebliche Besserungen durch die Tübinger Bombe erreicht. Es wurden dabei nicht 40 mg, sondern 80 mg Volon A injiziert.

Ein besonderer Fall von Nierenbecken- und Nierenentzündung

Daß eine schonungslose Therapie etwas anderes ist als eine Therapie, wie die Schulmedizin sie oft durchführt, die man aber manchmal als gnadenlos bezeichnen könnte, dafür ein besonderes Beispiel:

Ein Junge von 6 Jahren, der an einem angeborenen Herzfehler litt und dazu eine Mißbildung beider Nieren aufwies, wurde wegen dauernder Fiebertemperaturen um 40° C in eine Universitätsklinik eingeliefert. Er war zur Herzoperation vorgesehen, aber Niere und Blase machten mehr Sorgen als die Herzfunktion. Nach einer Blasenoperation stieg das Fieber auf 40° C und mehr und hielt sich ununterbrochen 4 Wochen, obwohl mit Antibiotika in großen Mengen alles versucht wurde. Ärzte und Eltern waren verzweifelt. Der Junge trug einen Dauerkatheter. weil er ohnehin ein Bettnässer war.

Da auch nach Anwendung hoher Dosen von Binotal das Fieber nicht unter 40° C fiel, mußte man annehmen, daß die Bakterien resistent geworden waren und daß man deshalb die Medikamentation wechseln müsse. Verfasser verschrieb deshalb einfach eine Phosphorsäurelimonade: Rp Acidi phosphor.

(25 %) 100,0 — 1 bis 2 Teelöffel auf 1 Glas Wasser mit 1 Schuß Himbeersaft im Laufe eines Tages eßlöffelweise zu nehmen. Dieses einfache Medikament wurde von der Mutter mit in die Klinik genommen und dem Jungen nach Rücksprache mit dem Stationsarzt gegeben. Innerhalb von 36 Stunden war die Temperatur auf normal heruntergegangen, und weitere Fieberschübe traten nicht auf. Durch diesen Fall soll gezeigt werden, daß eine schonungslose Therapie im Sinne der Schulmedizin mit immer höheren Dosen von Antibiotika oft den Bogen überspannt und der Weg zur Heilung oft viel einfacher liegt, als man es in manchen Kliniken glaubt.

Zuckerkrankheit und sportliche Lebensweise

Die Behandlung der Zuckerkrankheit und das Training zu Höchstleistungen in Ausdauerübungen haben große Ähnlichkeit miteinander.

Wenn Zeichen von Zuckerkrankheit auftreten, wie Durst, größere Harnmengen, Sehstörungen, Juckreiz, Schwindelgefühl, Müdigkeit und manchmal auch schlecht heilende Wunden und wenn Zucker im Harn festgestellt wird, so muß man dem Patienten raten, sich nicht auf Medikamente zu verlassen, sondern seine Lebensweise zu ändern. Am besten wird die Diät gleich so empfohlen, daß vorerst alle Kohlenhydrate gemieden werden, wie z. B. Brot, Kartoffeln, Reis, Gries, Nudeln, Kuchen, Zucker usw. An Fett werden nicht mehr als 40 g gegeben, davon 15 g Butter und 25 g hochwertige Margarine mit ungesättigten Fettsäuren oder Mazola-Öl. Die Diät besteht hauptsächlich in eiweißreicher Kost, zumal der Organismus in der Lage ist, 58 % des Eiweißes in Zuckerstoffe umzuwandeln. Das kann man noch besonders trainieren, indem man täglich etwa 6 bis 8 km im Laufschritt zurücklegt, ohne dabei in Atemnot zu kommen, oder 20 km in 1 Stunde mit dem Rad fährt.

Viele zuckerkranke Sportarztkollegen haben nie ein Medikament gegen Zucker eingenommen, sondern im Urlaub lange Skitouren gemacht und erreichten so in relativer Gesundheit ein hohes Alter.

Bei allen Zuckerkranken, ob normalgewichtig oder zu dick, sollte man das Idealgewicht anstreben und nach Erreichen desselben immer wieder Abmagerungsdiäten durchführen. Falsch erscheint uns die Maßnahme, daß man dem Zuckerkranken mit Saccharin und künstlich gesüßtem Kaugummi das Süßbedürfnis befriedigen will, wo es besser wäre, ihm eine Reaktion auf Süßigkeiten psychologisch so zu suggerieren, daß er davor zurückschreckt, wie vor einem Gift. Wer Süßigkeiten zu sich nimmt — und sei es Saccharin —, der wird durch einen Reflex verleitet, wieder Süßigkeiten zu naschen.

Der Zuckerkranke, der sich gehen läßt und dessen Stoffwechsel entgleist, ist oft kränklich, müde und abgeschlagen, und man findet den Blutzucker dauernd zu 200 bis 500 mg %. Meist kann man Aceton nachweisen. Er darf am Tag 200 g Brot essen, und man gibt ihm Insulin. Hier ist auch die Behandlung mit Vitamin B 12 wieder angezeigt, und besonders gute Erfolge sieht man mit Dexa-Methason als Dexa-Attritin 3000.

Fettleibige Erwachsene, die keine Übersäuerung haben (kenntlich am normalen Bikarbonat) und bei denen Aceton negativ ist, können am besten mit strengster Diät von 800 Kalorien, hauptsächlich als hochwertiges Eiweiß, behandelt werden, aber sie müssen auch stundenlang spazierengehen und dabei Zucker verbrauchen, Zucker, der aus Eiweiß gebildet wird. Durch Sauerstofftraining wird durch Gluconeogenese gebildeter Zucker besser verbrannt und anscheinend die Verwertung ohne Insulinzufuhr gefördert.

Die Hypoglykämie, also der Abfall des Blutzuckers, ist kaum mit einem sogenannten Zuckerkoma zu verwechseln. Sie wird in ihrer Erscheinungsform in einem modernen Therapiebuch folgendermaßen beschrieben:

„Sie erscheint oft plötzlich, unerwartet, überraschend merkwürdig vielfältig, bizarr, dramatisch und anfallsweise. Wenn ein Zuckerkranker vor einer Stunde noch munter war und jetzt bewußtlos da liegt, so ist er für uns in erster Linie hypoglykämisch, also im Zuckerabfallzustand. Wenn er von Krämpfen geschüttelt wird, ist er es erst recht. Wenn er laut schreit, verwaschen spricht, umherirrt, nicht weiß, was er tut, doppelt sieht, unter sich läßt, stuporös da sitzt, Verwirrung zeigt, enthemmt lacht, wie betrunken wirkt, ganz inadäquat unhöflich wird, um sich schlägt — — dann ist er hypoglykämisch. Jeder Polizist sollte dies wissen." (Aus: Rationelle Therapie in der inneren Medizin, herausgegeben von Losse, Gerlach und Wetzels, Georg Thieme Verlag, Stuttgart 1975, Seite 380/381.)

Was kann man dagegen tun? Wenn der Patient so weit bei Bewußtsein ist, daß er schlucken kann, gibt man ihm Orangensaft oder zwei Würfel Zucker und beobachtet ihn dann. Wenn er nicht schlucken kann, schiebt man ihm als erste Hilfe Zucker zwischen die Zahnreihe in den Mund und läßt diesen dort zergehen. Wenn der Patient nun selbst nach Traubenzuckerinfusion dösig bleibt, schwankend umhergeht, obwohl sein Blutzuckerwert über 200 mg% gebracht worden ist, dann ist die beste Maßnahme, Sauerstoff zuzuführen in Form eines Spaziergangs — natürlich mit Begleitung —, damit das Gehirn den gesteigerten Blutzucker ausnutzen kann, was nur möglich ist, wenn durch gesteigerte Sauerstoffzufuhr die Kohlenhydrate verbrannt werden.

Die schonungslose und gnadenlose Therapie der Schulmedizin bringt durch Insulin und andere Präparate den Patienten oft in diese Lage der Hypoglykämie. Die schonungslose Therapie durch Bewegung und sogar durch Training vermeidet nach Möglichkeit Insulin und sucht die Zuckerverbrennung und Verwertung durch vermehrte Sauerstoffaufnahme auf natürlichem Wege in Gang zu bringen.

IV. Das Herz will nicht geschont werden — auch nicht das kranke

Bemerkungen zum gesunden Herzen

Es ist wohl jedem bekannt, daß das Herz eine Art Pumpe ist, die das Blut durch den Körper treibt, und daß der Blutkreislauf vornehmlich dem Sauerstofftransport dient. Die Hauptleistung unseres Atmungssystems besteht darin, den Sauerstoff der eingeatmeten Luft aus der Umwelt durch die Lungenwand in das Innere des Körpers zu bringen, d. h. letzten Endes in jede der vielen Billionen Zellen hinein, aus denen sich der menschliche Organismus zusammensetzt.

Die Wirbeltiere, zu denen der Mensch gehört, haben zum Sauerstofftransport das Herz, aber vor vielen Millionen Jahren gab es ungezählte Lebewesen auf der Erde, die noch kein Herz besaßen.

Für einzellige Lebewesen, die es ja heute noch gibt, z. B. das Pantoffeltierchen, ist die Sauerstoffversorgung kein Problem. Das Leben auf der Erde begann im Meer mit seinen vielen Stoffen und Salzen, und so erhielten in späteren erdgeschichtlichen Zeiten die Meerestiere ihren Sauerstoff durch Diffusion, d. h. durch langsame Durchdringung der Zellwände durch den Sauerstoff des Meerwassers. Die Atome und Moleküle des Sauerstoffs und vor allem des Wasserstoffs sind so klein, daß sie bei Pflanzen oder Tieren durch alle Trennwände, besonders durch die Zellwände, hindurchgehen. Auf diese Weise können verhältnismäßig große Organismen leben, weil jede Zelle ihr eigenes „Meerwasser" als Nährlösung mit Sauerstoff hat. Zu den größten Tieren, die ihren Sauerstoff nur durch Diffusion beziehen, zählen die Bandwürmer.

Meerwasser — Urahn der Blutflüssigkeit

Je weiter die Entwicklung der Tiere in vielen Millionen von Jahren ging, um so mehr primitive Geschöpfe entwickelten sich, welche die Nährlösung des Meeres nicht mehr von außen aufnahmen, sondern einen ganz geringen Teil der Meerflüssigkeit in ihrem eigenen Körper bewahrten und davon zehrten. Diese Innenflüssigkeit wurde nach und nach den Bedürfnissen angepaßt, und wir nennen sie heute Blut, welches der Meerwasserzusammensetzung ähnlich ist.

Ist ein Lebewesen verhältnismäßig klein und einfach gebaut, so genügt es schon, wenn Blut überhaupt im Körperinnern vorhanden ist. Es kann in verzweigten Kanälen enthalten sein, so daß alle Zellen als Wandzellen der Kanäle unmittelbar mit dem Blut und seinem Sauerstoff in Berührung kommen. Wird ein Organismus größer, so wird es nötig, das in vielen Kanälen fast stillstehende Blut in Strömung zu versetzen, wodurch auch den weit entfernt liegenden Zellen Blut und Sauerstoff gebracht wird. Diese Strömung wird durch eine Pumpe unterhalten, die die Form eines Hohlmuskels hat, der durch Erweiterung, also durch Ansaugen, Blut aufnimmt und durch ein Sichzusammenziehen das Blut in Kanäle austreibt. Diese Pumpe ist das Herz, und die Kanäle sind die Blutgefäße. Die Blutgefäße, die das Blut aus dem Herzen aufnehmen, sind Röhren aus Muskelgewebe, sogenannte Arterien, die das Blut zu allen Stellen des Körpers leiten.

Der Aufbau des Herzens ist bei den verschiedenen Gruppen der Organismen unterschiedlich, und die Struktur wird immer komplizierter, je höher entwickelt ein Lebewesen ist. Ein primitives Tier, wie der Regenwurm, hat ein geschlossenes Kreislaufsystem, in dem ein Teil eines Blutgefäßkanals sich zusammenziehen kann und das Blut durch das Gefäß treibt. Das einfachste Herz, das nichts anderes ist als ein pulsierendes Blutgefäß oder besser gesagt eine ganze Reihe kleiner Herzen, entlang der Hauptschlagader, findet sich bei einem etwas höher als der Regenwurm stehenden Lebewesen, dem Lanzettfischchen, dem Amphioxus.

Bei allen anderen Wirbeltieren ist das Herz jedoch ein einziges Organ, das an seinem hinteren oberen Ende, der Vorkammer, das verbrauchte Venenblut aus allen Gebieten des Körpers aufnimmt, durch die Lunge treibt, wo es mit Sauerstoff beladen wird und durch die linke Kammer unten von der Herzspitze nach oben durch die Hauptschlagader (Aorta) in alle Schlagadern des Körpers schickt. Die vergrößerte Pumpe entwickelt natürlich eine stärkere und dickere Muskelwand.

Herzgröße beim Trainierten und beim Untrainierten

Das Herz des Menschen ist ein etwa birnförmiges Organ und hat beim trainierten Ausdauersportler etwa einen Längsdurchmesser von 15 cm, einen Breitendurchmesser von 11 cm und einen Tiefendurchmesser von 10 cm. Dies entspricht einem Volumen von etwa 800 cm³. Mein Schüler *Harald Norpoth,* einer der besten Läufer der Welt über 3000 m und 5000 m, hatte ein Herzvolumen von 1243 cm³. Der untrainierte Mensch hat, wenn er gesund ist, etwa 720 cm³. Ein Sprinter, wie der Olympiasieger über 100 m in Rom 1960, *Armin Hary,* hatte ein Herzvolumen von nur 606 cm³, aber einer der Spitzenfahrer im Radsport um 1936, der Weltmeister und Olympiasieger *Lohmann,* hatte ein Herzvolumen von 1460 cm³.

Im Gegensatz zu früheren Ansichten der Sportmedizin hat die Frau eine ebenso große Entwicklungsmöglichkeit der Größe des Herzens wie der Mann, wenn sie beispielsweise Marathon läuft. Die erste Marathonläuferin von Klasse in der Welt, Frau *Anni Pede* (Waldniel), hatte ein Herzvolumen von 1040 cm³, ähnlich Frau *Antje Gleichfeld,* die vielfache Deutsche Meisterin im 800-m-Lauf und im Waldlauf. Im Vergleich dazu hatte der dreifache Olympiasieger *Emil Zatopek* 1952 in Helsinki (5000 m, 10 000 m und Marathonlauf) auch nur 1060 cm³ Herzvolumen. Die Frau wurde Jahrhunderte hindurch von Sport und Körperübungen ferngehalten, und deshalb konnte sich ihr Herz nicht so entwickeln wie bei den heutigen Läuferinnen. Dadurch entstand der Fehlschluß der Sportmedizin über die Entwicklungsmöglichkeit des weiblichen Herzens.

Das Herz eines Erwachsenen wiegt etwa 300 g und kann beim Spitzensportler der Ausdauersportarten an die 500-g-Grenze herankommen. Je dicker aber seine Muskulatur, also die Herzwand, wird, um so schlechter wird der Herzmuskel mit Sauerstoff versorgt, d. h. es gibt irgendwo eine Grenze, an der die Größenentwicklung des Sportherzens endet und das kranke große Herz anfängt.

Das Herz ist ein Muskel, der ein Mittelding darstellt zwischen der quergestreiften Muskulatur des Skeletts, wie z. B. die Armmuskeln, und zwischen den glatten Muskeln, beispielsweise des Darms, die sich langsam wurmförmig zusammenziehen. Der Herzmuskel unterscheidet sich dadurch von gestreiften Muskeln, daß die ihn bildenden Zellen nicht voneinander getrennt, sondern miteinander verflochten sind. Da das Herz 80 und mehr Jahre ununterbrochen arbeiten sollte, wird durch einen einheitlichen Zellverband, durch eine kurze Erholungspause nach jeder Zusammenziehung, durch die riesige Zahl der Atmungskraftwerke, der Mitochondrien, und durch die Phase der Unerregbarkeit für 0,31 Sek. nach der Zusammenziehung dafür gesorgt, daß es nicht ermüdet und in 80 Jahren 3½ Milliarden Zusammenziehungen leisten kann. Die Arbeit, die dabei geleistet wird, beträgt $^1/_{375}$ PS, d. h. das Herz ist ein Kleinstmotor mit geringer PS-Zahl, aber von unerreichter Dauer. Es ist der beste Dauerläufer, und aus dieser Funktion kann man ableiten, daß ihm nur Dauerleistungen ohne großen Kraftaufwand zuträglich sind.

Der Weg des Blutes

Der durch die Herzpumpe angetriebene Blutkreislauf geht nun folgendermaßen vor sich: Das Blut gelangt in die rechte Vorkammer, nachdem es durch den ganzen Körper gepumpt wurde. Von 21 % Sauerstoff der Atemluft enthält es dann nur noch 14 bis 18 %. Dafür ist der Kohlensäuregehalt der Ausatmungsluft von 0,03 % auf etwa 5,6 % gestiegen. Sobald die rechte Vorkammer voll Blut ist, zieht sie sich zusammen, und ihr Inhalt ergießt sich durch die sogenannte Dreizipfelklappe in die Kammer und vermehrt das dort als Rest befindliche Blut. Die 3 feinen Klappenhäutchen zwischen der Vorkammer und der Kammer bilden einen Klappenverschluß, wenn der Druck infolge des vermehrten Blutes in der Kammer ansteigt. Dieser Druck öffnet aber die zweizipflige Klappe in der Lungenschlagader, so daß das Blut in die Lunge, aber nicht zur Kammer zurückfließen kann. Sind die Klappen undicht, so sprechen wir von Klappenfehlern.

Der Stoß, den das Blut der Schlagaderwand erteilt, wenn es aus der Kammer im Spritzstrahl hinausgepreßt wird, wird entlang der ganzen Länge der Schlagaderwand weitergeleitet, weil diese elastisch ist. Dieser Stoß kann am Puls getastet werden, und der Pulsschlag ist natürlich dem Herzschlag synchron, also fast gleichzeitig und im gleichen Takt als Pulsschlag pro Minute.

Man rechnete früher eine Pulszahl von 72/min als normal. Inzwischen haben wir durch sportmedizinische Forschungen und wertvolle Lauftrainererfahrungen gelernt, daß eine Pulszahl von 72 schwacher Durchschnitt ist, eine Pulszahl von 60/min schon einen guten Ausdauereffekt dokumentiert, von einer Pulszahl von 50 und darunter der Spitzenkönner im Langlauf und ähnlichen Ausdauersportarten charakterisiert wird und Pulswerte von 48, 45, 42, 40, ja 36 und 32/min nichts Krankhaftes zu bedeuten brauchen, es sei denn bei untrainierten Menschen. Die optimale Pulszahl des Menschen dürfte nicht bei 72 liegen, sondern bei 48/min, also weitaus unter der Zahl, die man vor einigen Jahrzehnten für normal hielt. Pulszahlen über 80 und 100/min dürften immer als krankhaft angesprochen werden.

Die Arterie, die das Blut aus der rechten Kammer aufnimmt und zu den Lungen leitet, wird Pulmonalarterie genannt, zu deutsch Lungenarterie.

Sie gabelt sich sehr bald in zwei Äste, von denen der eine zur rechten, der andere zur linken Lunge verläuft. Beide Äste setzen diesen Teilungsprozeß fort und bilden viele kleine und immer kleinere Gefäße, deren Wände dünn und immer dünner werden. Die kleinsten Arterien nennt man Arteriolen, die sich schließlich in sogenannte Kapillaren aufteilen, zu deutsch Haargefäße, die aber noch viel feiner als ein Haar sind.

Die Wände der Kapillaren bestehen aus einzelnen abgeplatteten Zellen, zwischen denen kleine Moleküle durchwandern können, wie Natrium, Kalium und vor allen Dingen die Wasserstoffionen H^+. So werden Sauerstoffmoleküle welche die Wand der Kapillaren passieren, im Blut weiter transportiert.

Nachdem der Sauerstoff vom Blut in die Gewebezellen abgegeben wurde, bildet sich dort Kohlensäure, die nun mit dem verbrauchten venösen Blut aufgenommen wird und in kleinen Blutgefäßen gesammelt wird, welche man als Venen bezeichnet. Diese leiten das Blut zum Herzen zurück. Die kleinsten Venen werden als Venolen bezeichnet. In den Venen fließt das Blut langsamer und gleichmäßiger als in den Arterien. Da die Venen die Blutstöße, die das Herz bei seiner Tätigkeit erteilt, nicht aufzufangen brauchen, sind ihre Wände dünner und bei Bindegewebsschwäche dehnfähiger und nicht besonders muskulös. Das Blut wird in den Venen nicht durch das Herz weiterbefördert, sondern die eigentliche bewegende Kraft ist die Preßwirkung der Muskeln, z. B. der Beine.

Die Vene, zu welcher sich die Venolen der Lungen schließlich vereinigen, ist die große Lungenvene. Sie leitet das frisch mit Sauerstoff angereicherte Blut aus der Lunge in die linke Vorkammer. Aus der linken Vorkammer strömt das sauerstoffreiche Blut in die linke Kammer durch eine zweizipflige Klappe, die sogenannte Mitralklappe.

Die Aufgabe der linken Kammer besteht darin, durch ihre Zusammenziehung das Blut in die große Körperschlagader und dadurch in alle Teile des Körpers zu pumpen.

Obwohl beide Kammern bei jeder Zusammenziehung gleich viel Blut hinausbefördern, muß die linke mit sechsmal soviel Kraft arbeiten wie die rechte. Deshalb ist die Wand der linken Kammer fast doppelt so dick.

Von großer Wichtigkeit ist es, daß unmittelbar nach dem Austritt des Blutes in die große Körperschlagader 2 kleinere Blutgefäßäste abzweigen und Blut in die Herzmuskulatur selbst hineinleiten, damit diese gut mit Nährstoffen und Sauerstoff versehen wird. Da diese beiden Blutgefäße das Herz wie ein Kranz umschlingen, werden sie Kranzgefäße und mit dem Fachausdruck Koronararterien genannt.

Eine Reihe von Schlagadern, die sich von der großen Körperschlagader abzweigen, gehen zu den Bronchien, zu den Nieren, zur Leber, zu Magen und Darm, zur Muskulatur der Bauchwand, zum Zwerchfell, und unten im Becken teilt sich das Endstück der großen Körperschlagader in 2 große Arterien, die schließlich die Beckenorgane und die Beine mit Blut versorgen.

War dieses Schema seit 1618 richtig?

Wenn man dieses Schema des Blutkreislaufes überdenkt — und man hat 300 Jahre geglaubt, daß es so richtig ist —, dann muß es doch auffallen, daß das Herz den Rückstrom des Blutes aus dem Gewebe bis zum Herzen nicht bewirkt und daß das Blut, welches mit großer Kraft in die Körperschlagader hineingespritzt wird, von selbst wieder zurückkehrt, obwohl die Strömungsgeschwindigkeit im Kapillargebiet fast auf Null absinkt.

Die Medizin muß es immer wieder erleben, daß ihre anscheinend feststehenden Lehrsätze und Dogmen gelegentlich doch einmal als falsch erwiesen werden, was für die praktische Medizin oft eine Revolution mit sich bringt und bei Wissenschaftlern, Klinikern und praktischen Ärzten ein Umdenken erforderlich macht. So lehnen wir uns im folgenden Text den Ausführungen von *Vogler* an, der in dem Kapitel „Disziplinärer Methodenkontext und Menschenbild" im Band 1 der „Neuen Anthropologie", Abschnitt Hämodynamik, etwa folgendes ausführt: „Professor *Wezler* hat in den letzten Jahren die Erfahrung gewonnen, daß es gerade für die Physiologie, für die Pathologie und Pharmakologie des Herzens nötig ist, unsere Denkformen zu zerbrechen und uns aus der Herrschaft einer Theorie zu befreien, die einige nur fragmentarische Erkenntnisse zu einem System von Zwangscharakter gemacht hat."

Es erschien *William Harvey* (1578 bis 1657) als eine großartige Naturbemächtigung, das wesentliche Getriebe im Organismus, die Ernährung, den Stoffwechsel aller Organe im Bild eines einfachen Röhrensystems darstellen zu können, mit dem Herzen als einzigem Motor, als Druck- und Saugpumpe: das damals noch völlig unerschlossene Geschehen in einem lebendigen Körper vereinfacht zu der Alltäglichkeit eines Pumpwerkes — eine geistesgeschichtlich erstaunliche Übertragung des Blickwinkels einer damals heraufkommenden Technik. Erstaunlicher allerdings, wie lange die Physiologie trotz aller widersprüchlichen Befunde daran festgehalten hat, dieses Modell in seiner Unzulänglichkeit beizubehalten.

Unüberlegt wurde hingenommen: der kleine Herzmuskel soll eine Flüssigkeitsmenge von 6 bis 8 Litern, von dem spezifischen Gewicht 1,06, der Viskosität von 4,6 bis 4,7 mit einer Arbeitsleistung von 20 000 mkg pro Tag durch ein Röhrensystem von stark wechselndem Volumen hindurchtreiben. Das Herz sollte das im gleichmäßigen Rhythmus den ganzen Tag tun, die Nacht, heute, morgen, alle Tage und Nächte. Es ist das ständige Erlebnis des Arztes, vor Herzen zu stehen, denen man absolut nicht eine solche Saug- und Pumpfunktion zutraut und die trotzdem mitsamt dem Organismus, zu dem sie gehören, weiterleben. Bei schwer Dekompensierten hört trotz des Vollaufens der Gewebe und der fast vollkommenen Zirkulationsstörung das Herz zunächst nicht zu schlagen auf. Ein zerdehnter Herzmuskel, ein Riesenherz, kann in einem kompensierten Kreislauf stehen, obzwar unfähig, Pumpkontraktionen auszuführen, wie das Röntgenbild zeigt.

Wie wird die Leber durchströmt?

Daß Vernunft keine Rolle spielt, wenn dogmatisiert wird, läßt das Beispiel der Durchströmung der Leber auch den Laien erkennen. Sie steht ja im Kreislauf! Wer kann sich ernsthaft vorstellen, daß bei einem Kapillardruck von praktisch Null dieses ferne Herz durch die Eingeweideschlagadern des Darmes und durch den Dschungel ihrer kapillären Verzweigung das Blut in die Pfortaderkapillaren hinein und dann durch die Lebervene hinauf zur Leber treiben könnte, wo es dann zum zweiten Mal in ein solches kapilläres Dschungelgebiet verteilt, wieder gesammelt und durch die Lebervene nach oben zum rechten Herzen gebracht werden soll? Dies ist nur eine der absurden Folgerungen jener Modellbildung, von denen es Dutzende gibt.

Schon *August Bier* hatte gesehen, daß selbst unter den schwierigsten Umständen blutbedürftige Körperteile arterielles Blut anlocken. *W. R. Hess* fand den Ernährungsreflex: „Dadurch bekommt jedes Organ die Blutmenge, die es jetzt und hier nötig hat . . . Das Gegenstück zum Ernährungsreflex ist der Entlastungsreflex, der Kreislauf und Atmung ökonomisiert, überschüssige Leistungen vermeidet und nicht tragbare Leistungen verhindert . . . Der zweite verhängnisvolle Irrtum *William Harveys* war der, der Kreislauf sei ein in sich geschlossenes Röhrensystem. Die moderne Gewebeforschung, Histologie und Anatomie haben erwiesen, daß der Kreislauf in der Peripherie offen ist, daß dort osmotisch der regste Austausch herrscht, daß auch ein direkter Flüssigkeits- und Zellentransport besteht und die Interzellularsubstanzen des Bindegewebes die strukturelle und funktionelle Fortsetzung des Kapillarsystems darstellten. Wir haben also als letzte Einheit des Kreislaufes nicht mehr die Kapillaren anzusehen, sondern das Gewebe, die Lücken außerhalb der Blutgefäße und Kapillaren im Gewebe."

Verfasser wird in anderen Kapiteln zeigen, wie dogmatisch, aber unphysiologisch man seit 100 Jahren in der Behandlung der Leberkrankheiten und der Lungentuberkulose mit erzwungener Bettruhe vorgeht, und nicht einsieht, daß alles fließt, wie Heraklit schon gesagt hat, und daß alles verstärkt fließen und durchströmt werden muß, eben durch Aktivität, da ja der Kreislauf offen ist, wie eben erwähnt.

Das Herz arbeitet rhythmisch, d. h. in einem ziemlich gleichmäßigen Takt, wie oben erwähnt 40- bis 70mal pro Minute. Man könnte denken, daß irgendein rhythmischer Nervenreiz die Ursache sei, aber dem ist nicht so. Das Herz hat zwar Nerven, die das Schlagtempo beeinflussen können, aber sie sind nicht als erste Ursache für sein Schlagen verantwortlich. Das ergibt sich daraus, daß im Embryo das Herz zu schlagen beginnt, noch bevor sich Herznerven entwickelt haben.

Entwicklungsgeschichtlich interessant ist, daß beim Herzen die Fähigkeit zu seiner Bildung nicht von vornherein auf eine eng begrenzte Zellgruppe des Keimlings beschränkt ist, sondern sich über ein größeres Gewebefeld erstreckt.

Die Entwicklung des Herzens bei Lebewesen verschiedener Entwicklungsstufen

Wird z. B. bei einem Amphibienkeim der mittlere Abschnitt einer jungen Herzanlage durch ein aus der seitlichen Umgebung der Herzanlage stammendes Gewebestück ersetzt, so bildet es sich zu Herzgewebe um. Pflanzt man aber die Herzanlage in eine ihr fremde Körperstelle ein, so unterbleibt die Entwicklung. Daraus ergibt sich, daß die Entwicklung des Herzens innerhalb des embryonalen Körpers von der Umgebung abhängig ist.

Öffnet man ein Hühnerei in der 26. Stunde seiner Bebrütung, so sieht man mit einer Lupe jenen Zellhaufen zucken, aus dem sich das Herz des Huhnes einmal entwickelt. Das Herz schlägt, bevor es überhaupt ein Herz ist. Der Philosoph *Aristoteles* (384 bis 322 v. Chr.) hat das entdeckt und nannte das „den springenden Punkt".

Das Herz ist im wesentlichen auf sich gestellt, was sich auch darin zeigt, daß die Herzmuskulatur sich weiter zusammenzieht, wenn das Herz isoliert wird. Ein dem Körper entnommenes Herz kann weiterleben und schlagen, wenn es mit einer Flüssigkeit durchspült wird, welche die verschiedenen elektrisch geladenen Salze, wie Natrium, Kalium, Kalzium und Magnesium, in richtiger Konzentration enthält.

Man hat auch herausgefunden, daß verschiedene Teile des Herzens mit verschiedenem Tempo schlagen. Der Teil, der am schnellsten schlägt, z. B. die rechte Vorkammer, nötigt sein Tempo dem übrigen Herzen auf, denn jedes Steigen und Fallen der elektrischen Spannung durch die Ionen geht von dem am schnellsten schlagenden Teil auf den Rest des Herzens über. Der am schnellsten schlagende Teil des Herzens wird als Schrittmacher bezeichnet.

In dem nur aus einer Vorkammer und einer Kammer bestehenden Herzen der Fische liegt der eigentliche Schrittmacher in einer Art Muskelknoten, im sogenannten Sinus venosus, der eine Erweiterung des Endes der in die rechte Vorkammer führenden großen Vene ist. Dort beginnt der Herzschlag, der dann durch ein Leitungssystem von besonderen Muskelfasern auf die Vorkammer übergeht, von da in einen zweiten Knoten, den Vorhof-Kammerknoten. Hier wird der Herzschlag in seiner Fortleitung etwas gebremst, und von hier aus breitet sich entlang der Herzscheidewand der Reiz zum Herzschlag bis auf die Kammermuskulatur aus.

Beim Embryo von Vögeln und Säugetieren ist der Sinus venosus zwar noch vorhanden, aber.zum Zeitpunkt der Geburt verschwunden. Er geht dann im rechten Vorhof auf, wie die Vorkammer genannt wird, und seine Reste können als ein Bündel besonderer Zellen nachgewiesen werden. Weil diese Zellgruppe die Verschmelzung des Sinus venosus und des Vorhofs darstellt, wird sie Vorhofsinusknoten genannt. Er ist der eigentliche Schrittmacher des menschlichen Herzens mit etwa 70 Impulsen pro Minute.

Die Herzschlagzahl

Die Frequenz des Herzschlages variiert entsprechend den an den Kreislauf gestellten Anforderungen und ist im allgemeinen bei großen Tieren geringer, bei Warmblütern höher als bei wechselwarmen Tieren. So beträgt die Zahl der Herzschläge beim Kabeljau etwa 20/min, beim Elefanten um 30 und beim Menschen 70. Das Herz des Kindes schlägt noch rascher, und bei der Geburt sind 130 Schläge je Minute normal. Das Herz des Kaninchens schlägt aber 200mal je Minute, das der Maus 500mal.

Man kann das Herz als einen Motor ansehen, der durch Elektronen angetrieben wird. In der Blutflüssigkeit befinden sich, wie erwähnt, verschiedene Salze, deren eines das Kalium ist. Kalium ist radioaktiv, d. h. sein Molekül befindet sich in einem dauernden Zerfall und strahlt dabei Beta- und Gammastrahlen aus. Das radioaktive Kalium im Organismus ist das Isotop 40 K, welches zu 0,012% vorhanden ist gegenüber dem Isotop 39 K mit 93,44% und dem Kaliumisotop 41 mit 6,55%. Das gesamte Kalium im menschlichen Körper beträgt etwa 140 Gramm. Davon befinden sich 98% innerhalb der Zellen. Das Kalium strahlt nun pro Tag über eine Milliarde Elektronen aus. Trifft ein Elektron des Kaliums den Sinusknoten in der rechten Vorkammer des Herzens, so zuckt das Herz zusammen. Nach den Untersuchungen von *Zwaardemaker* und seiner Schüler ist die Radioaktivität der unentbehrliche Faktor, der die Herzautomatik in Gang hält.

Die Schnelligkeit der Herzaktion wird aber durch den Kohlensäuregehalt des Blutes geregelt. Neben den Nervenscheiben im Sinusknoten, die auf Elektronenanstöße eingestellt sind, gibt es in der Wand der rechten Vorkammer auch eine Art von Signalscheiben, die auf den Anschlag von Kohlensäuremolekülen reagieren und nach dem Kohlensäuregehalt des Blutes die Schnelligkeit des Herzschlages anpassen. Wegen ihres großen Durchdringungsvermögens dringt die Kohlensäure schnell in die Zelle ein und ändert so auch die Wasserstoffionenkonzentration. Das Herz ist also eine Pumpe mit automatischer Steuerung, eingestellt auf den Kohlensäuregehalt der kreisenden Flüssigkeit.

Von den Nervenknoten in der rechten Vorkammer geht ein Netz von Nervendrähten aus, das sich in der Herzwand ausbreitet und mit mehreren Millionen Elektroden an jeder einzelnen Faser des Herzmuskels endet. Man nennt dieses System „Reizleitungssystem" oder auch autonomes Herznervensystem.

Außerdem ist das Herz durch verschiedene Verbindungsnerven mit dem allgemeinen Nervensystem des Körpers verbunden. Die wichtigsten dieser zahlreichen Nerven sind die Tonusnerven, die den Spannungszustand der Herzwand regulieren, sowie 2 entgegengesetzt wirkende Nervensysteme. Von diesen beschleunigt das eine die Herzarbeit, das andere verlangsamt sie. Der Beschleuniger wird Sympathicus genannt, der Verlangsamer Vagus.

Normales und optimales EKG

Das normale Elektrokardiogramm, welches aus der Aufzeichnung der elektrischen Ströme entsteht, die vom arbeitenden Herzen und von jeder Bewegung lebender Substanz ausgehen, zeigt 5 Zacken, die mit den Buchstaben P, Q, R, S, T bezeichnet werden. Zuerst kommt ein kleiner Anstieg von P über die Grundlinie, welcher der Bewegung der elektronischen Spannungswelle durch die Herzvorkammer entspricht. Den Durchgang durch den Vorhofkammerknoten zeigt die Q-Zacke an, als kleine Senkung unter die Grundlinie. Die hohe spitze Zacke, die von den Punkten QRS gebildet wird, entspricht der Erregungsausbreitung in den beiden Herzkammern. Sie ist begrenzt durch Q-Beginn und S-Ende oder, falls eine dieser Zacken fehlt, durch den entsprechenden Fußpunkt von R in der elektrischen Grundlinie. S ist eine etwas tiefere Senkung nach R als die Senkung des Q. Während der PQ-Strecke und während des Beginns des Kammerteils erfolgt die elektrische Erregungsrückbildung der Vorkammern. Die S-Zacke beendet meist die Kammeranfangsgruppe, und sie sollte nicht länger als 0,06 sec dauern. Die Dauer der QRS-Gruppe sollte den Grenzwert von 0,1 sec nicht überschreiten, doch werden wir sehen, daß sich diese Zeitdauer von R und S verlängert, je besser ein Mensch ausdauertrainiert ist. Die T-Welle ist schließlich wieder ein Anstieg, aber höher und breiter als P und zeigt den Durchgang der Welle durch die Kammer. Sie ist im allgemeinen positiv, also im EKG-Kurvenbild nach oben gerichtet. Ist die T-Welle negativ bogenförmig nach unten gerichtet, kann das eine Durchblutungsstörung des Herzmuskels bedeuten. Veränderungen der Form und Länge der verschiedenen Zacken sind Hinweise zur Normalität oder zu bestimmten Störungen der Herztätigkeit.

Das EKG ist in seinen Deutungsmöglichkeiten nicht absolut sicher und schwierig zu beurteilen, besonders wenn es sichtbarer Leistungsfähigkeit des Untersuchten, wie z. B. oft bei hervorragenden Langstreckenläufern, widerspricht. Das noch normale EKG kann krankhaft sein. Deshalb geben wir einige Hinweise zum optimalen EGK:

1. Das normale ausdauerfähige Herz zeigt eine allgemeine Volumenhypertrophie, d. h. die Herzmuskelfasern werden nicht nur dicker, sondern auch länger, der Hubraum des Herzens ist größer. Die QRS-Ausschläge sind größer und breiter, die R-Zacken können beim Trainierten zweimal so groß werden als beim Untrainierten.

2. Das optimale EKG, vor allen Dingen des Sportlers, imponiert als Vergrößerung des üblichen EKG (J. Schmidt, „Herz und Elektrokardiogramm des Sportlers").

3. Das EKG des herzgesunden Erwachsenen ist das Abbild einer physiologischen Linkshypertrophie (siehe auch *Reindell* und Mitarbeiter!).

4. Beim ausdauertrainierten Hochleistungssportler, dessen Herzarbeit man als gesund und optimal bezeichnen kann, ist die Erregungsausbreitung im Herzen rechts verspätet, und bei schlanken, gesunden Läufern ist die elektrische Herzachse nicht immer steil gestellt. Meist findet man bei Marathonläufern deutliche Zeichen der Rechtsverspätung mit einer zweiten R-Zacke in den Ableitungen AVR und V 1.

5. Auch eine kleine S-Zacke in den Ableitungen I, II, AVL und V deutet auf ein trainiertes Langstreckenläuferherz hin.

6. Nach *Schmidt* kann der angedeutete Linkstyp eine Linkshypertrophie und dazu die Rechtsverspätung, die Rechtshypertrophie, also eine Volumen-Doppelhypertrophie des Herzens zum Ausdruck bringen.

7. Nach *Reindell* und Mitarbeitern ist bei zunehmendem Ausdauertraining die Neigung zur Rechtsverspätung ausgeprägter, und man könnte überspitzt formulieren, daß ein Langstreckenläufer, der nicht einen kompletten Rechtsschenkelblock zeigt, in den letzten 5 Jahren noch nicht genügend Trainingskilometer zurückgelegt hat. Jedenfalls ist der Rechtsschenkelblock bei Skilangläufern und Radrennfahrern ein üblicher Befund, also bei Ausdauersportlern, die im Training und Wettkampf oft stundenlang in hoher Leistungsintensität unterwegs sind. Das ausdauertrainierte Herz steht unter Vagotonie, und seine Kaliumbatterie ist stärker aufgeladen.

Das Ausdauersportherz ist ein gesundes Organ

Das gesunde Herz, insbesondere das Ausdauersportherz, zeigt eine erhöhte Vagotonie. Wegen des vermehrten Kaliumstoffwechsels des trainierten Herzens findet sich manchmal eine Anhebung der ST-Strecke. Den Ausschlag bei der Beurteilung gibt hier die Leistungsfähigkeit und nicht die EKG-Theorie.

Das Vagotonieherz zeigt oft große, voluminöse T-Zacken, während bei einer Herzhypertrophie, die nur durch erhöhten Widerstand im Kreislauf erzeugt ist, eine Diskordanz von R und T zu finden ist, die mit kleineren T-Zacken einhergeht. Nach *J. Schmidt* ist bei einer erhöhten Vagotonie die P-Zacke ausgesprochen klein, und P ist gleichzeitig etwas breiter als gewöhnlich, ein wenig gesplittert und linkstypisch.

Auch das trainierte Kinderherz zeigt bisweilen eine Bradycardie, wie ja das bewegungstüchtige Spielkind ein richtiger Langstreckenläufer ist.

Gesunde, leistungsfähige Herzen schlagen langsam. Daß dabei gelegentlich Rhythmusstörungen auftreten, ist nicht als krankhaft zu werten, wie die Lauftrainingserfahrung zeigt (siehe auch *Reindell* und Mitarbeiter!).

Auch zeigt der gut Trainierte, also Gesunde, häufig eine respiratorische Arrhythmie, die schon *Max Bürger* als Zeichen einer Trainingsbradycardie mit Leistungsfähigkeit erkannt hat. Die Neigung zu Extrasystolen verschwindet sofort, wenn von dem trainierten Herzen Arbeit verlangt wird (Literatur: Herz und Elektrokardiogramm des Sportlers von Prof. J. Schmidt, Münster). Bewußt wurde hier vom Verfasser bei Darstellung des gesunden Herzens das Beispiel des trainierten Ausdauerherzens gewählt, denn das sogenannte normale Herz und normale EKG wurden wahrscheinlich an Hunderttausenden von Menschen getestet, die nie Sport im Sinne des modernen Ausdauertrainings betrieben haben konnten, sondern nach anfechtbaren Kriterien als gesund galten. So haben wir in unseren Vorstellungen von gesunden Herzen noch allzu viele Parameter aufgenommen, die den schwachen Durchschnitt repräsentieren, weil früher vielfach Soldaten als gesund und trainiert und als gesunde Auslese gesetzt wurden. Sie waren es ebensowenig, wie Sport nicht gleich Sport ist, denn der schmale, große, untergewichtige Langstreckenläufer mit dem großen Herzen und der Sprinter mit den starken Beinen als Antriebsmuskulatur, aber mit einem Kinderherzen, sind völlige Gegensätze.

Das EKG müßte von neuem geeicht werden, aber an einer statistisch relevanten Zahl von optimalen Herzen und von Herzen einer größeren Anzahl von Langstreckenläufern und Radrennfahrern, damit nicht länger ein schwacher Querschnitt als Norm gesetzt wird.

Nach Auffassung der Lebensversicherungs-Fragebogen genügen ja schon 10 Kniebeugen und Pulsberuhigung nach 2 Minuten, um Herzgesundheit zu bescheinigen. Die Leidtragenden sind die Versicherungen selbst und die Untersuchten, die sich stolz als „herzgesund" bescheinigt fühlen. Hier ist ein Umdenken auch in der Schulung der Ärzte dringend erforderlich, und andererseits sollten Internisten und Spezialisten dem EKG mißtrauen, wenn es sichtbarer Leistungsfähigkeit — ausgedrückt in hervorragenden Laufzeiten über Langstrecken — widerspricht. Es darf nicht vorkommen, wie es häufig geschieht, daß ein Meister im Marathonlauf als „herzkrank" bezeichnet wird.

Das menschliche Herz hat einen Sauerstoffverbrauch von 7,5 bis 10 cm³ pro 100 g Herzgewicht, und es setzt als Betriebsstoffe Kohlenhydrate und Nicht-Kohlenhydrate um: Traubenzucker 17,9 %, Brenztraubensäure 0,54 %, Milchsäure 16,46 %, Fettsäuren 67 %, Aminosäuren 5,6 % und Ketonkörper 4,3 %, natürlich nicht immer die gleichen Mengen (*Bing*, 1956).

Wie jedes Organ steigert auch das Herz mit zunehmender Arbeit den Sauerstoffverbrauch. Unökonomisch ist die Herzarbeit bei Steigerung des Auswurfdruckes, wie beim Bergauffahren bei Radrennen oder bei Schwimmwettkämpfen über Strecken von 100 bis 400 m mit „maximaler" Belastung von 51 Sekunden bis 4,30 Minuten. Das günstigste Training des Herzens geschieht in stundenlanger Volumenarbeit ohne wesentliche Drucksteigerung.

Der Vagus hat anscheinend sowohl einen frequenzmindernden Einfluß auf die Arbeit des Herzens als auch eine Sparfunktion im Energieverbrauch. Biochemisch gesehen senkt Azetylcholin den Sauerstoffverbrauch des Herzens.

131

Die Transportleistung des Herzens wird als Minutenvolumen gemessen und ist gleich dem Produkt aus Schlagvolumen und Pulsfrequenz (das Schlagvolumen ist die durch eine Kammerzusammenziehung des Herzens ausgetriebene Blutmenge). Die mechanische Arbeit des Herzens setzt sich zusammen aus dem Produkt Schlagvolumen mal Druck der großen Körperschlagader (Aorta) und der Beschleunigungsarbeit des Schlagvolumens von 0 auf etwa 65 cm/sec Strömungsgeschwindigkeit in der Aorta. Der mittlere Druck in der Aorta beträgt 150 mmHg (150 mm Quecksilbersäule) = 200 g Druck pro cm². Das Schlagvolumen in Ruhe beträgt etwa 70 Milliliter. Daraus ergibt sich die Arbeit der linken Herzkammer bei der Zusammenziehung mit 0,14 mkg. Die Arbeit der rechten Herzkammer ist etwa fünfmal kleiner, da der Druck in der Lungenschlagader nur 20% des Aortendruckes beträgt. Das Leistungsgewicht des „Motors Herz" liegt also bei 250 kg pro 1 PS. Das übersteigt die schwersten Kraftmaschinen der Technik um ein Vielfaches. Das Herz ist ein für Dauerleistungen geeigneter Tourenmotor *(E. Schütz)*.

Schutzregulationen für das Herz

Die leichte Ermüdbarkeit der Skelettmuskulatur schützt das Herz vor Überlastung. Beim 400-m-Lauf, z. B. in einer Höchstbelastung von 45 Sek., kann der Läufer zum Schluß die Beine nicht mehr heben, während das Herz die erforderliche Frequenzsteigerung noch doppelt so lange aushalten könnte. Der Herzmuskel hat eben eine bessere Erholungsfähigkeit als der Skelettmuskel, da das Herz auch während der Zusammenziehung Sauerstoff aufnimmt. Der Skelettmuskel geht, besonders bei maximaler Arbeit, eine Sauerstoffschuld ein, da sowohl seine Zusammenziehung als auch seine Erschlaffung anaerob, das heißt ohne Sauerstoff erfolgt. Das Herz geht auch deshalb keine Sauerstoffschuld ein, weil es in den Atmungskraftwerken der zahlreichen sogenannten Mitochondrien reichlich Oxydationsfermente zur Verfügung hat, die den Energiestoff ATP so schnell aufbauen, wie er verbraucht wird. Bei 100 000 Herzschlägen pro Tag baut der Körper des Menschen etwa 70 kg ATP auf und ab.

Das Herz antwortet mit Steigerung der Kraftentfaltung, je mehr es gefüllt wird. Das Herzminutenvolumen des sportlich trainierten gesunden Menschen erhöht sich vorwiegend durch Zunahme des Schlagvolumens, das untrainierte Herz durch Pulsfrequenzzunahme. In Ruhe entleert sich das Herz nur unvollkommen und läßt ein Restvolumen Blut als Reserve zurück. Zusammen mit dem vermehrten Blutgehalt der Lungenvenen hat das Restvolumen die Funktion einer Schlagvolumenreserve, mit deren Hilfe die Zeit vom Beginn der Arbeitssteigerung bis zum vermehrten venösen Rückstrom überbrückt wird. Die Umstellung der Herztätigkeit auf Arbeit geschieht fast überwiegend von der Muskulatur und den Organen aus.

Das nervöse Steuerzentrum der Arbeitsumstellung des Herzens liegt im Gehirn im sogenannten Hypothalamus, dessen Erregung, allein schon bei Erwartung einer unmittelbar bevorstehenden Leistung, wie beim Startkom-

mando, einen schnelleren Herzschlag bewirkt, Steigerung der Zusammen-
ziehbarkeit (Kontraktivität) der Herzmuskulatur, Entleerung des Restvolumens
an Blut mit Verkleinerung des Herzens und Verminderung des Kreislaufwider-
standes außerhalb des Herzens, in der Muskulatur, in der Haut und in den
äußeren Blutgefäßbezirken. Dabei werden Herzhemmungsnerven gedrosselt,
Herzförderungsnerven erregt. Es kommt zu einer allgemeinen Blutgefäß-
erweiterung in der arbeitenden Muskulatur.

Pathologie des Herzmuskels

Das Herz kann verfetten und nimmt dabei eine fleckige Form an. Man spricht
dabei auch von „Tigerfellzeichnung". Die degenerative Verfettung tritt dort
auf, wo Sauerstoffmangel sich stärker bemerkbar macht. Die Bedeutung der
Herzverfettung ist vielfach unterschätzt worden. Mit Sicherheit ist die Verfettung eine Ursache der Herzschwäche, z. B. beim Münchener Bierherz.

Bei der Diphtherie findet sich eine zweite, oft mit fettiger Entartung vergesell-
schaftete Veränderung der Herzmuskelfaser, nämlich ein scholliger Zerfall.
Diese Veränderung findet sich häufig bei akuten Infektionen. Die so zerstörte
Muskulatur kann kaum noch regeneriert werden, und die Kontraktion der
Herzmuskulatur leidet natürlich auch unter den sich bildenden Narben. Bei
ausgedehnter Veränderung kann z. B. bei der Diphtherie ein plötzlicher Tod
eintreten.

Bei Vergiftungen und verschiedenen Infektionskrankheiten kommt es außerdem zur sogenannten trüben Schwellung. Eine Veränderung, die aber rückbildungsfähig ist.

Wird das Herz nicht belastet oder tritt im Greisenalter ohnehin ein allgemeiner
Schwund der Muskulatur ein, so kann auch der Herzmuskel eine Atrophie,
also einen Schwund, erleiden. Diese Atrophie führt zu einer Verschmälerung
der Herzmuskelfasern und damit zu einer Verkleinerung des ganzen Herzens.

Eine Leistungsinsuffizienz des Herzmuskels als Folge einer Störung des
Kohlenhydrat- und Eiweißstoffwechsels wird als Myokardose bezeichnet.

Die Blut- und Sauerstoffzufuhr, deren der Herzmuskel unbedingt zum Leben
und zur Tätigkeit bedarf, schwankt je nach der Belastung. Es ist eine der
wichtigsten Erkenntnisse der ganzen Kardiologie, daß erhöhte Tätigkeit zu
einer vermehrten Durchströmung des Herzmuskels führt, womit Bettruhe und
Liegekuren ad absurdum geführt werden, wenn es um Heilung und Kräftigung
eines Herzens geht.

Die Koronarinsuffizienz

Wenn die Kranzarterien des Herzens nur ungenügende Blutmengen befördern,
spricht man von Koronarinsuffizienz. Sie kann auftreten infolge Verengung
oder Verschluß der Kranzgefäße oder wenn die Kranzgefäße nicht fähig sind,

sich selbsttätig bei erhöhter Körperarbeit zu erweitern. Auch kann die Ursache in einer Veränderung der Blutzusammensetzung liegen, daß z. B. nicht genügend Sauerstoff an den Herzmuskel abgegeben werden kann. Bei dieser Koronarinsuffizienz fühlt der Betreffende ausstrahlende Schmerzen hinter dem Brustbein bzw. bis in den linken Arm. Man spricht dann von einer Angina pectoris. Sind die Äste der Kranzarterien des Herzens vollkommen verlegt, so spricht man vom Herzinfarkt, der eine schwere Schädigung der Herzmuskulatur an der betroffenen Stelle bedeutet.

Angina pectoris mit Herzinfarkt

Da die Kranzschlagadern zwei Hauptstämme bilden, kann sowohl der rechte als auch der linke Ast verschlossen sein. Die plötzliche Verlegung beider Hauptstämme ist stets tödlich. Wird nur ein Ast oder Stamm des Herzkranzgefäßsystems, beispielsweise durch ein Gerinnsel, plötzlich verschlossen, so kommt es zu schwersten Schmerzen in der linken Brustseite mit einem Gefühl der Todesangst. Der Betreffende sieht fahlblaß aus, mit kaltem Schweiß bedeckt, und sein Blutdruck senkt sich bis zum gefährlichsten niedrigen Blutdruck, d. h. dem Kollaps. Meist ist die Ursache eine Arterienverkalkung, die sehr häufig den linken Ast der Kranzgefäße verlegt und dabei einen Teil der Vorderwand von der Durchblutung ausschaltet. Während die Kranzader-Arteriosklerose manchmal nur zu einer starren Gefäßwandverengung führt, wird durch ein Gerinnsel, also durch eine Thrombose, das Kranzgefäßsystem schlagartig an der Durchblutung gehindert. Diese Thrombose ist seit dem Zweiten Weltkrieg in Deutschland und in anderen westlichen Ländern immer häufiger geworden, während die Arteriosklerose der Kranzgefäße sich nicht im gleichen Maße entwickelt hat.

Nach einem Herzinfarkt, der zum Aussetzen der Butzufuhr führt, quellen die Muskelfasern des Herzens durch Flüssigkeit auf. Nach einigen Minuten schwellen ihre Mitochondrien, die sogenannten Atmungskraftwerke, auf. Da das Herz dann nur noch durch den anaeroben Stoffwechsel leben kann, bildet sich Milchsäure in den geschädigten Herzmuskelfasern. 1 bis 2 Stunden nach Beginn der Katastrophe findet man gewisse Fermente, wie Milchsäuredehydrogenase und Transaminasen nicht mehr im Blut, während sie nach einigen Stunden wieder vermehrt im Blut ansteigen.

Ein Infarkt wird meist von einem schmalen Saum umgeben, der blutreich ist und den Infarkt wie eine schmale Zone abgrenzt. Dieser Bereich kann das Gewebe regenerieren und dadurch die Heilung einleiten.

Anatomie des Herzinfarktes und seine Heilung durch Funktion

Große Infarkte gehen oft durch die ganze Dicke der Wand, und andere haben außen oder innen noch erhaltene Muskelschichten. Natürlich kann das Infarktgebiet auch erweichen und zerreißlich werden, was meist einen tödlichen Ausgang nimmt. Hat aber der Kranke erst einmal 5 bis 8 Tage überstanden, so werden die abgestorbenen Gewebsteile selbständig rasch durch das Herz aufgelöst und wegtransportiert. Es ist dabei von größter Bedeutung, daß durch die dauernde Bewegung des Herzmuskels die Zerfallstoffe am Rand des Herzinfarktes selbsttätig herausgepreßt werden und so die Heilung schneller vonstatten geht, als wenn man den Herzmuskel ruhig stellen würde. Im Gegenteil, wenn die ersten stürmischen Erscheinungen des Herzinfarktes vorüber sind und bei einem nicht „penetrierenden" (= durch die Herzwand gehenden) Infarkt der Patient den fünften bis achten Tag lebend erreicht, kann die Heilung beschleunigt werden, wenn sich der Patient zusätzlich bewegt und, z. B. beim leichten Spaziergang auf dem Flur des Krankenhauses, die doppelte Sauerstoffmenge fördert als im Liegen. Abgesehen davon gibt es so viele Herzinfarktdiagnosen, bei denen man im Zweifel sein könnte, ob pathologisch-anatomisch wirklich ein Herzinfarkt vorliegt, so daß man diese Fälle auf keinen Fall nach dem allgemeinen Trend der Schonung behandeln, sondern möglichst schon am nächsten Tag zum Aufstehen ermuntern sollte, wenn das EKG eindeutige Infarktzeichen vermissen läßt und die Transaminasen nur zögernd ansteigen sowie Fieber und erhöhte Blutsenkung sich in mäßigen Grenzen halten.

Kranzgefäßverkalkung und Herzinfarkt spielen heute als Krankheiten und Todesursachen eine immer größer werdende Rolle. Die Erkrankung geht seit dem Zweiten Weltkriege parallel mit dem steigenden Wohlstand, besonders gekennzeichnet durch vermehrte Ernährung und vermehrt auftretende Fett- und Wassersucht. In Großstädten geht ein Drittel aller Todesfälle auf Arteriosklerose des Herzens zurück, und etwa 75% davon sind Männer im Alter von 40 bis 70 Jahren.

„Der Herzinfarkt wird in der Regel also durch eine akute Thrombose (Gerinnsel), mitunter durch eine hochgradige arteriosklerotische Einengung ohne Thrombose und selten durch eine thrombotische Embolie einer Koronararterie verursacht." Diese Darstellung in der speziellen Pathologie von *F. Büchner* (Freiburg) befriedigt nicht ganz, denn er hätte sinnvoller schreiben können: „letztlich verursacht", da der letzten Ursache eine ganze Reihe anderer Ursachen vorauszugehen pflegt. Diese sogenannten Risikofaktoren zeigen, daß die Thrombose und Kranzaderverkalkung rein pathologische-anatomische Befunde **nach** dem Ereignis darstellen und nur das letzte Glied in der Kette der Schädigungen und Verursachungen sein können.

Wenn man die Risikofaktoren betrachtet, könnte man es vereinfachend so ausdrücken, daß der Stoffwechsel vielfältig geschädigt wird und daß das endgültige und letztursächliche Ereignis ein Verschluß der Kranzader ist.

Die Risikofaktoren zum Herzinfarkt

Schon die Tatsache, daß es am Ende des Zweiten Weltkrieges, als es in Deutschland wenig zu essen gab und Streß, sowohl bei den Daheimgebliebenen als auch bei den Soldaten an der Front jeden Tag auftrat, ist ein Hinweis auf mehrere Ursachen des Herzinfarktes. Dieser trat damals kaum auf im Vergleich zu den heutigen ruhigen Zeiten. 1956 betrug die Zahl der Infarkttoten in der Bundesrepublik schon 38 000, und parallel lief die Steigerung des Wohlstandes, der sich darin dokumentierte, daß der Durchschnittsdeutsche damals immer reichlicher aß und nicht an Mäßigkeit und Diät dachte.

Wenn man die Risikofaktoren zum Herzinfarkt überschaut, so sind Übergewicht, Fettsucht, Wassersucht, sitzende Lebensweise, Gicht, Zuckerkrankheit, Bluthochdruck, vermehrtes Cholesterin und Fett im Blut und das ganze unhygienische Tun der heutigen Zeit die Ursache von Schäden, die man alle auf einen Nenner bringen kann: Überschuß an Wasserstoff und Wasserstoffverbindungen, besonders in der Form der chemischen Radikale, was letztlich eine Schädigung der Atmung darstellt.

Da nun nach einem Herzinfarkt die Herzmuskelfasern nicht regenerieren, muß der Defekt durch Bindegewebe ausgefüllt werden, was einige Zeit dauern kann. Trotzdem sollte man in dieser Zeit das Herz nach und nach belasten, damit der übrige Herzmuskelanteil besser durchblutet wird und auf diese Weise die Heilung des Defektes beschleunigt wird; denn das Bindegewebe ist anfangs gefäß- und blutreich und müßte durch Steigerung der Durchblutung zur schnellsten Regeneration des Herzinfarktes angeregt werden.

Größere Infarktnarben können sich aber ausbuchten und schließlich eine Aussackung der Herzwand bilden, ein sogenanntes Herzaneurysma, welches sich am häufigsten links an der Herzspitze entwickelt. Diese sackartigen Erweiterungen werden oft ohne Beschwerden ertragen und reißen nur ganz ausnahmsweise ein. Die heutige Medizin dürfte zu ängstlich sein, wenn sie trotzdem 5 bis 6 Wochen völlige Schonung verordnet in der Annahme, daß der Defekt beim Herzinfarkt erst vollständig ausgeheilt sein müsse, um die Bettruhe zu beenden.

Der Schaden, der durch absolute Bettruhe körperlich und seelisch angerichtet wird, ist zu groß, als daß man ihn weiterhin gedankenlos unter dem Deckmantel ärztlicher Sorge auftreten ließe. Ein immer tätiger Mensch, der durch irgendein Ereignis schließlich einen Herzinfarkt bekommt, wird allein durch die seelische Depression und das absolute Liegenbleiben, z. B. auch beim Stuhlgang, so in seinen Funktionen gehindert, daß die Rückwirkungen auf das Herz schlechter sind, als wenn einer am fünften Tage in der gewohnten Weise die Toilette aufsucht. Man muß selbst einmal schwer krank gewesen sein, um gefühlt zu haben, wie schwer es ist, auf einer Bettpfanne liegend das unvermeidliche Stuhlgeschäft zu verrichten, welches manchen Patienten so mitnimmt, daß er doch besser aufsteht, wenn er noch seine gesunden Beine hat.

Komplikationen des Herzinfarktes

Durch den Herzinfarkt kann sowohl die Oberfläche als auch die Innenfläche des Herzens in Mitleidenschaft gezogen werden. Wird die Innenwand, das sogenannte Endokard, mit der darunterliegenden Herzmuskulatur gleichzeitig durch den Infarkt getroffen, so können sich auf dieser geschädigten Innenhaut Gerinnsel ablagern, die gefährlich werden können. Auf der Außenhaut, dem sogenannten Epikard des Herzens, entsteht bei bis an die Oberfläche reichenden Infarkten, also bei etwa ein Fünftel aller Fälle, infolge der Schädigung eine Entzündung ohne Bakterien, die bindegewebig abheilen kann, aber auch zu Verwachsungen mit dem Herzbeutel führt. Dies kann man noch als Glücks-fall bezeichnen, denn gerade diese Verwachsung verhindert oft den Durch-bruch einer darunterliegenden Ausbuchtung der Herzwand.

Auch ohne Verschluß der Kranzgefäße des Herzens kann es zu einer Schwäche des Kreislaufes kommen, der sogenannten Koronarinsuffizienz, da bei Ver-engerung die zugeführte Blutmenge nicht dem Bedarf entspricht. Der Kranke spürt dann starke Schmerzen bei der Arbeit und selbst auch beim Gehen kurzer Strecken, so daß man diese Beschwerden als Angina pectoris ambula-toria bezeichnet. Eine Durchblutungsstörung des Herzens infolge mangeln-den Sauerstoffgehaltes des Blutes tritt u. a. bei schweren Blutarmutfällen auf. Hier kann es zur Verfettung durch Sauerstoffmangel des Herzmuskels kommen, wobei die Verfettung nicht durch erhöhte Nahrungsaufnahme entsteht, sondern als Degeneration infolge des Sauerstoffmangels. Ähnlich schädlich für den Herzmuskel kann eine Kohlenoxydvergiftung wirken oder auch Sauerstoffmangel in großen Höhen.

Die Entzündung des Herzmuskels

Eine Entzündung des Herzmuskels als eine Krankheit für sich spielt sich im Zwischengewebe ab, welches mit Blutgefäßen durchzogen ist. Dabei können die Muskelfasern in Mitleidenschaft gezogen werden. Bei Infektionen, z. B. mit Diphtheriebazillen, kann das gefährliche Gift dieser Bazillen durch das Blut an die Herzmuskelfaser herangetragen werden und haftet an dieser fest. Durch die Einwirkung des Diphtheriegiftes kommt es zu einem Zerfall der Herzmuskelfasern und zu einer entzündlichen Anhäufung von Blutzellen. Dabei wird das Netz der vielen Milliarden Herzmuskelzellen an vielen Stellen durchbrochen, so daß das Herz auseinanderfließt, sich erweitert. Man könnte sagen, es gehe aus dem Leim. Wenn ein solches Herz heilt, ist der Herz-muskel mit Bindegewebsfasern durchsetzt, welche natürlich seine Arbeit behindern.

Muskelfasern können auch durch andere Entzündungen geschädigt und zum Schwund gebracht werden. Meist sind es Eitererreger, Streptokokken, die in den Herzmuskel gelangen und schließlich eine eitrige Muskelentzündung zur Folge haben, wobei der Herzmuskel von kleinen Abzessen durchsetzt ist. Diese kleinen Abszesse können aufbrechen und ein Herzgeschwür entstehen lassen. Hier ist besonders darauf hinzuweisen, daß Gelenkrheumatismus eine rheumatische Entzündung des Herzmuskels zur Folge haben kann, wobei sich kleine Knötchen entwickeln, die sogenannten Aschoff'schen Knötchen, die die Herzklappen ergreifen, verdicken und schließunfähig machen können.

Ist die Herzvergrößerung krankhaft?

Vor etwa 70 Jahren wurde jede Herzvergrößerung als eine krankhafte Erwei-terung angesehen und auf ein Mißverhältnis zwischen Arbeitsbelastung und Arbeitsfähigkeit des Herzmuskels zurückgeführt.

Wenn ein Herzmuskel so geschädigt wurde, daß er kaum noch imstande ist, eine alltägliche Arbeitsleistung zu vollbringen, so ist das sicher krankhaft. Wenn aber durch Arbeit oder sportliches Training das Herz immer größer wird und die Leistungen, besonders die Dauerleistungen, immer besser werden, so ist das Herz gesund.

Andererseits, wenn das Herz immer größer wird und die Leistungsfähigkeit schwindet im selben Verhältnis, dann ist das Herz krank, es besteht eine Herzschwäche, eine Herzinsuffizienz. Dabei erweitern sich die Herzkammern vorwiegend in der Querrichtung der Muskelfasern, so daß z. B. die linke Kammer nicht zugespitzt erscheint, sondern Kugelform annimmt.

Ein solches Geschehen kann durch Giftwirkung, durch Entzündung und gelegentlich auch, wenn auch sehr selten, durch akute Überanstrengungen verursacht sein, wie z. B. bei Sauerstoffmangel, bei Bergsteigen in Höhen von 7000 bis 8000 m, wo der Mensch ohne Sauerstoffmasken nicht mehr tief atmen kann, sondern hechelt wie ein Hund, und die Last der Ausrüstung und der schweren warmen Kleidung sowie die Kälte einen ungünstigen Einfluß haben. Die Meinung unserer Großeltern und ihrer Ärzte, daß man durch einen Lauf oder durch ein heftiges Spiel mit Schweißausbruch sich in der Kindheit eine Herzerweiterung und Herzschwäche zuziehen könne, ist gottlob längst widerlegt, aber bei wenig orientierten Ärzten gelegentlich noch vorzufinden.

So erhalten Marathonläufer, die ja leider heute noch ein ärztliches Attest vorweisen müssen, wenn sie an den Start gehen wollen, heute, selbst wenn es sich um Menschen im dritten Jahrzehnt handelt, oft noch die Antwort: „Lassen Sie doch den Unsinn des Langlaufens, denn dafür sind Sie doch viel zu alt." Wie unsinnig solch ein Ausspruch ist, zeigt der Start des 95jährigen Griechen *Johannidis* beim Lauf von Marathon nach Athen im Herbst 1974 bei 26° C und hügeligem Gelände. Er bewältigte die Strecke in 6.42 Std. und war nicht im geringsten erschöpft.

Eine normale Erweiterung der Herzhöhlen bei normalem Herzmuskel kann dann entstehen, wenn die geforderte Arbeit dauernd größer ist als die Leistungsfähigkeit des Herzens. Die Erweiterung geschieht hierbei meist durch Verlängerung der Kammer. Wahrscheinlich sind es die Menge des dem Herzen zuströmenden Blutes und die erforderlichen Muskelzusammenziehungen, die die Weiterbeförderung des Blutes besorgen sollen, welche die Vergrößerung des Herzmuskels zur Folge haben, wie jeder Muskel durch Arbeit sich kräftigt und dicker wird.

Das Dogma der Herzvergrößerung als Krankheit wurde nach und nach durch Forscher, wie den Schweden *Henschen* aus Uppsala und den damaligen jungen Dozenten *Herbert Reindell* in Bonn und Freiburg erschüttert.

Henschen sagte sich mit Recht, daß man ein gesundes Herz nur daran erkennen könne, was es leistet, ganz gleich, ob der untersuchende Arzt mit dem Hörrohr Geräusche entdeckte, die man damals allesamt für krankhaft hielt.

Henschen hielt sich bei der Feststellung, was ein gesundes Herz sei, logischerweise an die Ski-Langläufer, wie später um 1940 und 1950 *Reindell* an die Berufsradrennfahrer und Langstreckenläufer. Beim Wasalauf in Schweden über rund 90 km stellte er zuerst fest, daß die besten Läufer auch die größten Herzen hatten, und dieser Befund wurde später von *Reindell* und Mitarbeitern immer mehr bestätigt und auch erklärt.

Das dauertrainierte, gesunde und leistungsfähige Herz vergrößert sich nicht so sehr durch Zunahme der Muskelwanddicke, sondern durch eine größere Dehnfähigkeit und ein größeres Restvolumen des Blutes. Diese Restblutmenge wird auch zum Teil von den Lungenvenen aus vergrößert und stellt eine Reservekraft des Herzens dar.

Eine Hypertrophie der Herzmuskulatur entsteht hauptsächlich durch Verdickung der Muskelfasern, aber man hat bei Erwachsenen auch eine Faservermehrung durch Spaltung beobachtet. Eine Leistungshypertrophie des Herzens wirkt wohl in jedem Fall lebensverlängernd, und die dabei auftretende Verdickung der Kammern kann bei Erwachsenen rechts 8 bis 10, links 20 bis 25 mm betragen. Das Herz ist im ganzen vergrößert, und wir sprechen von konzentrischer Hypertrophie. Sie ist rückbildungsfähig, wenn die Ursache, nämlich vermehrte Dauerarbeit, in Wegfall kommt. So hatte der vielfache Deutsche Meister *Herbert Schade* ein Herzvolumen von 1200 cm³, aber als er infolge einer Mandeloperation 3 Monate mit dem Training aussetzte, verkleinerte sich das Volumen in dieser kurzen Zeit auf 890 cm³.

Das kritische Herzgewicht

Wirkt aber die Ursache, die zur Hypertrophie und zum Leistungsherzen geführt hat, weiter fort, dann geht die Massenzunahme der einzelnen Fasern weiter, aber schließlich ist eine kritische Grenze erreicht, die bei einem Herzgewicht von etwa 500 g liegt.

Bei dieser Massenzunahme der Fasern vermehren sich nicht im entsprechenden Maße die feinen Blutkapillaren, und so wird bei einem Gesamtgewicht des Herzens von etwa 500 g die Blutversorgung schlechter. Es können dabei kleinste Nekrosen auftreten, also Untergang einzelner Herzmuskelfasern, die dann bindegewebig abheilen. Durch eine solche Fibrose wird das sinnvolle Gefüge des Herzmuskels gestört, und es kann zu einer exzentrischen Vergrößerung des Herzens kommen. So hatte beispielsweise der belgische Radrennfahrer *van Steenbergen* ein Herzvolumen von 1700 cm³, was auf einer exzentrischen Vergrößerung durch Hypertrophie aller Herzabschnitte beruhte. Starke Hypertrophie der linken Kammer ohne Erweiterung findet man bei dauerndem Bluthochdruck sowie bei gewissen Nierenerkrankungen. Auf eine Blutdruckerhöhung gehen wohl auch die Herzvergrößerungen bei starken Biertrinkern (Münchener Bierherz) und Weintrinkern (Tübinger Weinherz) zurück, die man früher durch eine Überfüllung des Gefäßsystems erklärte.

Am besten läßt sich die von den Strömungshindernissen abhängige Verdickung und Erweiterung einzelner Herzabschnitte bei den verschiedenen Herzklappenfehlern verfolgen.

Die allgemeine Herzschwäche

Während bei Klappenfehlern des Herzens infolge der ungenügend gewordenen Ventilwirkung eine Störung des Blutkreislaufes eintritt, haben wir es bei der Herzschwäche mit einer stattgehabten Schädigung und ungenügenden Tätigkeit des Herzmuskels zu tun.

Die Bezeichnung Herzfehler wird in der heutigen ärztlichen Praxis und im allgemeinen Sprachgebrauch leider zu häufig angewandt, und in vielen Fällen wird damit jede Herzkrankheit bezeichnet. Das Wort „Herzfehler" von einem Arzt gegenüber einem Patienten ohne sichere Diagnose auszusprechen, ist eigentlich ein Kunstfehler, wenn es sich nicht gerade um einen angeborenen oder erworbenen Klappenfehler handelt, denn diese Diagnose bedeutet für den Patienten einen Schock. Der Mensch, der so als Herzkrüppel bezeichnet wurde, wird unsicher und ängstlich, schont sich und glaubt, nichts mehr an körperlicher Arbeit, besonders im Sport, wagen zu dürfen.

Herzversagen kann durch Erkrankung des Herzmuskels entstehen, durch Bakterien und Gifte, allgemeine Schädigung der Blutgefäße, üppige Lebensweise, Übergewicht, Alkoholismus, Rauchen und Medikamenten-Mißbrauch. Aufregungen, Kummer und Sorgen kommen ebenfalls als Ursache in Betracht. Im Gegensatz zu früheren Vorstellungen kann der Herzmuskel durch starke Belastungen wie körperliche Arbeit und Dauerleistungen kaum geschädigt werden. Geschädigt wird er durch schlechte Wartung und Pflege des Herzmotors, der als unermüdlicher Langläufer so wie ein edles Vollblutpferd nicht im Stalle stehen sollte, sondern der täglichen Dauerleistung bedarf. Wird ein Kind gesund geboren, so bedarf es nur einer knappen aber vollwertigen Ernährung, benötigt aber viel Bewegung im Spiel, um herzgesund zu werden und zu bleiben.

Gesunde Herzmuskelfasern antworten auf zunehmende Belastung prinzipiell gleich, wobei die Volumenarbeit des Herzens mächtig gefördert wird, wenn die Belastung im Training zum Langstreckenlauf besteht.

Durch Druckarbeit des Herzens wie beim Gewichtheben als Dauerarbeit, kann das Herz geschädigt werden, was den Gegensatz gewisser Sportarten unterstreicht. Sport ist nicht gleich Sport, wenn es um den Aufbau der Gesundheit geht.

Körperliche Arbeit, aber auch Krankheiten, sind ebenfalls Belastungen des Herzens, die dazu führen können, daß die Herzmuskelfasern an Dicke zunehmen, sich also eine Herzhypertrophie ausbildet. Das braucht noch nicht krankhaft zu sein und kann eine sinnvolle Anpassung des Herzmuskels darstellen. Aber das durch Belastung vergrößerte Herz könnte infolge verminderter Durchblutung wegen der Dicke der Herzwand in der Leistungs-

reserve vermindert werden, wenn die Zunahme der Dicke und die Vergrößerung der Dehnbarkeit sowie die Zunahme des Hubraumes nicht Hand in Hand
gingen und die Muskelmasse des Herzens schließlich ein Gewicht von 500 g
überschreitet.

Bei körperlicher Arbeit und Sport als Dauerleistung mit nur 50 % der maximalen Anspannung, aber in langer Zeitdauer, vergrößern sich der Hubraum
und die Anzahl der Blutgefäße des Herzens. Die feinen Kapillaren bilden neue
Verästelungen und neue Gefäßbahnen, so daß der Sauerstoffbedarf immer
gedeckt wird. Bei allzu starker Hypertrophie des Herzens ist aber der Weg
des Sauerstoffes durch die dicke Wand zu weit und die Ausbildung neuer
Kapillaren wird verschlechtert. Dadurch werden die vergrößerten Muskelzellen schlechter ernährt. Steigt nun ihr Stoffwechsel bei zusätzlicher Mehr-
belastung weiter an, so kommt es im Herzmuskel zum Sauerstoffmangel mit
gewissen Entartungserscheinungen und schließlich zu kleinsten Narben, zu
erhöhter Überdehnbarkeit der Muskelfasern und dadurch schließlich zur
krankhaften Herzerweiterung.

Linksversagen nennt man die Schwäche in der linken, Rechtsversagen die
Schwäche in der rechten Herzkammer. In beiden Fällen führt die verminderte
Pumpleistung einer Herzhälfte zu jeweils typischen Folgen für den Blutkreislauf. Es ist aber zu bezweifeln, ob die Einteilung in Links- und Rechtsversagen
zweckmäßig ist, weil so eine rein mechanische Erklärung der Folgen geboten
wird, da das Herz als Organ eine Einheit ist und das feine Zusammenspiel
aller Faktoren der Herzinsuffizienzentstehung sicherlich nicht allein mechanisch, wie bei Klappenfehlern, erklärt werden kann. Dies hieße, die zahllosen
Reaktionen des Herzmuskelstoffwechsels, der Herznerven, des Reizleitungs-
systems usw. nur auf einen einfachen Pumpmechanismus zurückzuführen.

Beim Rechtsversagen wirft das leistungsfähige linke Herz im Gegensatz zur
rechten Herzkammer mehr Blut in den großen Körperkreislauf. Die Folge
ist ein Rückstau im großen Kreislauf, und dieser kann so stark sein, daß die
Stauung sogar die Leber betrifft und zur Gelbsucht führen kann. Durch diese
Stauung werden auch die Nieren in ihrer Arbeit gehindert und scheiden
weniger Wasser und Kochsalz aus. Die Gewebsflüssigkeit staut sich schließlich den Beinen entlang, aber auch bei schweren Fällen im Brustraum und im
Bauchraum bis zum Herzen. Durch den verminderten Blutumlauf haben diese
Menschen bläuliche Lippen, sind kurzatmig und leicht ermüdbar.

Das Linksversagen des Herzens tritt vor allen Dingen beim Bluthochdruck
auf, bei Klappenfehlern der Hauptschlagader und bei Erkrankungen der
Kranzgefäße. Da das rechte Herz kräftig geblieben ist, wird das Blut nun im
Lungenkreislauf gestaut. Dieses als Herzasthma bezeichnete Krankheitsbild
wird durch Atemlosigkeit gekennzeichnet, und die Stauung kann so weit
gehen, daß Wasser durch die Lungenwand in das Lungeninnere eintritt.

Die Medizin kann in beiden Fällen des Versagens helfen, wenn beim Rechtsversagen Flüssigkeit abgeleitet wird und beim schweren Linksversagen eventuell ein Aderlaß vorgenommen wird. Für beide Versagensweisen gilt die

Ableitung der Flüssigkeit. Zur Kräftigung der Herzmuskulatur dürfen hier Digitalispräparate gegeben werden, die zwar keine Gesundheit bringen, aber doch ein Ebennichtmehrkranksein. Erst dann kann eine schonungslose Behandlung einsetzen, um Gesundheit und Leistungsfähigkeit zu vermitteln.

Im folgenden werden immer wieder Fälle als Beispiel genannt, um drastisch zu zeigen, was eine schonungslose Therapie vermag.

Ein 55 Jahre alter Patient, 100 kg schwer, Größe 170 cm, Gesicht von bläulicher Farbe, bekam nachts keine Luft mehr. Sofortiger Aderlaß von 400 cm³ half. Seine Lebensweise änderte er aber nicht, und so wiederholten sich diese Anfälle andauernd.

Im Gegensatz dazu: Ein bekannter Rundfunksprecher wog als junger Mann 91 kg bei einer Größe von 167 cm. Er begann ein Lauftraining nach *Cooper* (USA) und nach der Methode des Verfasser und legte nach 3 Jahren pro Woche 60 km im Lauftraining zurück. Sein Gewicht war auf 65,5 kg zurückgegangen, sein hoher Blutdruck um 180 auf 115/80 gesunken, die Pulsfrequenz in Ruhe betrug 48, sein Herzvolumen 1025 cm³, und seine Leistungsfähigkeit wurde dadurch dokumentiert, daß er 10 000 m in 39:19 Minuten lief und die Marathonstrecke im Frühjahr 1975 in 2.48 Std. In 4 Jahren also eine Entwicklung vom kranken Dicken zum beachtlichen Langstreckenläufer! Dies ist einer von rund 150 ähnlich gelagerten Fällen aus der Praxis des Verfassers. Wie man solche Fälle ohne Medikamente behandelt und zu solcher Leistungsfähigkeit erzieht, wird im Schlußkapitel zur Behandlung der Herzkrankheit geschildert.

Ist der Herzblock immer ein krankhaftes Geschehen?

Die Diagnose „Herzblock" ist für den Patienten in jeder Weise eine Gefahr, denn er denkt sich dabei in den meisten Fällen, daß eine Blockierung des Herzens in weiterer Konsequenz ja eigentlich zum Herzstillstand führen müßte.

Man muß bedenken, daß diese medizinischen Ausdrücke geprägt wurden, als man über die verschiedenen Blockformen des Herzens noch wenig wußte und damit ohne weiteres die Vorstellung eines krankhaften Geschehens verband. Inzwischen wissen wir aber, daß jeder gesunde Mensch sich, extrem ausgedrückt, einen inkompletten Herzblock bzw. Rechtsschenkelblock wünschen könnte, denn die besten Langstreckenläufer und Radrennfahrer der Welt haben fast alle diesen sogenannten physiologischen Rechtsschenkelblock und einige sogar den Wilsonblock. Ihre Leistungsfähigkeit beweist, daß man sich in der Festsetzung der Norm, was am Herzen gesund oder krankhaft ist, früher doch sehr geirrt hat, es aber nicht besser wissen konnte, weil die Deutung des EKG noch nicht genügend vorangeschritten war. Dazu kam, daß die Ärzte vor 1940 das sogenannte gesunde Herz meist in Tierversuchen studiert hatten, in vielen Fällen das aus dem Körper isolierte Herz, womit man ganz grob in das natürliche Geschehen eingriff und keine bindenden Aussagen machen konnte.

Erst als ein junger Dozent, der selbst Sportler war, auf die Idee kam, das genormte und gesunde Herz an Radrennfahrern zu studieren, fand man Unterschiede, die von allen damaligen Kapazitäten der Kardiologie als krankhaft angesehen wurden. Professor *Reindell* (Freiburg), in den 30er Jahren Assistent bei *Schlomka,* und Professor *Max Bürger* in Bonn, schildert im Heft Nr. 4/1975 der Zeitschrift für Lauf und Ausdauersport „Spiridon", wie er damals selbst beinahe einer Fehldeutung des EKG zum Opfer gefallen wäre. Verfasser zitiert aus seinem Aufsatz „Das Sportherz ist kerngesund":

„Mein erstes persönliches Zusammentreffen mit der Sportmedizin liegt lange Zeit — etwa 45 Jahre — zurück. Ich war damals Student und aktiver Leistungssportler. Als Doktorand führte ich bei jugendlichen Sportlern Untersuchungen mit der Fragestellung der Belastbarkeit des jugendlichen Herzens durch Sport durch. Eines Tages war das EKG-Gerät defekt. Nach der Reparatur schrieb man zur Überprüfung des Gerätes bei mir ein EKG. Überraschenderweise fanden sich im Elektrokardiogramm scheinbar schwerwiegende Veränderungen, die damals nach der allgemein gültigen Auffassung als Ausdruck einer schweren Herzmuskelerkrankung gedeutet wurden. Es fand sich in meinem EKG in Ruhe eine verzögerte Erregungsausbreitung von den Vorhöfen zu den Kammern, die auf das Dreifache (PQ = 0,62 Sekunden) verlängert war. Man wußte schon lange, daß durch Sport das Herz langsamer schlägt. Vollkommen unbekannt war jedoch, daß die elektrischen Erregungsabläufe im Herzen, die die Herztätigkeit auslösen, durch das Training eine derartige Abweichung erfahren können. Mein EKG wurde damals (1932) zur Beurteilung zu einem der bekanntesten Kardiologen, Herrn Prof. *Weber,* nach Bad Nauheim geschickt. Er stellte die Diagnose: ‚Schwere Myokarditis, die Lebenserwartung ist eingeschränkt und darum die Berufswahl genau zu überlegen.'

Diese Diagnose war zunächst für mich ein schwerer Schock. Mein damaliger Lehrer, Herr Prof. *Schlomka,* versuchte, mich zu beruhigen. Er meinte, es müßte zunächst einmal überprüft werden, ob neben der bekannten Pulsverlangsamung als physiologischer Trainingseffekt durch den Nervus vagus nicht auch einmal eine verzögerte Erregungsausbreitung im Herzen ein ähnlicher Trainingseffekt sein könne. Als Argument führte er an, daß auch im Tierexperiment durch Reiz des Nervus vagus eine solche verlangsamte Erregungsausbreitung im Herzen herbeigeführt wird. Er war der festen Überzeugung, daß man diesen EKG-Befund nicht ohne weiteres als Ausdruck einer Schädigung auffassen dürfe, wie etwa bei einer rheumatischen Herzerkrankung, wo der gleiche EKG-Befund erhoben wird.

Solche und noch zahlreiche andere Variationen im EKG, die man bei Sportlern als Trainingseffekt beobachten kann, wurden damals, aber auch heute noch, vielfach als krankhaft gedeutet. Einen weiteren Beweis für die schädigende Wirkung des Sportes sah man in der Herzvergrößerung, die bei Dauersportlern beobachtet wurde. Das Sportherz galt vor dem Zweiten Weltkrieg als ein geschädigtes Herz. Vielen jungen Menschen wurde damals, und nicht selten auch heute noch, wegen ihres vergrößerten Herzens Sportverbot erteilt."

Wie unter der Darstellung der normalen Herzfunktion erwähnt, schlägt das Herz des Erwachsenen etwa 72mal pro Minute. Zuerst schlagen beide Vorkammern und dann kurze Zeit hinterher beide Kammern. Wie ebenfalls oben erwähnt, ist der Sinusknoten der Schrittmacher des Herzens, also das Reizbildungszentrum. Störungen der Herzschlagfolge können dadurch entstehen, daß dieser Reiz unterwegs aufgehalten wird, und außerdem können unregelmäßige Herzaktionen dadurch zustande kommen, daß nicht nur der Sinusknoten, sondern auch andere Abschnitte des Herzens die Fähigkeit zur elektrischen Erregungsbildung haben und so Extraschläge auftreten.

Sind die Herzkammern in der elektrischen Leitung vom Vorhof her vollständig abgetrennt, so kann der Sinusknoten keine Signale mehr geben. Dann besteht ein sogenannter Herzblock.

Die Herzkammern haben aber eigene Reizbildungszentren, die nach dem Ausfall der Leitung vom Sinusknoten in Tätigkeit treten können und die Herzkammer zur Arbeit anregen, jedoch nur in einem Tempo von 30 bis 40 Schlägen pro Minute, also im Eigenrhythmus der Kammern.

Der Vorhof bzw. die Vorkammer wird auch für sich erregt, aber, wie oben gesagt, kann er seine Schrittmacherfunktion nicht mehr aufnehmen. Kommen doch noch einige Überleitungen von der Vorkammer zur Kammer durch und übernehmen für Augenblicke die Schrittmacherfunktion, so nennt man das einen inkompletten Block. Gehen überhaupt keine Erregungen von der Vorkammer mehr durch, so nennt man das einen totalen Block.

Ursachen sind oft Infektionen wie Diphtherie, Virusgrippeerkrankungen und rheumatische Erkrankungen. Auch wenn ärztlicherseits zu große und zu langdauernde Verordnungen von Digitalispräparaten erfolgt, kann ein Vorkammer-Kammerblock auftreten. Auch die Arterienverkalkung der Herzkranzgefäße kann einen Block hervorrufen, und es kann eine kurze Zeit dauern, bis die Kammern aus sich heraus in einer Art Notfallsituation zu schlagen beginnen. Dabei fällt der Blutdruck, wie auch sonst bei plötzlichem Herzstillstand, und die Sauerstoffarmut des Gehirns führt zu Ohnmachtsanfällen und Krämpfen.

Extraschläge des Herzens und unregelmäßige Vorhofaktionen

Neben dem rhythmischen Schlagen des Herzens können Extraschläge auftreten, die man Extrasystolen nennt. Die Erregungen zu diesen Extraschlägen stammen meist aus anderen Vorhofgebieten als dem Sinusknoten. Ursache solcher Extraschläge können Infektionen sein, Verkalkungserscheinungen der Herzkranzgefäße, aber auch eine Überfunktion der Schilddrüse. Stammen die Extraschläge aus der Kammer, so spricht man von Kammer-Extrasystolen. Auf einen solchen Extraschlag folgt eine Pause, bis die nächste normale Erregung vom Sinusknoten herab in die Kammer einläuft. Die Betroffenen spüren dann, daß das Herz eine Pause macht, sagen aber häufig in ihren Angaben, daß das Herz stolpere.

Diese Kammer-Extraschläge sind meistens nicht gefährlich, weil sie bei mäßiger Belastung des Herzens häufig verschwinden. Ein ausdauertrainiertes Sportherz, welches eine langsame Schlagfolge des Herzens zeigt, kann eher durch Extraschläge gereizt werden als ein im Tempo normal schlagendes Herz. Ebenso können die kammereigenen Extraschläge dadurch begünstigt werden, daß Angst und Erregung die Erregungszentren, die es immer in größerer Anzahl gibt, reizt und dadurch Extrasystolen auftreten, aber auch bei Überdosierung von Nikotin und Koffein.

Es kann auch vorkommen, daß bei überdehnter Vorkammer die Erregungsreize gehäuft auftreten und dadurch die Vorkammer zu flatternden Vorhoferregungen mit einer Geschwindigkeit von 500 bis 600/min angeregt wird, was man dann Vorhofflimmern nennt; eigentliches Vorhofflattern hat ein Tempo von 120 bis 180/min. Diese Impulse von den Vorkammern kann die Kammer aufgrund ihrer Erregungsträgheit nicht verarbeiten und antwortet immer nur auf einige stärkere Erregungen. So entsteht eine unregelmäßige Herzschlagfolge, die einfach am unregelmäßigen Puls abzulesen ist. Manche Patienten bemerken auch diese regellose Schlagfolge nicht und werden sich dieser Rhythmusstörungen nicht bewußt.

Beim Vorhofflattern besteht die Gefahr, daß die doppelte und dreifache Anzahl der Erregungen schließlich die Kammer so reizen, daß sie in ihren Zusammenziehungen nur noch flimmern kann, was eine Förderung des Blutes ausschließt und den unmittelbaren Tod zur Folge hat.

Ergänzende Bemerkungen zur Arteriosklerose und zum Cholesterin

Die Koronarreserve, d. h. die größtmögliche Durchblutungszunahme des Herzens, beträgt beim sogenannten Gesunden rund 250 %, der normalen Ruhedurchblutung, beim Ausdauertrainierten aber etwa 500 %. Der Trainierte kommt den Anforderungen der körperlichen Belastung prompt nach und hat immer noch Reserven, wenn es nicht gerade ein sportlicher Wettkampf auf Biegen und Brechen ist oder statt eines Dauerlaufs die energieverbrauchenden Mittelstrecken gelaufen werden (400 bis 800 m), bei denen eine große Sauerstoffschuld auftritt. Ausdruck dieser relativen Mangeldurchblutung ist auch hier der Herzschmerz, der Druck auf der Brust, die Lähmung der Beine und Schweregefühl durch Reizung der sauerstoffmangel-empfindlichen Nerven.

Schwerwiegender ist natürlich die Verminderung der Koronarreserve, z. B. durch die Arteriosklerose als Verhärtung der Herzkranzgefäße. Steigt die Herzarbeit unter solchen Bedingungen, so kann der örtliche Sauerstoffmangel des Herzens nicht in eine Gefäßerweiterung umgesetzt werden. Damit kommt es zu einem Anfall der sogenannten Angina pectoris.

Die Angina pectoris spricht am besten auf eine Behandlung durch Dauerleistung im Wandern und langsames Traben an. Schonung ist hier ganz falsch, da ja meist die anatomischen Veränderungen der Blutgefäße noch nicht weit fortgeschritten sind und erhöhtes Fett im Blut und ähnliche Substanzen durch die vermehrte Sauerstofförderung schnellstens verbrannt werden.

Leider wird dem Cholesterin noch immer ein Schädigungseffekt zugeschrieben, was nicht stimmen dürfte, denn auch bei vollkommen cholesterinfreier Ernährung werden täglich 6 bis 9 g Cholesterin vom Organismus als notwendige Muttersubstanz verschiedener anderer lebenswichtiger Substanzen gebildet. Cholesterin ist so wichtig, daß es sich in sämtlichen Zellen des Körpers findet und sein Mangel zu schweren Störungen führen müßte. Der Herzmuskel, welcher der ausdauerndste Muskel des menschlichen Organismus, aber besonders auch bei Zugvögeln ist, die bis zu 7000 km über das Meer zurücklegen können, hat pro 100 g seiner Masse 2000 mg% Cholesterin, so daß man sagen kann, daß ein Herz ohne Cholesterin überhaupt nicht seine Ausdauerarbeit verrichten könnte und seine Struktur zerstört würde. Weiterhin haben die Forschungen von *Bing* und seiner Schule 1956 in Amerika gezeigt, daß der Herzmuskel die Kohlenhydrate nur benötigt, wenn explosive Muskelfunktionen in Gang gesetzt werden, wie beim 100-m- und 200-m-Lauf oder bei den Mittelstrecken bis 800 m. Die Dauerleistungen, wie z. B. der Marathonlauf oder 100-km- und 100-Meilenläufe werden ausschließlich von der Fettreserve des Menschen bestritten, und zwar von dem sogenannten aktiven Fett, welches leicht mobilisierbar ist, das sich bis zu 30% besonders in den Muskeln findet und leicht in das kleine Wechselgeld der Energie, den Traubenzucker, umgewandelt wird und so Lauf- und Marschleistungen von 500 km ermöglicht.

Wenn es so etwas wie einen reinen Kohlenhydratverbauch in Form von Glykogen und Traubenzucker im menschlichen Organismus gäbe, so wäre der Mensch mit etwa 400 g verfügbaren Glykogenreserven bei einem Marathonlauf etwa bei 32 km am Ende seiner Reserven. Dies merkt jeder erfahrene Marathonläufer daran, daß er an diesem Kilometerpunkt ein Schweregefühl der Beine empfindet, eine Müdigkeit, die vom Herzen und der Atmung ausgeht, manchmal vergesellschaftet mit Schwindelgefühl, bis nach einigen Minuten — manchmal nur Sekunden — eine Welle der Erfrischung den Läufer erfaßt. Das ist der Zeitpunkt, an dem die Fettverbrennung richtig in Gang kommt und von wo ab der Läufer noch Stunden, ja sogar Tage, durchhalten könnte. Die Natur hat nicht umsonst den Herzmuskel und den Skelettmuskel mit Fettreserven, auch in Form von Cholesterin, als eine Art Fettalkohol versorgt. Dieses „aktive Fett" ermöglicht, wie man berechnen kann, eben eine Dauerleistung bis zu 500 km im Laufen und Gehen.

Wird durch übermäßiges Essen von cholesterinhaltigen Nahrungsmitteln das Cholesterin über 300 mg% im Organismus steigen, so ist das nicht unbedingt ein Fehler, denn die Schäden von Fett im Blut und an den Blutgefäßen entstehen ja eigentlich nur durch langkettige Fettsäuren, die gesättigt sind, also viel Wasserstoff enthalten. Nicht der Cholesterinspiegel ist wichtig, sondern der Gesamtfettspiegel, der unter 400 mg% liegen kann, bei Herzinfarktaspiranten aber im allgemeinen weit über 1000 mg% gemessen wird und auch Werte von 1800 mg% erreichen kann, ein Zustand, bei dem eine Fettbrühe wie Talg über dem sich absetzenden Serum zu stehen pflegt. Hier ist nicht das Cholesterin der böse Feind, sondern die totale Verfettung des

Blutes, wahrscheinlich eine der Hauptursachen des Herzinfarktes bei übergewichtigen Menschen. Schon der Hinweis, daß Gesamtfett und Cholesterinwert im Blute des trainierten Marathonläufers etwa in gleicher Höhe unter 300 mg% liegen können, beweist, daß eine Arteriosklerose mit großer Sicherheit durch täglichen Langlauf von über einer Stunde durch Verbrennung des überschüssigen Fettes — nämlich wenn die Kohlenhydratvorräte verbraucht sind — vermieden werden kann.

Dabei muß man aber biochemisch bedenken, daß die Fette und auch das überschüssige Wasser im Organismus, welches mit 65% Anteil am Körpergewicht immer vorhanden ist, nur einen chemischen Grundstoff in überschüssiger Menge enthalten, und das ist der Wasserstoff.

Wasserstoff und Übersäuerung als letzte Ursache der Arterienverkalkung

Das Wasserstoffatom wird im Organismus nur vom Sauerstoff „abgebaut". Das heißt, Wasserstoff und Sauerstoff ergeben zusammengebracht in einer „Explosion", der sogenannten Knallgasreaktion, am Ende Wasser durch ihre Vereinigung mit großer Energieentwicklung.

Dieselbe Reaktion haben wir in der sogenannten Atmungskette im Organismus in der Atmung der Zellen, und alle 60 Billionen Zellen des menschlichen Organismus leben davon. Um den Wasserstoff aus dem Organismus und den Nahrungsstoffen herauszubrechen, hat der menschliche Organismus weit über 200 sogenannte Pyridin-Co-Enzym-spezifische Dehydrogenasen zur Verfügung, damit chemisch gesehen $NADPH_2$ und $NADH_2$ entsteht (Nikotinsäureamid-Adenin-Dinucleotid einmal mit Phosphat, einmal ohne Phosphat), und zwar in hydrierter Form. Der Wasserstoff wird über die Atmungskette weitergeleitet, und seine Elektronen reduzieren schließlich zweiwertiges Eisen im Atmungsferment und den Zytochromen zu dreiwertigem Eisen, und der Sauerstoff wird schließlich zweifach reduziert und gibt dann mit Wasserstoff als Endprodukt Wasser, Kohlensäure und Energiebildung in Form von ATP ab. Dieser Vorgang verläuft mit rasender Geschwindigkeit in jeder Sekunde, so daß im Laufe eines Tages von einem 70 kg schweren Menschen auch 70 kg ATP gebildet und wieder gespalten werden, was etwa 2500 Kalorien Energie ergibt.

Wird der Wasserstoff nicht zu Wasser verbrannt, also nicht oxydiert, nicht durch die Atmung und den Sauerstoff unschädlich gemacht, so kann er sich als das kleinste und leichteste Atom überall im Körper verbreiten. Er ist allgegenwärtig und ist die Säure par excellence, die den Menschen schädigen und sogar verätzen kann. Bei jeder Anstrengung, die nicht mehr mit der Atmung geleistet werden kann und deshalb durch die Glykolyse, also als Gärung ohne Sauerstoff im Körper abläuft, bildet sich eine minderwertige Energie und als Endprodukte Milchsäure und vermehrt Wasserstoff-Ionen. Ein solcher Mensch, der also zu wenig Sauerstoff bekommt und dadurch zuviel Milchsäure und Wasserstoff im Körper bildet, ist völlig übersäuert und deshalb krank, und die Säure „Wasserstoff" dringt dann durch die Innenhaut der Blutgefäße und schädigt die Innenseite der Blutgefäße und verätzt sie.

147

Dieses ist zwar eine Hypothese des Verfassers, aber eine plausible Erklärung, die bis heute in der medizinischen Forschung völlig fehlte, denn die Forschung konnte nicht erklären, wieso die großen Moleküle des Cholesterins angeblich aus dem Blutstrom durch die undurchlässige Endothelwand des Blutgefäßes dringen sollte und dort eine Schädigung setzt, und das auch noch im Beginn mit einer Flüssigkeitsansammlung.

Die Erklärung der Wissenschaft, die z. B. besagt, es entsteht eine Schädigung der Innenwand, weil eine Schädigung entsteht, hat mit Logik nichts zu tun. Man muß doch die Ursache angeben, und da bleibt unter vielen Spekulationen nur eine Tatsache übrig, daß eben das Wasserstoffatom beim Kranken und übersäuerten Menschen infolge Sauerstoffmangel vermehrt auftritt und überall durchdringen kann, also selbstverständlich auch das Endothel der gesunden Arterienwand. Daß bei Wasserstoffanhäufung und Steigerung der Milchsäurekonzentration der Wasserstoff dann die Gefäßwand schädigen kann, ist ebenso eine Tatsache, wie man heute auch die Atmungskette mit der Vereinigung von Wasserstoff und Sauerstoff nicht abstreiten kann. Deshalb geht die logische Beweisführung dahin, daß der überschüssige Wasserstoff dauernd das Endothel passiert und die Intima der Blutgefäße verletzt und verätzt. Dadurch entsteht in der Intima eine Art Brandblase, eine Ansammlung von Gewebsflüssigkeit als akutes Ödem. Hier ist die Pathologie dann wieder im Bilde, denn an diesen Ödemherden zeigen sich nach einiger Zeit charakteristische Veränderungen. Die Herde werden flacher, das gesäuerte Wasser wird resorbiert, und es erscheinen makroskopisch weiße Flecken, die häufig um ein abgehendes Blutgefäß zentriert sind. Mikroskopisch findet man in diesen weißen Herden eine Ausfällung von glänzenden, eiweiß-färbbaren Massen, also das Bild der den Pathologen bekannten Hyalinose. In dem Hyalin zeigen sich dann Retikulinfasern, die mit Silber imprägnierbar sind und die man präkollagene Fasern nennt. Später treten dann wirklich kollagene Fibrillen auf. So entsteht das Bild der Sklerose, also der Veränderung, die allein im strengen Sinne die Bezeichnung der Arteriosklerose verdient. Aus der Hyalinose wird nun die Lipoidose mit der Ansammlung von Cholesterin, und später entwickelt sich aus dem Lipoidherd das arteriosklerotische Geschwür.

Die arterienverkalkende Herdbildung nimmt also als Brandblasenödem durch den Wasserstoff in der Intima der Gefäßwand ihren Anfang und findet in der Sklerose oder Verkalkung ihr Ende. Der Herd kann schichtweise wachsen, d. h. sich immer weiter verdicken, und die Lichtung der Arterien durch die Wandverdickung immer stärker einengen, mit allen schädlichen Folgen für den Organismus.

Verhütung der Arteriosklerose durch Verzicht auf jede Schonung

Aus dieser vermuteten Entstehungsursache leitet sich ganz einfach die Behandlung oder besser noch die Verhütung der Arterienverkalkung für gewisse Schlagadern ab, nämlich täglich vermehrte Sauerstoffförderung auf das Achtfache, etwa $1/2$ bis 1 Stunde lang durch Ausdauersportarten, speziell durch Langlauf mit einer Pulsfrequenz von 130, also im ökonomischen Wirkungsgrad der Atmung nach *Hollmann*. Reduzierung der Nahrung, der Fette und damit des Wasserstoffs auf 1700 bis 1600 Kalorien, also auf den Grundumsatz, bis zur Reduzierung des Körpergewichtes auf 10 % und mehr unter das sogenannte Normalgewicht. Bei dieser täglichen Daueranstrengung, „im Schweiße seines Angesichtes", baut der Mensch Atem-, Herz- und Kreislaufreserven auf, die Schlagadern werden nicht durch Übersäuerung geschädigt, und der Organismus verbrennt Fettstoffe und scheidet Abfallstoffe aus, die eine beginnende Arteriosklerose verstärken könnten. Es ist eine Behandlung durch Aktivität und bewußten Verzicht auf jede Schonung.

Allgemeine Bemerkungen zur Behandlung der Herzschwäche

Wird die Herzleistung durch bestimmte Krankheiten oder durch zu wenig Belastung in der Jugend und im späteren Leben schwächer, so spricht man von Nachlassen der Herzkraft, was man mit Herzinsuffizienz bezeichnet. Kann das Herz die geforderte Pumpleistung schon in Ruhe nicht mehr erbringen, spricht man von Ruheinsuffizienz, und wird die Herzleistung erst bei körperlicher Belastung ungenügend, wie beim Gehen oder beim Treppensteigen, so spricht man von Arbeitsinsuffizienz.

Häufig führen bestimmte Bakteriengifte zu einer Herzmuskelschädigung, die aber eigentlich sehr selten ist. Die moderne Krankheit ist aber ein Herzversagen infolge einer Erkrankung der Herzkranzgefäße.

Da braucht man beim Herzversagen und z. B. beim Herzinfarkt eine Intensivstation, die schnellste Beförderung des Kranken zum Krankenhaus und die Alarmbereitschaft vieler Ärzte und Pfleger. Viel besser wäre es doch, Maßnahmen zu ergreifen, daß man überhaupt keinen Herzinfarkt bekommt, also Wege und Mittel einer echten Vorbeugung anzuwenden, anstatt einen aufwendigen Apparat von Menschen und Technik einsetzen zu müssen.

Auch ist es nicht so von Wichtigkeit, welche Methode der Intensivbehandlung beim Herzinfarkt angewandt wird, auch in der Nachbehandlung, sondern allein wichtig ist, daß die Bedingungen geschaffen oder gelehrt werden, die Herzschwäche und Herzinfarkt vermeiden helfen. Wir bauen in Deutschland Riesenkliniken für Herzforschung und Herzrehabilitation, man hat sogar das Wagnis der Herzüberpflanzungen angefangen und sieht anscheinend nicht, daß es nur einen Weg gibt Herzgesundheit zu garantieren, indem man das Herz vom ersten Lebenstage an pflegt, trainiert und immer stärker werden läßt. Von Krankheiten einmal abgesehen, wie Diphtherie und Rheuma, die das Herz schwer schädigen können, abgesehen auch von einigen Herzfehlern, mit denen Menschen geboren werden, ist ein gesundes Herz von dem Tage an, an dem der Mensch ins Leben tritt, in der Lage, sich zu kräftigen und zu einem Leistungsherz entwickeln zu lassen.

Gesunde Herzmuskelfasern antworten auf zunehmende Belastung prinzipiell gleich, unabhängig davon, ob die Belastung durch Sport, körperliche Arbeit oder Krankheit bedingt ist. Die Herzmuskelfasern werden stärker, sie nehmen an Dicke zu, wie ein Skelettmuskel, den man trainiert. Diese Anpassung des

149

belasteten Herzmuskels ist notwendig und sinnvoll. Sie führt z. B. dazu, daß Herzklappenfehler und auch hohe Blutdruckwerte vom Herzen auf lange Zeit unbemerkt verkraftet werden.

Das Ziel eines richtigen Trainings des Herzens ist nicht das Größer- und Dickerwerden der Wandung, sondern eine Ausbildung neuer Blutgefäße, die den Herzmuskel immer besser mit Blut versorgen. Ein Herzmuskel darf niemals in den Zustand des Sauerstoffmangels geraten und geht auch keine Sauerstoffschuld ein, weil Leben und Gesundheit davon abhängen, daß Sauerstoff ausreichend in alle 60 Billionen Zellen des Organismus gepumpt werden. Kommt es trotzdem zu Sauerstoffmangel, so entstehen im Herzmuskel gewisse Entartungserscheinungen mit kleinsten Narben, und das Herz erweitert sich schließlich zu überdimensionaler Größe ohne Leistungsreserven. Das Gegenteil ist das trainierte Sportherz, welches langsam immer größer wird und gleichzeitig seine Leistungsfähigkeit steigert.

Es gibt Präparate, die das Herz unterstützen, wie z. B. die Digitalispräparate von der roten Fingerhutpflanze, die schon seit dem 18. Jahrhundert bekannt sind, aber eine echte Kräftigung des Herzens kann man damit nicht erzielen, sondern nur die Beseitigung eines vorübergehenden Notstandes.

Wie wirken Strophantin und Digitalis?

Es ist überhaupt ein kleines Wunder, daß Präparate wie Strophantin oder Digitalis den Herzmuskel anscheinend vorübergehend kräftigen können. Aus vielen Untersuchungen geht hervor, daß bei erhöhter Arbeit der normale Sauerstoffverbrauch des Herzens im gleichen Maße wie die geleistete Arbeit vermehrt wird, so daß der Nutzeffekt unverändert bleibt. Bei verminderter Arbeitsleistung des Herzens ist aber der Sauerstoffverbrauch sehr groß im Verhältnis zur geleisteten Arbeit, d. h. der Nutzeffekt ist stark vermindert. Durch Strophantin und Digitalisglykoside wird die Arbeitsleistung des Herzens erhöht und gleichzeitig der Sauerstoffverbrauch vermindert.

Es ist bekannt, daß Nervenreize auf hormonalem Wege übertragen werden, und so ist es von Interesse, die Wirkung des Vagusstoffes Acetylcholin und des Sympathikusstoffes Adrenalin bzw. Nor-Adrenalin auf den Energieumsatz des Herzens kurz zu erwähnen. Acetylcholin z. B. steigert den Nutzeffekt der mechanischen Arbeit des Herzens. Dagegen steigert Adrenalin den Energieumsatz und setzt den Nutzeffekt herab. So muß man es als wahrscheinlich ansehen, daß die nervöse Steuerung des Herzstoffwechsels über Acetylcholin und Adrenalin nur als Zwischenglieder erfolgt. Der Vagus löst aufbauende Stoffwechselprozesses im Herzen aus und der Sympathikus abbauende, und wir wissen vom Leistungstraining, speziell vom Lauftraining, daß das Ziel einer starken Herzarbeit nur dadurch erreicht wird, daß sozusagen der Vagus trainiert wird, also mit langen leichten Läufen, und daß der Sympathikus möglichst wenig gereizt wird, wie es aber bei schnellen Läufen, sogenannten Tempoläufen, die zur Atemnot führen, geschieht.

Digitalis setzt die schnelle Schlagfolge des Herzens dadurch herab, daß es das Herz für normale Vagusreize empfänglicher macht durch ständige Bildung von Acetylcholin. Eine der Grundwertungen von Digitalis besteht also darin, daß das Herz für die Wirkung des Acetylcholins auf Energieumsatz und Schlagfrequenz sensibilisiert wird. Bei der Herzinsuffizienz liegt sowohl ein verminderter Nutzeffekt vor als auch eine verminderte mechanische Arbeitsleistung, und beides wird durch Digitalis günstig beeinflußt, aber auch durch Lauftraining in der Art, daß die Frequenz des Herzens nicht höher getrieben wird als auf 130/min und der Trainierende so viel Atemluft während des Trainings behält, daß er ohne Atemnot dauernd sprechen könnte.

Herztraining durch Belastung

Um eine erhöhte Leistung und damit Gesundheit des Herzens zu erzielen, sind, thermodynamisch gesehen, Medikamente zwar geeignet, die Starterfunktion zu übernehmen, aber nicht die Dauerfunktion. Das geschwächte Herz kann nur durch vermehrte Sauerstoffaufnahme regenerieren, und diese Sauerstoffaufnahme erhält der Mensch vornehmlich dann, wenn er sich lange und ausdauernd in mäßiger Intensität bewegt. Der Mensch, der den Willen hat, zu gesunden und seine Herzkraft zu regenerieren, braucht nur eine Starthilfe, wie beispielsweise Strophantin und Digitalis, um dann ein Lauftraining für Anfänger zu beginnen, wie es auch für den Herzinfarktpatienten in der Rehabilitation in Frage kommt. Der Fehler der Schulmedizin ist immer noch, daß man mit Bettruhe, Schonung und mit Medikamenten versucht, das Leben zu erhalten und den Patienten aus der Dekompensation zur Kompensation zu führen. Der Stoffwechsel, der beispielsweise durch Digitalis vom Herzen günstig beeinflußt wird, ist aber zu geringfügig, um hier grundlegend Wandlung zu schaffen, denn alles kommt auf die Vermehrung der Sauerstoffzufuhr an.

Bei Bettruhe ventiliert der Mensch etwa 6 bis 9 Liter Atemluft pro Minute, mit der er höchstens 200 bis 250 cm³ Sauerstoff aufnimmt. Dies ist allzuwenig, um sämtliche Zellen des Organismus genügend mit Sauerstoff zu versorgen, ohne daß glykolytische Prozesse in Anspruch genommen werden. Die Glykolyse ist ja selbst nur eine Notfallsfunktion, wenn der Sauerstoff nicht ausreicht. Es müßte also bei einem dekompensierten Herzen und Linksversagen dafür gesorgt werden, daß der Patient mit Sicherheit in seinen Wohnräumen oder im Krankenhaus hin- und hergehen kann und auch seine täglichen Besorgungen nicht im Bett erledigt. Das gleiche gilt für den Herzinfarkt-Betroffenen. Allzu ängstlich wird in unseren Kliniken darauf gesehen, daß strenge Bettruhe eingehalten wird, wenigstens für etwa 4 Wochen, und damit ist der Weg vorgezeichnet zur Regression durch Atrophie der Muskeln und Blutgefäße, durch Atrophie des Herzmuskels und seiner Funktion bzw. durch eine rapide Volumenänderung im Sinne der Verkleinerung. Der Organismus lebt gewissermaßen auf Sparflamme, und ein Überschreiten der Norm der Bewegung wird immer fraglicher. Es müßte aber gerade umgekehrt sein und beispielsweise beim Herzinfarkt so schnell wie möglich mit einem Gehtraining begonnen werden, nämlich dann, wenn der Blutdruck einigermaßen reguliert ist, die akuten Erscheinungen im EKG sich langsam normalisieren und die chemischen Befunde der Herzfermente, der Kreatin-Phosphor-Kinase, der

Milchsäure-Dehydrogenase rückläufig sowie Fieber und Leukozytose abgeklungen sind, um die Muskeln, durch den Willen bewegt, zur Arbeit zu zwingen und damit zur Blutförderung zum rechten Herzen, so daß der ganze Kreislauf in Gang kommt und statt 0,25 Liter Sauerstoff pro Minute 0,5 Liter schonend ventiliert wird, was durch Medikamente auf gleichsam unnatürlichem Wege noch nicht einmal erreicht werden kann.

Das Herztraining hat also unmittelbar nach Abklingen der akuten Erscheinung, sei es beim Herzinfarkt, sei es bei einer dekompensierten Herzinsuffizienz, zu beginnen, um nun langsam von Tag zu Tag die Leistung zu steigern, so daß schließlich Belastungen angewandt werden können, die eine Sauerstoffdurchströmung der Atmungskette von etwa 1,5 Litern zur Folge haben. Erst hier beginnt für den Herzpatienten die zweite Stufe des Trainings, die schließlich zu einer Sauerstofförderung von 2 Litern pro Minute täglich über 10 Minuten führen sollte. Ein solcher Patient benötigt keine Herzmittel mehr, sondern nur noch den Willen zur Arbeit, um thermodynamisch gesehen die Zelle, speziell die Herzmuskelzelle, zu höherer Differenzierung der Leistung zu führen, bestehend u. a. auch darin, daß eine Kumulation des Kaliums in der Herzmuskelzelle erfolgt, was am Rückgang der Kaliumkonzentration im Serum und vor allen Dingen im Harn sich flammenphotometrisch leicht nachweisen läßt.

Das weitere Herztraining hat dann das Ziel, die Sauerstofförderung von 2 Litern pro Minute, sowohl auf dem Fahrradergometer als auch im Lauftraining, so zu steigern, daß über 30 Minuten lang 2 Liter Sauerstoff pro Minute gefördert werden = 60 Liter Sauerstoff, die der Patient im Liegen höchstens in 10 bis 8 Stunden erhalten kann. Verbessert sich auch diese Herzleistung gleichsam wie in einer Kettenreaktion, so ist der Anschluß an ein echtes Herztraining durch Radfahren und Lauftraining gefunden, und die Praxis hat gezeigt, daß schließlich solche Patienten zu guten Dauerläufern werden, ja, sogar in Marathonläufen mithalten können.

Es kann nicht genug gewarnt werden zu glauben, daß eine Bettgymnastik, Massage, Bäder, Oertel'sche Terrainkuren und andere Maßnahmen den gleichen Effekt haben könnten. Bei einer Gymnastik im Bett beispielsweise können kurzdauernde Kraftanstrengungen den Patienten sogar in anaerobe Zustände versetzen, so daß die Notfallfunktion der Glykolyse dauernd in Anspruch genommen wird, zu gut deutsch gesagt, Atemlosigkeit die Folge ist und der Patient mit Sicherheit wieder einer Dekompensation verfällt, die in einem Circulus vitiosus nun wieder das Leiden verschlimmert und Arzt und Patient zur scheinbar rettenden „Schonung" führt. Schonung ja, aber vor anaeroben Zuständen!

Jedes Krankenhaus und jede Klinik müßte einen Wandelgang für Herzpatienten schaffen, der als Behandlungsraum unerläßlich erscheint. Daß später ein Lauftraining in einer kleineren Turnhalle folgen müßte, werden die vorangehenden Ausführungen wohl klargestellt haben. Unsere modernen Herzrehabilitationskliniken brauchten also nicht nur einen Saal, in dem Fahrradergometer aufgestellt sind, mit EKG verbunden und ähnlichen Überwachungsapparaten, sondern viel einfacher und billiger einen Turnhallenraum von 25x15 m, auf dem sich Runden von etwa 70 m laufen lassen, um witterungsunabhängig und vor den Augen der Öffentlichkeit geschützt zu sein. Ist der Patient hier so weit vorbereitet, daß er etwa zehnmal 100 m Traben und gleichlange Gehpausen absolviert, so ist diese Methode ungleich wirksamer als jede Gymnastik, Radfahrkur auf dem Heimtrainer oder Fahrradergometer oder auch die viel gerühmte Oertel'sche Terrainkur. Die Oertel'sche Terrainkur, die regelmäßige Körperbewegung mit planmäßigem Steigen verordnet, hat zwar ihre Erfolge, ist aber grundfalsch, weil Steigarbeit und Druckarbeit, wie z. B. beim Bergauffahren auf dem Rennrad, die Volumenarbeit des Herzens stark beeinträchtigt, zwar eine starke Entwicklung der Beinmuskeln zur Folge hat, aber eine Überbelastung des Herzmuskels bewirkt. Die geringe Flüssigkeitsaufnahme bei der Oertel'schen Kur ist unbedingt zu empfehlen, aber die zusätzlichen Schwitzbäder sind passiver Natur und erfordern schon eine solch starke körperliche Arbeit, daß anaerobe Zustände die Regel sind und ein förderlicher steady state der Sauerstoffaufnahme unmöglich wird. Besser als diese Schwitzbäder für mäßig kompensierte Herzkranke ist dann doch wohl die Anwendung von Lasix und geringe Flüssigkeitsaufnahme bzw. Verringerung der Salzaufnahme.

Fastenkur auch für Herzkranke

Der Diätetik des Herzkranken wird viel zu viel Aufmerksamkeit mit komplizierten Methoden gewidmet. Einfacher geht es wohl nicht, als 1000 Kalorien hochwertiger gemischter Nahrung zu verordnen und eine Flüssigkeitsaufnahme von 1 Liter in Form von Gemüse- oder Fruchtsäften. Das Wichtigste ist aber, daß diese Kur auch wirklich durchgeführt wird. Eine rapide Abnahme des Körpergewichtes ist in bedrohlichen Fällen immer besser als das Wort „Vorsicht" bei der Fastenkur, denn der Patient wird schon dadurch psychologisch verunsichert, daß er mit dieser Kur etwas Gefährliches unternähme. Bei den bekannten Schwächezuständen und harmlosen Kreislaufstörungen, die bei einer radikalen Fastenkur oder besser gesagt Halbfastenkur auftreten können, ist es sicherlich falsch, mit Kreislaufmitteln zu arbeiten. Es handelt sich ja nicht darum, einen versagenden Kreislauf zu stützen, sondern den Patienten nur klarzumachen, daß die Kohlenhydratvorräte, die beim untrainierten Menschen sowieso gering sind, zu Ende gehen und der Körper auf Fettverbrennung umschalten muß. Das ist mit gewissen Unlustgefühlen verbunden, die man nicht mit einer Kreislaufkrankheit gleichsetzen kann. Man braucht nur abzuwarten, bis die Umschaltung erfolgt ist und kann evtl. als Katalysator ein Glas Zuckerwasser mit 10 g Zucker geben. Dann wird der Übergang im Stoffwechsel zur Fettverbrennung leichter vollzogen. Das Vitamin B 1 ist bei dieser Behandlung nicht zu vergessen, denn es greift in den gesamten Herzstoffwechsel ein, und man könnte überspitzt formulieren, daß ohne Vitamin B 1 kein Herz funktioniert.

Selbstverständlich ist eine Einschränkung des Kochsalzes wichtig, aber diese ist doch von manchen Kliniken sehr übertrieben worden, da das Kochsalz ein unentbehrliches Mineral für den Organismus darstellt. Bei zuviel Kochsalzausscheidung entsteht ein Wasserüberschuß, eine Art Wasservergiftung, die man klinisch als Verdünnungshyponatriämie bezeichnet.

Die Wasservergiftung kann die Folge einer übermäßigen Wasserzufuhr in Form von Trinkwasser sein, wird aber auch bei massivem Bierkonsum beobachtet. Sie tritt besonders dann auf, wenn die Ausscheidung des Wassers gestört ist, wie bei Nieren- und Leberkrankheiten, Nebennierenrindeninsuffizienz, Unterernährung, Anämien, chronischen Darmkrankheiten und bei fortgeschrittener Herzinsuffizienz.

Die Ursache der mangelhaften Wasserausscheidungen ist nicht ganz geklärt. Vielleicht liegt ein Mangel an Corticosteroiden vor. Es gibt Zustände im Organismus, bei denen aus nicht geklärten Gründen Kochsalz gesteigert ausgeschieden wird, und es entsteht dadurch als Gegenregulation eine Zunahme der Flüssigkeit im Raum außerhalb der Zellen. So können klinische Zeichen, wie Atemnot, Lungenödem und Verminderung der Harnausscheidung bei akuter Herzschwäche als Folge einer Volumenüberlastung erklärt werden. Umgekehrt findet man beim Überschuß von Kochsalz bzw. Natrium eine Austrocknung der Zellen mit Blutdrucksteigerung. Das klinische Bild ist in erster Linie durch schwere Schädigungen des Zentralnervensystems gekennzeichnet.

Salzarme Diät heißt nicht, daß man nun gar kein Salz zu sich nehmen soll, sondern man soll nur stark salzhaltige Speisen, wie Gepökeltes, Salzfische und salzhaltigen Schinken meiden und beim Kochen täglich höchstens 3 g Salz verwenden. Als salzarme Diät hat der Reistag mit etwa 200 g in Wasser gekochtem Reis immer noch seinen ersten Platz. Vielen Patienten werden so viele Möglichkeiten salzarmer Kost angeboten, wie Weißbrot, Zwieback, gekochte Teigwaren, gekochte Kartoffeln, Honig und Marmelade, Pflanzenöl, weiche Eier und Rühreier, Obst und Weichkäse, Möhren, Kopf- und Endiviensalat, Spargel, Äpfel, Orangen, Beerenfrüchte, Bananen und Kompotte, daß der Patient vor lauter Auswahl nicht mehr die Übersicht behält, von allem, was erlaubt ist, etwas ißt und das oberste Gebot für die Behandlung des Herzkranken dabei vergißt, in der Gesamtkalorienzahl bei 1000 zu bleiben. Nicht dicke Diätbücher mit Hunderten Rezepten können da helfen, sondern die einfache Anweisung, möglichst wenig zu essen anhand einer Kalorientabelle. Auch die Anweisung, kalorienarm zu essen, kann zu Störungen führen, wenn beispielsweise Salat und Spargel in großen Mengen gegessen wird, also kalorienarm, aber zellulose- und ballaststoffreich. In jedem Fall ist eine Hungerkost das Beste. Ein Obstsafttag hat sich bestens bewährt, denn der Flüssigkeitshaushalt wird dadurch ausgeglichen und Kaliumverluste verhindert.

Eine ausführliche Darstellung des Lauftrainings und einer speziellen Diät zur Verhütung der allgemeinen Herzschwäche ist im Kapitel „Krebsverhütung durch Training und Diät" dargestellt.

Anmerkung: Eine wissenschaftliche, aber allgemeinverständliche Darstellung des Geschehens bei Angina pectoris und Herzinfarkt gibt der Autor mit Beispielen aus der Praxis in der Broschüre „Schonungslose Behandlung orthopädischer Erkrankungen sowie bei Angina pectoris und Herzinfarkt", Pohl-Verlag, Celle.

V. Schonungslose Behandlung bei Lebererkrankungen

Anatomie und Pathologie der Leber

Die Leber wiegt etwa 1500 g. Sie fühlt sich derb-elastisch an und hat eine braun-rote Farbe. Man unterscheidet einen rechten und einen linken Leberlappen. In der Mitte der Leber befindet sich die Leberpforte, die Eintrittsstelle für die sogenannte Pfortader, die aus zahllosen feinen Venen des Darmes und des Magens sich zu einem großen Gefäßstamm entwickelt. Außerdem findet sich hier die Schlagader der Leber, die Arteria hepatica, die die Leber mit frischem, sauerstoffreichem Blut versorgt. Drittens findet sich in der Mitte zwischen beiden Leberlappen die Austrittsstelle für die Leber-Gallengänge. Etwas hinter der Leber, etwa in der Mitte, befindet sich die Gallenblase, die nichts anderes darstellt als ein Sammelbecken für die in der Leber gebildete Galle. Von der Leber führt ein Gallengang zu ihr hin und ein anderer von der Gallenblase in den Zwölffingerdarm. Die Leber liegt rechts unter dem Zwerchfell. Der größte Teil der Leber wird vom Bauchfell überzogen. Unter dem Bauchfell liegt die harte, bindegewebige Kapsel der Leber. Diese ist an den Stellen, wo das Bauchfell fehlt, besonders stark entwickelt.

Die Leber besteht aus einer sehr großen Zahl von kleinen sogenannten Leberläppchen. Diese haben 1 bis 2 mm Durchmesser, abgeplattete Flächen für die Anlagerung von Nachbarläppchen und besitzen zentral eine Vene. Jedes Leberläppchen besteht aus einer großen Zahl von sogenannten Leberzellbalken, die von der Außenseite des Leberlappens zum Inneren bis zur Zentralvene ziehen. Diese Balken aus Leberzellen hängen untereinander zusammen. Zwischen ihnen verläuft ein feines Blutgefäßnetz, das das Blut der Pfortader und das Blut der Leberarterienäste zu der Zentralvene leitet, die das Blut abführt. Die Wand der feinsten Blutgefäße in der Leber besteht aus einem feinen Gitterfasernetz und den sogenannten Endothelzellen, die das Innere des Gefäßnetzes auskleiden. Diese Endothelzellen erscheinen im Schnitt des anatomischen Präparates zum Teil als sternförmige Zellen. Diese haben eine besondere Funktion. Sie können z. B. Fremdstoffe speichern.

Die Gallengänge, die nach außen führen, beginnen in den Leberzellen und verlaufen dann als Gallenkapillaren an den Flächen benachbarter Leberzellen und stehen auch mit benachbarten Gallenkapillaren in Verbindung. An der Oberfläche eines Leberläppchens münden sie in die Gallengänge zwischen den Läppchen, die eine eigene Wand haben. Innerhalb der Leberläppchen haben die Gallenkapillaren keine eigene Wand. Alle Gallenkapillaren vereinigen sich schließlich zu zwei großen Gängen, die aus der Leberpforte austreten. Die vielen Zentralvenen münden in eine große Sammelvene. Diese geben ihr Blut in größere Lebervenen ab und vereinigen sich schließlich zu 2 bis 3 großen Venenstämmen, die unterhalb des Zwerchfells in die untere Hohlvene einmünden, die zum Herzen führt.

Chemische Fabrik „Leber"

Das vom Magen-Darm-Kanal, Milz und Bauchspeicheldrüse kommende Blut wird durch die Pfortader der Leber zugeführt. Es enthält sehr viele aus dem

Darmkanal aufgesogene Stoffe, die in der Leber verarbeitet, gespeichert oder ausgeschieden werden.

Die Blutmenge der Leber ist großen Schwankungen unterworfen. Ungefähr 20 % der Gesamtblutmenge des Körpers können bei starker Arbeit, wie z. B. beim Lauftraining, in die untere Hohlvene abgegeben werden. Die Leber ist mit 1 bis 1,5 Liter Blut eine Art Blutspeicher, und sie ist weiterhin eine Art chemische Fabrik, denn in ihr wird Eiweiß unter Wärmebildung zu Kohlenhydraten und Ammoniak umgebaut. Ammoniak wird schließlich zu Harnstoff aufgebaut.

Blutzucker wird in der Leber unter der Mitwirkung von Insulin als 250 bis 400 g Glykogen gespeichert. Der trainierte Organismus enthält in der Leber meist Höchstmengen an Glykogen. Die Leber baut bestimmte Hormone ab, wie z. B. das Adrenalin aus dem Nebennierenmark und das Thyroxin aus der Schilddrüse. Der Gallenfarbstoff wird aus dem Blutfarbstoff gebildet, da etwa in 120 Tagen die gesamten roten Blutkörperchen sich mausern und laufend neu gebildet werden. Wahrscheinlich werden in der Leber noch das Fibrinogen gebildet, welches bei der Blutgerinnung wichtig ist, und andererseits das Heparin, welches die zu starke Gerinnung des Blutes verhindert.

Die Galle und ihre Bedeutung

Wenn Blut schon nach Goethe ein besonderer Saft ist, so ist es die Galle ebenfalls. Sie ist eine gelb-bräunliche bis grüne Flüssigkeit und ist stark bitter.

Die Galle enthält keine Fermente, aber sie enthält Stoffe, die z. B. die fettspaltenden Fermente der Bauchspeicheldrüse in Gang setzen und dadurch die Aufschließung der Fette in Fettsäuren und Glyzerin ermöglichen. Die Gallensäuren binden die Fettsäuren, tragen sie durch die Darmwand, trennen sich wieder von ihnen und gelangen durch die Leber wieder in die Galle. Die Gallenfarbstoffe liefern die Farbstoffe für Harn und Kot. Ist durch Steinverschluß der Gallenwege oder durch eine Entzündung der Gallenabfluß gehindert, so ist der Stuhlgang lehmfarben. Die Galle staut sich dann in der Leber, tritt von den Gallenkapillaren in die Blutkapillaren und verbreitet sich dann in alle Zellen. Die Haut wird gelblich, und der Mensch leidet an einer Gelbsucht.

Wir wissen heute, daß die Fähigkeit, aus dem Blutfarbstoff Gallenfarbstoff zu bilden nicht nur in der Leber liegt, sondern in vielen Zellen des Körpers vorhanden ist. Wahrscheinlich sind es die oben erwähnten sternförmigen Zellen, welche aus dem Blutfarbstoff den Gallenfarbstoff herstellen. Man nennt sie Kupffer'sche Sternzellen nach dem Anatomen *Karl von Kupffer,* der in München lebte (1829 bis 1902). Diese Zellen in der Leber sind Bestandteil eines größeren Systems, dem sogenannten reticulo-endothelialen System, eine Art Fangapparat aus Zellen, sogenannten Freßzellen oder Phagozyten, die Gewebstrümmer, Fremdkörper, Bakterien und Zellen aufnehmen und verdauen. Die Kupffer'schen Sternzellen haben eine große Bedeutung für die Abwehrkörperbildung (Immunkörper).

158

Gelbsucht und Leberschwund

Wenn Galle in das Blut übertritt, wie oben erwähnt, kommt es zu einer Gelbfärbung der Organe und der Haut, die man Ikterus nennt, zu deutsch Gelbsucht. Man stellt die gelbliche Färbung zuerst an der weißen Lederhaut des Auges fest, aber die äußere Haut kann sich bei schweren Fällen olivgrün verfärben. Bei der Gelbsucht sind es hauptsächlich die Gallensäuren, die Störungen mit sich bringen, wie z. B. in der Niere und im Nervensystem. Außerdem entsteht dadurch manchmal ein sehr quälender Juckreiz. Da infolge der Schädigung des Lebergewebes die Aufnahme des Vitamin K gestört ist, kommt es bei der Gelbsucht auch zu Blutgerinnungsstörungen und dadurch zu Blutungen.

Man kann drei Formen von Gelbsucht unterscheiden:

1. die mechanische Gelbsucht,
2. die Gelbsucht, die durch Blutauflösung entsteht,
3. eine Gelbsucht infolge Schädigung des Lebergewebes.

Die Funktion der Leberzellen ist dabei in vieler Hinsicht beeinträchtigt.

Beim Schwund der Leber unterscheiden wir mehrere Formen: Bei einer der wichtigsten, der sogenannten braunen Atrophie der Leber im Verlauf schwerer Krebserkrankungen oder bei reduziertem Allgemeinzustand im Alter, finden wir eine Verkleinerung des ganzen Organs, und die braune Farbe tritt durch Anhäufung von Farbstoff in den Leberzellen auf.

Bei manchen Vergiftungen findet sich eine trübe Schwellung der Leber, eine Degeneration, bei der die Leber wie gekocht aussieht. Die sogenannte Speckleber oder auch Wachsleber genannt ist vergrößert und derb, weil in der Wand der kleinen Blutgefäße der Leber das sogenannte Amyloid abgelagert ist. Beim Sauerstoffmangel, wie z. B. beim Höhentod der Flieger, finden wir eine Degeneration der Leberzellen mit lochartigen Aussparungen, den sogenannten Vakuolen.

Während die normale Zelle gespeichertes Fett vollkommen abbaut, kann dieser Abbau durch Fermentmangel gestört sein, so daß in den Leberzellen selbst Fett abgelagert wird in Form feinerer und gröberer Tropfen. Fehlt das Cholin in der Nahrung, so wird sogenanntes Neutralfett in der Leber gespeichert.

Die Fettleber und venöse Stauungen

Die totale Fettleber zeigt in allen Leberzellen große Fetttropfen, aber die Funktion des Organs ist trotz der totalen Verfettung meist nur wenig gestört. Bei Phosphorvergiftung und schweren Trinkern findet man die stärksten Grade dieser Form der Leberverfettung. Bei Unterernährung durch Mangel an hochwertigem Eiweiß tritt eine Leberverfettung auf, die wir vor allem in den Tropen bei Kleinkindern finden. Besonders bemerkenswert ist, daß eine Verfettung der Leberzellen erfolgt, wenn das Blut, welches der Leber zugeführt wird, einen zu geringen Sauerstoffgehalt hat, so daß um die Zentralvene herum keine eigentliche Oxydation des Fettes mehr stattfinden kann. Diese zentrale Leberverfettung wird begünstigt, wenn der Leberpatient zu lange Bettruhe einhalten muß.

Bei Verschluß von Pfortderästen, z. B. bei Kreislaufschwäche und zu langer Bettruhe, bilden sich in der Leber keilförmige dunkelrote Herde, die als rote Infarkte bezeichnet werden.

Die häufigste Kreislaufstörung der Leber ist aber die venöse Stauung. Sie tritt auf, wenn der Abfluß des Leber-Venenblutes in die untere Hohlvene bei Herzfehlern erschwert ist. Die Leber wird dabei größer und plumper, ihre Kapsel ist gespannt und ihre Oberfläche sieht blaurot aus. Es entsteht dadurch eine Ernährungsstörung der Leberzellen mit einem fortschreitenden Schwund. Setzt sich bei längerer Stauung der Leber Bindegewebe an, so wird die Leber dadurch härter und kleiner. Verschluß der Schlagader der Leber führt zum Zelltod der Leber, der sogenannten Nekrose, da durch die Pfortader zwar die Blutversorgung der Leber weiterläuft, aber nicht die Sauerstoffversorgung des Lebergewebes. Schon aus diesem Grunde ist es widersinnig, durch Bettruhe die Leberdurchblutung von der Schlagader aus zu drosseln und — wie behauptet wird — den Pfortaderdurchfluß der Leber mit dem nährstoffreichen Blut aus dem Darm zu fördern, denn ohne Sauerstoff nützt die Durchblutung der Leber von der Pfortader aus gar nichts.

Leberauflösung und Möglichkeit der Regeneration

Die Leber ist gegenüber vielen Giften besonders empfindlich, z. B. gegenüber Chloroform, Phosphorvergiftung, Bakteriengiften und besonders gegenüber dem Gift des Diphtheriebazillus. Das Lebergewebe stirbt dabei ab, wird nekrotisch, aber durch Stehenbleiben des Bindegewebsgerüstes der Leber können einzelne Leberzellen sich wieder regenerieren.

Beim akuten Schwund des Lebergewebes handelt es sich um eine Schädigung der Leberzellen, die in kurzer Zeit deren völligen Untergang herbeiführt. Eine solche Leber hat eine ockergelbe Farbe, und das ganze Organ wird kleiner, schlaffer und die Oberfläche runzelig wie bei einem schrumpfenden Apfel.

Als Ursache des akuten Leberschwundes werden Giftwirkungen bei Infektionskrankheiten angeschuldigt oder eine Infektion mit einem Virus. Es ist aber auch gelungen, im Tierversuch Leberschwund hervorzurufen, wenn man in der Nahrung Eiweiß für Wochen entzog. Als wesentlich hat sich dabei der Mangel des Eiweißbausteines Zystin herausgestellt und auch des Methionins, unentbehrliche Stoffe für die Leber, die Schwefel enthalten. Da der weibliche Organismus geschlechtsspezifisch mehr Schwefel enthält als der männliche, ist es erklärlich, daß Frauen weniger häufig an einer akuten Leberatrophie erkranken.

Wird die Leber durch irgendeine Schädigung aufgelöst, so findet man im Harn als Zeichen der Zerstörung Leucin und Tyrosin. Nekrosen, ähnlich wie bei der akuten Atrophie der Leber, findet man auch bei der Hepatitis, der

Leberentzündung, die besonders im Zweiten Weltkrieg und nachher auftrat. Im Vordergrund steht die Schädigung und der Zerfall des Lebergewebes. Allerdings kann nach Überwindung des akuten Stadiums durch Wanderzellen und Lymphozyten von erhalten gebliebenen Leberzellen aus eine Regeneration einsetzen, die die leeren Maschen des stehengebliebenen Gerüstwerkes wiederum mit funktionierendem Lebergewebe auffüllt, so daß nach einigen Monaten keine Spur der abgelaufenen Schädigung mehr zu sehen ist.

Hier darf eingeschaltet werden, daß der Verfasser 1956/57 durch Chloroformvergiftung an dieser Erkrankung mit Auflösung der Leber litt und dadurch gerettet wurde, daß er sich nicht an das Liegegebot hielt, sondern nach sechswöchiger Krankheit mit Einlieferung in die Klinik dort nachts im Krankenzimmer ein Lauftraining absolvierte, zuerst mit wenigen Schritten, später mit 500maligem Durcheilen des Krankenzimmers von etwa 10 m Längsdurchmesser und so in seiner eigenen schonungslosen Behandlung jede Nacht 5 km im Krankenzimmer lief. Innerhalb von 14 Tagen war die Krankheit damit besiegt, und nach 3 Monaten wurde Verfasser in der Waldlaufmeisterschaft des Kreises Kempen-Krefeld in der Altersklasse Zweiter über 3000 m, und bei einer Nachuntersuchung war nicht eine Spur der Krankheit mehr zu entdecken. Auf dem Höhepunkt der Krankheit fanden sich massenhaft Leucin und Tyrosin im Harn, und der Bilirubinwert war von normal 1,0 mg% auf 28,4 mg% gestiegen.

Epidemische Hepatitis

In der Medizin unterscheidet man auch eine Form der Hepatitis (Leberentzündung), die man epidemisch nennt und die vielleicht auch durch Spritzkanülen übertragen wird. Eine Hepatitis durch das Virus B soll eine Inkubationszeit von etwa 100 Tagen haben, aber gerade diese lange Zeit bis zum Ausbruch muß man skeptisch bewerten, weil in dieser langen Ausbruchszeit andere Schädigungen hinzugekommen sein können. Sicher scheint nur, daß viele Menschen deswegen an einer Hepatitis erkranken, weil in den letzten 20 Jahren mehr Bluttransfusionen durchgeführt wurden, wobei man Blut von früher Gelbsuchtkranken übertrug, ohne es zu wissen, oder die untersuchenden Ärzte nicht gewissenhaft genug waren. Eine Bluttransfusion ist so gesehen immer ein Wagnis, denn selbst bei gleichen Blutgruppen, die ja selbstverständlich vorliegen müssen, werden vom Spender zum Empfänger zahllose Substanzen übertragen, die für den Empfänger fremd sind. Man sollte deshalb nur in den äußersten Notfällen eine Bluttransfusion durchführen und bei leichteren Fällen lieber zu Ersatzlösungen greifen, um ganz sicher zu gehen, einen kranken Menschen nicht durch das Blut eines sogenannten gesunden Menschen zu schädigen.

Leberverhärtung (Zirrhose)

Die Leber besitzt die Fähigkeit, nach einer Erkrankung besonders stark Bindegewebe für den Ausfall von Lebergewebe zu bilden. Es entsteht dadurch eine Verhärtung der Leber, die sogenannte Zirrhose. Als Folge des Umbaues der Leber kommt es zu Kreislaufstörungen, und das Blut fließt nicht mehr ungehindert durch die Leber. Es entsteht eine Blutstauung im Pfortadergebiet, die zu einem vierfach höheren Druck in diesem Blutstromgebiet führen kann. Das Blut des Pfortadersystems umgeht nun den Kreislauf der Leber, um das Stromgebiet der unteren Hohlvene zu erreichen, die zum Herzen führt. Dadurch erweitern sich die Venen um die Nabelgegend herum und auch in der Speiseröhre. Folge der Blutstauung kann auch eine Anschwellung der Milz sein, und es bildet sich mehr Lymphwasser, das zur Bauchwassersucht führt. Ist es einmal soweit, so ist eine Rettung kaum noch möglich, selbst wenn man mit gewagten Operationen die Ableitung der Lymphstauung zeitweilig erreicht.

Nicht Heilung durch gewagte Methoden ist die Lösung in der schonungslosen Behandlung der Leberleiden dieser Art, sondern die Vorbeugung durch schonungslosen Einsatz der Sauerstofförderung im Anfangsstadium, welche nur durch ein Lauftraining, Gehtraining oder andere Ausdauersportarten zu erreichen ist. Eine Liegekur erscheint in jedem Fall nach Abklingen des akuten Stadiums verschiedener Lebererkrankungen widersinnig.

Im Verlaufe einer Leberzirrhose treten verhältnismäßig spät Funktionsstörungen der Leber auf, und auch zur Gelbsucht kommt es nur gelegentlich vorübergehend. Da eine so geschädigte Leber die im Blut des Mannes kreisenden Brunsthormone der Frau nicht richtig abbauen kann, erscheinen sie vermehrt im Harn. Sie führen beim Manne zu einem Schwund des Hodens. Das Albumin als Bestandteil der Eiweiße ist gestört, so daß der osmotische Druck des Blutes sinkt.

Bei Zirrhosekranken kann das nicht durch die Leber abgeleitete Blut degenerative Veränderungen im Gehirn verursachen, wahrscheinlich weil der Gehalt an Ammoniak in diesem Blut zu hoch ist. Beim Alkoholismus finden wir eine Form der Zirrhose, die feinknotig ist, aber die Oberfläche der Leber fast glatt erscheinen läßt. Für sich allein kommt allerdings der Alkoholgenuß kaum als Ursache der Zirrhose in Frage, denn längst nicht alle Säufer erkranken an Zirrhose. Die Säuferleber ist vielmehr eine Fettleber, und die Entstehung der alkoholischen Zirrhose ist wohl darauf zurückzuführen, daß bestimmte Vitamine fehlen oder Beimengungen zum Alkohol, wie z. B. Arsen und Kupfer, einen Schaden setzen in Form einer Vergiftung.

Die Häufigkeit der Leberzirrhose ist in verschiedenen Ländern sehr verschieden. Auf 100 000 Einwohner in England und Wales kommen 2,6, in der Bundesrepublik 13,6 und in Frankreich 32,5 Menschen, die an Leberzirrhose sterben. In Frankreich sind es etwa 85 % dieser tödlichen Zirrhosen, die auf Alkoholmißbrauch zurückzuführen sind. Man muß aber schon 2 bis 2,5 Liter Wein bzw. etwa 200 g Alkohol täglich zu sich nehmen, um diese gefährliche Krankheit zu bekommen. Die Leberzirrhose kann 20 Jahre dauern, bis sie lebensgefährlich wird.

Wird eine Zirrhose von galleabführenden Wegen her ausgelöst, so entsteht durch eine länger dauernde Gallestauung eine Bindegewebs- und Gallengangswucherung mit Schädigung der daneben liegenden Leberzellen. Die Leber ist dabei dunkelgrün gefärbt.

Tuberkulose und Geschwülste der Leber

Gelangen Bakterien in die Leber, so können Leberabszesse entstehen. Am häufigsten ist die Tuberkulose der Leber als Teilerscheinung einer allgemeinen Tuberkulose.

Häufiger finden sich in der Leber Drüsengeschwülste, sogenannte Adenome, und man unerscheidet hier Leberzelladenome und Gallengangsadenome.

Der Krebs der Leber nimmt manchmal einen ganzen Leberlappen als Knoten ein. Es können aber auch kirschkerngroße Geschwulstknoten die Leber durchsetzen. Da die Geschwulstzellen Galle bilden, welche nicht abgeführt wird, nehmen diese Knoten oft eine grüne Farbe an.

Der Leberkrebs macht in Europa 0,14% aller Todesfälle aus. Der Anteil des Leberkrebses an allen Krebserkrankungen beträgt bei Europäern 0,2%, aber bei den Chinesen 33%. Hier scheint der Eiweißmangel in der Kindheit eine Rolle zu spielen.

Durch Verfütterung von chemischen Substanzen, wie z. B. von Buttergelb, ist es gelungen, im Tierversuch beliebig Leberkrebs zu erzeugen.

Tochtergeschwülste in der Leber scheinen durch Verschleppung von Geschwulstzellen auf dem Blutwege zustande zu kommen. Diese Tochtergeschwülste der Leber sind meist rundliche Knoten, die im Ausbreitungsgebiet von Ästen der Leberschlagader liegen.

Die Vielgestaltigkeit der Leberkrebse und aller Krebserkrankungen überhaupt und die Unzahl von Zweitursachen, die wir bei dieser Erkrankung kennen, weisen darauf hin, daß es nicht einen Krebserreger für alle Krebsformen geben kann und nicht für jedes Organ ein bestimmtes Virus als Krebsursache, sondern daß es eine universale alleinige Ursache geben muß, die den Stoffwechsel der Zellen, ganz gleich in welchem Organ, so verändert, daß diese Zellen sich plötzlich sinnlos und ohne Ordnung teilen und damit dokumentieren, daß in der Zelle selbst eine bestimmte Ursache allein tätig ist. Es gibt nur einen Stoff im Weltall und im Organismus des Menschen und vielzelliger Tiere, der allgegenwärtig ist, überall durchdringen kann und überall Schädigungen setzen kann, wenn er nicht durch Sauerstoff neutralisiert wird, und das ist das kleinste und leichteste Atom, der Wasserstoff.

Ist Bettruhe bei Lebererkrankungen notwendig?

Wie mehrfach dargelegt, ist der Sauerstoff der Lebensstoff für sämtliche Zellen des Organismus. Die Leber, als das große Stoffwechselorgan des Körpers, benötigt besonders viel Sauerstoff, der ihr vornehmlich durch das Blut aus der Leberschlagader zugeführt wird. Durch die Pfortader erhält die Leber daneben gemischtes Blut aus den Eingeweiden, aus Magen, Darm, Milz und Bauchspeicheldrüse. Dieses Blut ist sauerstoffarm und nährstoffreich.

Unter normalen Bedingungen und vor allen Dingen in Ruhe erhält die Leber das meiste Blut durch das Pfortadersystem, während bei körperlicher Dauerleistung sauerstoffhaltiges Blut in stark vermehrter Menge die Leber durchfließt, sich mit dem Pfortaderblut mischt und das Lebervenensystem stärker mit Blut gefüllt wird, bis zum rechten Vorhof des Herzens hin.

Die Funktion der Leberzellen wird ganz entscheidend von der Art und Größe der sauerstoffhaltigen Leberdurchblutung beeinflußt, und es ist aus diesem Grunde nicht zu verstehen, daß man bei Lebererkrankungen, wenn die akuten Erscheinungen einer anfänglichen Entzündung abgeklungen sind, Bettruhe halten sollte, weil die Durchblutung in horizontaler Lage besser sein soll. Das stimmt nach den Messungen für das Pfortadersystem, kann aber nicht für das arterielle System gelten, denn bekanntlich kann das Minutenvolumen des Herzens von 3 Litern pro Minute in Ruhe auf 30 Liter während eines Langstreckenlaufes gesteigert werden, und die Leber profitiert davon.

Das Pfortadersystem unterliegt gewissen Schwankungen, besonders bei körperlichen Anstrengungen und bei aufrechter Körperhaltung. Während eines Langlaufes wird die Durchblutung im gesamten Verdauungsapparat gedrosselt, auch im Pfortadersystem, dagegen führt das arterielle System der Leber und den Muskeln vermehrt Blut zu. Man läuft eben nicht nur mit den Beinen, sondern auch mit dem Stoffwechsel der Leber, wobei Glykogen und Fettsäuren verbrannt werden, die Verdauung aber abgestellt wird.

Daß dies den Kliniken nicht bekannt ist, ist leicht erklärlich, da man zwar Tierversuche in Massen vorgenommen hat, aber noch nicht, wie Verfasser, leberkranke Menschen in längerem Lauftraining beobachtete. Man muß wohl unterscheiden, daß bei Bettruhe das Pfortadersystem mehr Blut, eigentlich venöses Blut, der Leber zuführt, aber die Sauerstoffsättigung des Pfortaderblutes verliert in Abhängigkeit vom Blutdruck im großen Kreislauf in weiten Grenzen zwischen 10 und 60 % Sauerstoff.

Was geschieht in der kranken Leber beim Lauftraining?

Da bei einem leichten Trablauf, bei dem man sich noch unterhalten kann, der Blutdruck von 110/80 auf etwa 160/100 steigt, die Pulsfrequenz durchschnittlich auf 130 gehalten wird und sich dabei keine Milchsäure bildet, aber achtmal soviel Sauerstoff den Organismus durchströmt als im Liegen, ist es erklärlich, daß die Sauerstoffsättigung des Pfortaderblutes sich um die oben genannten Zahlen senkt und dafür der Durchfluß von sauerstoffhaltigem Blut durch die Leber sich auf das Drei- bis Achtfache steigern kann. Inwiefern das schädlich für den Leberkranken sein soll, ist ein typisch akademisches Problem, das von der Praxis her längst gelöst sein dürfte.

Es ist sowieso seit langem bekannt, daß die Pfortaderdurchblutung nicht ausreichen kann, wenn die Leberschlagader irgendwie unterbrochen wird. Umgekehrt, je mehr die Leberschlagader die Sauerstoffversorgung der Leber sicherstellt, um so geringer ist der Pfortaderdruck, da die aus dem Eingeweidegebiet abfließenden Blutmengen bei starker körperlicher Dauerarbeit gedrosselt werden. Ein Pfortaderhochdruck tritt erst auf, wenn die venöse Strombahn nicht ausreicht, um die großen Blutmengen während der Verdauung aus dem Eingeweidegebiet aufzunehmen. Je mehr also verdaut wird, um so höher der Pfortaderdruck. Wird aber körperliche Arbeit geleistet, so wird die Verdauung abgestellt, um Blut für Muskelarbeit freizubekommen.

Zur Hämodynamik des Blutkreislaufes, vor allen Dingen auch der Leber, hat man es jahrzehntelang einfach hingenommen, daß die Leber vom Darm aus, wo in den feinen Blutgefäßen praktisch ein Druck von Null herrscht, das Blut in die Leber hinein und durch die Leber getrieben würde, wo es sich dort in einem Kapillarnetz wie in einem Dschungelgebiet verteilt, wieder gesammelt wird und durch die Lebervenen zum rechten Herzen gebracht werden sollte.

Die absurden Folgerungen dieser Theorie standen dabei als Dogmen der Wissenschaft bis zum heutigen Allgemeinbewußtsein in Schulbüchern fest und selbst in großen Handbüchern. (Siehe auch: Vogler: „Disziplinärer Methodenkontext und Menschenbild" in „Neue Anthropologie", Band 1, Seite 6 — dtv wissenschaftliche Reihe.)

Wenn wir dem eben angeführten Werk folgen dürfen, so locken, wie schon der große Chirurg *August Bier* gesehen hatte, blutbedürftige Körperteile arterielles Blut an. Auf diese Weise bekommt jedes Organ die Blutmenge, die es jetzt und hier nötig hat. Die Stoffwechselbedürfnisse der Gewebe, wie z. B. der Leber, erfüllen sich in den Kapillaren, den im Kapitel über das gesunde Herz erwähnten Haargefäßen. Das anstoßgebende venöse Blutquantum wird aus einem Blutspeicher auf dem Nervenwege mobilisiert, wenn irgendwo eine erhöhte Anforderung von Blut auftaucht, wie z. B. bei einer Lebererkrankung.

Bei strenger Bettruhe ist die erhöhte Anforderung kaum beantwortet und kann durch das Pfortadersystem schon gar nicht beantwortet werden. Bei einem Spaziergang aber oder gar bei einem leichten Lauftraining steigt die Anforderung auf das Doppelte bzw. auf das Achtfache gegenüber der Bettruhe, womit die Zellen der Leber optimal von der Leberschlagader her mit Blut und Sauerstoff versorgt werden, was eine unabdingbare Forderung für die Gesundung der Zellen darstellt.

Dauerbewegung zur Regulierung der Leberdurchblutung

Nicht bei Bettruhe, sondern bei Dauerbewegung entwickelt auch das Venensystem aktive Kräfte, die den Blutstrom durch die Leber zum Herzen hin fördern und ihn regulieren.

Vor 300 Jahren hat *William Harvey* irrtümlich geschlossen, und man hat es ihm bis vor kurzem geglaubt, der Kreislauf sei ein in sich geschlossenes Röhrensystem. Die letzte Forschung hat aber erwiesen, daß der Kreislauf in der Peripherie offen ist, daß dort der regste Stoffaustausch herrscht und daß das Bindegewebe die Fortsetzung des Kapillarsystems darstellt. Dies heißt für unser Thema, daß der Gewebsdurchfluß der Leber bei Bettruhe im ganzen gesehen ein Minimum darstellt, neben einem relativ kleinen Maximum der

Durchblutung des Pfortadersystems, daß aber beim Spaziergang oder gar spielerischen Lauftraining des Leberkranken ein Optimum der maximalen Durchblutungsmöglichkeit der Leber erreicht werden kann.

Daß dies keine Theorie ist, beweisen die überraschenden Heilerfolge durch Gehen und Laufen bei zahlreichen Fällen von sogenannter Gelbsucht, abklingender Hepatitis und besonders in der Nachbehandlung von Leberkrankheiten aller Art, einschließlich der gefürchteten Spätfolgen einer Leberzirrhose. Aus dieser Sicht heraus ist es nicht zu begreifen, daß eine bestimmte Schulrichtung der Medizin in der Leberbehandlung absolute Bettruhe und in der Nachbehandlung Bettruhe von einem halben Jahr und sogar länger empfahl, wo der Mensch an seinen regressiven Veränderungen von Herz, Kreislauf und Muskelsystem zugrunde gehen würde, selbst wenn er sich als „Gesunder" so lange zu Bett legte.

Es kann theoretisch und praktisch gezeigt werden, daß gerade die Leber am schnellsten regeneriert, wenn man ihrem Bedürfnis nach Sauerstoff nachkommt. In der entzündeten Leber werden nämlich durch Teilung der Leberepithelzellen einzelne zugrundegegangene Leberzellen ersetzt, wenn diese genügend mit Sauerstoff versorgt sind. Auch gewisse Zerstörungen der Lebersubstanz können auf diese Weise kompensiert werden, so daß die Leber zum regenerationsfähigsten Gewebe des menschlichen Organismus gehört. Jede Verstärkung der Durchblutung der Leber steigert die Abwehrkraft des Leberkranken.

Warum die Leber durch Bettruhe von der Sauerstoffversorgung ausschließen?

Bei Bettruhe, um dieses Beispiel nochmal auszuführen, verbraucht der Patient pro Minute 200 cm³ Sauerstoff in 6 bis 8 Litern Atemluft. Beim Spaziergang wird die Sauerstoffaufnahme auf etwa 0,5 Liter pro Minute gesteigert. Beim leichten Traben im Zimmer, wie es der Verfasser bei einer durchgemachten akuten gelben Leberatrophie bis zu 5 km durchführte, steigert sich die Ventilation auf 45 Liter Atemluft mit 2 Litern Sauerstoff, also auf das Zehnfache etwa der Ruheposition. Da der Kreislauf nicht ein in sich geschlossenes Röhrensystem ist, herrscht bei einer Pulsfrequenz von 130/min ohne Milchsäurebildung auch in der Leber der regste Stoffwechsel, wobei durch dieses Traben die Blutförderung pro Minute vom Herzen her auf 15 Liter ansteigen kann, gegenüber 2 bis 3 Liter Minutenvolumen in Ruhe. Warum sollte also die Leber von diesem Blutkreislauf mit vermehrtem Sauerstofftransport ausgeschlossen werden? Es folgt daraus zwingend, daß die Einhaltung der Bettruhe für den Leberkranken nicht richtig sein dürfte, weil sich bei der Horizontallage und Meidung einer Anstrengung zwar die Blutdurchströmung der Leber von der Pfortader her verstärkt, aber nicht von der elastischen Leberschlagader her, die sich einem größeren Blutangebot anpaßt. Der effektive Gewebsdurchfluß der Leber bei Bettruhe kann deshalb aus hämodynamischen Gründen nur ein Minimum sein und erreicht aus eben denselben Gründen im Gehen und Laufen ein Optimum. Aber gerade die

Leber ist in ihren kranken Zellen auf eine optimale Sauerstoffversorgung angewiesen, die durch die Pfortader ohne Druckgefälle sowieso kaum erfolgen kann, wenn bei körperlicher Arbeit dieses System abgestellt wird.

Es ist bemerkenswert, daß in der „Münchener medizinischen Wochenschrift" Nr. 43 vom 25. Oktober 1974 über eine Arbeit referiert wurde, in der als Resümee gesagt wird, daß bei chronischen Leberkranken eine Gehbelastung von 6 km in der Stunde subjektiv und objektiv überraschend gut vertragen wurde. Durch vorsichtige körperliche Belastung konnte bei chronisch aggressiver Hepatitis eine wesentliche Besserung der Laborbefunde erreicht werden. Am empfindlichsten reagieren LDH, GPT, Milchsäure und Ammoniak.

Dieselben Feststellungen machte Verfasser, der in den letzten 18 Jahren 37 Leberkranke, meist akute Hepatitiden, mit Gehtraining und in einzelnen Fällen mit Lauftraining behandelte, neben Medivitan-Injektionen und Fastenkuren von 1000 Kalorien pro Tag, mit Bevorzugung von hochwertigem Eiweiß, auch in Form von Magerquark. Das hatte den Vorteil, daß die Betreffenden ihr Muskelsystem sowie Herz und Kreislauf in Gang hielten, regressive Veränderungen vermieden und nach 3 Wochen meistens wieder arbeitsfähig waren. Die Laborwerte, neben den oben genannten, Thymolprobe, Takata, Weltmann und Überprüfung durch Elektrophorese, ergaben spätestens nach einigen Wochen normale Werte.

Den Sauerstoff zur schnelleren Heilung verschiedener Lebererkrankungen bekommt man aber nur durch aktive Dauerbewegungen und nicht durch passive Bettruhe und Verabreichung von Medikamenten sowie durch Diät, denn diese will auch aktiv verarbeitet sein.

VI. Ist Krebsvorbeugung durch Dauerbewegung möglich?

Kurze Geschwulstlehre und Entstehung des Krebses

Eine Geschwulst entsteht dadurch, daß sich Zellen dauernd vermehren, und sie nimmt aus sich heraus an Umfang zu. Sie ist ein selbständiges Gebilde, welches sich nicht mehr der allgemeinen Ordnung des Körper- und Organwachstumes fügt. Sie verhält sich gegenüber dem eigenen Körper wie etwas Fremdes. Sie lebt in ihm, ähnlich wie ein Parasit, auf Kosten des Organismus.

Die Geschwulstzelle kann sich in fast allen ihren Lebensäußerungen von der Mutterzelle, aus der sie hervorgegangen ist, unterscheiden, aber in gewissen Fällen kann sie auch alle Eigenschaften der Mutterzelle beibehalten. Es gibt kein Kennzeichen, das allen Tumorzellen gemeinsam zukäme. In der Tumorzelle ist der Kern größer als in den Zellen des Normalgewebes und enthält auch mehr DNS. Ganz allgemein haben Tumoren eine Erhöhung der DNS gegenüber normalem Gewebe aufzuweisen. Tumorzellen haben entweder zu viele oder zu wenige Chromosomen gegenüber dem ursprünglichen Gewebe. In der Tumorzelle ist das Verhältnis der Kernmasse zur Plasmamasse zugunsten der Kernmasse verschoben.

Manche Geschwülste entwickeln Gewebe, die unter normalen Umständen in ihrem Muttergewebe nicht auftreten. So können von Knochen Geschwülste ausgehen, die auch Knorpelgewebe bilden. Geschwulstzellen besitzen Wachstumsmöglichkeiten, ähnlich wie die der embryonalen Zellen.

Viele Geschwülste verhalten sich ebenso wie geschädigte Gewebe, d. h. sie bilden selbst bei Sauerstoffzutritt aus Traubenzucker Milchsäure (das ist die sogenannte aerobe Glykolyse nach *Warburg).* Manche Geschwülste sind besonders gegen Röntgenstrahlen empfindlich, und auch die chemische Bekämpfung der Geschwülste macht sich die Empfindlichkeit mancher Geschwulstzellen zunutze.

Geschwulstzellen wuchern meistens in das umgebende Gewebe hinein. Man nennt das infiltrierendes Wachstum.

Die gefährlichen Geschwülste bilden Tochtergeschwülste, sogenannte Metastasen, die nach Ablösung von Geschwulstzellen dadurch entstehen, daß sie weitertransportiert werden, irgendwo liegenbleiben und angehen. Wird die Lymphe als Transportmittel benutzt, so sprechen wir von lymphogenen Metastasen. Sie befallen hauptsächlich die zugehörigen Lymphdrüsen eines Gebietes, indem sie Tumorzellen entwickeln. Die Bildung von Metastasen zeigt von Geschwulst zu Geschwulst die größten Verschiedenheiten. Manche Geschwülste bilden mit einer gewissen Regelmäßigkeit auf dem Blutwege Tochtergeschwülste in ganz bestimmten Organen, während sie andere Organe nicht befallen. Da der Blutstrom abgelöste Krebszellen doch wohl allen Organen in gleicher Weise zuführt, muß man annehmen, daß die Ernährungsbedingungen in bestimmten Organen die Ansiedlung von Tochtergeschwülsten begünstigen oder verhindern.

Können Krebsgeschwülste von selbst wieder verschwinden?

Mit dem Wachstum der Geschwülste gehen gelegentlich aber auch rückläufige Veränderungen Hand in Hand. Manche Tumoren können anscheinend auch ganz von selbst wieder verschwinden.

Rückläufige Veränderung kann man aber auch künstlich durch Röntgen- und Radiumstrahlen oder sogenannte Zytostatika hervorrufen, aber leider werden normale Gewebe auf diese Weise mehr oder minder mitgeschädigt und die Abwehrkräfte des Organismus empfindlich gestört. Sehr häufig entwickelt sich jedoch gegen die Schädigung der Krebszellen durch Röntgenstrahlen oder ähnliche Elektronen eine widerstandsfähige Zellrasse, der dann der Kranke schließlich erliegt.

Eine Geschwulst kann für längere Zeit die für sie kennzeichnenden Züge und Eigenschaften hinsichtlich ihrer Wachstumsart beibehalten, ändert aber im Laufe ihres Wachstums meistens ihren ganzen Charakter. Ein Tumor z. B., der noch durch Hormone beeinflußbar war, macht sich plötzlich unabhängig, wächst in das Gewebe hinein und steigert sein Wachstum bei gleichzeitigem Auftreten von Tochtergeschwülsten. Man kann sagen, die Zellrasse verwildert und wird bösartig.

Umgekehrt sind etwa 150 Fälle beschrieben, bei denen ohne Zutun einer Behandlung eine Krebsgeschwulst geheilt ist, aber auf so ein seltenes Ereignis darf man nicht vertrauen.

Ursachen und Entstehung der Geschwülste

Man kennt sehr viele Ursachen der Geschwulstentstehung, womit man aber noch nicht die letzte Ursache des Krebses kennt. Mehrere Ursachen können sich untereinander kombinieren und beeinflussen, und so scheint es meist beim Menschen zu sein.

Der große Pathologe *Rudolf Virchow* wies darauf hin, daß Tumoren dort entstehen, wo chronische Reize auf Zellen und Gewebe einwirken.

Die Entdeckung der ersten geschwulstauslösenden chemischen Stoffe geht auf den englischen Chirurgen *Pott* zurück, der schon 1775 feststellte, daß Schornsteinfeger häufiger an dem sonst so seltenen Hautkrebs des Hodensackes erkranken, aber erst 1915 gelang es *Yamagiva* und *Ischikawa* durch einen langdauernden Versuch an der Kaninchenhaut Geschwülste zu erzeugen, indem sie über 600 Tage lang Kaninchenohren mit Teer pinselten. Der Mensch hatte also gelernt, Krebs selbst zu erzeugen. Um 1933 wurde dann im Teer das Benzpyren gefunden, eine Substanz, die schon in einer Konzentration von 1 Millionstel Gramm imstande ist, Krebsgeschwülste zu erzeugen. Da das Methylcholanthren mit dem Benzpyren, aber auch mit den Gallensäuren, eng verwandt ist, konnte man sich des Gedankens nicht erwehren, daß auch krebserzeugende Stoffe im Körper selbst entstehen können. Wenn es dafür bis heute auch noch keinen Beweis gibt, so besteht doch bei der Verwandtschaft der Stoffe, wie z. B. Cholesterin, Sexualhormone, Gallensäuren und Kohlenwasserstoffe, wie Benzpyren, weiterhin der Verdacht, daß bestimmte Ernährungsweisen im Körper Krebsgeschwülste hervorrufen können.

Das Beta-Naphthylamin, mit dem Anilinarbeiter in Berührung kamen, erzeugtc z. B. Geschwülste in der Harnblase. Der Farbstoff Buttergelb erzeugte Leberkrebs und viele andere mehr. Unter den Einwirkungen von Röntgen-, Radium- und Ultraviolettstrahlen beobachtete man Auftreten von Geschwülsten, wie z. B. bei den ersten Röntgenologen, welche noch keine Schutzmaßnahmen gegen diese Strahlen kannten.

Nur selten entwickeln sich Geschwülste aufgrund einer Verletzung, wie Prellungen und Quetschungen.

Man hatte viele Jahrzehnte die Meinung, daß der Krebs durch einen belebten Erreger hervorgerufen würde, aber all die sensationellen Nachrichten über den gefundenen Krebserreger stellten sich bis jetzt als wissenschaftlicher Irrtum heraus.

Können Viren Krebsursache sein?

Etwas schwieriger ist es zu erklären, wenn es sich um Viren handelt, die Geschwülste erzeugen können. Wir kennen eine Reihe von sogenannten onkogenen, also geschwulsterzeugenden Viren, wie z. B. das Virus eines Sarkoms, welches nach dem Biologen *Rous* 1911 als das Rous-Sarkom-Virus bezeichnet wurde. Solche Viren sind im Organismus oft schon vorhanden und benötigen nur noch eine auslösende Ursache durch Teer oder Hormone, um dann krebserzeugend zu wirken. Obwohl man mehrfach in menschlichen Leukämien und Tumoren Viruskörperchen gefunden hat, kann man nicht sagen, daß Viruskörper generell Krebs machen, denn dann müßte man sie längst in jeder Krebsgeschwulst gefunden haben. Sichergestellt ist die Infektion nur für 2 virusbedingte Wucherungen beim Menschen, nämlich eine warzenartige Geschwulst der Haut und eine ähnliche des Kehlkopfes.

Es gibt aber vielleicht auch körpereigene Stoffe, die Krebs erzeugen können, wie schon oben angedeutet. Der Brustdrüsenkrebs z. B. der Maus tritt bei gewissen Mäusestämmen in Abhängigkeit von der Hormonausschüttung durch den Eierstock auf. Man kann sogar bei männlichen Tieren durch Zufuhr weiblicher Hormone Brustkrebs erzeugen.

Der ursächliche Zusammenhang zwischen gewissen äußeren Einwirkungen und Krebsentstehung ist so offenkundig, daß es fast so scheinen könnte, als würden innere Bedingungen im Organismus keine so große Rolle spielen.

Zur Geschwulstentstehung sind, wie man nach und nach erfuhr, besondere innere Voraussetzungen nötig, so daß der Einfluß äußerer Schädlichkeit dagegen ganz zurücktritt. Sodann erfuhr man durch Experimente, daß nicht alle Tierarten gegenüber äußeren krebserzeugenden Stoffen empfindlich sind. So sind zum Beispiel Meerschweinchen widerstandsfähig gegen die Teerpinselung, die bei Kaninchen Krebs erzeugen kann. Das Buttergelb, welches bei der Ratte Krebs erzeugt, wirkt bei der nahe verwandten Maus kaum. Es besteht also deutlich eine Disposition der einzelnen Tierarten.

Beim Menschen ist innere und äußere Einwirkung schlecht abzuschätzen. Der Leberkrebs ist in Japan etwa zehnmal so häufig als in Europa. Dagegen ist der Brustdrüsenkrebs der Frau bei den Japanerinnen wesentlich seltener.

Krebsgeschwülste entstehen nicht gleichmäßig in allen Lebensaltern, sondern die Lebensjahre zwischen 40 und 65 sind deutlich bevorzugt. Bei der Frau finden sich 45% aller Krebse in der Brustdrüse und in den Geschlechtsorganen. Dafür sind aber alle anderen Krebse bei der Frau seltener als beim Manne. Im Rückgang begriffen sind aber heutzutage der Magenkrebs sowie der Krebs der Leber- und Gallenwege. Dagegen hat der Krebs der Atemwege wesentlich zugenommen und sich von 1952 bis 1962, z. B. in Deutschland, verdoppelt. Er ist bei Männern heute noch etwa sechsmal häufiger als bei Frauen. Wie der häufige Lungenkrebs mit dem Rauchen zusammengebracht wird, soll der Krebs der Speiseröhre mit dem Konsum hochprozentiger Alkoholika zusammenhängen.

Zur letzten Ursache des Krebses

Da sowohl äußere wie innere Einwirkungen auf den Organismus des Menschen zu einem gleichen Resultat, nämlich der Krebsentstehung führen, ist zu vermuten, daß sie einen gleichartigen Mechanismus der Entstehung in Gang setzen.

Zunächst sei festgestellt, daß zur Entstehung eines Krebses eine wiederholte oder chronische Einwirkung der krebserzeugenden Ursachen nötig ist. Unter dieser vermuteten Einwirkung entsteht eine Zell- und Gewebsschädigung, die Entzündung und vor allen Dingen sinnlose Gewebswucherung zur Folge hat. Diese Wucherung ist aber nur das letzte Glied in einer Reihe von vorbereitenden Veränderungen, welche die normale Zelle zur Krebszelle umwandeln.

Nun führt aber nicht jeder chronische Reiz zur Geschwulstentstehung, und andererseits treten Geschwülste auch an Stellen auf, die, wie man meint, keinem chronischen Reiz unterworfen waren. Es muß aber in unserer heutigen zivilisierten und technisierten Welt etwas geben, was allgegenwärtig ist und unter den Bedingungen des heutigen Lebens im Menschen häufiger als vor Jahrzehnten Krebsgeschwülste entstehen läßt.

Wir wissen heute mit einer gewissen Sicherheit, daß durch ein bestimmtes Etwas die lebende und gesunde Zelle in einer für uns zuerst nicht erkennbaren Weise verändert wird, wodurch sie zu einem späteren Geschwulstwachstum vorbereitet ist. Erst wenn die Zellen verändert und zu fortgesetzter sinnloser Teilung genötigt sind, ist die Krebsursache im eigentlichen Sinne wirksam geworden.

Man hat in der Wissenschaft die Geschwulstentstehung mit der Bildung einer Geschwulstanlage erklärt, was nur ein Wort ist, welches uns nicht weiterbringt und nur unsere Unkenntnis über das bezeugt, was dabei eigentlich in der

Zelle vor sich geht. Jedenfalls muß es eine umwälzende Änderung der Zelleigenschaften sein, welche die Zelle befähigt, zur Ursache einer neuen Zellrasse zu werden, nämlich zur Krebszelle.

Für das Wesen dieser Veränderung, die sich letzten Endes in den Doppelfäden der Desoxyribonucleinsäure im Zellkern abspielt, gibt es verschiedene durch logische Schlüsse wahrscheinlich gemachte Hypothesen.

Diese Veränderung im Zelleben ist in ähnlicher Weise als Mutation bekannt, nämlich als eine plötzliche Änderung in der Erbanlage einer Keimzelle, so daß ein vollkommen neues Erbmerkmal entsteht, welches auf die Nachkommen vererbt werden kann.

So hat z. B. der Krebsforscher *K. H. Bauer* die Geschwülste als das Ergebnis einer Mutation aufgefaßt, und zwar hat man sie im Gegensatz zu den an den Keimzellen auftretenden Mutationen als somatische Mutation bezeichnet, also als eine Änderung der Körperzellen. Aber auch bei dieser Krebstheorie, wie auch bei der Virustheorie, bleibt man im grobmolekularen Bereich stehen, wie schon 1915 bei der Teerpinselung, denn daß Teer eine Krebsgeschwulst erzeugt, bedeutet doch nur, daß etwas im Grobmolekularen geschehen ist, indem ein ganzer Zellhaufen entstand. Aber was nun wirklich in den Zellen, in den feinsten Bausteinen, vor sich gegangen ist, das hat man bis heute nicht erkannt, und dazu will die Hypothese des Verfassers einen weitergehenden Baustein liefern.

Elektronentheorie zur letzten Ursache des Krebses

(Erweiterung der Warburg'schen Sauerstoffmangeltheorie durch die Wasserstoffanhäufungstherorie des Verfassers)

Der Wasserstoff ist der allgemeine Weltenbaustoff, auch im menschlichen Organismus. Der Sauerstoff ist ja nur dazu da, um den Wasserstoff und seine Elektronen über die sogenannte Atmungskette zu leiten, zum Energieaufbau als Adenosintriphosphorsäure (ATP), und es entstehen dabei Abfallstoffe wie Wasser und Kohlensäure.

Warburg fand 1923, daß Krebszellen nicht atmen, sondern gären. Die Gärung oder Glykolyse, die ohne Sauerstoff geschieht, ist aber nur ein dürftiger Ersatz für die Atmung.

In Warburgs Versuchen wurden junge Mäusezellen durch Sauerstoffmangel innerhalb von 48 Stunden zu Krebszellen umgewandelt.

Nun wird in der Notfallssituation der Gärung in der Zelle auch nur notdürftig ATP gebildet, nämlich nur $1/19$. Beim vollständigen Sauerstoffmangel aber kommt die Atmungskette zum Stillstand, oder bei Wasserstoffanhäufung läuft sie sogar rückwärts und verbraucht ATP. Dadurch wird die Körperzelle umgewandelt, denn in einem vielzelligen Organismus entsteht durch Atmungsschädigung und Sauerstoffmangel ein Wasserstoffüberschuß, wodurch sich die Elektronen anhäufen sowie chemische Radikale entstehen, d. h. Verbindungen von Wasserstoff mit anderen Atomen, wie z. B. Stickstoff. Diese

Radikale bringen durch Umsetzungen, durch Überlagerungen und Verschiebungen von Wasserstoffatomen in der Erbsubstanz der DNS plötzlich ganz andere Stoffe hervor, die fehlerhaft gebaut sind, verglichen mit den normalen Stoffen. Die Atmungsfermente werden infolgedessen allosterisch verändert, d. h. auf ihrer Oberfläche anders gestaltet, und ebenso werden gewisse Regelkreise verändert, und es entstehen bei der Bildung von DNS und Eiweiß Fehler, eben durch Radikale mit Wasserstoff, und der Sauerstoff wird als Lebensstoff dadurch entthront.

Krebszellen können also ohne Sauerstoff energetisch notdürftig weiterleben, aber durch die Fehler in ihrer Erbsubstanz und ihrer Basen kann ihr Wachstum plötzlich nicht mehr gebremst werden. Es folgt eine sinnlose Eiweißproduktion ohne Aufhören.

So kann die Radikalen- und Elektronenanhäufungstheorie des Verfassers gewisse Zivilisations- und Wohlstandskrankheiten, wie die Arteriosklerose, den Herzinfarkt und die Entstehung der Krebsformen erklären, und zwar dahingehend, daß sie doch wohl alle eine gemeinsame Ursache haben.

Im Falle des Stillstandes bzw. des verminderten Durchflusses an Wasserstoff und Elektronen in der Atmungskette zum Sauerstoff hin bzw. beim Rückwärtslaufen der Atmungskette mit Reduktion von NAD (Nikotinsäureamid-Adenin-Dinucleotid), also nicht mit Oxydation, bilden sich Hydride, d. h. Wasserstoffatome mit vermehrt negativ elektrischen Elektronen infolge der Anhäufung. Diese Hydride bewirken in den Wasserstoffbrücken der DNS, daß die Atome der verbindenden Wasserstoffbrücken zwischen den Basen ihre Abstände vergrößern, bis dadurch die DNS-Stränge aufreißen wie ein Reißverschluß.

Die Hypothese des Verfassers wird durch die Operon-Hypothese von *Jacob, Monod* und *Changeux* 1965 gestützt. Diese erhielten für ihre Hypothese den Nobelpreis. Ein Grundgedanke der französischen Nobelpreisträger ist die allosterische Kontrolle der Enzymreaktionen, daß nämlich die Strukturen des Enzyms durch die Anlagerung eines sogenannten Effektors an den allosterischen Bereich der Enzymoberfläche die Aktivität des Enzyms beeinflußt.

Nach der Hypothese des Verfasser behindert der Wasserstoff bei Sauerstoffmangel die Atmungsenzyme. Die Haftung des Wasserstoffes an der Oberfläche des Enzyms erfolgt ähnlich wie bei einem magnetischen Türschloß. Durch die Haftung des Wasserstoffs am Enzym erfolgt eine Deformation der elektrischen Ladungswolke. Durch diese Bindung des Wasserstoffmoleküls oder auch freier Radikale wird das Volumen des Eiweißes vergrößert, und es erfolgt eine Depolarisierung der bindenden Elektronenwolke.

Nach *Jacob* und *Monod* wird so durch veränderte Gene und Enzyme ein sogenannter Operator geöffnet oder blockiert. Nach der Hypothese des Verfassers öffnet die Anlagerung von Wasserstoff und Elektronen beim Sauerstoffmangel einen Operator, der natürlich umgekehrt durch basische Gruppen blockiert wird. Es entsteht dann kein Eiweiß. Bei Öffnung des Operators, also durch Anhäufung von Elektronen und Wasserstoff kann die Synthese allosterisch veränderter Enzyme nicht mehr gestoppt werden, wie ja bei der Krebszelle die Eiweißsynthese mechanisch ohne Ordnungsprinzip weitergeht. In der glykolytisch umgeschalteten Krebszelle wird also sinnlos Eiweiß synthetisiert, nachdem durch Verschiebung von Wasserstoffatomen und Wechsel mit anderen Atomen in den Nucleinsäuren Basenfehler entstanden sind.

Krebsverhütung durch Vorbeugung wirksamer als Früherkennung

Daß hinter der Theorie des Verfassers Realitäten stecken, zeigen *Warburgs* Versuche mit embryonalen Mäusezellen und eine Statistik des Verfassers.

Wenn Atmungsschädigung und Sauerstoffmangel beziehungsweise Wasserstoffüberschuß und Elektronenanhäufung die Ursache des Krebses sind, muß vermehrte Sauerstoffaufnahme der Krebserkrankung und Entdifferenzierung der Körperzellen entgegenwirken.

Der Verfasser versandte auf *Warburgs* Anregung hin 1969 an 1000 ältere Langstreckenläufer zwischen 40 und 90 Jahren einen ausführlichen Fragebogen, von denen er 454 zurückerhielt.

Die 454 älteren Langstreckenläufer, die früher zu 80 % krank und anfällig gewesen waren (z. B. hatten sieben einen Herzinfarkt durchgemacht und 37 an schwersten Kreislaufstörungen gelitten sowie 81 Altersläufer seit Jahren Lebererkrankungen und schwerere Hepatiden durchgemacht), waren alle durch ein sechs- bis achtjähriges Langstreckentraining gesund und leistungsfähig geworden.

Unter den 454 trainierten Altersläufern im Krebsalter von 40 bis 90 Jahren fanden sich in einer Beobachtungszeit von 8 Jahren nur 3 Krebsfälle (0,66 %), und diese waren wieder gesund. Darunter befand sich ein Hirnsarkom eines 69jährigen Arztes, der heute als 75jähriger ohne Metastasen ist, weiterhin Praxis macht und Langstrecken läuft.

Eine Vergleichsgruppe von 454 Nicht-Trainierten zwischen 40 und 90 Jahren, die unhygienisch lebten wie jedermann und die ebenfalls in einem Zeitraum von 8 Jahren beobachtet wurden, zeigte eine Anzahl von 29 Krebserkrankungen (6,4 %) mit 17 Todesfällen.

Die untrainierten Normalbürger (Männer) hatten also in diesem Lebensabschnitt von 8 Jahren neunmal mehr Krebserkrankungen als die Langstreckenläufer, die früher ebenfalls unhygienisch gelebt hatten. Diese Statistik ist kein schlagender Beweis, aber mindestens ein Hinweis, wie die Verhütungsmaßnahmen gegen den Krebs aussehen könnten.

Krebsverhütung durch Training und Diät

An der Tatsache einer Krebsverhütung scheint nach den Ergebnissen der Untersuchungen an Altersläufern zwischen 40 und 90 Jahren in 8 Jahren Beobachtungszeit kein Zweifel möglich. Wie wir oben gesehen haben, ergab sich, daß trainierte Altersläufer, die in 80% der untersuchten Fälle früher krank waren, nach mehrjährigem Lauftraining nicht mehr krank waren, sondern sehr leistungsfähig im Sinne überragender Laufzeiten, neunmal weniger Krebserkrankungen aufwiesen gegenüber einer Vergleichsgruppe von Menschen, die im gleichen Alter zwischen 40 und 90 Jahren waren, nie Sport getrieben hatten und so unhygienisch gelebt hatten wie der Durchschnitt der Menschen.

Im Kapitel der Behandlung der Lungentuberkulose ist geschildert worden, warum ein Lauftraining bei verschiedenen schweren Krankheiten der heutigen Zivilisation vorbeugend und heilend wirken kann. Die Grundzüge zu dieser physiologischen Tatsache seien nochmals wiederholt.

Die Existenz der Zellatmung als „der Lebensprozeß" ist nicht zu bezweifeln. Die Schädigung der Zellatmung bzw. der vermehrte Sauerstoffmangel und dadurch Wasserstoffüberschuß sind als die Ursache und Mitursache folgender Krankheiten anzusehen: Fettsucht, Wassersucht, Arteriosklerose, Herzschwäche, Herzinfarkt, Störungen des Leberstoffwechsels und erschwerte Heilung der Lungentuberkulose-Infektion.

Ebenso wurde oben begründet, warum Sauerstoffmangel bzw. Wasserstoffüberschuß mit vermehrter Elektronenanregung und Verschiebungen einzelner Wasserstoffatome in der Desoxyribonucleinsäure die Atmungsenzyme allosterisch verändert, aber den Teilungsapparat der Zelle intakt läßt und ein Abschalten des Teilungsapparates unmöglich macht. Daraus folgt, daß ein Lauftraining als Ausdauerübung, täglich das ganze Leben lang durchgeführt, und äquivalent natürlich ein Skilanglauftraining, das Zurücklegen langer Gehstrecken in schnellem Tempo, stundenlanges Bergsteigen, Radfahren und auch Schwimmen, stundenlange Ballspiele, aber alles in mäßigem Tempo, eine optimale Sauerstoffzufuhr garantiert und damit einen gesteigerten Stoffwechsel der Zellen.

Dazu ein Lauftraining für den gesunden Menschen

Acht Millionen Amerikaner haben erkannt, daß Laufen gesund ist und Freude macht. Sie sind hauptsächlich durch die Veröffentlichung von Dr. *Cooper* aufgerüttelt worden. Sie haben an sich erfahren, daß der Ausdauersport und besonders der Dauerlauf den Bewegungsmangel der modernen Industriegesellschaft vollständig ausgleichen kann, und daß der Mensch so bis ins höchste Alter hinein den Zivilisationskrankheiten entgeht, die ursächlich mit zu reichlicher Nahrungsaufnahme, Bewegungsmangel und damit auch zu geringer Sauerstoffaufnahme verbunden sind.

In der Bundesrepublik Deutschland, aber auch in der übrigen Welt, war Verfasser der erste, der den Dauerlauf im langsamen Tempo abwechselnd mit Gehpausen und einem Tempo, daß man sich dabei unterhalten könnte, seit 1947 als Gesundheitsmittel ersten Ranges empfahl. Er hat als erster Arzt in der Welt einen Herzinfarktpatienten im Alter von 38 Jahren, der 2 mittelschwere Infarkte durchgemacht hatte, zu einer guten Marathonlaufleistung gebracht und somit vollständig geheilt und rehabilitiert. Er hat seine Erfahrungen am Lauftraining älterer Menschen gewonnen, und diese Erfahrungen dann auf Spitzenkönner, aber auch auf Kinder und den Frauensport angewandt. 10 Jahre nach ihm haben *Cerutti* (Australien) und *Lydiard* (Neuseeland) die gleichen Erfahrungen an Spitzenkönnern gewonnen und damit Olympiasieger hervorgebracht. Verfasser hat in seinem Verein, dem OSC Waldniel, 14 Deutsche Meister, vornehmlich im Waldlauf, trainiert und mitberaten und den deutschen Meisterläufer Harald Norpoth von der Jugendklasse an geleitet bis zum zweiten Platz im 5000-m-Lauf bei den Olympischen Spielen Tokio 1964. Er hat weit über 1000 Sportler, Spitzensportler, darunter über 100 Landesmeister, und untrainierte Menschen bei Kreislauf- und Herzkrankheiten beraten. *Lydiard* hat wie er, von Ärzten aufgegebene Herzkranke durch Lauftraining zu höchsten Dauerleistungen gebracht, wie z. B. einen 75 Jahre alten dekompensierten Herzkranken, der mit 80 Jahren dann 100 Meilen lief. Mit-Initiator dieser Laufwelle zur Gesundheit war Prof. *Gottheiner* (Israel), der schon um 1950 Herzinfarktpatienten auf schnellstem Wege dadurch rehabilitierte, daß er ein stufenförmiges Lauftraining über ein Jahr durchführen ließ, in 8 Stufen bis zum 10-km-Lauf um den Berg Tabor. Ein ähnliches Training bietet Verfasser auf den folgenden Seiten für jeden Gesunden, nachdem dieser das Grundtraining bewältigt hat, wie es in dem Kapitel der Tuberkulosebehandlung geschildert ist.

Trainingsplan zum Lauftraining des Anfängers über 12 Wochen

1. Woche

2 Trainingstage (Montag, Dienstag):

> 50 m Traben, etwas schneller als Fußgängertempo, danach 50 m Gehen als Erholung, dieses zehnmal wiederholt.

2 Trainingstage (Mittwoch, Donnerstag):

> 100 m Traben, 100 m Gehen, fünfmal wiederholt.

3 Trainingstage (Freitag, Samstag, Sonntag):

> 100 m Traben, 100 m Gehen, zehnmal wiederholt.

2. Woche

2 Trainingstage (Montag, Dienstag):

> 800 m Trabversuch ohne auszusetzen, zehnmal 100 m Traben, dazwischen 100 m Gehpause als Erholung.

2 Trainingstage (Mittwoch, Donnerstag):

> 1000 m Traben als sogenanntes Aufwärmen, 5 Min. Gehpause, anschließend zehnmal 100 m Traben mit 100 m Gehpause. Reichen die Gehpausen nicht zur vollständigen Erholung aus, so wird 200 m gegangen. Der Puls sollte nach diesen Bela-

stungen nicht höher als 130 bis allerhöchstens 150 kommen. Es darf keine Atemnot auftreten. Immer muß bei der Belastung der Grundsatz gewahrt bleiben, daß man sich in einer Gruppe von mehreren Läufern dauernd unterhalten könnte.

3 Trainingstage (Freitag, Samstag, Sonntag):

1000 m Aufwärmtraben in etwa 7 Min., fünfmal 150 m Traben, dazwischen 50 m Gehpause.

3. Woche

2 Trainingstage (Montag, Dienstag):

1000 m Aufwärmtraben, 400 m Gehpause, fünfmal 150 m Traben mit 50 m Gehpause.

2 Trainingstage (Mittwoch, Donnerstag):

1200 m Eintraben, fünfmal 200 m Traben, dazwischen jeweils 200 m Gehpause.

3 Trainingstage (Freitag, Samstag, Sonntag):

1200 m Eintraben in 10 Minuten, 3 Min. Gehpause, fünfmal 200 m Traben mit jeweils 200 m Gehpause.

4. Woche

2 Trainingstage (Montag, Dienstag):

1200 m Aufwärmtraben, 3 Min. Gehpause, fünfmal 300 m Traben mit jeweils nur 100 m Gehpause, 300 m Austraben.

2 Trainingstage (Mittwoch, Donnerstag):

1200 m Aufwärmtraben in 10 Min., zehnmal 200 m Traben mit 200 m Gehpause, 1000 m Austraben in etwa 6 Min. Insgesamt werden also nach 4 Wochen schon über 6 km im Traben und Gehen zurückgelegt. Es kommt nicht auf die Schnelligkeit an, sondern auf die Kilometer, die trabend und damit schonend zurückgelegt werden.

3 Trainingstage (Freitag, Samstag, Sonntag):

1000 m Aufwärmtraben, 3 Min. Gehpause, fünfmal 400 m Traben mit jeweils 100 m Gehpause, 1000 m Austraben.

5. Woche

Nun wird auch eine Stoppuhr zu Hilfe genommen, um das Tempo zu kontrollieren. Die Uhr soll nicht benutzt werden, um Rekordzeiten zu laufen, sondern sie soll vielmehr in diesem Anfangsstadium des Trainings als eine Bremse wirken, weil die meisten Anfänger zu schnell laufen. Sie sollen sich jetzt an die vorgeschriebenen Zeiten halten, und dabei soll das Tempo noch so niedrig sein, daß man noch immer Atemreserven hat und nicht

außer Atem kommt. Man kann sich auch bei diesem vorgeschriebenen Lauftempo während des Laufens noch mit Lauf-
partnern unterhalten.

2 Trainingstage (Montag, Dienstag):

> 1000 m Aufwärmtraben, 3 Min. Gehpause, fünfmal 400 m in
> 2¹/₂ bis 3 Min. laufen mit jeweils 100 m Gehpause, 1500 m Aus-
> traben in etwa 10 Min. (Kilometersumme 4500, aber die Bela-
> stung ist durch das Zeitlaufen gestiegen.)

2 Trainingstage (Mittwoch, Donnerstag):

> 1500 m Aufwärmtraben, 3 Min. Gehpause, zehnmal 350 m Tra-
> ben mit 50 m Gehpause, 1500 m Austraben. (Die Zeit für die
> 350-m-Belastung sollte 2¹/₂ Min. nicht unterschreiten.)

3 Trainingstage (Freitag, Samstag, Sonntag):

> 1500 m Eintraben, 3 Min. Gehpause, zehnmal 350 m in etwa
> 2:20 Min. mit jeweils 50 m Gehpause, 2000 m Austraben in etwa
> 15 Min. (Insgesamt 7,5 km.)

6. Woche

2 Trainingstage (Montag, Dienstag):

> 1500 m Eintraben, 3 Min. Gehpause, zehnmal 350 m Traben mit
> 50 m Gehpause, 5 Min. Erholungsgehen, dann wieder leichtes
> Eintraben, bis man warm ist, und anschließend versucht man
> 2000 m = 5 Runden auf der 400-m-Bahn durchzulaufen und
> stellt dabei die Zeit fest. Man laufe die ersten 3 Runden in
> gewohntem Tempo und versuche die letzten beiden Runden,
> besonders die letzte Hälfte der letzten Runde, zu steigern.
> Die festgestellte Zeit ist ein Maßstab für das weitere Training
> über 2000 m und der erste Leistungstest.

2 Trainingstage (Mittwoch, Donnerstag):

> 2000 m Aufwärmen in etwa 15 Min., 3 Min. Gehpause, zehnmal
> 350 m, nicht schneller als 2:20 Min., mit jeweils 50 m Gehpause,
> 5 Min. Gehpause, anschließend 2000-m-Lauf, ¹/₂ Min. langsa-
> mer als die an den beiden vorhergehenden Trainingstagen
> festgestellte Bestzeit. Man muß sich also vorher genau aus-
> rechnen, wie schnell man jede Runde laufen muß, und in jeder
> der 5 Runden die gleiche Zeit erreichen, damit man sich an
> ein gleichmäßiges Laufen und Zeitgefühl gewöhnt.

3 Trainingstage (Freitag, Samstag, Sonntag):

> 2000 m Aufwärmtraben in etwa 15 Min., 3 Min. Gehpause, fünf-
> mal 600 m Traben in 5 Min. mit jeweils 200 m Gehpause, erneu-
> tes Eintraben von 1000 m und anschließend sofort ein 3000-m-
> Lauf, dabei keine Zeitnahme, sondern im Traben durchlaufen.

7. Woche

Das Training der letzten 3 Tage der 6. Woche wird die ganze 7. Woche an allen Tagen wiederholt, also in der Gesamtkilometerlänge pro Tag von 9 km.

8. Woche

Montag: 3000 m Eintraben in etwa 18 Min·, 5 Min. Gehpause, fünfmal 600 m Traben in 5 Min. mit jeweils 200 m Gehpause, 1000 m Traben, 3000-m-Lauf fast maximal mit gestoppter Zeit, 2 km Austraben. (Insgesamt 13 km.)

Dienstag: Ruhetag. Spaziergang von 1 Std. über etwa 7 km, also schnelleres Gehen.

Mittwoch: 3000 m Eintraben, 5 Min. Gehpause, zehnmal 400 m in 2:10 Min. mit jeweils 100 m Gehpause, anschließend Versuch eines leichten spielerischen 200-m-Laufes und dabei die Zeit stoppen lassen. Anschließend 1000 m Eintraben und Versuch, 5 km durchzutraben, womit das Training beendet ist. (Insgesamt etwa 14 km.)

Donnerstag: Ruhepause, aber 20 km mit dem Rad in 1 Std. fahren.

Freitag: 3000 m Eintraben in 18 Min., 5 Min. Gehpause, 3000-m-Lauf mit 1 Min. Schonzeit gegenüber der Bestzeit, 1 km Traben, 200-m-Lauf in einer etwas schnelleren Zeit als das letzte Mal, 1 km Traben, 5 km Austraben· (Insgesamt 13,2 km.)

Samstag: Ruhetag.

Sonntag: Erster Versuch eines Waldlaufes von 8 km im Traben.

Die 9. Woche ebenso wie die 8. Woche.

10. Woche

Montag: 4 km Eintraben in etwa 25 Min., 5 Min. Gehpause, zehnmal 350 m Traben in 2 Min. mit 50 m Gehpause, 2-km-Lauf mit 30 Sek. über der Bestzeit, 1 km Traben, zweimal 200 m mit etwa 70 % Anstrengung, also nicht maximal, mit jeweils 800 m Zwischentraben, 3 km Auslaufen im Traben. (Insgesamt rund 15 km.)

Dienstag: 20 km Radfahren in 1 Std.

Mittwoch: 5 km Eintraben in 30 Min., 5 Min. Gehpause, zehnmal 350 m in 2 Min. mit 50 m Gehpause, 5 km leichter Lauf in etwa 27 Min., 3 Min. Gehpause, 200-m-Lauf maximal und dabei Zeit feststellen, 2 km Austraben. (Insgesamt 16,2 km·)

Donnerstag: Radfahren, wenn möglich mit Rennrad, 25 km in 1 Std.

Freitag:	Ruhetag.
Samstag:	Leichter Dauerlauf von 10 km im Wald, evtl. mit Gehpausen.
Sonntag:	2 Stunden Wandern im gewöhnlichen Tempo.

11. Woche

Montag:	5 km Eintraben in 30 Min., 5 Min. Gehpause, zehnmal 350 m in etwa 2 Min. mit 50 m Gehpause, 5000 m in 28 Min., 3 Min. Gehpause, Versuch eines 400-m-Laufes, bewußt leicht gelaufen bis 200 m und dann Versuch der Steigerung über die letzten 200 m. Zeitmessung. 2 km Austraben. (Insgesamt 16,4 km.)
Dienstag:	25 km Radfahren in 1 Std.
Mittwoch:	5 km Eintraben, 5 Min. Gehpause, Versuch, 10 km in etwa 60 Min. leicht durchzulaufen. (Insgesamt 15 km.)
Donnerstag/ Freitag:	Vollständige Ruhepause.
Samstag:	Gleiches Programm wie Mittwoch.
Sonntag:	Ruhepause, evtl. Wandertag.

12. Woche

Montag:	5 km Eintraben, 5 Min. Gehpause, 25mal 350 m Traben in etwa 2½ Min., 50 m Gehpause, anschließend 600-m-Lauf nach Zeit, 2 km Austraben. (Insgesamt 17,6 km.)
Dienstag:	20 km Fußmarsch in 3 Std., also in flottem Tempo.
Mittwoch:	40 km Radfahren in 1:45 Std. mit dem Rennrad, mit dem Tourenrad 1:55 Std.
Donnerstag:	5 km Eintraben, 5 Min. Gehpause, 25mal 350 m in etwa 2½ Min. mit 50 m Gehpause, 600-m-Lauf, 5 Sek. langsamer als die festgestellte Zeit beim ersten Lauf, 2 km Austraben. (Insgesamt 17,6 km.)
Freitag:	10 km Eintraben, 5 Min. Gehpause, 3000-m-Lauf auf Zeit. Die zweite Hälfte schneller als die erste laufen, 2 km Austraben. (Insgesamt 15 km.)
Samstag:	25 km Radfahren in 1 Std.
Sonntag:	10 km Waldlauf.

Damit dürfte die Grundausbildung eines gesunden Menschen weitgehend aufgebaut sein, so daß nun nach Gutdünken und abwechslungsreich drei- bis siebenmal in der Woche trainiert werden kann in den verschiedenen nachstehend dargestellten Variationen.

12 Waldnieler Variationen des Lauftrainings für Fortgeschrittene

Autor erhält in jeder Woche zwei bis drei Briefe von Menschen, die nach dem vorstehend beschriebenen Grundtraining einen hohen Grad an Gesundheit und Leistungsfähigkeit erworben oder wiedererworben und dabei Spaß am Laufen gewonnen haben und nun mit ihrer Leistung auch im sportlichen Sinne weiterkommen möchten. Für sie sind vor allem die nachfolgenden Variationen des Lauftrainings gedacht, die weitgehend aus der Praxis entwickelt wurden. Einige dieser Variationen sind zugleich auch schon als Spezialtraining für bestimmte Laufstecken geeignet, was im Text unschwer zu ersehen ist.

1. Variation: Bahntraining, zehnmal 350 m Traben mit 50 m Gehpausen = 4000 m, anschließend 2000 m mit 2 Min. Schonzeit gegenüber der möglichen Bestzeit, fünfmal 350 m Traben mit Gehpausen von 50 m, 2000 m mit 1 Min. Schonzeit gegenüber der Bestzeit, Tempolauf über 600 m mit etwa 10 Sek. Schonzeit gegenüber der Bestzeit, als Tempoläufe können auch 800-m- und 1000-m-Strecken in dem entsprechenden Tempo gelaufen werden.

2. Variation: Zehnmal 350 m Traben mit 50 m Gehen als Einlaufen, danach 5000-m-Lauf mit 3 Min. Schonzeit gegenüber der möglichen Bestzeit, einen Tempolauf über 600, 800 oder 1000 m in der oben beschriebenen Weise.

3. Variation: Geländelauf von 10 bis 20 km nach dem Wiederholungsprinzip in Form von 2000-m-Läufen mit 2 Min. Schonzeit gegenüber der Bestzeit und Gehpausen von 3 Min. oder als 3000-m-Läufe mit 3 bis 4 Min. Schonzeit gegenüber der Bestzeit und ebenso langen vollständigen Erholungspausen bis zur Streckensumme von 30 km. Abschließend zum Ausgleich in der Muskelbeanspruchung einige Steigerungen über eine kurze Strecke von 60 m, aber nicht im maximalen Sprint, mit langsamem Gehen bis zum nächsten Lauf.

4. Variation: Kontinuierlicher Wald- oder Straßenlauf von 20 km mit Vermeidung von Hügelläufen, im Tempo nicht schneller, als daß man sich dabei bequem unterhalten kann.

5. Variation: Mischung von Geländelauf 10 bis 20 km und anschließendem Bahntraining, bestehend aus 2 Tempoläufen über 800 oder 1000 m mit 5 Min. Gehpause dazwischen. Die Tempoläufe über 800 m mit 10 Sek. und bei 1000 m mit 15 Sek. Schonzeit gegenüber der Bestzeit.

6. Variation: 25mal 35 m Traben und 50 m Gehpausen, anschließend dreimal 600 m mit 10 Sek. Schonzeit gegenüber der Bestzeit und als

Erholungspausen 400 m Gehen und 800 m Traben, dann erst der nächste 600-m-Lauf. Als Abschluß zum Ausgleich der Muskelbeanspruchung 200 m nach Zeit maximal und 2 km Auslaufen.

7. Variation: 30 km Geländelauf, evtl. mit Gehpausen, abschließend als Bewegungsausgleich spielerisch sechsmal 60 m Sprint, aber nicht maximal aus dem Startloch heraus, und als Erholung langsames Gehen zum Start.

8. Variation: 20 km Straßenlauf in leichtem Tempo mit Steigerung der letzten 2000 m bis zum Spurt über die letzten 400 m.

9. Variation: Bahntraining für ausgesprochene Mittelstreckler über 800 bis 1500 m, 8 km auf dem Innenrand des Rasens Eintraben, leichter 200-m-Lauf, 2 Sek. schlechter als die Bestzeit, 2 Runden Traben, 600 m mit 6 Sek. Schonzeit gegenüber der Bestzeit, 2 Runden Traben, 200 m, 2 Sek. Schonzeit gegenüber der Bestzeit, 2 Runden Traben, 1000 m, 15 Sek. Schonzeit gegenüber der Bestzeit, 2 Runden Traben, 300 m, 4 Sek. Schonzeit gegenüber der Bestzeit, Auslaufen, leichter 300-m-Lauf mit 3 Sek. Schonzeit gegenüber der Bestzeit.

10. Variation: Marathonlauf auf guter Straße, 1 Std. Schonzeit gegenüber der einmal ermittelten Bestzeit, anschließend zum Ausgleich auf der Bahn zweimal 200 m, 3 Sek. Schonzeit gegenüber der Bestzeit, dazwischen 1000 m Traben.

11. Variation: Mischung von 25 km Gelände- und Straßenlauf, anschließend Bahntraining zehnmal 60 m, Steigerungen aus dem leichten Laufen und Traben heraus, 5 Runden Traben, 600-m-Lauf mit 10 Sek. gegenüber der Bestzeit, 2 Runden Traben, 800-m-Lauf mit 15 Sek. gegenüber der Bestzeit, 2 Runden Traben, 1000-m-Lauf, 15 Sek. Schonzeit gegenüber der Bestzeit, 2 Runden Traben, 200 m maximal zum Ausgleich, 2 km Austraben.

12. Variation: Für 800-m-Läufer: 10 km Eintraben auf dem Innenrand des Rasens oder im Wald, auf der Bahn fünfmal 60 m Steigerungen, 2 Runden Traben, viermal 200 m mit 1 Sek. Schonzeit gegenüber dem Durchschnitt der Bestzeit über 800 m. (Beispiel: Läuft ein 800-m-Läufer 2 Min., so läuft er viermal 31 Sek. über 200 m, kann aber auch bis zu achtmal 200 m in diesem Tempo laufen, wenn er sich in den Pausen durch eine Runde Gehpause und eine anschließende Runde Trabpause vollständig erholt.)

Dieselben Variationen gelten fünfmal für 300 m und fünfmal 400 m mit den gleichen Erholungspausen. Läuft man als 800-m-Läufer zweimal 400 m, so kann man versuchen, beide Male das genaue Rundentempo zu treffen, dazwischen mit langer Erholungspause von etwa 5 Min. abwechselndem Gehen und Traben. Wer also 1:50 Min. über 800 m läuft, kann ruhig zweimal 55 Sek. über 400 m versuchen und hat damit schon so das Renntempo erspürt. Ebenso kann ein 5000-m-Läufer mit einer 20-Min.-Zeit siebenmal 700 m in 2:48 Min. mit nur 100-m-Gehpause laufen. Ein 5000-m-Läufer von 14:10 Min. kann aber auch fünfmal 1000 m in 2:50 Min. laufen, aber mit langer Geh- und Trabpause dazwischen, und das nur bei schönem Wetter, guter Bahn und mit Rennschuhen. Er hat dann das Renntempo geübt und ist trotzdem nicht überfordert.

Diese Trainingsvariation ist sinngemäß bei Mittel- und Langstreckenläufen aller Kategorien, d. h. für Männer, Frauen, Kinder, Spitzenkönner, Volksläufer und Lauftreff-Teilnehmer anzuwenden.

Da es unmittelbar einsichtig ist, daß ein Lauftraining in der vorher geschilderten Form den Menschen mit Sicherheit auf eine höhere Stufe der Leistungsfähigkeit stellt, ist hier ein Mittel gegeben, auch eine höhere Gesundheit zu erwerben und den meisten Krankheiten vorzubeugen und bei vielen Krankheiten eine schonungslose Therapie anzuwenden, wie sie bis jetzt von Ärzten nicht gekannt und kaum angewandt wurde.

Aktivität zur Krebsverhütung oder nach erfolgter Erkrankung

Der Mensch, der heute Sport treibt um gesund zu bleiben, meint im allgemeinen, daß ein sogenannter Gesundheitssport ohne Anstreben von persönlichen Leistungen genügt, um Gesundheit zu bewahren und zu steigern. Es gibt zahllose Empfehlungen, was man tun müßte und tun könnte, um die Gesundheit zu pflegen, nur wird dabei vergessen, daß es beispielsweise mit einem Spaziergang nicht getan ist, mit einem Kuraufenthalt in einem Heilbad nur wenig erreicht wird, Geräte, Vorrichtungen und Übungsstätten noch lange nicht garantieren, daß Menschen davon sinnvoll Gebrauch machen, und daß es immer einer Anstrengung bedarf, um den Menschen nach und nach in einen höheren Zustand der Gesundheit zu versetzen.

Seit vielen Jahren kennen wir Trainingsmethoden, um den Menschen in den verschiedenen Sportarten zu Höchstleistungen zu führen, nur ist anscheinend bis heute noch niemand auf die Idee gekommen, daß das Training und die Lebensweise, die man heute dem Spitzenkönner und allen, die es werden wollen, beispielsweise in den Ausdauersportarten, empfiehlt, doch für alle Menschen Geltung haben müßte, um sie wenigstens zu einer guten Durchschnittsleistung zu bringen.

Wer ist wirklich gesund?

Wenn beispielsweise ein Anwärter auf eine Lebensversicherung sich ärztlich untersuchen läßt, um festzustellen, daß er kein todkranker Mensch ist, so genügen die üblichen Feststellungen, die jeder Arzt in der Praxis macht, um den durchschnittlichen Gesundheitszustand bescheinigen zu können, wie z. B. 10 bis 20 Kniebeugen, die Pulsfrequenz und die Beruhigung danach. Wenn in einer solch durchschnittlichen Untersuchung Gesundheit bescheinigt wird, was soll man dann von der Gesundheit und Leistungsfähigkeit eines Menschen aussagen, der beispielsweise 5000 m für das Sportabzeichen in 23 Min. läuft? Was soll man sagen über die Leistung eines anderen, der 5000 m in 17 Min. durcheilt? Was soll man von Nurmis Leistung 1924 sagen, der damals mit 14:28,4 Min. über 5000 m einen Weltrekord aufstellte, und was sollen wir zu dem heutigen Weltrekord über 5000 m sagen, der bei 13:13 Min. steht? Sind alle diese Menschen „nur" gesund, oder gibt es Grade von Gesundheit? — Oder gibt es eine „höhere" Gesundheit?

Es dürfte evident sein, daß der Abstand des Weltrekordlers über 5000 m zum Sportabzeichenanwärter in gesundheitlicher und leistungsmäßiger Hinsicht so groß ist, wie beispielsweise der des Sportabzeichensabsolventen gegenüber dem todkranken und siechen Menschen.

Was ist überhaupt Gesundheit?! Verfasser hat in seinem Buch: „Programmiert für 100 Lebensjahre" Gesundheit folgendermaßen zu definieren versucht: „Gesundheit ist der störungsfreie Lebensfluß in allen Zellen und Organen, ein Energiepotential ohne Krankheiten, in geistiger und körperlicher Harmonie, in optimal funktionierender Reaktion und Gegenreaktion mit der Umwelt, als ein immer sich änderndes, vielfältiges Lebensgefühl mit Empfindungen der Frische, der Ausdauer, des Wohlbehagens, der Kraft und Leistungsfähigkeit, mit optimistischem Rüstigkeitsvertrauen, geistiger Kraft und starkem Seelenleben.

Gesundheit kennt Steigerungen und Nachlassen in einem gewissen Lebensschwung (Elan vital), ist nichts Starres, sondern voll Dynamik und will täglich erworben, erhalten und gesteigert sein, über Jahre und Jahrzehnte hinaus, bis ins höchste Alter. Gesundheit ist nicht Durchschnitt, sondern gesteigerte Norm und individuelle mögliche Höchstleistung, dem Lebensalter entsprechend. Sie ist sichtbar gewordener Wille und Bewegungsmotiv zur Dauerleistung sowie zur Reduzierung der Nahrungsaufnahme und ist Willensstärke als Dauerhaftigkeit.

Normgesund ist heute ein schwacher Durchschnitt, der seine Möglichkeiten wenig genutzt hat und manchmal gewisser Krankheiten und Katastrophen bedarf, um von einem Tiefpunkt körperlicher Fitness mit seelischen Depressionen aus den Wiederaufstieg zu versuchen. Gesund ist nicht der Mensch von Anno 1972/73, sondern dies war der Mensch von 1945 bis 1947, als er sich nach dem Kriege durchsetzen mußte. Gesund ist auch nicht mehr zu nennen, wer die Musterung zur Bundeswehr übersteht, das Sportabzeichen erwirbt, im Schulfach Leibesübungen eine befriedigende Note mitbringt und relativ frei von bedrohlichen Zivilisationskrankheiten ist, sondern gesund ist nur, wer beim Sichbemühen die Grenzen überschreitet, geistig und körperlich, die durch statistische Abschätzung als sogenannte Norm gezogen wurden.

So ist Gesundheit von überdurchschnittlicher, individueller Leistungsfähigkeit nicht zu trennen."

Bei dieser Leistungsfähigkeit müssen wir aber bedenken, daß es nicht wichtig ist, biologisch gesehen, ob ein Mensch 10 Sek. über 100 m läuft oder 2,30 m hoch springt oder beim Reckturnen einen zweifachen Saltoabgang mit Schrauben zeigt und vieles andere mehr, sondern allein wichtig für Gesundheit und langes Leben ist der Erwerb der Dauerleistungsfähigkeit.

Die Ausdauer ist physiologisch die Fähigkeit, der lebenden Substanz, ihren Stoffwechsel in einem gewissen „steady state" lange Zeit durchzuhalten, dadurch das Leben biologisch zu verlängern und auch im Sport für größere Leistungen die Grundlage zu geben. Psychisch ist Ausdauer die Fähigkeit, in jeder Lebenslage länger durchzuhalten.

Von dieser Definition aus gesehen, ist der gesteigerte Stoffwechsel mit dem Lebensstoff Sauerstoff eigentlich der alleinige Weg, die lebende Substanz lebendig zu erhalten, und wenn keine Störfaktoren aus der Umwelt hinzukommen, sogar ein überlanges Leben garantieren zu können. Nicht Kraft, Schnelligkeit, Koordination, Geschicklichkeit, Mut, Wagemut und Gebrauch bestimmter Werkzeuge und Geräte garantieren langes Leben und Gesundheit, sondern allein die Dauerhaftigkeit, im Sport und in der Arbeitsphysiologie als Ausdauer bezeichnet.

Die Medizin kann mit all ihren Maßnahmen nur ein Nichtkranksein vermitteln und hat sich in Hygiene und Diätetik nicht darum bemüht, die Wege zu studieren, die den Menschen zu den heutigen Höchstleistungen in den Ausdauerübungen, besonders im Gehen und Laufen als den natürlichsten Bewegungsformen, gebracht haben. Ja, die Medizin ist sogar leider in vielen Fällen zu einer Gefahr für die Gesundheit geworden, indem Diagnostik und Therapie Wege eingeschlagen haben, welche die Gesundheit des Menschen schädigen oder in ihren Wirkungen mindestens nicht als optimal bezeichnet werden können.

So ist es beispielsweise in der Krebsbehandlung und -nachbehandlung geschehen und geschieht es täglich unter unseren Augen. Nach Aussagen bedeutender Sachkenner des Krebsgeschehens könnten heutzutage 80 % der Krebserkrankungen verhütet werden, was bedeutet, daß man bestimmte Ursachen des Krebses als Zweitursachen kennt und sie trotz besserem Wissen nicht ausschaltet. Wäre dieser Weg schon überall beschritten, so brauchte die Menschheit nur noch den höheren Grad der Gesundheit erstreben mit Trainingsmethoden, die längst bekannt sind.

Was für die Vorsorge gilt, das gilt auch für die Nachbehandlung, und so brauchen wir uns hier nicht zu wiederholen.

Es gibt nur zwei Möglichkeiten, um den höchsten Grad der Gesundheit, nämlich die höchstmögliche Ausdauer zu erwerben: die dauernde Förderung des Lebensstoffes Sauerstoff und die Verminderung des Wasserstoffs.

Im Anfang war der Wasserstoff

Der Wasserstoff ist, wie schon erwähnt, der Weltenbaustoff, auch im menschlichen Organismus, und er nimmt in Tausenden organischen Verbindungen des menschlichen Körpers die wichtigste Stelle ein. Unser Organismus setzt sich beispielsweise aus 98 verschiedenen Kohlenhydraten zusammen, unter denen der Traubenzucker der wichtigste Betriebsstoff ist, aber alle diese Kohlenhydrate haben irgendeine Funktion im Getriebe der Bestandteile. Sie enthalten alle Kohlenstoffatome, doppelt soviel Wasserstoffatome und einige Sauerstoff- oder Stickstoffatome.

Wir kennen im Organismus 28 Aminosäuren als Bestandteile der lebenden Materie, Dutzende Nucleoside und Nucleotide, die unsere Erbsubstanz in den Zellen zusammensetzen. Wir kennen als Bestandteile der lebenden Materie Farbstoffe, wie die Porphyrine, von denen etwa 40 bekannt sind, und wir zählen im Organismus des Menschen etwa 86 bekannte Fettstoffe, wozu noch ebensoviel Hormone und Hormonderivate kommen, gesteuert von etwa 1700 bekannten Enzymen, deren Gesamtzahl man aber auf 30000 schätzen kann. Sie alle enthalten vorwiegend Wasserstoff, sind Verbindungen von Kohlenstoff und Wasserstoff, und der Organismus hat allein 200 bekannte Fermente, um den Wasserstoff aus dem Organismus und der Nahrung herauszulösen und ihn in der Atmung zum Sauerstoff zu führen, wo er dann verbrannt wird, Energie bildet und als Abfallstoffe Wasser und Kohlensäure entstehen.

Wer sich so die Wichtigkeit des Wasserstoffs im Weltall und im menschlichen Organismus klargemacht hat, für den ist dann die Zellatmung, die biologische Oxydation, die sogenannte Atmungskette, die chemische Reaktion, auf der das Leben basiert. Ohne Sauerstoff gibt es zuviel Wasserstoff und kein Leben der mehrzelligen Lebewesen. Der Ablauf der Atmungskette, der Fluß des Wasserstoffs mit seinen Elektronen über 30 Energiestufen hinab zum Sauerstoff, ist das Leben aller vielzelligen Tiere und des Menschen. Wer verstanden hat, daß von dieser großartigen chemischen Reaktion der Atmungskette das Leben und die Höherentwicklung des Lebens abhängt, der wird verstehen, daß die Umkehrung dieser Atmungskette durch Fehlen des Sauerstoffs und Anhäufung des Wasserstoffs und seiner Elektronen auch den Verlust des Lebens bedeutet, nämlich den Tod und vor allen Dingen den Tod des Menschen durch die Krebserkrankung. Letzten Endes münden so alle Krankheiten und der Tod in das Verlöschen der Atmung ein.

Nach diesen Vorbemerkungen wird man besser verstehen, daß eine Gesunderhaltung nur möglich ist, wenn die Sauerstofförderung dauernd in verstärktem Maß optimal funktioniert. Das bedeutet: Bewegung, Gehen, Laufen, Sich-

Regen und Verminderung des Wasserstoffs, d. h. wenig essen und Gewichts-
verminderung.

Der Mensch ist ein Allesesser, und je nach Sitte, Erziehung und Angebot an
Nahrungsmitteln ist kein Tier so vielseitig in der Nahrungsaufnahme wie der
Mensch. Aber von Hunderten Ernährungsratschlägen braucht er sich nur
einen Satz zu merken, nämlich, daß man von allem Guten und Bekömmlichen
nur wenig essen sollte, in Zahlen ausgedrückt: Weniger als 2000 Kalorien,
besser sogar nur die 1000 Kalorien, die am Ende des Zweiten Weltkrieges die
deutsche Bevölkerung bekam.

Mit Aufzeigen dieses Weges ist das ganze Programm festgelegt, durch
welches der Mensch auch in dieser verseuchten Umwelt gesund bleiben kann.

Man könnte diese Lebensregel in den Vers zusammenfassen:

> Laufe langsam, laufe täglich, schwitze heftig, trinke mäßig
> und sei nicht gefräßig!

Ein gesunder Tagesbeginn

Jeder Mensch und besonders der Spitzenkönner im Langlauf, aber auch der
Krebsgefährdete sollte den Tag so beginnen, daß er ein Warmbad als Vollbad
von 40 bis 42° C nimmt und dadurch die Durchblutung des Gesamtkörpers zu
einem Höchstmaß steigert. Es gibt keine physikalische Maßnahme, z. B. durch
Bestrahlung oder Behandlung mit Medikamenten, die mit einem sogenannten
Schlenzbad zu vergleichen wären. Die Körperkerntemperatur kann sich dabei
bis zu 39,5° C steigern, und nach den Vorstellungen *Manfred von Ardennes*
werden latente Krebszellen durch diese Hyperthermie eher angegriffen als
gesunde Zellen. Für den Spitzensportler und jedermann ist ein solches Bad
Durchwärmung von Muskulatur, Knochen, Bändern und Gelenken, und der
Kreislauf wird auf höhere Touren gebracht. Ebenfalls wichtig ist, daß das
Gehirn, mit das sauerstoffhungrigste Organ des Menschen, durch dieses
warme Bad mehr durchblutet wird, d. h. mehr Sauerstoff bekommt.

Das Morgenbad sollte nicht, wie es allgemein üblich ist, mit einer kalten
Dusche beendet werden, sondern man sollte die erweiterten Poren der Haut
sich von selbst nach und nach schließen lassen. Ein gewisser Nach-Schweiß
nach einem heißen Bad fördert die Zirkulation und schafft die überflüssigen
und schädlichen Stoffe aus dem Organismus schon am Morgen hinaus. Dem
Bad kann man mit Vorteil eine Gymnastik in jeder Form anschließen, wenn
dadurch nur eine kräftige Bewegung für mindestens 10 Minuten erzeugt wird.
Die Ventilation steigt dann von 0,25 Liter Sauerstoff pro Minute im Schlaf
auf etwa 0,75 Liter Sauerstoffaufnahme bei gut trainierten Personen, und
beim Untrainierten und Kranken wird auf jeden Fall das Doppelte der Sauerstoffförderung gegenüber der Ruhe erreicht.

Welche Gymnastik man macht und welche Methode man bevorzugt, ist nicht
so wichtig, sondern wichtig ist allein, daß mindestens 10 Minuten Bewegung
durchgeführt wird, die dabei auch Schwächen der Muskulatur ausgleicht und
die Bewegungsfähigkeit der Gelenke übt.

Ein besserer Weg des Morgentrainings für jedermann ist aber ein langsamer Dauerlauf, evtl. mit Gehpausen, von mindestens 3 km und für gut Trainierte bis zu 15 km. Hierbei werden Müdigkeit und Schlaf durch Sauerstofförderung vertrieben, der ganze Körper auf natürliche Verbrennungsprozesse hin durchwärmt und durchblutet.

Zweimal am Tag zu trainieren, ist besser, als sich einmal in heftiger Anstrengung und langer Dauer auszugeben. Nach dem Wiederholungs- oder Intervallprinzip wirkt eine körperliche Arbeit besser, wenn Pausen gemacht werden, um eine Summierung der Ermüdungseffekte zu vermeiden. Jedes Training und jede Übung, selbst wenn sie stundenlang durchgeführt werden, müssen so geschehen, daß die Pulsfrequenz beim Morgentraining, aber auch beim Spezialtraining nachmittags nicht höher geht als 130. Diese goldene Regel muß immer wieder für alle Trainingsformen und Sportarten betont werden. Das zweite tägliche Training in Form eines Lauftrainings haben wir oben genügend dargestellt.

Und immer wieder: Wenig essen!

Die zweite Voraussetzung für eine stabile Gesundheit ist die Ernährung. Hier kann von vornherein gesagt werden, daß in Verbindung mit den Ausdauerübungen (und das Vorbeugetraining gegen den Krebs ist ein Ausdauertraining) nicht so wichtig ist, was gegessen wird, sondern wieviel.

Der Mensch ist unzweifelhaft ein Allesesser, unterschiedlich nach Tradition, Sitte, Brauch und Landschaft. Was dem einen frommt, kann dem anderen schaden. Alle Völker, die in den Eßsitten so verschieden sind, haben trotzdem mit ihren heutigen Spitzenkönnern und den verschiedensten Methoden im Sport etwa die gleichen Leistungen erreicht. „Nicht das Essen macht den Meister, sondern der Meister macht sich das Essen", lautet ein oft zitierter Spruch, der eine Lebensweisheit der Diätetik demonstriert. Man sollte selbst in der Diät mit schematischen Anweisungen vorsichtig sein, denn die Erfahrung hat gezeigt, daß genau ausgearbeitete Diäten z. B. für Leberkranke, dem einen Menschen helfen, bei dem anderen die Krankheit erst richtig verschlimmern. Die Ernährungswissenschaft ist noch nicht so weit, daß sie genau übersehen könnte, was bei dem einzelnen mit der Nahrung im Organismus geschieht. Man kann nur allgemeine Richtlinien angeben, aber besser scheint es zu sein, sich nach seinem Instinkt, Geschmack und Hungergefühl zu richten und gewisse Eßgewohnheiten nicht außer acht zu lassen. So kann es durchaus sein, daß Fett, Kaffee, Gebratenes und ähnliche Dinge, die man bei Lebererkrankung für schädlich hielt, dem einen nützen und nur einem geringen Prozentsatz schaden.

Der Arzt und jeder Mensch muß selbst abschätzen lernen, was ihm in dieser oder jener Situation oder Krankheit am besten bekommt und evtl. die Gesundheit steigert. Es ist aber nichts schwerer, als sich von Vorurteilen in der Ernährung freizumachen und zu entscheiden, was bekommt, was nötig ist und was nicht.

Deshalb kann es auch keine allgemeingültige Krebsdiät geben, genausowenig, wie es eine spezielle Ausdauerdiät gibt. Aber gewisse Ergebnisse der Ernährungswissenschaft und der Naturheilkunde sollte man doch berücksichtigen. Es ist anmaßend, wenn ein junger Arzt oder auch ein älterer nach seinem Lehrbuchwissen vorgeht und beispielsweise behauptet, daß Pflanzenfarbstoffe, die sogenannten Anthocyane, überhaupt keine Wirkung für die Gesundheit hätten, und nach der anderen Seite ist es falsch, wenn bestimmte Ernährungsrichtungen behaupten, diese oder jene Diät, diese oder jene Pflanze oder dieses oder jenes Nahrungsmittel führe mit Sicherheit zur Gesundheit oder doch als Heilmittel auf den Weg von der Krankheit zur Gesundheit.

Krebsdiät nach Prof. Kleine und Lisa Mar, modifiziert durch den Verfasser

Die Zahl der Empfehlungen und Verwerfungen ist so groß und einander widersprechend, daß man exakte Aussagen für den einzelnen nicht machen kann. Aber einen Grundsatz haben wahrscheinlich alle Ernährungsrichtungen, seien sie wissenschaftlicher Art, seien sie auf naturheilkundlicher Basis, außer acht gelassen, nämlich daß man auch von der besten Diät möglichst wenig essen sollte.

Das Kalorienmaß ist ein Anhaltspunkt, wieviel der Mensch braucht, wieviel er mindestens benötigt und wieviel er nicht essen sollte. Wegweiser könnte der sogenannte Grundumsatz sein, der besagt, daß beim Manne und bei der Frau etwa 1700 bis 1500 Kalorien den Tagesumsatz ausmachen, selbst wenn der Betreffende den ganzen Tag ruht. Dies ist nur ein Anhaltspunkt, und die Praxis beweist, daß dieses Maß noch viel zu hoch angesetzt ist, denn die Tatsachen der Kriegsgefangenschaft, der Ernährung auf Kartensystem im Kriege und die grauenhaften Experimente in den Konzentrationslagern haben gezeigt, daß der Mensch mit wenig oder fast keiner Nahrung viel länger aushalten kann, wenn es die Not erfordert, als man glaubt.

Wenn man durch Sauerstoffzufuhr evtl. das Krebswachstum hintenanhalten kann, müßte ebenso durch eine sinnvolle Ernährung das Krebswachstum oder überhaupt das Nichtentstehen der Geschwulst beeinflußt werden können. In der wissenschaftlichen Medizin gibt es natürlich immer wieder Stimmen, die das für Unsinn halten, obwohl es eine ganze Wissenschaft der gesunden Ernährung und der Ernährung des Kranken gibt, man also der Meinung ist, daß man gewisse Krankheiten, ja sogar die meisten Krankheiten, durch eine Ernährung besonderer Art beeinflussen kann. Die wissenschaftliche Medizin, aber auch die Naturheilkunde, sollten sich gewisse dogmatische Festlegungen ersparen und lieber einmal falsche Wege als Experiment beschreiten, als von vornherein überhaupt nichts zu tun oder, wie bei der Krebserkrankung, ein Vielerlei an Diätetik zu bieten. Oberster Grundsatz einer vernünftigen Ernährung bleibt, da ist wohl kaum daran zu rütteln, daß man von allem sehr wenig ißt.

Im folgenden hält sich der Verfasser an die bedeutenden Ausführungen des Buches „Krebsdiät" von Prof. *H. O. Kleine* und *Lisa Mar* (Walter Hädeke Verlag), nicht daß er darauf angewiesen wäre, diese Gedankengänge nachzuvollziehen, sondern weil hier unter den vielen Diätetikbüchern gerade der Krebsbehandlung mit logischen Argumenten ein Weg geebnet wird, den wohl jeder biologisch einigermaßen Versierte verstehen kann. Ob man ihn annimmt oder nicht, hängt ja, wie so vieles in der Ernährung, von der Konstitution und der Gewohnheit des einzelnen, ja ganzer Nationen ab.

Da ist zuerst die Frage, ob man durch dauernde übermäßige Ernährung die Krebsentstehung begünstigen kann. Nach dem, was wir in den Vorbemerkungen über die Wasserstoffanhäufung gesagt haben, ist kein Zweifel, daß der Mensch, je wassersüchtiger oder je fetter er ist, um so mehr an Sauerstoffknappheit leidet, der Grundursache der Zivilisationskrankheiten, besonders in der heutigen Zeit.

Eine zu fettreiche Kost begünstigte die Entstehung von Magenkrebs, und seit man in Amerika, aber auch in Europa, weniger fettreich ißt, soll laut Statistik der Magenkrebs im Rückzug sein. Aus früheren Statistiken geht hervor, daß die Schweden, die gewohnt sind, sehr fettreich zu essen, dreimal häufiger an Magenkrebs erkranken als zum Beispiel die Engländer.

Leider besteht auch die Auffassung, daß das tägliche Brot und allgemein die Kohlenhydrate von vornherein eine gesunde Kost darstellen und man täglich davon etwa 400 bis 500 g als Naturprodukte zu sich nehmen sollte. Da der Mensch in 5 Litern Blut 5 g, also 0,1 % Traubenzucker besitzt, die er laufend verbraucht und wieder ergänzt, und zwar aus seinen Glykogen- und Fettbeständen, sollten Wissenschaftler und Vertreter der Naturheilkunde sich doch einmal klarmachen, daß jede überflüssige Menge an Kohlenhydrat schließlich als Depotfett und Glykogen abgelagert wird. So kann man bei der ehemaligen preußischen Gefängniskost mit Wasser und Trockenbrot sogar noch zunehmen, wenn man davon am Tag 1 kg essen würde (= 2500 Kalorien). Darin sind nämlich enthalten: 64 g Eiweiß, 10 g Fett und 512 g Kohlenhydrate, an Mineralstoffen 5,2 g Natrium, 2,3 g Kalium, 0,35 g Kalzium und 1,3 g Phosphorsäure sowie 19 mg Eisen. Auch der Gehalt an Vitamin B 1 und B 2 ist beträchtlich. Wer also so einseitig jeden Tag nur 1 kg Landbrot oder Graubrot essen würde, der würde sogar schon zu fett werden, denn der Organismus kann 512 g Kohlenhydrate schon nicht mehr in der Leber und in der Muskulatur speichern. Er vollzieht also eine Umwandlung in Depotfett.

Nun essen aber unsere Durchschnittsbürger heute 3000 bis 4000 Kalorien, was die Verdauungsorgane übermäßig belastet und unnötigerweise zur Ablagerung von Stoffwechselendprodukten führt.

Kleine und *Lisa Mar* bringen in ihrem Buch ein Beispiel, weshalb Gastwirte doppelt so häufig an Magenkrebs erkranken bzw. erkranken können. Sie haben in ihrem Beruf weniger die Möglichkeit, sich folgenden Nahrungsstoffen zu entziehen: dem Fett, dem hochprozentigen Alkohol, dem Tabak mit Benzpyren als krebserzeugendem Stoff und den Karzinogenen, die beim Kochen, Braten, Backen und Räuchern entstehen.

Andererseits wird behauptet, daß Vegetarier weniger Krebs bekommen. Diese Behauptung ist, so wie sie meist von Naturheilkundigen angeführt wird, sicher nicht ganz richtig, da es kaum einen Menschen geben dürfte, der rein vegetarisch leben kann, denn der reine Vegetarismus ist eine Hungerkost, was ihr Vorzug ist, mit Mineralstoffüberdosierung, aber mit einem Mangel an Eiweiß. Der Mensch kann mit seinem Verdauungsapparat überhaupt nicht so viel Pflanzenkost zu sich nehmen, daß sein Eiweißbedarf gedeckt würde, und Eiweiß ist nun mal die Substanz des Menschen. Dagegen sind Kohlenhydrate und Fett vorwiegend Betriebsstoffe.

Die Begründung, die oft für die Seltenheit des Krebses bei Vegetariern gegeben wird, daß sie zwei- bis dreimal weniger krebserzeugendes Cholesterin zu sich nehmen als die Fleischesser, ist sicherlich nicht richtig. Gegen diese Auffassung hat Verfasser seit Jahren seine Stimme erhoben, da das Cholesterin für den Organismus so unentbehrlich ist, daß keine Zelle ohne Cholesterin gefunden werden kann.

Nochmals das Cholesterin

Ein 70 kg schwerer Mensch enthält in seiner Muskulatur, die beim männlichen Geschlecht 40 % des Körpergewichtes ausmacht, pro kg 2,7 g Cholesterin, also in 28 kg Muskulatur 75,6 g Cholesterin = 270 mg %. Selbst wenn der Mensch eine völlig cholesterinfreie Nahrung zu sich nimmt, werden jeden Tag 6 bis 9 g Cholesterin im menschlichen Organismus gebildet als Muttersubstanz verschiedener Hormone, u. a. auch der Gallensäure.

Da der Herzmuskel als der ausdauerndste Muskel des menschlichen Körpers 2000 mg % Cholesterin enthält, beruht diese Ausdauer vornehmlich auf dem Cholesteringehalt als Fettstoff, wie ja *Bing* in Amerika schon 1956 bewiesen hat, daß der Herzmuskel als Betriebsstoff zu 65 % Lipide benutzt, zu denen auch das Cholesterin gehört. Zugvögel vollbringen ihre gewaltigen Flugleistungen von mehreren 1000 km mit Fettsäuren, und auch die Muskulatur des Menschen bestreitet mit ihren normalen 270 mg % Cholesterin zum Teil ihre Dauerleistung.

Von den Organen des Menschen besteht das Großhirn aus 10 % Cholesterin, und dieses findet sich reichlich in den Nervenzellen, in den Nebennieren und in der Haut. Insgesamt enthält der menschliche Körper durchschnittlich 0,32 % Cholesterin. Bei fettreicher Kost nimmt aber der Mensch bis 1,4 g Cholesterin auf. Es ist bemerkenswert, daß bei starker psychischer Belastung in einem Massenexperiment an 44 gesunden Studenten, nämlich durch Examensarbeit, der Cholesteringehalt des Blutes im Durchschnitt um 11 % stieg (siehe Römpp, Chemie-Lexikon, S. 11 bis 160).

Cholesterin ist kein unnützer Ballast, sondern es spielt eine Rolle als Hautschutzsubstanz, als Zwischenprodukt bei der Synthese der Steroidhormone und Gallensäuren, es ist ein Regulator gewisser Quellungstendenzen der Zellmembranen und außerdem die Grundsubstanz für die Ausdauer des menschlichen Herzens.

Deswegen ist es unrichtig, das Cholesterin als biologisch wichtige Substanz an sich als einen Risikofaktor zum Herzinfarkt und zur Arteriosklerose zu bezeichnen, denn ohne Cholesterin würde das Leben der Zelle erlöschen, und zuviel Cholesterin kann leicht durch Verbrennung mit Sauerstoff bei Ausdauerbewegungen auf den Normalwert von 250 mg% gehalten werden. Nicht das Cholesterin ist mit die Ursache des Herzinfarktes, sondern auf gut deutsch gesagt, die Fresserei des Menschen, der das Dreifache von dem ißt, was er wirklich benötigt.

Es ist also sinnvoll, zur Vorbeugung gegen Arteriosklerose im allgemeinen eine fettarme Ernährung zu empfehlen und vor allen Dingen viel körperliche Bewegung, d. h. exakt angegeben, täglich im Lauftraining 10 km in einer Stunde oder mit dem Rennrad 25 km pro Stunde zurückzulegen.

Ebenso ist es nicht richtig, dem Krebskranken eine Diät aufzwingen zu wollen, die cholesterinarm ist, denn die Ausdauerleistungen, die nötig sind, um die Zelle durch Sauerstoff-Förderung gesund zu erhalten, werden gerade durch Cholesterin und Fettsäuren am besten erzielt.

Wenn Gastwirte, wie behauptet wird, doppelt so häufig an Magenkrebs, und Vegetarier, wie ebenfalls behauptet wird, weniger an Krebs erkranken, weil sie zwei- bis dreimal weniger Cholesterin zu sich nehmen als die Fleischesser, so wird in beiden Fällen praktisch eine einzige Substanz verdächtigt, Krebs zu erzeugen oder bei ihrem Fehlen in der Nahrung ein gewisses Freibleiben von Krebserkrankung zu versprechen. Sicher aber scheint nur zu sein, daß man als Krebskranker oder als Gesunder, der dem Krebs nicht so leicht verfallen möchte, nicht eine von den zahllosen Diäten durchführt, sondern daß man sozusagen den Krebs „aushungert", dadurch Sauerstoff spart und Wasserstoff sich nur bis zum Idealgewicht im Organismus anreichern läßt.

Bei jedem Menschen dürfte eine diätetische Abmagerungskur bis zum Idealgewicht besser und gesünder sein, als nach den Vorstellungen des vorigen Jahrhunderts gut und kräftig zu essen, um gesund zu bleiben.

Es gibt nun zahllose Diätempfehlungen, auch in dicken Büchern niedergelegt, die den gesundheitswilligen Menschen verwirren können wegen der Fülle des Stoffes und wegen der Vielfalt der Empfehlungen, und wenn man alle die sogenannten gesunden Stoffe zu sich nehmen würde, würde man genauso dick, fett und wasserreich werden wie ein hemmungsloser Esser. Deshalb gibt Verfasser nachstehend einen kurzen Diätplan, bei dessen Durchführung der Mensch nicht zunehmen kann, sondern mit Sicherheit abnehmen wird.

Diätplan zum sicheren Abnehmen	Kalorien	Kalorien insgesamt
1. Tag 5 Eier (alle 3 Stunden eines) und als Getränk	500	
1 Liter Fruchtsaft	470	970
2. Tag 500 g Magerquark	440	
1 kg Äpfel	500	
Getränke nach Belieben, am besten 1 Liter		
Fruchtsaft	470	1410

		Kalorien	Kalorien insgesamt
3. Tag	200 g Reis	736	
	1 Liter Fruchtsaft	470	1206
4. Tag	200 g Kalbsschnitzel	216	
	200 g Vollkornbrot	480	
	20 g Butter	155	
	1 Liter Fruchtsaft oder Tee	470	1321
5. Tag	1 Liter Vollmilch	670	
	100 g Vollkornbrot	240	
	Tee, Kaffee beliebig mit 30 g Zucker oder Honig	120	1030
6. Tag	200 g Pellkartoffeln	170	
	200 g Vollkornbrot	480	
	0,5 Liter Vollmilch	335	
	20 g Butter	155	
	50 g Goudakäse 45 % Fett	200	
	als Getränk Kaffee oder Tee mit Zitrone	—	1340
7. Tag	1 Liter Mineralwasser	—	
	300 g Vollkornbrot	750	
	30 g Butter	232	982

Dieser Turnus von 7 Tagen sollte zunächst fünfmal wiederholt werden und führt dann zu einer Gewichtsabnahme von mindestens 5 kg, bei vielen Menschen aber auch zu einer Abnahme von 10 kg. Bei dieser Diät kann aber auch niemand an wichtigen Mineralien, Spurenelementen oder Vitaminen verarmen, und man hat den Vorteil, nicht lange Zeit der Zubereitung zu benötigen, denn die Zubereitung, die bei manchen Diätempfehlungen fast wie ein feierliches Hochamt zelebriert wird, verleitet die Menschen erst recht zum Essen, was ja vermieden werden soll.

In einzelnen Fällen haben Patienten des Verfassers mit dieser Diät in 4 Monaten 35 kg abgenommen, bei einem Ausgangsgewicht von rund 125 kg, und haben dabei ihren Beruf mit steigendem Wohlbefinden ausgeübt.

Einer besonderen Bemerkung bedarf bei der Krebsvorbeugung oder -behandlung die Vorstellung von der Übersäuerung des Organismus oder von deren Gegenteil, der Alkalisierung.

Was ist basenreiche Kost?

Die verschiedenen Ernährungsrichtungen betonen immer wieder den Gegensatz von basenreicher Kost und säuernder Nahrung, wobei basenreich mit „Gesundheit spenden" gleichgesetzt und die Übersäuerung als Grundursache vieler Krankheiten bezeichnet wird. Man vergißt dabei, daß in vielen Fällen zwischen der chemischen Zusammensetzung der Nahrung und deren Verhalten im Organismus Unterschiede bestehen, da jeder Mensch wohl anders auf diese oder jene Nahrung anspricht.

Die Salze organischer Säuren z. B. wirken im Organismus alkalisierend, d. h. also die Basen vermehrend, weil bei der Verbrennung der organischen Säure im Organismus zu Kohlendioxyd und Wasser das Kohlendioxyd als Kohlensäure ausgeatmet wird und das Alkali übrigbleibt.

Umgekehrt verursachen z. B. Ammoniumsalze anorganischer Säuren im Organismus eine Säurerung, weil durch die Harnstoffsynthese in der Leber das Ammoniak verschwindet und der Säurerest erhalten bleibt. Nun ist aber der Einfluß einer sauren oder alkalischen Nahrung auf die Säurerung oder Alkalisierung des Blutes gesunder Menschen im allgemeinen äußerst gering. Es hat sich gezeigt, daß das pH des Blutes, d. h. das Maß der Wasserstoff-Ionen-Konzentration, die immer säuernd wirkt, beim Menschen äußerst konstant bleibt, so daß eine Senkung des pH unter 7,0 (normal etwa 7,33) sehr schwer zu erzielen ist, vielleicht nur am Ende eines maximalen 400-m-Laufes. Was sich ändert, das sind einzig und allein in größerem Ausmaß die Säurewerte des Harns, die bei gesund ernährten Menschen zwischen 6,0 und 6,5 liegen können, aber bei alkalischer Nahrung höchstens um 7,5.

So konnte man z. B. in Versuchen nach neuntägiger Verabreichung einer übertrieben hohen basischen Kost beim Menschen kein Ansteigen der Alkalireserve und des pH des Blutes erzielen, und nur der pH-Wert des Harnes fiel von 5,8 auf 6,9. Umgekehrt führte eine stark saure Kost ebenfalls zu keiner pH-Verschiebung des Blutes, und die Alkalireserve wurde nur um eine elektrische Einheit (1 Milliäquivalent) gesenkt. Erst durch tägliche Einnahme von 15 bis 20 g Ammoniumchlorid oder 45 g Natrium-Bikarbonat ließ sich eine Durchbrechung der Pufferung erzielen und eine Verschiebung des Blut-pH um 0,2 Einheiten, also auf 7,13. Würde man das auf die Nahrung umrechnen, so müßte man, um eine basische Veränderung des Butes zu erzielen, beispielsweise 9 kg Orangen zu sich nehmen (siehe „Stoffwechsel und Ernährung" von Lang und Ranke, S. 169, Springer Verlag).

Als Nahrung bezeichnen wir jede Substanz, welche, nachdem der Körper sie aufgenommen hat, seine Gewebe aufbaut, seine abgenutzten Zellen ersetzt, den Menschen mit Kräften und mit Wärme ausstattet und ihn im wahrsten Sinne des Wortes „belebt".

Viele Ernährungswissenschaftler fordern zur gesunden Nahrung, daß sie nicht säurebildend, sondern basenbildend sei.

Das gesunde menschliche Blut ist basisch oder alkalisch, also das genaue Gegenteil von sauer. Wird das Blut stark sauer, so bezeichnet man das als Acidose, d. h. aber, daß der Körper im Verhältnis zu seinen basischen Bestandteilen mehr saure Bestandteile enthält als in normalen Zeiten. Das Blut eines lebenden Geschöpfes kann gar nicht besonders sauer werden, denn dann ginge der Organismus sehr schnell an einer Übersäuerung zugrunde.

Im menschlichen Körper besteht ein gewisses normales Verhältnis zwischen basischen und sauren Bestandteilen, und jede Zunahme der Säuren über dieses normale Verhältnis hinaus stört die chemische Reaktion der Gewebe.

Eine bedeutende Quelle für Körpersäuren ist die Arbeit der Muskulatur mit Verbrauch an Sauerstoff und Bildung der schwachen Säure Kohlensäure. Aber auch die Verdauung der Eiweiße, Fette und Kohlenhydrate liefert durch deren Verbrennung Säuren ins Blut. Durch die Atmung und durch die Verdauung der Nahrung entstehen vermehrt Säuren im Organismus, d. h. Wasserstoff und seine Elektronen sind letzten Endes die Säure an sich, die vermehrt wird.

Kohlensäure reguliert die Atmung

Die Kohlensäure, die auch ständig bei einer nicht so hohen Dauerleistung entsteht, ist sozusagen eine förderliche Säure, welche die Atmung reguliert. Durch die intensive Atemtätigkeit, beispielsweise bei einem Langstreckenlauf, entsteht langsam eine Kohlensäureanhäufung, die das Atemzentrum im Halsteil des Rückenmarkes reizt und eine vertiefte Atmung als Ergebnis zur Folge hat. Sauerstoff wird dann vermehrt nachgeliefert.

Das Ausmaß der Tätigkeit des Atemzentrums hängt von der Kohlensäure des Blutes ab, die sich bei Arbeit laufend bildet. Ein gut regulierter Organismus verhindert die völlige Abatmung der Kohlensäure. Durch Kohlensäurezumischung zur Einatmungsluft kann die Ventilationsgröße bis auf das Zehnfache ansteigen. Da jede Steigerung der Kohlensäure mit einer Zunahme der Wasserstoff-Ionen verbunden ist, ist es heute immer noch eine Frage, ob letzten Endes die Regulation eine Veränderung der Konzentration des Wasserstoffs in den Zellen des Atmungszentrums selbst ist, die zu den Veränderungen der Atmung führt. Dies ist in der Tat richtig, aber eine Kohlensäureerhöhung veranlaßt eine stärkere Aus- und Einatmung. Wichtig aber dürfte letzten Endes sein, daß die verminderte Sauerstoffzufuhr die Zunahme des Wasserstoffes und damit der Säure an sich im Blut bedingt.

Säureüberschüssige Nahrung bei Krebskranken

Obwohl wir oben darauf hingewiesen haben, daß durch Ernährung keine großen Änderungen der Säuren oder Basen im Blut möglich sind, wollen wir doch darauf hinweisen, daß viele Völker, besonders Nomadenvölker, sich vorzugsweise von sauren Milchprodukten sowie Vollkornbrot ernähren, die säuernd wirken. Es ist bekannt, daß einige Völker wie die Chinesen und Bulgaren (wenigstens war es vor einigen Jahrzehnten so), seltener Krebs bekommen, anscheinend weil sie ihr Gemüse und Obst grundsätzlich säuern und man diese Widerstandsfähigkeit gegen Krebs aus verschiedenen Gründen der Säuerung der Nahrung zuschreiben kann. Was soll nun mit einer diätetischen Säurebehandlung bei Krebskranken erreicht werden? Durch Säurezufuhr in Form von Salzsäuretropfen, Milchsäuretropfen und säuerlicher Rohkost will man das erhöhte Blutalkali des Krebskranken verringern. Dies ist aber viel leichter zu erreichen, wenn man bei einem leichten Lauf vermehrt Kohlensäure bildet und dadurch das Blutalkali verbraucht.

Wohl sollte man in der Ernährung säureüberschüssige Gemüsegerichte zu sich nehmen, weil sie gleichzeitig Mineralstoffträger sind. Zu empfehlen sind

Blumenkohl, Spargel, Rotkohl, Rosenkohl, Möhren und rote Rübe. Zu empfehlen sind dann auch noch Gurkenkonserven sowie mit Essig angemachte Gemüse. An pflanzlicher Rohkost empfehlen Prof. *H. O. Klein* und *Lisa Mar* als säuernde Kost Zwiebeln, Feldsalat, Schwarzwurzeln, Meerrettich, Tomaten und vor allen Dingen Sauerkraut und Sauerkrautsaft. Als Obst hauptsächlich Äpfel, Kirschen und schwarze Johannisbeeren.

Der Krebskranke sollte sich die Vorteile der Milchsäuregärungsprodukte wie Buttermilch, Sauermilch, Quark und rohes Eigelb zunutze machen. Hier ist es wichtig zu wissen, daß ein Teil der Magensalzsäure in den Dünndarm gelangt und die dort ansässige normale Bakterienflora unterstützt, die den Darminhalt mit Hilfe von Milchsäurebakterien säuert und die Bildung der Vitamin-B-Gruppe sowie des Vitamin K im Darm fördert.

Bei Mangel an Magensalzsäure wird der Darminhalt alkalisch und die normale Darmbakterienflora geschädigt. Dauernder Mangel an Magensalzsäure begünstigt die Entstehung von Magenkrebs. Deshalb sollten diese Magenkrebskranken zu jeder Mahlzeit 20 Tropfen verdünnte Salzsäure oder Milchsäure in Wasser zu sich nehmen.

Der Krebskranke und der, der es nicht werden möchte, sollten nicht zu viel essen, weil eine knappe Kost eine Säuerung des Stoffwechsels hervorruft, die sich krebsfeindlich auswirken kann. Das Fasten erzeugt eine starke Säuerung des Stoffwechsels und kann entgegen den Vorstellungen von *Buschinger* und *Zabel* als Krebsprophylaxe und auch in der Krebsbehandlung eingesetzt werden, sozusagen um den Krebs auszuhungern, zumal wir wissen, daß sowohl beim Fasten als auch beim Lauftraining mit gleichzeitigem Fasten Stoffe im Organismus entstehen und zur Wirkung kommen, die das Wachstum der Krebsgeschwulst stören können, wie z. B. die Vermehrung der Flavinproteine und die Zytochrome. Diese Stoffe, die das Getriebe der Atmungskette, also der Zellatmung, unterhalten, sind beim gesunden trainierten Läufer vermehrt, und sie können auch durch ihre Vermehrung eine Krebsprophylaxe darstellen und die ausgebrochene Krebskrankheit im günstigen Sinne beeinflussen. So hat schon *Warburg,* der Entdecker des Nikotinsäureamids und der gelben Atmungsfermente, empfohlen, in der Krebsprophylaxe und Krebsbehandlung alle Stoffe der Atmungskette sowie sämtliche Vitamine der B-Gruppe und bestimmte Eisensalze zu sich zu nehmen, aber nicht passiv, sondern bei gleichzeitiger körperlicher Arbeit.

Zur Frage Eiweiß und Krebs: mageres Fleisch kann gekocht oder gedünstet empfohlen werden, aber Krebsgefährdete und Krebskranke sollten den Eiweißbedarf vorzugsweise durch Milch- und Pflanzeneiweiß decken. Ein besonderes Nahrungsmittel gegen Krebs und zur Krebsvorbeugung dürfte die magere Rohleber sein.

Als um 1926 die gefährliche Blutarmut durch rohe Leber geheilt wurde, war sich die Biochemie bewußt, daß in der rohen Leber ein Stoff sein müsse, der diese Krankheit zu vertreiben vermochte. Man fand dann im Laufe der Jahrzehnte, daß das Vitamin B 11 und das Vitamin B 12 mit Salzsäure des Magens zusammen diese Wirkung gegen die Blutarmut ausübte, und wir wissen heute, daß das Vitamin B 12 so wichtig im Stoffwechsel ist, daß man es wahrscheinlich als das wichtigste Vitamin bezeichnen kann.

Bis 1926 stand man der gefährlichen Blutarmut ziemlich machtlos gegenüber. In diesem Jahre entdeckten *Minot* und *Murphy,* daß man das Krankheitsbild durch fortgesetzte Gaben von täglich 100 bis 150 g frischer Rindsleber ausschalten konnte. Da solch große Lebergaben den Patienten auf die Dauer widerstanden, brachte man bald Präparate auf den Markt, wie das Campolon, welches 6 Gamma Vitamin B 12 enthielt.

Das Vitamin B 12 ist u. a. auch am Aufbau der Zellkernsubstanz beteiligt, es wirkt leberschützend und wachstumsanregend. Der allgemeine körperliche Zustand wird günstig beeinflußt. Es wird durch Schwermetalle sowie durch starke Oxydations- und Reduktionsmittel zerstört. Es kann aber lange Zeit auf 100° C erhitzt werden, ohne daß eine Zersetzung stattfindet.

Normalerweise wird der B-12-Bedarf aus dem tierischen Eiweiß der Nahrung gedeckt. Der normale Fettstoffwechsel wird beim Fehlen von B 12 gestört, und es kommt zu Fettablagerungen. Nach *Begemann* (Ärztl. Praxis, Okt. 1953) wirken hohe Gaben von B 12 auch bei schwer beeinflußbaren Neuralgien, wie z. B. Ischias, sehr günstig. Nach einer Notiz in der „Medizinischen Klinik" Nr. 13/1955, S. 530, wird Migräne durch größere Dosen Vitamin B 12, intravenös verabreicht, oft zum Verschwinden gebracht. Allergische Exantheme und Nesselsucht werden durch tägliche große Dosen B 12 günstig beeinflußt. Nach *J. Gelga* (Medizinische Presse 1961, S. 1560) kann die durch Cyanvergiftung bewirkte Hemmung der aeroben Zellatmung durch Zufuhr von Vitamin B 12 aufgehoben werden. Kaninchen vertragen nach hohen Dosen Vitamin B 12 eine sonst tödliche Zyankalivergiftung ohne nachweislichen Schaden. Das Vitamin B 12 spielt anscheinend auch eine bedeutende Rolle im Stoffwechsel der Methylgruppen.

Nikotinsäureamid und seine Rolle in der Krebsdiät

Zu den zahlreichen biochemischen Stoffen und vor allen Dingen Vitaminen, die eine Schutzwirkung gegen Krebs gezeigt haben und deshalb in der Krebsprophylaxe und -behandlung angewandt werden sollten, gehört das Nikotinsäureamid, der sogenannte Pellagra-Schutzstoff des Menschen. Das Nikotinsäureamid ist ein wichtiger Bestandteil von Fermenten, die bei der Zellatmung beteiligt sind. Der Mensch nimmt täglich mit der Nahrung etwa 400 mg Nikotinsäureamid auf. Bei den Völkern, die eine einseitige Maisernährung hatten, war die Versorgung mit Nikotinsäureamid gefährdet, und es trat dann die Pellagra auf, die sich in Rötungen, Abschuppungen, Vernarbungen und Verdickungen und unbedeckten Hautstellen zeigte und Störungen im Nervensystem hervorrief. Mit Nikotinsäureamid konnte man diese Krankheit fast schlagartig heilen. Nikotinsäureamid findet sich besonders in der Leber. 100 g Ochsenleber enthalten bis 25, Schweineleber 12, Weizenvollmehl 5 und Kartoffeln 1 mg Nikotinsäureamid. Das Nikotinsäureamid wird bei Störungen der Blutzirkulation verordnet und befindet sich in dem Präparat Ronicol der Firma Roche.

Nach *Otto Warburg* entzieht Nikotinsäureamid den Brennstoffen der lebenden Zellen Wasserstoff und Elektronen und verbrennt sie schrittweise zu Kohlensäure und Wasser.

Einen Schutzstoff gegen Krebs scheint das rohe Eigelb zu enthalten, welches ja eine konzentrierte Nahrung des werdenden Hühnchens darstellt. 100 g Hühnereigelb enthalten 16,1 g Eiweiß, 31,9 g Fett und 0,3 g Kohlenhydrate. An Mineralstoffen finden sich 51 mg Natrium, 138 mg Kalium, 140 mg Kalzium, aber 590 mg Phosphor. 100 g Eigelb enthalten 5,5 mg% Eisen und 7454 internationale Einheiten Vitamin A.

Der rohe Eidotter enthält 50% Wasser und 1,6 g Cholesterin. Wir haben oben dargestellt, daß das Cholesterin nicht der gefährliche Feind des Menschen, sondern eine Substanz ist, die der Mensch sogar bei cholesterinfreier Ernährung täglich mit 6 bis 9 g selbst synthetisiert. Der Eidotter ist außerdem ernährungswichtig, weil er in größerer Menge Biotin enthält. Dies ist ein stickstoff- und schwefelhaltiges Vitamin, welches von *Kögl* 1934 aus Eigelb isoliert wurde. Beim Fehlen von Biotin in der Nahrung kommt es zu Schuppen- und Krustenbildung und starkem Haarausfall. Wahrscheinlich ist Biotin ein unentbehrlicher, schon in winzigen Mengen wirksamer Bestandteil aller lebenden Zellen, im Eidotter finden sich auch 16 mg Magnesium und 0,02 mg Kupfer, wichtige Elemente in der Atmungskette, also in der Zellatmung. Deshalb ist es sinnvoll, dieses Nahrungsmittel bei der Vorbeugung gegen den Krebs einzusetzen.

Die Bedeutung des Lezithins in der Krebsdiät

Die tierischen Fette sind in einer Diät gegen den Krebs als sogenannte essentielle ungesättigte Fettsäuren lebensnotwendig. In ihnen findet sich aus das Lezithin, das Cholin enthält, welches für die Leber eine Schutzfunktion ausübt und das Krebswachstum hemmen kann.

Wichtig im Lezithin ist das Verhältnis des Cholesterins zum Cholin. Cholin ist eine organische Base, die bei der Aufspaltung des Lezithins entsteht. Es findet sich, wie schon erwähnt, im Eigelb, aber auch im Steinpilz, im Champignonpilz sowie im Hopfen und wirkt blutdrucksenkend. Bei Zufuhr von genügend Cholin wird die Fettablagerung im Körper, besonders in der Leber, auch bei fettreicher Nahrung, vermindert, während cholinfrei ernährte Tiere und Menschen auch bei fettarmer Nahrung reichlich Fett ablagern. Cholin kann auch ein Mittel gegen Arterienverkalkung und Leberschäden sein. Ebenso hat es eine Wirkung auf die Öffnung der Blutgefäße in der Haut, besonders der Hände und Füße. Cholin und auch Methionin sind beide Träger von Methylgruppen, die notwendig sind für Gesundheit und Stoffwechsel, die der Organismus aber nur in ungenügendem Maße selbst zu erzeugen vermag. Das Lezithin sollte in der Nahrung des Krebskranken und vor allen Dingen in der Ernährung zur Krebsvorbeugung nicht fehlen. Lezithin hemmt schnell wachsende Zellen, zu denen ja auch die Krebszelle gehört, und es enthält das oben erwähnte Cholin.

Die Gruppe der Lezithine enthält über 70 sehr ähnliche Verbindungen. Lezithin findet sich spurenweise in allen lebenstätigen tierischen und pflanzlichen Zellen, besonders reichlich aber im Eidotter, in der Hirnsubstanz, in Hefen, in vielen Pflanzensamen, im Herzmuskel und in den Blutkörperchen. Lezithin beeinflußt die Leistung des Herzmuskels und steigert die allgemeine Leistungsfähigkeit. Zu den pflanzlichen Nahrungsmitteln, die einen nennenswerten Lezithingehalt haben, gehören die Sojabohne mit 1,64 und die Weizenkeime mit 1,55 %.

Krebskranke und die es nicht werden wollen, sollten grundsätzlich täglich nur etwa 40 g Fett zu sich nehmen, und zwar möglichst solches, das keine krebserzeugenden Stoffe enthält. Am Ende des Zweiten Weltkrieges, als man nach dem Kartensystem täglich nur 10 g Butter bekam, gab es so gut wie keinen Leberkrebs unter der Zivilbevölkerung, die wahrhaftig wenig Kalorien bekam und über und über genug Streß hatte.

Reduzierung der Kohlenhydrate

Wichtig für eine Ernährung, die gegen Krebs gerichtet ist, ist die Herabsetzung der Kohlenhydrate, besonders des üblichen Weißmehls und des weißen Zuckers. Krebskranke neigen nämlich zur Erhöhung ihres Blutzuckers, weil die Verbrennungen mit Sauerstoff gestört sind. Das Krebswachstum wird durch Traubenzucker gesteigert, wie durch Dr. *Crabtree* gezeigt wurde. Krebskranke sollen so leben, als ob sie zuckerkrank seien, d. h. sie sollen die Kohlenhydrate wie Brot, Kartoffeln, Reis, Gries, Nudeln, Kuchen, Gebäck, Weißmehl, Zuckerwaren und Schokolade meiden, um für die in den Krebszellen vor sich gehenden Gärungsvorgänge möglichst wenig Kohlenhydrat-Betriebsstoff zu liefern. Krebszellen benötigen nach den Forschungen *Warburgs* als Nahrung Zucker statt Sauerstoff, und so ist vor allen Dingen der Verzehr von Traubenzucker ganz abzulehnen. Völker, die zwangsläufig kohlenhydratarm leben müssen, wie z. B. die Eskimos, leiden bezeichnenderweise nur selten an Krebs.

Die Kohlenhydrat-Tagesdosis für diejenigen, die der Krebserkrankung vorbeugen wollen, also Krebsgefährdete sind, wozu heute fast alle Menschen zählen, sollten 200 g, d. h. 500 Kalorien, als Landbrot, Hausbrot oder Graubrot nicht übersteigen. Das Roggenvollkornbrot enthält 480 Kalorien auf 200 g, aber mehr Kalium, Phosphorsäure, Eisen und Vitamin B 2. Das aber ist nicht ganz entscheidend, wie immer gesagt wird, denn vom Roggenvollkornbrot können die meisten Menschen nur 35 % der Nährstoffe aufnehmen, und 65 % bilden dann große Stuhlgangsmassen. Die meisten Menschen können grobes Vollkornbort überhaupt nicht essen. Deshalb gibt man einem kranken Menschen lieber Weißbrot, welches auf 200 g, wenn diese von einem Kranken überhaupt gegessen werden können, 520 Kalorien und auch genügend Natrium, Kalium, Kalzium, Phosphorsäure, Eisen, Vitamin B 1 und Vitamin B 2 genügend Lebensstoffe und Vitalstoffe enthält und immerhin zu 65 bis 70 % im Magen und Darm ausgenutzt wird.

Die Stuhlmengen sind dabei sehr klein, aber man sollte nicht nur für den Stuhlgang essen, was eine Neurose unserer Zeit ist.

Nimmt der Patient auch noch Abführmittel, so werden die wertvollen Stoffe in vielfältiger Weise verändert, und vom gesunden Vollkornbrot bleibt nicht viel mehr übrig, da alle Nahrungsstoffe schneller durch den Darm befördert werden, daß zur völligen Aufschließung keine Zeit bleibt. „Guter Stuhlgang gleich Gesundheit" ist eine Formel, die völlig falsch ist. Ein Mensch, der sich viel bewegt, vor allen Dingen dauerhaft bewegt, befördert durch die Schwingungen des Darmes die Nahrung ohnehin schneller durch den Verdauungsapparat, aber auf natürliche Weise. Man sollte es dem Darm überlassen, wann er die Abfallstoffe zur Ausstoßung genügend vorbereitet hat. Es dürfte sicher sein, daß die vielfältigen Abführmittel ganz erheblich dazu beitragen, daß die Menschheit in den letzten 70 Jahren immer mehr an Krankheiten des Magens und am Krebs des Mastdarms erkrankt ist.

Für Krebskranke und Krebsverdächtige wird als Brot empfohlen: Vollkornbrot, Kollathfrühstück, Bioghurt-Roggen hell, Simonsbrot, Kuhls Urbrot, Knäckebrot, Rahmbrot, Weizenkeimbrot. Das ist alles gut und schön, aber man sollte sich immer daran erinnern, daß man von diesen guten Brotsorten nicht mehr als 200 g = 500 Kalorien essen sollte, und das dürfte in vielen Fällen noch viel zu hoch gegriffen sein. Es muß immer wieder betont werden, daß es in einer gesunden Diät und vor allen Dingen in einer Krebsdiät nicht so sehr darauf ankommt, was gegessen wird, sondern daß wenig gegessen wird. Der Körper kommt mit einem Minimum aus und nimmt dann die Vitalstoffe und Vitamine viel besser auf, als wenn große Mengen davon erst einmal durch Niere und Leber verarbeitet und ausgeschieden werden müßten.

Es erübrigt sich also, auf andere Getreidearten und Nährmittel einzugehen, denn für sie alle gilt, daß man davon nur wenig essen sollte. Es gibt viele Menschen, die jahrelang im Konzentrations- und Gefangenenlager nur von Brot gelebt haben und die all die vielen Abwechselungen in der Ernährung, die uns heute krank machen, nicht bekamen und die trotz dieser Hungerdiät so lange aushielten, daß sie leider erst nach 1 oder 2 Jahren wegen Arbeitsuntauglichkeit nach Hause geschickt wurden.

So ist auch die Frage müßig, welche Art von Zucker Krebskranke verwenden sollen. Da kann man nur antworten, daß man von den vielen Arten, die es gibt — und im menschlichen Organismus kommen 98 Zuckerarten vor — möglichst gar nichts nehmen oder wenn, dann zur Urform des Zuckers, dem sogenannten Honigzucker, zurückkehren sollte. Auch im Honig sind es nicht so sehr die verschiedenen Zuckerarten, die für den Menschen wertvoll sind, sondern die 103 bis jetzt bekannten Beimengungen, die ihn ähnlich vielseitig in der Ernährung erscheinen lassen wie z. B. die Milch, aber auch, zum Schrecken vieler Ernährungsforscher und Sportdiätiker, das Bier.

Bier hat eine Sonderstellung

Bier kann man wirklich als flüssiges Brot bezeichnen, und es hat unter den Genußmitteln eine Sonderstellung. Von den vielen Stoffen, die es enthält, seien genannt: Malzzucker und lösliche Stärke 5 %, Eiweiß und Eiweißspalt-produkte 0,7 % sowie organische Säuren wie Milchsäure, Bernsteinsäure und Spuren von Essigsäure, die in der Zellatmung wichtig sind. Von den Amino-säuren, den wichtigen Baustoffen der Eiweiße, finden sich Asparaginsäure, Glutaminsäure, Serin, Glycocoll, Threonin, Alanin, Valin, Leucin, Beta-Alanin, Zystinderivate sogar mit 10 mg %, dann Aneurin, das sogenannte Vitamin B 1 und vor allen Dingen das Lactoflavin als Vitamin B 2 bis zu 0,26 mg %. Weiter finden sich im Bier das Vitamin B 6, Pantothensäure und die in der Atmungs-kette wichtige Nikotinsäure, die nichts mit dem Rauchernikotin zu tun hat, sondern nur einen ähnlichen Namen hat und eine Schlüsselposition in der Zellatmung einnimmt.

Schon seit Jahrzehnten weiß man, daß unter allen Naturprodukten die Bier-hefe den höchsten Gehalt an Vitaminen der B-Gruppe hat.

Der Bedarf an Vitamin B 2 hängt von der Intensität des Stoffwechsels ab, der beim ausdauertrainierenden Sportler ja auf Stunden täglich gesteigert sein kann. Somit ist Bier in der Erholungsphase geradezu als das Getränk der Wahl anzusehen, da der Normalverbraucher als Tagesdosis an Vitamin B 2 etwa 1,5 mg benötigt, der trainierende Ausdauersportler aber 3 mg.

Der Mensch benötigt dazu 12 bis 18 mg an Nikotinsäureamid, und das ist gerade die Menge, die in 1 Liter Bier enthalten ist. Der Langstreckenläufer benötigt allerdings Mengen bis zu 30 mg, und diese sind in 200 g Leber ent-halten.

Das Bier enthält etwa 100 mg % Phosphorsäure, und mit 1 Liter Bier würde also 1 g Phosphorsäure aufgenommen werden. Diese ist Bestandteil lebens-wichtiger organischer Verbindungen, und auch die Vitamine der B-Gruppe müssen erst an Phosphorsäure gekoppelt werden, bevor sie wirksam in die Fermentsysteme eingebaut werden. Man fand bei Phosphorsäurezufuhr eine deutliche Leistungssteigerung, geistig und körperlich, aber wie *Warburg* schon bemerkte, wirken die Vitamine der B-Gruppe und die Phosphorsäuren nur dann, wenn sie gleichzeitig mit vermehrter Sauerstoffaufnahme verarbeitet werden, indem durch Arbeit, d. h. in diesem Falle durch Ausdauertraining im Laufen oder Radfahren, thermodynamisch ein höherer Leistungszustand auf-gebaut wird.

Hier kann man die Bemerkung einschieben, daß sämtliche Vitamine, Mineral-stoffe, Spurenelemente und die als Vitalstoffe bezeichneten Substanzen eigentlich nur wirksam werden können, wenn der Mensch im Schweiße seines Angesichtes Energie aufwendet, um thermodynamisch einen höheren Lei-stungsstand zu bekommen. Es ist ein Unsinn zu glauben, durch passive Einnahme von Vitaminen, Spurenelementen usw. leistungsfähig zu werden. Das einzige Ergebnis davon ist, daß die Menschen mehr Appetit bekommen, mehr essen und übergewichtig werden.

Bier reizt, wie alle alkoholischen Getränke, vielfach Organe und Organ-systeme und ruft bei vielen Menschen Appetit hervor. Neben dem Alkohol sind im Bier bei der Erregung der Magensaftsekretion noch der Kohlensäuregehalt, die Bitterstoffe und ätherischen Öle aus dem Hopfen wirksam sowie Säuren, Ester und Aldehyde, die als Nebenprodukte bei der Gärung gebildet werden. Diese Stoffe haben außer der Beeinflussung der sekretorischen Leistungen von Magen und Darm auch eine Wirkung auf die motorischen Funktionen. Die harntreibende Wirkung des Bieres ist bekannt. Die im Bier aufgenommene Wassermenge wird viel schneller ausgeschieden als reines Wasser. In der Zeit, in der nach Trinken von 1 Liter Wasser etwa 400 cm³ Urin entleert werden, beträgt die Harnmenge nach Trinken von 1 Liter Bier sogar mehr als 1 Liter.

Man sollte also Harnleitersteine in der Klinik nicht mit dem Trinken von 2 Litern Tee abtreiben, was kaum jemand mit Behagen schafft, sondern durch 2 Liter Bier und die nötigen harnleitererweiternden Spritzen, und dann nicht ruhig liegen, sondern Seilspringen — ein kleiner Harnleiterstein geht dann mit Sicherheit ab.

Auf das Nervensystem wirkt Alkohol im Bier in kleinen Mengen dahingehend, daß Spannungen und Unlustgefühle weggenommen werden und das Gefühl von Übermüdung dadurch beseitigt wird. Alkohol in Form von Bier veranlaßt den Menschen, aus sich herauszugehen, Unterhaltung zu suchen und Kontakt mit seinen Mitmenschen aufzunehmen. Es darf aber hier darauf hingewiesen werden, daß der Mißbrauch von Nahrungs- und Genußmitteln in jedem Fall Schädigungen nach sich zieht.

Zur Biochemie des Bieres wäre noch zu sagen, daß ein im Darm von Bakterien gebildetes Vitamin bei ungenügender Versorgung mit Nikotinsäure, die ja im Bier enthalten ist, nicht synthetisiert wird und daß infolge des entstehenden Folsäuremangels sich eine besondere Form der Blutarmut entwickelt.

Es sei noch erwähnt, daß der Medizin ein der Nikotinsäure nahestehender Stoff, das Iso-Nikotinsäure-Hydrazid, als ein starkes Mittel im Kampf gegen die Tuberkulose zur Verfügung steht. Man wußte vorher schon, daß die Nikotinsäure die Entwicklung der Tuberkelbazillen hemmt. Die immer mehr um sich greifende Verwendung der Sulfonamide und der Antibiotika, wie des Penicillins, führt in vielen Fällen zu schweren Störungen, wie Appetitlosigkeit, Durchfall und Mundschleimhautentzündung. Als Vorbeugung gegen diese Erkrankungen kann das Bier gute Dienste leisten.

Man darf feststellen, daß alle Speisen und Getränke, die durch einen höheren Gehalt an lebenswichtigen Stoffen ausgezeichnet sind, wie die Milch und das Bier, prophylaktische, aber auch Heilfunktionen auszuüben vermögen.

Zum Schluß dieses Kapitels über das Bier ist sicher erwähnenswert, daß der Läufer, der viele Kilometer im Schweiße seines Angesichts zurückgelegt hat, zur schnellsten Erholung nur zwei flüssige Kostformen benötigt: eine Ochsenschwanzsuppe mit dem Lebensstoff Salz und hinterher 0,5 Liter Bier mit den vielen Stoffen, die ihm nun wieder zugeliefert werden, nachdem sie während des langen Trainings im Schweiße und im Harn ausgeschieden wurden, und nicht wie seit 50 Jahren gezuckerter Tee mit Zitrone.

Entfernung krebsauslösender Stoffe durch Harn und Schweiß

Hier ist nun der Ort, das Ernährungskapitel zur Krebsvorbeugung und einer evtl. nötigen Krebsdiät dahingehend abzuschließen, daß einmal nicht von den sogenannten Schlacken im Körper des Menschen gesprochen wird, die in diesem Sinne sogar fraglich sind, sondern daß die anorganischen Elemente genannt werden, die uns in unserer Umwelt das Leben schwer machen, Krebs erzeugen und teilweise wieder durch den Urin, aber auch durch unsere zweite Niere, die Haut mit ihren Schweißdrüsen, wieder ausgeschieden werden.

Als Beispiel diene der zur Zeit wohl gesündeste Mensch der Welt, der Langstreckenläufer *Siegfried Bauer* aus Neuseeland, der Rennen über 2000 km und 1000 Meilen (= 1600 km) gewonnen und in unwahrscheinlicher Frische absolviert hat und dabei auch nur wenig schlief. 2100 km von der Südspitze Neuseelands zur Nordspitze lief er in rund 18 Tagen mit nur wenig Schlaf und Nahrung. Bei einem solchen Menschen dürften die gefundenen Werte im Schweiß ein Anhaltspunkt sein, wo die optimale Ausscheidung von Schlacken zu suchen ist, nämlich im Hitze- und Arbeitsschweiß. Im folgenden stellen wir die Werte der Stoffe vor, die bei *Siegfried Bauer* nach einem 50-km-Lauf bei 34° C im Schweiß ausgeschieden wurden, und zwar in mg%, und bringen dahinter in Klammern die Normalwerte der Harnausscheidung, die man aus vielen Tausenden Untersuchungen mit Spektrometern gefunden hat.

Natrium	567,4 mg%	(284 mg%)
Kalium	233,6 mg%	(230 mg%)
Kalzium	26,2 mg%	(28 mg%)
Magnesium	10,29 mg%	(17,5 mg%)
Eisen	2,50 Gamma%	(2,50 Gamma%)
Phosphor	8,8 mg%	(3,6 mg%)
Kupfer	4,13 Gamma%	(3,50 Gamma%)
Silicium	0 mg%	(1,4 mg%)
Blei	0,40 Gamma%	(0,50 Gamma%)
Strontium	35,80 Gamma%	(40,00 Gamma%)
Nickel	9,60 Gamma%	(10,00 Gamma%)
Lithium	29,20 Gamma%	(30,00 Gamma%)

Der Schweiß konzentriert also in der Ausscheidung zusätzlich zur Harnausscheidung Natrium, Kalium, Phosphor, Zink, Kupfer und Aluminium. Die Ausscheidung von Blei im Schweiß zusätzlich zu der im Urin mit 0,40 Gamma% ist erheblich; denn der Mensch hat im Vollblut heute durchschnittlich 1,50 Gamma% Blei. Krebskranke, die Verfasser untersuchte, hatten im Vollblut durchschnittlich 357% mehr Blei im Blut als der Durchschnittsmensch, und der dürfte immerhin doppelt so viel Blei im Blut haben als die Menschen zur Zeit nach Beendigung des Ersten Weltkrieges.

Die Tabelle zeigt auch einen Ansatzpunkt zur Gesundung der heutigen Menschen, denn Elektrolytverschiebungen, wie die von Natrium, Kalium, Kalzium, Magnesium, Bikarbonat, Chlorid, Kochsalz, Phosphor und Schwefel geschehen nur durch Anstrengung im optimalen Maße und nicht durch Liegekuren.

Sind in der Krebsbehandlung Bestrahlungen notwendig und erfolgreich, oder können sie das Leiden verschlimmern?

Energiereiche Strahlungen führen zur Abstoßung eines Elektrons aus einem Atom. Wenn dieses Elektron nun mit einem neuen Atom zusammenstößt, wird es von diesem eingefangen, und es entsteht ein Ionenpaar.

Wenn die Energie aber nicht zur Ausstoßung eines Elektrons ausreicht, wie z. B. beim ultravioletten Licht, so entstehen angeregte Zustände, d. h. die Moleküle sind energiereicher als unter normalen Bedingungen. Tritt keine chemische Reaktion ein, so wird die Energie als Licht oder Wärme wieder abgegeben. Energiereiche Strahlen können in einem Organismus Spaltungen von Molekülen bewirken und dadurch sogenannte radikale Verbindungen bilden, die sich hauptsächlich aus Wasserstoff und irgendeinem anderen Atom, wie Stickstoff, Sauerstoff oder Kohlenstoff, zusammensetzen. Wir wissen aber heute, daß diese Radikale unter Umständen Krebs erzeugen.

Energiereiche Strahlen können nun im Körperwasser bestimmte Wirkungen hervorrufen, z. B. können dabei Wasserstoffatome und Radikale aus Sauerstoff und Wasserstoff gebildet werden, die sehr reaktionsfähig sind. Ist die Konzentration der Radikale aus Sauerstoff und Wasserstoff hoch genug, so kann sich durch ihre Zusammenlagerung Wasserstoffsuperoxyd im Organismus bilden, welches ein Zellgift ist. Die bei diesen Reaktionen auftretenden Wasserstoffatome können Reduktionswirkungen ausüben, d. h. also das Gegenteil von dem, was im Lebensprozeß der Sauerstoff bewirkt, und Strahlenwirkungen können sich sogar in Gegenwart von Sauerstoff noch stärker ausprägen, weil wahrscheinlich dabei Verbindungen entstehen, die man Perhydroxylradikale nennt. Es gibt Hinweise, daß Strahlen im Organismus nicht eine direkte Wirkung haben, sondern eine indirekte, d. h. es entstehen Bestrahlungsprodukte des Wassers, also des Körperwassers, und diese Produkte können den Organismus zusätzlich schädigen oder aber auch Krebszellen schädigen.

In den Zellbestandteilen haben sich die wichtigen Schwefelwasserstoffverbindungen, die in der Atmungskette eine besondere Funktion ausüben, als besonders empfindlich gegen Bestrahlungen herausgestellt. Durch Bestrahlungen können in der Erbsubstanz, den Nucleinsäuren, Sprengungen der verbindenden Wasserstoffbrücken erfolgen, was diese Erbsubstanz verändert, indem Fehler durch die Bestrahlung geprägt werden. Diese Fehler können sogar durch ultraviolettes Licht zustandekommen.

Bedeutungsvoller aber sind die Umwandlungen der Basen in der Erbsubstanz, vor allen Dingen des Thymins, welches sich durch die Bestrahlung zu einem Doppelthymin zusammenlegt. Es gibt, Gott sei Dank, im Organismus Vorgänge, die die entstandenen Strahlenschädigungen wieder rückgängig machen können, da die Erbsubstanzen sogenannte Reparaturenzyme in Funktion setzen, die die Erbsubstanzkette wiederherstellen können.

Die Strahlenwirkungen auf Zellen des Organismus sind schon bei sehr geringen Bestrahlungsdosen nachweisbar. Schon 25 R und noch weniger erzeugen Schäden in den Chromosomen. Außerdem treten Störungen in den Zellteilungsvorgängen auf. Unter gewissen Umständen entsteht durch Bestrahlung in einer Bakterienzelle eine neue Viruseinheit. Ein großer Teil der Strahlenschäden kann als Folge von Einwirkungen auf die Erbsubstanzmoleküle zustandekommen. Ebenso ist eine Erbänderung nach Bestrahlung in demselben Sinne zu deuten.

Man hat sich die Strahlenwirkung bei wuchernden Krebszellen zunutze gemacht, indem schnell wachsende und sich teilende Zellen eine erhöhte Empfindlichkeit gegen Strahlen zeigen und dadurch diese unerwünschten Zellteilungen eher zum Erliegen kommen, als daß gesunde Zellen geschädigt werden könnten. Aber während man früher bedenkenlos Röntgenaufnahmen und Durchleuchtungen mit Röntgenstrahlen machte und sich allenfalls einen Bleischurz als Schutz umlegte, weiß man heute, daß die Trillionen und aber Trillionen Elektronen, die bei einer Röntgenaufnahme durch den Körper geschossen werden, immer einige tausend von den 60 Billionen Zellen des Organismus direkt in ihr Steuerungszentrum treffen und damit verändern und die Folgen zum Krebs führen können. So erscheint es widersinnig, eine bestehende Krebserkrankung evtl. dadurch zu verschlimmern, daß man gesunde Zellen mit Elektronengeschossen bombardiert und so vielleicht die letzten Abwehrkräfte des Organismus stört und zum Erliegen kommen läßt. Gewisse Erfolge der Bestrahlung bei Krebserkrankungen sind nicht abzuleugnen. Trotzdem muß man sich fragen, ob es deshalb berechtigt ist, die Körperstelle zu bestrahlen, an der man vorher einen Krebsknoten oder einen Tumor entfernt hat, in dem Glauben, die zurückgebliebenen Krebszellen, die sich vielleicht in der Umgebung befinden, zu treffen und zu zerstören, wobei man aber in Wirklichkeit ebenso viele gesunde Zellen stört und zerstört.

Wir wissen heute, daß in einem Organismus jede energiereiche Strahlung eine Reihe von Veränderungen hervorbringt, die den Altersveränderungen des Organismus sehr ähnlich sind, und man weiß aus dem Tierversuch, daß durch die Nachwirkungen der Bestrahlungen die Lebenserwartung bestrahlter Tiere verkürzt wird. Warum also sollte man, nachdem die Krebskrankheit einmal ausgebrochen ist und sich irgendwo örtlich als Tumor zeigt, nach einem operativen Eingriff, der schon eine schwere Belastung des Organismus bedeutet, diese Belastung auch noch auf die gesunden Zellen ausdehnen, in der Annahme, daß irgendwo verborgene Krebszellen dadurch endgültig vernichtet würden?

5 Krebsfälle aus der Praxis des Verfassers

Heute wird durch die verbesserte Technik der Krebsdiagnose die Behandlung und Heilung nicht verbessert, worauf es allein ankäme, sondern es werden oft zusätzlich vermeidbare Schädigungen gesetzt, die den Organismus schließlich zugrunde richten können. Am besten können das Fälle aus der Praxis des Verfassers demonstrieren:

Ein 65jähriger Rentner, dem äußeren Anschein nach gesund und kräftig und ohne jegliche Beschwerden, wurde durch Zufall wegen einer Grippe geröntgt. Im rechten Obergeschoß der Lunge stellte man einen Lungenkrebs fest, der keinerlei Beschwerden machte und sicher eine lange Anlaufzeit gehabt hat. Er wurde in Serien etwa 100mal bestrahlt, und schlagartig veränderte sich sein Aussehen und sein Befinden wie nach einer Katastrophe. Zähne, Haare und Augenwimpern fielen ihm aus. Der früher blühende Mann sah aus wie ein grinsender Totenschädel, die Haut schrumpfte pergamentartig, er verlor in wenigen Wochen 20 kg Gewicht, konnte nichts mehr essen und war so hinfällig, daß er sich kaum auf den Beinen halten konnte. Verfasser riet, die Bestrahlungen absetzen zu lassen. Der Patient konnte sich nicht dazu entschließen und wurde noch fünfmal weiterbestrahlt. Dann war er plötzlich an der ganzen linken Körperseite gelähmt. Er lebte noch 3 Monate und vegetierte dahin, bis er starb. Hier trat für jeden Arzt doch unbedingt die Frage auf: „Wäre es nicht viel besser gewesen, ihn überhaupt nicht zu bestrahlen? Und wie lange hätte er weiterleben können, ohne daß man ihm eine Krankheit ansah?"

Niemand wird diese Fragen im Nachhinein beantworten können, aber nach dem Verlauf der Dinge muß man annehmen, daß erst die Bestrahlung das Ende dieses Menschen so verheerend beschleunigte.

Bei einer jungen Frau, die vor 20 Jahren schon am Magenkrebs operiert worden war und nun einen Lungenkrebs bekam, wurde die Bestrahlung von Verfasser nach 5 Bestrahlungen abgebrochen, weil dieselben Erscheinungen auftraten, wie sie bei dem vorherigen Patienten geschildert wurden. Die Patientin war so anfällig geworden, daß sie es nicht wagen konnte, bei etwas kühlerem Wetter auch nur hinauszugehen. Sie bekam sofort eine starke Grippe. Nach dem Absetzen der Bestrahlungen blühte sie auf, machte nach 1 Jahr einen gesunden Eindruck und starb schließlich nicht am Lungenkrebs, sondern an einer Darmverschlingung. Verfasser ist überzeugt, daß sie durch die Absetzung der Bestrahlung noch 1 Jahr eines relativ gesunden Lebens erleben konnte.

Ein dritter Fall betraf **eine 62jährige Frau.** Diese hatte die eine Brust durch einen Tumor steinhart verbacken mit eingezogener Haut an mehreren Stellen. Die Radikaloperation erfolgte innerhalb von 2 Tagen. Der Chirurg versicherte, daß alles Krebsgewebe entfernt sei. Trotzdem ließ sie sich aus Überängstlichkeit bestrahlen und wurde auch durch den verantwortlichen Arzt dazu gedrängt. Nach 15 Bestrahlungen begannen dieselben Symptome, wie oben schon geschildert. Dazu ein merkwürdiges Gefühl auf der Zungenspitze, wie Wundsein, und ein dauernder Salzgeschmack. Verfasser stellte die Bestrahlungen sofort ab. Wenige Tage später trat eine starke Gelbsucht auf. Sie fand glücklicherweise wegen Bettenmangel und weil man es für eine ansteckende Gelbsucht hielt, in keinem Krankenhaus Aufnahme. Verfasser ließ sie jeden

Tag zweimal 2 Stunden spazierengehen, streng fasten und behandelte sie mit Vitamin B 12 zweimal täglich in Dosen von 3000 Gamma. In 4 Wochen war die Frau geheilt. Von der weiteren Bestrahlung nahm sie Abstand. Sie blühte auf.

Alle biochemischen Werte des Serums wurden in kürzester Zeit normal. Sie blieb bei der gesunden Lebensweise des Spazierengehens und mäßigen Essens und wurde so aktiv, daß sie mehrere Male eine Tochter in Amerika besuchte und anstrengende Reisen im amerikanischen Kontinent nicht scheute. Seitdem sind 4 Jahre verflossen, und sie ist heute kerngesund.

Ein sensationeller Fall ist folgender: **Eine 33jährige Frau** wurde wegen Brustkrebs radikal operiert und bestrahlt. Sie war so elend danach, daß man auf das Schlimmste gefaßt war. Als sie sich erholt hatte, wurde sie nachuntersucht und ein Lungenkrebs festgestellt. Sie landete in einem renommierten Krebskrankenhaus. Dort beschloß man, die Lungenmetastasen zu operieren. Man öffnete die Brustseite und schloß sie gleich wieder, weil man die Aussichtslosigkeit der Operation sofort einsah. Sie kam vor 1½ Jahren in Behandlung von Verfasser — in elendem Zustand. Sie wurde in 1 Jahr mit rund 70 Dexa-Attritin-3000-Injektionen behandelt und mit Multi-Vitaminpräparaten. Das Dexa-Attritin-Präparat, eigentlich für Rheumaerkrankungen gedacht, hatte sich schon vorher ausgezeichnet bei Lebererkrankungen bewährt, sogar besser als das Spezialpräparat Medivitan. In 1 Jahr wurde die Patientin vollständig gesund. Es blieb ein kleiner Rundschatten im rechten unteren Lungengeschoß, aber der Lungenfacharzt, der sie mehrmals überprüfte, konnte die Diagnose „Krebsmetastasen" nicht mehr aufrechterhalten. Bei der letzten Untersuchung am 1. Dezember 1975 ergaben sich folgende Werte:

Blutsenkung 12:31, Hämoglobin 70 %, Erythrozyten 3,4 Millionen, im Blutbild 55 % Lymphozyten, Gesamteiweiß 7,0 g %, Kreatinphosphokinase 20 mU/ml, LDH 170 mU/ml, Gesamtlipide 560 mg %, Gesamtcholesterin 240 mg %, GPT 22 mU/ml.

Eine Spezialklinik in Rumänien konnte röntgenologisch nicht klären, wieso die Metastasen verschwunden waren. Das blendende Aussehen der Patientin nach 1 Jahr Behandlung mit Dexa-Attritin 3000 und das subjektive Wohlbefinden könnten glauben machen, daß das Dexa-Attritin mit 3000 Gamma Vitamin B 12, wöchentlich injiziert, ein neues „Krebsmittel" sei. Verfasser glaubt eher an einen Irrtum der Klinik, obwohl der Thorax operativ geöffnet wurde oder — vielleicht trat danach eine spontane Selbstheilung ein. Indes gilt es hier noch abzuwarten, aber 8 Jahre sind nun nach der ersten Diagnosestellung „Brustkrebs" verstrichen. Sollte sich vielleicht die Pathologie vor 8 Jahren geirrt haben? Und warum schloß die Spezialklinik sofort wieder den geöffneten Thorax, weil angeblich die ganze Lunge mit Metastasen durchsetzt war?

Nochmals hingewiesen sei auf einen schon erwähnten **Fall eines 69jährigen Internisten.** Er hatte immer sportlich gelebt, erkrankte aber trotzdem an einem **Hirnsarkom.** Auf Anraten des Verfassers ließ er sich mit Kobalt bestrahlen, führte aber durch Verfasser motiviert sein Lauf- und Schwimmtraining weiterhin durch. Nach 2 Jahren war er geheilt. Es fanden sich keine Metastasen, nur hatte er durch die Bestrahlungen einen hohen Blutdruck bekommen. Den baute er durch Training wieder ab. Heute ist er 77 Jahre alt und, wie ein Brief bewies, erfreut er sich bester Gesundheit.

Dies sind nur 5 Fälle unter rund 100 in 28 Jahren, wie sie jeder Arzt im gleichen Zeitraum auch erlebt. Aber jeder Arzt, der die gleichen Krankheitsverlaufsformen verfolgt hat, wird auch zahlreiche Fälle kennen, wie den einer jungen Frau, bei der man einen Knoten in der Brust entdeckte, ihr zur Operation riet und sie zusätzlich bestrahlte, wonach dann die Krebserkrankung erst wirklich in schlimmster Form ausbrach, nicht weil der Krebs vorher schon so bösartig dagewesen wäre. Erst durch den Probeeingriff wurden die Krebszellen sozusagen wild gemacht, und ein Knoten, den man früher belassen hätte, wurde nun zur Bösartigkeit hin behandelt und ließ die Patientin dahinsiechen. Angesichts solcher und ähnlicher Fälle müßte sich doch die Wissenschaft sagen, daß frühzeitige Erkennung, frühzeitige Operation und Bestrahlung zwar in gewissen Fällen zur fünfjährigen Heilung führen könne, aber in den meisten Fällen man doch heute gegen den ausgebrochenen Krebs noch praktisch machtlos ist.

Warum also Hunderte von Millionen ausgeben für eine hoffnungslose Sache, und warum nicht 100 Millionen ausgeben für eine doch wohl aussichtsreiche Vorbeugung? Vorbeugen ist besser als heilen müssen, und daß eine Vorbeugung gegen die Krebskrankheit durch eine gesunde, ja strapaziöse Lebensführung möglich erscheint, das glaubt Verfasser durch seine Statistik an kranken Altersläufern gezeigt zu haben, die durch Lauftraining gesund wurden. Der Weg zu dieser Gesundheit, der von jedem begangen werden kann, wurde oben in etwa aufgezeigt.

Die schonungslose Behandlung der Lungentumoren

Da immer noch die Meinung besteht, der Lungenkrebs sei ein örtliches Leiden, wagt man es natürlich, da die Operationstechnik weit fortgeschritten ist, den Tumor herauszuschneiden, was nur wenige überstehen, wenigstens was die 5-Jahres-Grenze des Überlebens anbelangt. Wird der Betreffende nicht operiert, aber bestrahlt, so muß er damit rechnen, daß so ziemlich alle seine Abwehrkräfte vernichtet werden, was sich beispielsweise darin äußert, daß ihm die Haare ausfallen und sogar die Zähne, die Haut grau und rissig wird und natürlich Verbrennungserscheinungen zeigt und sich immer mehr eine Anfälligkeit gegen jede kleine Infektion herausbildet.

Auffallend viele Bestrahlte erkrankten an einer Gelbsucht, d. h. sie haben durch die Behandlung einen schweren Leberschaden bekommen. Die medizinische Wissenschaft weiß genau, daß der Effekt einer zytostatischen Behandlung krebsiger Lungengeschwülste nicht gesichert ist, daß aber die Nebenwirkungen um so gesicherter auftreten. Ebenso ist es bekannt, daß die Bestrahlung des Lungenkrebses nicht in der Lage ist, die Überlebenszeit der

Patienten besonders zu verlängern. Auch die Kombination von Operation und Bestrahlung hat keine guten Ergebnisse. Allein der Krebs der Bronchien spricht gelegentlich auf Strahlenbehandlung besser an.

Was also soll man den Patienten raten? Nun, es hat noch keinem dieser Patienten geschadet, wenn man ihm riet, er solle so leben, als wäre nichts geschehen, wenn er keine Schmerzen und Atemnot verspürt. Wo Stahl und Strahl und Zytostatika eigentlich mit Sicherheit die größten Beschwerden mit sich bringen, ist es besser, ein Training zu versuchen, ähnlich wie nach den Anweisungen für die heutigen Lauftreffs, mit Fastenkuren und Corticosteroid-therapie.

Wer sich als Arzt und Patient vergegenwärtigt, was im Körper eines trainie-renden Langstreckenläufers geschieht, kann nicht umhin zuzugeben, daß es doch gesundheitlich wirkungsvoller sein muß, Herz und Kreislauf, d. h. auch Lungenkreislauf und alle Fermentsysteme, auf ein Optimum zu trainieren, anstatt den Organismus mit sicher schädigenden Gewaltmaßnahmen zu kon-frontieren. Anstrengung, die den Körper nicht maximal, sondern submaximal auf Dauer zugemutet wird, bringt in jedem Falle vermehrte Sauerstofförde-rung, was bekanntlich Krebszellen nicht vertragen. Höhere Körperkerntempe-raturen, durch Steigerung der Verbrennungsvorgänge und durch physikalische Maßnahmen erzeugt, sind ebenfalls für die Krebszellen kein Nährboden, und wenn man dann noch dem Körper ein Minimum an hochwertiger Nahrung anbietet, beispielsweise 1000 Kalorien pro Tag mit 70 % hochwertigem Eiweiß, müßte theoretisch die kleine Gruppe von Krebszellen gegenüber der billionen-fachen Menge gesunder Zellen und deren Abwehrstoffe unterliegen oder mindestens in Schranken gehalten werden können. Dazu kommt noch eine Zuführung von Energie, die in der Form erzielt werden kann, daß man nach dem Vorschlag von Prof. *Werner Zabel* (Berchtesgaden) regelmäßig Kleinst-dosen-Ganzkörper-Bestrahlungen vornimmt. In folgendem halten wir uns an das Kapitel: „Die Kleinstdosen-Ganzkörper-Bestrahlung" nach R. Pape und die „Teleröntgentherapie nach W. Teschendorf" in dem Buch von Prof. Zabel: „Die zusätzliche Therapie der Geschwulsterkrankung".

Pape untersuchte die Wirkung kleinster Röntgendosen von 1 bis 20 R an den blutbildenden Organen. Dabei stellte sich heraus, daß in der Peripherie bei Röntgenbestrahlungen der oben dosierten Art Regulationsvorgänge ange-nommen werden müssen, die sowohl die Funktionen dieser Gebiete hemmen als auch ihre darniederliegenden Funktionen anregen können.

Das myeloische Gewebe reagiert gegenüber dem lymphatischen bei starker Strahleneinwirkung schneller, es ist das empfindlichere System.

Bestrahlungen des ganzen Körpers haben selbstverständlich einen stärker schädigenden Charakter als Bestrahlung einzelner Felder. Wenn aber die Dosen klein und die Einwirkungen kurzzeitig sind, ist eine anregende Wir-kung durch die Zufuhr von Energie mit hohem Grade der Wahrscheinlichkeit anzunehmen.

Die Röntgen-Kleinstdosen-Bestrahlung

Die Kleinstdosen-Bestrahlungen zeigen, daß in der praktischen Röntgentherapie bisher immer nur der Einfluß auf die Zerstörung des krebskranken Gewebes beachtet wurde. Nach *Neumayer* und *Thurner* besteht die Möglichkeit einer Resistenzsteigerung bestrahlter Zellen.

Pape beobachtete in der Regel eine parasympathische leukopenische Phase, die in der ersten Stunde nach einer einzelnen Bestrahlung auftritt. Bei Ganzkörperbestrahlungen genügen 5 R als unterster Schwellenwert.

Diese Therapie ist ein schlagender Beweis dafür, daß das Dogma vom örtlichen Geschehen des Krebsknotens nicht mehr haltbar ist.

Pape hat im Tierversuch täglich mit 0,25 R ein Jahr lang bestrahlt und erhielt wesentliche biologische Veränderungen. Nach einem Vierteljahr nämlich kam es zu einer Vermehrung des Reticulo-endothels. Die Entstehung der Lymphozyten in der Milz wurde angeregt, und die Lymphozyten stiegen auf das Vierfache an. Wir wissen beispielsweise von hochtrainierten Langstreckenläufern, daß sie in bester Form Lymphozytenzahlen von 60 % zeigen können, wie auch gesunde spieltüchtige Kleinkinder solche Zahlen aufweisen, Kinder, die mit Sicherheit noch nicht irgendeiner Krebserkrankung verfallen sind.

Mallet konnte bei der Röntgen-Ganzbestrahlungs-Therapie bei Metastasen weder eine Abtötung noch andere Degenerationserscheinungen feststellen, aber dennoch verschwanden diese Metastasen.

Nach *Siegmund* besteht eine ständige heilende oder auch vernichtende Beziehung zwischen dem Tumor und dem Gesamtorganismus. Die Krebszelle geht um so eher zugrunde, je mehr ihre Umgebung noch eine normale Funktion zeigt, und wir möchten hinzufügen, daß es undenkbar ist, daß eine Krebszelle mit ihrer Glykolyse weiterleben kann, wenn Millionen von umgebenden Zellen in einem Lauftraining dauernd optimal mit Sauerstoff versorgt werden und die Gesamtheit der Zellen, d. h. der Organismus oder der trainierte Mensch, steigende Leistungen durch sein Training zeigt. Beim Ausdauertraining liefert der Gesamtorganismus Stoffe, die der Tumor nicht vertragen kann, weil eben nach *Warburgs* Beobachtung eine Krebszelle Sauerstoff nicht verträgt und entweder abstirbt oder sich notdürftig in die Glykolyse rettet.

Der Angriffspunkt der Ganzkörperbestrahlung durch kleinste Röntgendosen ist nicht die Geschwulstzelle, die so nicht vernichtet werden könnte, sondern die Umgebung des Tumors.

Die meisten Röntgenologen glauben, daß bei inoperablen Krebsfällen mit einer Mitleidsbestrahlung auf den größten Teil des Bauchraumes, z. B. mit 2000 bis 3000 R, noch etwas am Tumor zu erreichen wäre. Hier ist der Schaden eindeutig größer als beim Nichtstun.

Zu den sogenannten Mitleidsbestrahlungen gehören auch jene, bei denen wir Tumoren auf beiden Lungenflügeln finden oder wo sich in einer Lunge mehrere Karzinome zeigen und der Chirurg die Operation ablehnt. Hier an die

Möglichkeiten der völligen Vernichtungsdosis für den Krebs als Röntgenologe zu glauben, ist sachlich nicht mehr haltbar, wenn bei Kleinstdosen-Bestrahlungen nach den Mitteilungen von *Ott* aus Wien in 30% der Fälle bei aussichtslosen Kranken noch eine Überlebenszeit von 6 Jahren und darüber erreicht wird.

Weitere Möglichkeiten in der allgemeinen Therapie des Krebses
(teilweise nach Prof. Zabel)

Die Entwicklung der Immunologie hat gezeigt, wie eng die Beziehungen zwischen Wirtskörper und Krebsgeschwulst sind. Wenn noch vor wenigen Jahren Operation, Bestrahlung und Behandlung mit Zytostatica als die einzig wirksamen Mittel angesehen wurden, so kann das heute nicht mehr überzeugen.

Vorerst sei gesagt, daß es keine spezifischen Krebsmittel gibt und wahrscheinlich auch nie geben wird. Die in Zeitungen und Illustrierten immer wieder genährte Hoffnung auf das endlich wirkungsvolle Krebsmittel beweist doch, daß über Krebserkrankung und Heilung die krausesten Vorstellungen herrschen, wozu die Schulmedizin und die Naturheilkunde viel beigetragen haben. Der ausgebrochene Krebs wird nie 100%ig zu heilen sein, ohne daß nicht die Betroffenen anderweitig Schaden erleiden.

Durch die Krebsvorsorgeuntersuchung wird der Allgemeinheit suggeriert, man könne etwas wirklich Positives gegen den Krebs unternehmen, was nicht stimmt. Man muß die Wahrheit bekennen, daß nach einer frühzeitigen Erkennung Operation und Bestrahlung sowie chemische Mittel gefährliche Maßnahmen sind, die zwar in verzweifelten Fällen manchmal helfen können, aber bei vielen als Beginn erkannten Leiden verschiedener Krebsformen diese verschlimmern und in den meisten Fällen das Leben nur noch für 1 bis 2 Jahre verlängern, wogegen man ohne Behandlung wahrscheinlich längere Überlebenszeiten erzielen würde.

Leider leugnet die Wissenschaft in einem auf statistischer Basis gestütztem Starrsinn, daß es viele Fälle gibt, die von selbst heilen, weitaus mehr, als z. B. *K. H. Bauer* in seinem Buch „Das Krebsproblem" zugesteht. Jeder praktische Arzt und Chirurg kennt nach 30jähriger Praxis Fälle von Heilung ohne Behandlung, und wenn es nur einer wäre, so wären das bei rund einer Million Ärzten, die 30 Jahre lang eine Praxis betrieben haben, auch eine Million Fälle.

Urteilsfähige Laien und Naturheilkundige kennen eine ungleich größere Zahl, aber die Medizin lehnt die Überprüfung meist schon mit Vorurteilen ab. Manche Schulmediziner und Medizinpäpste haben in dieser Beziehung ein Brett vor dem Kopf. Entweder fehlt ihnen die Urteilskraft, oder sie wollen einfach nicht, weil — frei nach *Wilhelm Busch* „nicht sein kann, was nicht sein darf".

Ein geheiltes Seminom

Einen ähnlichen Fall wie den vorstehend geschilderten einer 33jährigen Frau hatte Verfasser bei einem 40jährigen kräftigen Manne. Dieser wurde im Juni 1970 wegen eines maligne entarteten Leistenhodens (Seminom) einschließlich Entfernung der Lymphabflußwege operiert. Außer zwei nebensächlichen Nachkuren in Badenweiler folgte damals keinerlei metaphylaktische Therapie. März 1974 ergab eine Lymphographie eine faustgroße, paravertebrale Lymphdrüsenmetastase rechts, die noch im gleichen Monat operativ entfernt und mit insgesamt 7300 R Gammatron über 4 Felder nachbestrahlt wurde. Von da an animierte Verfasser ihn zu einem Lauftraining in der hier mehrfach geschilderten Art. Die Untersuchung im Juli 1974 ergab: Größe 1,88 m, Gewicht 88 kg, Blutdruck 115/85, Blutsenkungsreaktion 3:7, 76 % Hämoglobin, 4,4 Mill. Erythrozyten, 5 % Basophile, 4 % Eosinophile, 1 % Jugendformen, 5 % Stabkernige, 67 % Segmentkernige, 17 % Lymphozyten, 1 % Monozyten. Eine Untersuchung im Mai 1975 nach fast einjährigem Lauftraining ergab 4,22 Mill. rote Blutkörperchen, 5500 weiße Blutkörperchen, 13,4 % Hämoglobin g, 5 % Stabkernige, 50 % Segmentkernige, 37 Lymphozyten, 7 Monozyten. Das chemische Profil des Serums ergab Natrium 143,7 mval/Liter, Kalium 4,5 mval/Liter, Kalzium 9,2 mg %, Cholesterin 173,1 mg %, Kreatin 0,9 mg %, Bilirubin 0,7 mg %, LDH 143,3 mU/ml, GPT 21,7 mU/ml bei 37° C.

Fachleute interessieren wahrscheinlich noch das Spektrometriogramm aus dem Vollblut und andere Werte nach 1 Jahr Lauftraining und nach einer ganzheitsmedizinischen Behandlung (die Werte in Klammern sind die mittleren Normwerte im Vollblut):

Natrium 217,6 mg %	(193 mg %)	Barium 0,0092 mg %	(0,0100 mg %)
Kalium 179,4 mg %	(180 mg %)	Zinn 0,0102 mg %	(0,0100 mg %)
Kalzium 6,55 mg %	(6,0 mg %)	Lantan 0,0100 mg %	(0,0100 mg %)
Magnesium 3,074 mg %	(3,45 mg %)	Nickel 0,0050 mg %	(0,0050 mg %)
Eisen 38,58 mg %	(46,5 mg %)	Cadmium 0,0020 mg %	(0,0020 mg %)
Phosphor 29,4 mg %	(37,5 mg %)	Titan 0,0028 mg %	(0,0030 mg %)
Kupfer 0,1095 mg %	(0,12 mg %)	Lithium 0,0019 mg %	(0,0020 mg %)
Silicium 0,5052 mg %	(0,500 mg %)	Beryllium 0,0018 mg %	(0,0020 mg %)
Aluminium 0,1892 mg %	(0,1900 mg %)	Vanadium 0,0023 mg %	(0,0020 mg %)
Bor 0,018 mg %	(0,020 mg %)	Chrom 0,0022 mg %	(0,0020 mg %)
Mangan 0,014 mg %	(0,014 mg %)	Molybdän 0,0021 mg %	(0,0015 mg %)
Blei 0,0115 mg %	(0,0150 mg %)	Zink 0,6661 mg %	(0,7750 mg %)
Strontium 0,0196 mg %	(0,0200 mg %)		

Der Krebskranke oder wahrscheinlich genesende Krebskranke hatte also einen Mangel von 13 % Magnesium, 16 % Eisen, 20 % Phosphor, 14 % Zink, 9 % Kupfer, 9 % Bor, 23 % Blei, 2 % Strontium, 8 % Barium, 10 % Beryllium.

Nach früheren Untersuchungen des Verfassers hatten schwer Krebskranke im Endstadium 357 % mehr Blei im Blut als heute der sogenannte gesunde Durchschnitt. Besonders auffallend war der Überschuß von 12 % Natrium, 9 % Kalzium und 40 % Molybdän.

Molybdän ist ein schwer schmelzbares Schwermetall und ein lebenswichtiges Spurenelement für luftstickstoffbindende Bakterien. In Hülsenfrüchten ist Molybdän zu 0,2 bis 0,9 % enthalten. Fische speichern es besonders in Leber und Milz. Die Leber des Kabeljau enthält 0,012 mg %, also etwa zwölfmal so viel als normal beim Menschen das Vollblut. Das Fehlen von Molybdän ruft bei verschiedenen höheren Pflanzen Mangelkrankheiten hervor. In Tieren wirken organische Molybdänverbindungen als Atmungskatalysatoren. Auffallend ist, daß bei trainierten Altersläufern sich Molybdän um 344 % vermehrt fand und bei schwer Krebskranken ein Defizit von 4 % bestand. Man kann also sagen, daß der untersuchte 40jährige nach Operation und einjährigem Lauftraining schon den Normalwert bei weitem überschritt und wahrscheinlich das Molybdän durch Lauftraining als Atmungskatalysator angereichert hatte.

Im Harn und Schweiß nach starker Dauerarbeit wird Molybdän nur als 5 % Überschuß ausgeschieden, also sparsam verbraucht. Die auf Bruchteilen von Milligramm durchgeführten spektrometrischen Analysen geben einen sehr sicheren Hinweis, wo noch die schonungslose Therapie angesetzt werden muß; im vorliegenden Falle durch Zufuhr von Magnesium, Eisen, Phosphor und wahrscheinlich auch Kalium sowie durch ein konsequent durchgeführtes regelmäßiges Dauerlauftraining.

Dies ausführliche Beispiel soll zeigen, daß man nach einer Krebserkrankung und -behandlung mit Stahl und Strahl nicht die Hände in den Schoß legen, sondern durch aktives Training der weiteren Krebsausbreitung entgegenarbeiten sollte und daß man vor allen Dingen durch ein Lauftraining den Menschen von Depressionen befreien kann und zu einem guten Läufer und damit zu einem hervorragenden Trainingszustand entwickeln sollte. Der geschilderte Fall ist heute subjektiv und objektiv 5 Jahre nach Beginn der Erkrankung gesund, leistungsfähig und seit dem Lauftraining wieder aktiv im Beruf.

Weitere Beispiele sportlicher Betätigung Krebskranker

Ein Kollege aus Gersfeld, der als Badearzt Naturheilverfahren betreibt, machte Verfasser die Mitteilung, daß ein Patient, der in Waldniel beraten wurde, seit 1971 ein Prostatakarzinom hat. Trotzdem, schreibt der Kollege, treibt der Patient regelmäßig Sport und nimmt auch an Skiläufen teil. Daraus ersieht man, daß es heute schon viele gesundheitsbewußte Menschen gibt, die sich auch bei einer solchen Krankheit nicht abhalten lassen, weiterhin sportlich zu leben, und die dabei gut fahren.

Ein anderer Fall betraf einen 70jährigen, bei dem man vor 5 Jahren einen Magenkrebs festgestellt hatte. Die Diagnose wurde durch regelmäßige Röntgenkontrollen erhärtet. Nach 4 Jahren war der Patient so hinfällig, daß er kaum noch gehen konnte, wurde aber vom Verfasser fast laufend mit Dexa-Attritin-3000-Injektionen behandelt. Dazu kamen noch Kreislaufmittel. Der Patient erholte sich erstaunlich, baute im letzten Jahr sein Haus um, wobei er viele Arbeiten selbst ausführte, und litt nur an Atemnot infolge einer schweren

Rechtsinsuffizienz des Herzens. Er arbeitete unverdrossen weiter, fuhr mit dem Auto und erschien alle 8 bis 14 Tage in der Praxis. Eines Tages klagte er nur, daß er außerordentlich müde sei und doch wohl mal ins Krankenhaus müsse. Er begab sich dorthin mit dem Gefühl, daß es mit ihm doch noch mal besser werden könnte. Am nächsten Tag starb er innerhalb einer Stunde ganz ruhig und ohne Schmerzen. Seine Aktivität und vielleicht auch das Vitamin B 12 hatten seine Krankheit so erträglich gemacht, daß er sie 5 Jahre überlebte und vielleicht auch deshalb, weil er weder operiert noch bestrahlt worden war.

Der Fall eines jungen Sportlers war ähnlich. Bei ihm wurde ein inoperabler Magenkrebs entdeckt. Bis dahin ging es ihm gut. Als er nun serienbestrahlt wurde, wurde er zunehmend kachektisch und hatte starkes Spannungsgefühl im Bauch. Magen und Leber waren als brettharter Tumor zu tasten. Der Zustand nach den ersten Serien der Bestrahlungen war so schlecht, daß man mit seinem Ableben rechnen mußte. Im Sommer 1975 suchte er Verfasser in Waldniel auf und erhielt Dexa-Attritin wöchentlich und einen Lauftrainingsplan. Er lief an manchen Tagen bis zu 6 km im Wald, fühlte sich trotz des Spannungsgefühls wohl und munter, und seine Haare, die er durch die Bestrahlung vollkommen verloren hatte, fingen wieder an zu wachsen. Das war für ihn der Ansporn, weiterzutrainieren und sich auf eine evtl. Rehabilitation zu freuen. Nach einigen Monaten verschied er plötzlich ganz ruhig und still, in der Hoffnung, daß es ihm morgen besser gehen würde.

Wenn man das Ableben dieser beiden Patienten, die zuletzt geschildert wurden, vergleicht mit der Schilderung der letzten Monate mancher anderer Krebskranker, muß man doch mindestens sagen, daß es besser ist, auf dem Sportplatz zu sterben als im Bett.

Die Hoffnungslosigkeit des letzteren Falles, als Verfasser ihn in Behandlung nahm, spiegelte sich im Spektrometriogramm des Vollblutes, denn hier fand sich ein Mangel von 33 % Molybdän, 25 % Chrom, 5 % Lithium, 8 % Silicium, 4 % Kalium und ein Überschuß von 12 % Kalzium. Er starb als gut trainierter Läufer, denn er hatte ein wohlgeformtes Sportherz mit folgenden Maßen in der Herzfernaufnahme: Länge 17,0, Breite 12,0, Tiefe 9,5 cm und ein Volumen von 930 cm³. Eine zweite Bestrahlungsserie, die 5 Monate vor seinem Ableben verordnet war und die von ihm abgelehnt wurde, hätte sein Leben mit Sicherheit Monate früher vernichtet.

Kein vernünftiger Arzt wird behaupten wollen, mit Lauftraining und Diät allein den Krebs heilen zu können, aber ohne sinnvolle optimale Kost wird dem Krebskranken nicht das Bestmaß an Heilungsmöglichkeiten geboten.

Nur ganz wenige Punkte sind es, auf die hier noch einmal aufmerksam gemacht werden soll.

Katastrophen durch hohe Gaben von Traubenzucker

Das Wichtigste in der Diät des Krebskranken dürfte ebenfalls sein, eine Überfütterung zu vermeiden und möglichst sogar eine Kalorienzahl von nur 1000 bis 1300 einzuhalten. Große Mengen an Kohlenhydraten, vor allen

Dingen Traubenzucker, können schnell Katastrophen auslösen. Es ist ein Kunstfehler, einem Krebskranken Traubenzucker zu geben. Da von dieser Warnung leider immer noch keine Notiz genommen wird, weil den meisten Ärzten der Crabtree-Effekt nicht bekannt ist, sei der Fall eines Arztes geschildert:

Als Operationsvorbereitung wurde er 4 Tage lang mit massiven Traubenzuckerinfusionen, Streptomycin und Neoteben behandelt. Am dritten Tag trat schon ein sehr starkes Wachstum des rechten kranken Hodens und des rechten Samenstranges auf. Immer wieder berichten Patienten von erheblicher Verschlechterung nach Kohlenhydrat- und Traubenzuckerzufuhr.

Den einzigen Zucker, den man bei der Tumorbehandlung verwenden kann, ist der Fruchtzucker, weil Tumore diesen nicht verwerten können, da sie das Ferment Fructokinase nicht besitzen. Fruchtzucker wird ausschließlich in der Leber im Stoffwechsel verbraucht und tritt nicht oder nur geringfügig in das Blut über, was beim Krebs ein erheblicher Vorteil in der Ernährung ist.

Die Ernährung muß beim Krebskranken darauf Rücksicht nehmen, daß manche Fermente schwer geschädigt sind. Bei der Ernährung des Krebskranken ist die Gruppe der B-Vitamine ungemein wichtig, aber wie *Warburg* brieflich dem Verfasser mitteilte, muß alle Vitaminzufuhr durch vermehrte Sauerstoffaufnahme, d. h. mit Anstrengung der Muskulatur, verarbeitet werden.

Die überragende Stellung des Vitamins B 12 wurde dabei u. a. dadurch bekannt, daß bei einer Gruppe von Versuchstieren, die mit Zyankali vergiftet worden waren, diejenigen durchkamen, die mit Vitamin B 12 behandelt worden waren. Verfasser hat in seiner Praxis seit 1968 immer wieder in etwa 2000 Fällen bei Behandlung mit der Tübinger Bombe und bei einer ebenso großen Anzahl von mit Dexa-Attritin 3000 Behandelten feststellen können, daß manche Wirkungen und Heilungen an Wunder denken lassen.

Ein ganz anderes Beispiel für die Wirkungsmöglichkeiten der Tübinger Bombe sei nachstehend eingeschoben:

Ein 25jähriger Mann litt seit Kindheit an schwerster Schuppenflechte (Psoriasis). Der ganze Körper war wund und rotfleckig. Er wurde 3 Jahre vergeblich von Hautärzten behandelt, anschließend 8 Monate Universitätsklinik. Man entließ ihn ungeheilt und bemerkte ausdrücklich, daß diese Form der Hautausschläge nicht zu heilen sei. An einem Freitag kam der Patient in die Praxis des Verfassers. Um etwas zu unternehmen, wurde auch hier die Tübinger Bombe versucht. Der Erfolg war Montag danach so, daß Patient und Arzt betroffen waren. Der ganze Körper des Patienten war blank. Das blieb so 4 Wochen, dann zeigten sich die ersten Anzeichen der Rückkehr der Erkrankung. Eine weitere Injektion brachte die Hautausschläge für 9 Wochen zum Verschwinden, und das ging so lange gut, bis der Patient leider dem Alkohol verfiel, aber auch dann war es immer wieder möglich, eine Besserung durch die Injektion zu erzielen, während vorher jahrelang Salbenbehandlung nicht den kleinsten Fortschritt gebracht hatte.

218

Im Augenblick hat Verfasser 8 schwerste Psoriasisfälle in Behandlung, von denen 7 in 4 Wochen geheilt wurden, nachdem sie zusätzlich noch täglich 2 Tabletten Tavegil bekommen hatten und an den trockenen Stellen der Haut die Salbe Betnesol-V-Salbe 0,1%ig angewandt worden war. Alle hatten jahrelang nicht den geringsten Erfolg durch Salbenbehandlung gesehen und ekelten sich vor sich selbst und vor der Schmiererei mit der Salbe, die doch nicht half. Die Hilflosigkeit mancher Ärzte spiegelt sich darin, daß ein Arzt in 14 Tagen 7 verschiedene Salben aufschrieb. Bei den 7 Fällen, die eventuell nur alle 3 Wochen einer Injektion oder einer Verschreibung von Betnesol oder Tavegil bedürfen, um heil zu bleiben, ist mit dieser Behandlung ein Zustand erreicht, den diese unglücklichen Kranken im letzten Jahrzehnt nicht erlebt hatten. Wirksames Prinzip scheint auch hier das Vitamin B 12 zu sein, wenn auch in Kombination mit Volon A 40.

Wirksamkeit der B-Vitamine nach Warburg

Um wieder zur B-Gruppe der Vitamine zurückzukehren, so stellte *Warburg* schon fest, daß der normale Stoffwechsel in den Krebsstoffwechsel umschlagen kann, wenn das Vitamin B 1 fehlt, und auch Verfasser hat genügend Fälle gesehen, wo bei Herzkranken nicht Digitalis oder Strophantin half, sondern nur die Verabreichung von Vitamin B 1. *Warburg* und Mitarbeiter zeigten 1970, daß bei einer B 1-freien Gewebekultur die Zugabe von 0,025 Gamma Vitamin B 1 gerechnet auf 1 cm³ Gewebe die Sauerstoffatmung auf das Dreifache und den Abfall der Milchsäurebildung auf $1/17$ schon in einigen Tagen bewerkstelligte. Nach *Warburg* ist die Wirkung der B 1-Therapie nur im Anfangsstadium der Erkrankung festzustellen, aber diese und ähnliche Bemühungen werden einfach nicht zur Kenntnis genommen und als Außenseitertum abgetan.

Wärme- und Säuretherapie Manfred von Ardennes

Das gilt auch für die hervorragenden Arbeiten von *Manfred von Ardenne* in der DDR. Dieser hat die Wege einer Krebsprophylaxe und -therapie in einer kurzen Zusammenfassung folgendermaßen geschildert:

„Die Gestaltung einer einfachen, bequem wiederholbaren und sicher wirkenden Prophylaxe gegen den Krebs bzw. gegen die Bildung von Metastasen sowie die Gestaltung eines gut verträglichen Prozesses zur Überwindung der noch nicht zu weit fortgeschrittenen Krebskrankheit gehören zu den größten, erregendsten, zugleich aber schwierigsten Forschungsaufgaben unserer Zeit.

In den hoch entwickelten Industriestaaten ist der Krebs die zweithäufigste Todesursache, und jeder fünfte Mensch stirbt an dieser Krankheit. Wegen der Grausamkeit dieser oft mit schwersten Leiden verbundenen Krankheit bedeutet ihre Bekämpfung eine humanitäre Aufgabe erster Ordnung. Überlegungen dieser Art sind es gewesen, welche dazu führten, einer persönlichen Anregung des 1970 verstorbenen Nobelpreisträgers *Otto Warburg* zu folgen und seit 1959 im Institut auf dem Dresdener Weißen Hirsch Forschungen zu beiden genannten Themenrichtungen aufzunehmen, deren Ergebnisse den Inhalt von über 125 wissenschaftlichen Veröffentlichungen bilden.

Auf dem Wege, dessen Richtung *Otto Warburg* auf der Nobelpreisträger-Tagung in Lindau 1966 wies, glauben wir, aufgrund verschiedener experimenteller Beobachtungen heute einen relativ einfachen und weitgehend ungefährlichen und zugleich hoch wirksamen Prozeß zur Krebsprophylaxe gefunden zu haben. Es ist eine der Varianten der intensivierten Sauerstoff-Mehrschritt-Therapie, welche den Atmungsstoffwechsel der Zellen in schlechterer Versorgungslage sehr stark stimuliert und den Energiestatus der besonders gegen die Krebszellen wirksamen Abwehrzellen des Organismus um einen im bisherigen Organismus noch nie erreichten Faktor vervielfacht. Wird dieser Prozeß mit weiteren, die Abwehr verstärkenden Maßnahmen (z. B. 8 bis 10 Tage vorausgehende BCG-Impfung, evtl. nachfolgende Hyperthermie, Autoinfusion von Leukozyten) kombiniert und in den Phasen erhöhter Metastasierungswahrscheinlichkeit (z. B. vor und nach operativer Entfernung des Primär-Tumors) eingesetzt, so dürfte auch eine gute Lösung der Metastasenprophylaxe sich anbahnen. Die statistische Sicherung dieser Einzelerfolge ist von hoher Aktualität für die Krebsforschung.

Eine quantitative Einschätzung der zur Heilung der manifestierten Krebskrankheit notwendigen Zellabtötungsverhältnisse in den Geschwülsten und der noch gerade zulässigen Mitabtötung empfindlicher Normalzellen des Organismus ergab, daß nur eine Krebstherapie mit extrem hoher Auswahlmöglichkeit erfolgreich sein kann . . .

Diesen Richtlinien sind wir bei unseren seit 1964 betriebenen Forschungen gefolgt.

Durch künstliche Stabilisierung der Normalzellen und durch künstliche, möglichst große Labilisierung der Krebszellen in den Tumoren und Metastasen, wurde der Unterschied zwischen den zu trennenden Zellarten während der Therapie so groß wie möglich gestaltet. Weiter wurden soviel selektive Teilschritte hintereinander geschaltet, bis sich schließlich bei Labor-Tierexperimenten mit hoch resistenten Tumoren ergab, daß Tumorheilungen unter Bedingungen eintraten, wo mit Drogen und Dosierungen der klassischen Krebs-Chemotherapie noch keine Heilungen zu beobachten waren. Zu den wichtigsten Schritten rechnen wir die heute bereits 24 Stunden vor Beginn des Hauptprozesses eingeleitete und bis zum Prozeßende fortgesetzte Vervielfachung der Traubenzuckerkonzentration des Blutes. Sie bewirkt zusammen mit künstlichem Fieber von nur noch 40° C und einer Dauer von 2½ Stunden, daß die natürliche lysosomale Zytolyse-Kettenreaktion in allen Tumoren und Metastasen Wirklichkeit wird, die beim Herzinfarkt schon beobachtet wurde und dort als Feind des Menschen in Erscheinung tritt.

Durch Stimulierung der körpereigenen Abwehr einige Tage und durch die Erhöhung der Traubenzuckerkonzentration im Blut sowie des Sauerstoffwechsels 24 Stunden vor dem Haupt-Therapie-Prozeß wird erreicht, daß die immunologische Hauptattacke gegen die Krebszellen abläuft, bevor durch die zytostatische oder strahlentherapeutische ‚auslösende Attacke‘ der Krebs-Mehrschritt-Therapie, die für die Abwehr so wichtigen Leukozyten mit vernichtet werden. Weiter bewirkt der frühzeitige Beginn der Blutglukose- und Sauerstoffwechselerhöhung eine starke auswählende Beschleunigung des Teilungsmechanismus der Krebszellen und dadurch eine etwa um den Faktor 3 bis 4 erhöhte Empfindlichkeit gegenüber der auslösenden Attacke.

So ist die Wandlung und künstliche Verstärkung natürlicher Vorgänge des Organismus zu ausgewählten, sich unterstützenden Attacken gegen die Geschwülste heute fast zu einem Grundprinzip unserer Therapie geworden. Dieser Therapieprozeß wurde so verbessert, daß er auch für Menschen im höheren Lebensalter leicht verträglich geworden ist ... Die ersten klinischen Erfolge nach unserem Konzept zeichneten sich bereits ab, z. B. mit Total-Remissionen von Metastasen, erzielt an als unheilbar geltenden Patienten mit Eierstocks- und Gebärmutterhalskrebsen.“

Um nochmal auf die Versuche von *Warburg* mit dem Vitamin B 1 zurückzukommen, betont Warburg mit Nachdruck, daß eine Wirkung der B 1-Therapie nur im Anfangsstadium der Erkrankung wirksam sein kann, denn nur in den Anfangsstadien der Krebserkrankung werden noch genügend Apofermente der Atmung gebildet, und diese können aus den gesunden Zellen nicht in die Krebszellen einwandern. Wichtig und zu beachten ist auch die Anlieferung von Eisen in der Form der üblichen Präparate. Sehr häufig genügt auch eine Eisendiät mit Fruchtzucker, besonders mit gesüßten Aprikosensäften, denn Aprikosen enthalten mehr Eisen als unsere Gemüse, und es ist bekannt, daß das sagenhaft gesunde Hunzavolk in Tibet sich hauptsächlich von Aprikosen ernährt.

Eiweißzufuhr ist überwiegend durch gesäuertes Milcheiweiß zu bewerkstelligen

Entscheidend und wichtig ist dabei die Zufuhr von rechtsdrehender Milchsäure in der Nahrung. Milchsäurenahrungsmittel (Sauerkraut, Bohnen, Gurken) sind wichtig, weil sie der Fäulnis im Darm entgegenwirken. Sie sind aber nicht imstande, die aus dem Tumor austretende linksdrehende Milchsäure zu neutralisieren, weil sie nicht genügend rechtsdrehende Milchsäure freisetzen können. In der Pathologie, außer beim Krebs, sind nur wenige Fälle bekannt, bei denen im Körper linksdrehende Milchsäure gebildet wird. An erster Stelle sind es Tumoren, die linksdrehende Milchsäure produzieren, aber außerdem auch einige Bakterienarten.

Die sogenannten Krebsmittel, die immer wieder angepriesen werden, gibt es eigentlich gar nicht, denn von einem einzigen Mittel, seien es Pflanzen, seien es Chemikalien, kann man nicht erwarten, den ausgebrochenen Krebs zu heilen. Wer glaubt, die zusätzliche Therapie damit zu bewältigen, daß er nur eines dieser Krebsmittel anwendet, also nicht einen Bruchteil dessen verwirklicht, was der zusätzlichen Therapie möglich ist, treibt unvollkommene Therapie.

Es gibt so weit fortgeschrittene Krebsfälle, in welchem weder ein sogenanntes Krebsmittel noch der gesamte Einsatz der zusätzlichen Therapie mehr zu helfen vermag, wo es also nur darum geht, das schwere Los der Kranken zu erleichtern. Weiterhin muß man sich stets bewußt bleiben, daß die Angriffspunkte der Krebsmittel, die alle fraglich sind, sehr verschieden sind.

Besserungen durch Vitamin-A-Lösungen nach Jankers

Die Janker-Höfer-Klinik in Bonn hat gefunden, daß hochkonzentrierte Vitamin-A-Lösungen bei der Bestrahlung von Platten-Epithel-Karziomen die Möglichkeit eröffnen, auch bei diesen sonst strahlen-resistenten Geschwulstzellen einen Bestrahlungserfolg zu erreichen. Zu diesem Zweck müßten dann täglich 30 Millionen I. E. der Lösung 4 bis 6 Tage hintereinander genommen werden. Oft klagt der Kranke über heftige Kopfschmerzen, die sich aber vermeiden lassen, wenn zu gleicher Zeit Reparil-forte intravenös gegeben wird.

Die Gabe von Vitamin A gleichzeitig mit Vitamin C ist eine alte Empfehlung von *Wendt* (Zeitschrift für die gesamte innere Medizin 6/1951, Nr. 7 und 8). Es zeigt sich, daß man mit täglich 500 mg Vitamin C und 20 000 internationalen Einheiten Vitamin A bei knapper optimaler Kost oft erstaunliche Erfolge erzielen kann.

Zu beachten in der zusätzlichen Therapie des Krebses ist die Entstehung von Sulfid-Körpern beim Krebskranken. Man ist bei der Pflege des Kranken von dem furchtbaren Gestank beeindruckt, der gegen Ende der Tumorerkrankung oder bei freiliegenden Tumoren auftritt. Bei Anwendung von Ozoniden, wie das Novozon, kann man den Geruch vollständig vermeiden, da Sulfide als Salze des Schwefel-Wasserstoffs durch alle stärkeren Oxydationsmittel, wie z. B. Ozon, angegriffen werden.

Die Ausscheidung der Fäulnissubstanzen (Sulfid-Körper) in den späteren Stadien des Krebsleidens ist verantwortlich für die Entstehung der Kachexie, einem Kräfteverfall mit ausgezehrtem gelblich-grauem Aussehen des Patienten. Der Gesunde scheidet nur außerordentlich wenig derartige Substanzen im Morgenharn aus, aber schon bei einer Grippe oder anderen Infekten steigen die Werte auf das Zwei- bis Achtfache an und bei Beingeschwüren auf das Mehrfache. Die richtige Ernährung und die Bekämpfung der Darmfäulnis sind bei der zusätzlichen Krebstherapie wichtig, ebenso wie die Beseitigung von Krankheitsherden, vor allem an Zähnen und Mandeln. Bei dauernder Anwesenheit derartiger Sulfide versagt die Oxydation durch den Sauerstoff. Ozonide als Gegenmittel gegen Sulfide geben ihren aktiven Sauerstoff nur dann ab, wenn reduzierende Verbindungen gegenwärtig sind.

Sauerstoffschuld als vermutliche Ursache des Krebstodes einer Meisterläuferin

Krebszellen beziehen ihre Wachstumsenergie vor allem aus der Milchsäuregärung, also der Spaltung von Traubenzucker. Die Gärung der Krebszellen zu verhindern, gelingt in erster Linie durch ein gesteigertes Ausdauerlauftraining, und daher sind manche Fälle von Krebserkrankung zu erklären, die auftraten, als das Lauftraining nicht den Sinn hatte, den Sauerstofftransport zu fördern, sondern die Sauerstoffschuld zu üben (Deutsches Intervalltraining). Mit Intervalltraining nach ihrer Niederlage in Mexiko wurde bei der englischen Meisterläuferin *Lilian Board* in wenigen Wochen eine überragende Leistung erzwungen, und dann kam in wenigen Wochen der Abfall zur Krebserkrankung bis zum Tode. Ähnliche Fälle erlebten wir, wenn z. B. ein Marathonläufer, wie der Amerikaner *Clarence de Mar,* über 100 Marathonläufe absolvierte, dann den Sport aufgab und nach wenigen Jahren einem Mastdarmkrebs zum Opfer fiel. Ganz eindeutig konnte bei mehreren Krebsfällen des Hodens die auslösende Ursache darin gesehen werden, daß ein übertriebenes Intervalltraining zur Erschöpfung der Reserven führte und zu Stoffwechselprodukten, die den Krebs als chronischen Sauerstoffmangelzustand charakterisierten.

Gelingt es, die Gärung der Krebszellen zu verhindern, so ist das gleichbedeutend mit verringertem Wachstum, und ein wachstumshemmender Stoff, der chemisch ein Polypeptid ist, liegt in dem Polyerga vor. *Kuhlmey* berichtet über eine ganze Anzahl erstaunlich guter Erfolge nach der Behandlung mit Polyerga, und in der Klinik von Prof. *Zabel* wurden ähnlich gute Erfahrungen damit gemacht.

Ozon als Krebstherapeutikum umstritten

Eine der wichtigsten therapeutischen Möglichkeiten, die wir zusätzlich für den Krebskranken haben, ist die Sauerstoff-Ozon-Therapie, wobei aber zu beachten ist, daß zuviel Sauerstoff giftig für den Körper wirken kann. Ein Überschuß an Sauerstoff im Organismus kann sich unter Umständen nicht weniger schädlich auswirken als ein akuter Sauerstoffmangel. Eine unschädliche Verfahrensweise wurde von *Wolf* angegeben, der 20 cm³ Patientenblut mit O_2 und O_3, also mit Sauerstoff und Ozon, mischt und intravenös zurückspritzt. Manche Erfolge beim Bestrahlen von Krebsgeschwülsten mit Röntgenstrahlen beruhen auf einer gleichzeitigen zusätzlichen Therapie mit Sauerstoffzuführung.

Die Kalziumtherapie nach Varro

Immer wieder sind Ärzte, die mit der intravenösen Kalziumtherapie beim Krebs beginnen, erstaunt, wie stark man einen Krebskranken bei diesen Spritzen mit Kalzium anreichern muß, bevor die bekannte Wärmereaktion auftritt. Dazu können 40 cm³ notwendig sein. Die Kalziuminjektionen haben auch den Sinn, Schmerzen zu bessern. Auch die sinnvolle Anwendung der Hunekeschen Therapie kann besser wirken als starke Schmerzmittel, und vor allem *Varro* in Oberkassel zeigte, wie sehr man dem Krebskranken im Rahmen der zusätzlichen Therapie helfen kann, wenn man die Technik der Neural-Therapie beherrscht. Wichtig scheint dem Verfasser bei all diesen Maßnahmen, daß der Patient nach der Behandlung nicht im Bett gehalten wird, sondern mindestens ausdauernd spazieren geht.

Verschiedene Arten der Überwärmungstherapie

Wie wir schon auf die Fiebertherapie von *Manfred von Ardenne* eingegangen sind, so muß auch noch auf andere Behandlungen mit Fieber bei der Krebsbehandlung eingegangen werden.

Es gab früher schon Berichte über Selbstheilungen, vor allen Dingen nach Erysipel, der Wundrose. Die Fieberbehandlungen mit Milchinjektionen oder Pyrifer sind ungeeignet, doch hat das Überwärmungsbad einen entscheidenden Platz in der Behandlung sehr vieler Krankheiten. Das heiße Bad als Schlenzbad, welches in jeder Badewanne auszuführen ist, hat unstreitig den Vorteil, alle Massagen und chemischen Mittel zur Durchblutungssteigerung überflüssig zu machen. Ein Unterschenkelbad von 50° C z. B., wie Verfasser es bei vielen Muskel-, Sehnen- und Bänderverletzungen des Beines anwendet, ist in der Durchblutungssteigerung durch nichts zu übertreffen. Es bewirkt Sauerstoffzufuhr zu den betreffenden Geweben, und so ist auch die günstige Wirkung der Bäder, die eine Steigerung der Körpertemperatur auf 39 bis 40° C erreichen, zu erklären.

Der Krebskranke braucht allerdings auch 3 bis 4 Bäder, bis seine Temperatur nach 20 Minuten über 39° C angestiegen ist. Die Gesamtdauer solcher Bäder, wenn die 39-Grad-Grenze erreicht werden soll, schwankt zwischen 30 und 40 Minuten. Wichtig dabei ist, daß der Patient waagerecht im Wasser liegt, nur Nase, Mund und Augen über dem Wasser bleiben und daß er sich nicht dauernd aufrichtet und den Kopf zu sehr abkühlt, weil das Gefäßspasmen und Atonie zur Folge hat, wodurch der Blutdruck infolge dieser Tonusveränderungen der Gefäße stark absinkt.

Weniger bezieht sich diese Belastung des Kranken auf das Herz, besonders bei trainierten Herzen. Eine besonders intensive Wärmetherapie für Trainierte ist ein Lauf in Sonnenhitze etwa über 10 km halb maximal mit starker Schweißbildung und anschließender Sauna oder einem Schlenzbad von 20 Minuter. bei 42° C. Man kann sich theoretisch schon vorstellen, daß dieser Energieeinsatz beim Menschen von seinen gesunden Zellen, wenn er trainiert ist, vertragen wird, es aber den Krebszellen unmöglich sein dürfte, diese Energieaufladung zu vertragen.

Wie Verfasser mehrfach oben geschildert hat, ist die Leistungssteigerung im Lauf — ausgedrückt in verbesserten Laufzeiten — ein thermodynamisches Problem, indem gewissermaßen Anstrengung und Arbeit in den Organismus hineingesteckt werden und daraus eine höhere Leistungsfähigkeit resultiert, was man durch kein Medikament erreichen kann. Durch die eben geschilderte Kombination von Überwärmungsbad und Überwärmung durch Training und einer dabei vermehrten Sauerstofförderung und Verbrennung im Organismus kommt letztlich die Vernichtung ungesunder Zellen zustande sowie die Neutralisation von Stoffen, die sonst dem Körper schädlich werden können. Siehe auch das Beispiel der Grippebehandlung bzw. Kupierung durch Trainingslauf mit anschließendem Bad und einer Erweiterung der Blutgefäße durch eine Tasse Kaffee mit Alkohol und homöopathischer Dosis von Jod!

Diese schonungslose Therapie dürfte allen Medikamenten unserer Heilmittelindustrie überlegen sein.

Wie schon oben erwähnt, spricht *Manfred von Ardenne* von einer Mehrschritt-Therapie und versteht darunter eine Doppelattacke durch Überwärmung und Übersäuerung. Unter diesen Voraussetzungen sieht man mit geringen Dosen von Zytostatica Abbauerscheinungen am Tumor der Versuchstiere. Die interessanteste seiner Maßnahmen ist die Gabe von Traubenzucker in sehr hohen Dosen. *Von Ardenne* erzielt damit eine starke Säuerung des Tumors, und in dieser Übersäuerung zerfällt die Tumorzelle. Es entstehen Wirkstoffe der Selbstverdauung der Zelle.

Auch in der Klinik von Prof. *Zabel* wurden seit Jahrzehnten mit zum Teil sehr großem Erfolg Fieberbäder mit einer Fieberdauer von 2 bis 8 Stunden angewendet, vor allen Dingen beim Sarkom. Dabei wurde das sogenannte Echi-Jap-Bad angewandt. Der Kranke wurde nicht horizontal gelagert, sondern er saß, wie im japanischen Bad, aufrecht in einer Holzwanne, wobei das Wasser nur bis zur unteren Herzgrenze eingelassen wurde.

1 bis 1^1/$_2$ Stunde vor dieser Anwendung bekommt der Patient eine intravenöse Injektion mit Echinacin. Üblicherweise wird der Patient auf solche „Echi-Jap-Bäder" eine Temperatur von über 39° C nach 20 Minuten erreichen.

Verfasser hat aber bessere Wirkungen durch Aachener Sulfat-Bäder gesehen, bei denen auf ein Vollbad von 42° C 400 g Aachener Sulfat zugesetzt wird. Die starke Wirkung auf den Organismus kann man auch daran testen, daß ein Goldring an der Hand bei dieser Behandlung schwarz anläuft. Der Patient ist nach diesem Bad, bei dem er eigene Energie durch den starken Transport von erwärmtem Blut in die Haut aufgewendet hat, sehr müde und bedarf dringend der Bettruhe. Nach diesen Bädern sollte man nicht wie nach der Sauna kühl abbrausen oder sogar in einem kalten Fluß oder Teich baden gehen, sondern ausschwitzen und Wärme und damit Sauerstofftransport langsam verebben lassen.

Wenn jeder Mensch in einer echten Gesundheitsvorsorge bzw. als Prophylaxe gegen eine Krebserkrankung jeden Tag mit einem heißen Bad von 42° C und 10 Minuten Dauer beginnen würde, so wäre der Erfolg mit einiger Sicherheit, daß viele Krebsformen überhaupt nicht auftreten könnten, da eine gesteigerte Durchblutung und gesteigerter Sauerstofftransport auch gesteigertes Leben und gesteigerte Lebenskraft bedeuten.

VII. Behandlung von Beinleiden durch Aktivität

Beingeschwüre

Sehr häufige Leiden der Beine, besonders bei Frauen, sind das Beingeschwür (Ulcus cruris varicosum), die Venenentzündung und Verstopfung (Phlebitis, Thrombose), die Krampfaderstauungen, besonders der Unterschenkel.

Es ist bezeichnend, daß diese Erkrankungen häufig dadurch entstehen, daß Patienten mit Krampfadern im Krankenhaus nach Operation, Geburt oder Verletzung zu lange liegen und jegliche Bewegungen und tägliche Verrichtungen, wie Waschen, Zähneputzen, Benutzung der Toilette, verboten sind, obwohl sie ohne große Schäden doch möglich wären.

Die Gefäßwand wird durch stehendes, übersäuertes Blut beim langen Liegen sozusagen angefressen, die Gefäßinnenwand wird durchlässig, die Blutströmung ist verlangsamt oder gar aufgehoben, und das Blut gerinnt leichter, wozu noch als Verschlimmerungsgrund Fettleibigkeit, Herzschwäche und auch manchmal Blutkrankheiten kommen.

Weil sich Blutpfröpfe durch Gerinnung des Blutes innerhalb der Blutgefäße bilden und losreißen können, fürchtet man beim mechanischen ärztlichen Denken die Embolie, d. h. die Einkeilung eines Blutpfropfes in einem Blutgefäß mit den Folgen der Verstopfung der Lungenschlagader, der Gehirnarterien oder der Herzkranzgefäße.

Inzwischen beginnt man, genau umgekehrt wie vor etwa 40 Jahren, in der Vorbeugung und Behandlung dieser Komplikationen das Denken zu reformieren, indem man das Frühaufstehen befürwortet. Damals konnte es häufig geschehen, daß ein junger Mensch wegen angeblicher Blinddarmreizung vorsichtshalber operiert wurde, obwohl sich nichts fand, aber nach 8 Tagen strenger Bettruhe war er tot, weil sich ein Gerinnsel gebildet hatte.

Besonders betroffen waren die Frauen nach Geburten, und sie bevölkern noch heute darum die Sprechstunden der Ärzte wegen ihrer Beingeschwüre, die manchmal 10 und mehr Jahre in ihrer Entstehung zurückliegen, weil man sie damals zu sehr geschont hatte.

Es ist wissenschaftlich sicher interessant zu wissen, wie eine Embolie entsteht, wie der Weg des losgerissenen Blutpfropfens verläuft, welche Möglichkeiten der Verstopfung bestehen, mit welchen Gewebsteilen neben Blutpfröpfen Embolien entstehen können, aber das Wichtigste ist doch, wie man einer Embolie vorbeugt oder wie man sie heilen kann.

Wie beugt man der Thrombose und der Embolie vor?

Die wichtigste Maßnahme nach Operationen ist nicht nur das frühe Aufstehen, wie es heute schon teilweise geübt wird, sondern daß der Patient, wenn eben möglich, schon vor der Operation fit gemacht wird durch eine gesunde und anstrengende Vorbereitungszeit und nach der Operation nicht nur aufsteht, sondern schon am ersten Tag im Bett eine sinnvolle Gymnastik durchführt und nach 1 bis 2 Tagen 10 Minuten hin- und hergeht, sogar leicht trabt. Dann ist eine Gymnastik durchführbar, die nicht zu sehr zur Atempressung führen darf, aber die Durchblutung der Bauchmuskeln, des Beckens und der Beine besonders anregt. Dazu gehören Energie und Hilfe durch geschulte Pflegekräfte, die mit Verständnis auf die Individualität des Kranken eingehen.

Diese Nachbehandlung ist wichtiger als alle Medikamente. Leider sind die meisten Ärzte und Kliniken in der Verabreichung von Medikamenten bei sogenannten Beinpatienten noch zu „aktiv" und setzen evtl. dadurch Schäden, sogenannte iatrogene Erkrankungen, also vom Arzt verschuldete Leiden, weil es die Wissenschaft irrtümlich so gelehrt hat oder weil ein Arzt unter falscher Diagnose oft auch noch ein falsches Medikament anwandte.

Ex-Präsident Nixon als warnendes Beispiel

Als Beispiel aus der jüngsten Zeit kann man den amerikanischen Ex-Präsidenten Nixon anführen. Solange er im Amt und immer beschäftigt war, führten seine Krampfadern nicht zur Krankheit. Als er mit Schimpf und Schande aus dem Amt entlassen war, was natürlich einen seelischen und Kreislaufschock bedeuten kann, gab es Venenthrombosen, und diese wurden mit Bettruhe behandelt. Als das Leiden sich verschlimmerte, zeigte sich auch hier eine gewisse Hemmungslosigkeit mancher Chirurgen, eine innere Erkrankung mit dem Messer anzugehen. Man versuchte also, die verstopften Venen aufzuschneiden und die Gerinnsel zu entfernen. Die Gefährlichkeit dieser Maßnahme steht in keinem Verhältnis zu konservativen Maßnahmen, die möglich sind. Aber der Mensch überschreitet gern seine Möglichkeiten, wenn sein Tun mit Wissenschaftlichkeit verbrämt ist. Also operierte man den Ex-Präsidenten wegen der Thrombosen und brachte ihn an den Rand des Grabes. Ein Gefäßtraining mit feuchten Gummiwicklungen der Beine und mit leichtem Gehtraining wäre wahrscheinlich weniger gefährlich gewesen. Aber Leute, die in der Öffentlichkeit hervorragen, sind auch immer in der Gefahr von „hervorragenden" Ärzten behandelt zu werden, was keine Garantie für Gesundung und Gesundheit bedeutet.

Aktiv-medikamentöse Behandlung

Zur medikamentösen Behandlung von Thrombosen und Embolien ist zu sagen, daß es heute gerinnungshemmende Arzneimittel gibt, welche die Blutgerinnung verhindern oder verzögern. Zu den gerinnungshemmenden Substanzen gehört vor allem das Heparin, ein Stoff in der Leber, der in den sogenannten Mastzellen, besonders der Lungen, reichlich zu finden ist.

Auffallenderweise haben gut trainierte Langstreckenläufer diese Mastzellen vermehrt im Blut als basophile Zellen. Das deutet darauf hin, daß der ausdauertrainierte Mensch, wie oft festgestellt, flüssigeres Blut besitzt und deshalb nicht so leicht eine Thrombose mit allen Folgen bekommt. Die Aktivität des Arztes kann aber thrombosen-gefährdeten Menschen vor den Folgen bewahren, wenn er Heparin spritzt.

Um das zu verstehen, muß man den komplizierten Vorgang der Blutgerinnung einmal vereinfacht zur Kenntnis nehmen.

Wir haben im Blut rote Blutkörperchen, weiße Blutkörperchen und Blutplättchen, die Thrombozyten. Bei einer Schädigung der Gewebszellen z. B. durch Verletzung zerfallen die Blutplättchen, bilden den Stoff Thromboplastin, der zusammen mit Kalzium das Proconvertin im Blut in Convertin umwandelt. Ein weiterer Stoff, das Accelerin, das sich ebenfalls im Blut befindet, führt das Convertin über die Vorstufe Prothrombin in Thrombin über, das schließlich die Blutgerinnung bewirkt. Das Heparin nun verhindert die Gerinnung dadurch, daß es das Thromboplastin bindet.

Heparin ist eine Verbindung mit 30 bis 40 % Schwefelsäure und hat eine starke elektrisch-negative Ladung. Es wird durch eine starke positiv-elektrische Substanz, das Protamin aus Fischsperma, entbunden und unwirksam gemacht, da Protamin eine starke Base ist, Heparin aber die stärkste organische Säure im Organismus.

Heparin hat aber keine giftigen Nebenwirkungen im Körper, und es fördert u. a. die Kochsalz- bzw. Natriumausscheidung des Organismus, z. B. beim Schwitzen. Heparin muß ins Blut gespritzt werden, wirkt schlagartig, aber die Wirkung hält nur kurz an.

Schon früh erkannte man, daß eine aktive Bewegungsbehandlung gegen Blutstockung und Blutgerinnsel eine ähnliche, aber länger anhaltende Wirkung hat als Heparin, so daß man sagen kann, daß die hervorragenden Resultate, die mit der heutigen Dauerbewegungsbehandlung erzielt werden, mit Heparin allein nicht zu erreichen sind.

Das Vitamin K und die Süßkleestoffe

Wirkt nun Heparin schnell gegen Blutgerinnung, so wirken die Dicumarolstoffe aus dem Süßklee langsam und können eine gefährliche Blutverflüssigung bewirken. Das Vitamin K dagegen wirkt einer Blutverflüssigung entgegen, fördert also die Gerinnung.

Vitamin K ist notwendig für die Bildung von Proconvertin und Prothrombin. Bei Mangel von Vitamin K kommt es zu Blutungen und Blutungsneigung. Seine Zufuhr mit der Nahrung ist normalerweise nicht notwendig, da im Darm von Bakterien reichlich Vitamin K gebildet wird. Eine Beurteilung, ob ein Vitamin-K-Mangel vorliegt, und wie eine Vitaminzufuhr wirkt, ist durch die Bestimmung der Prothrombinmenge im Blut, durch den sogenannten Quicktest, möglich. Liegt das Prothrombin unter 20 % des normalen Wertes, so besteht Blutungsgefahr.

1922 wurde in Kanada bei Rindern eine Krankheit beschrieben, die durch Verfütterung von verschimmeltem Süßklee entstand. Sie äußerte sich in einer starken Blutungsneigung, wobei die Ursache eine Verminderung des Prothrombins im Blute war. Die eigentlich krankmachende Substanz war das Cumarin oder Dicumarol, welches 1942 in die Behandlung der Thrombosen, vor allem auch beim Herzinfarkt, eingeführt wurde.

Dicumarol und verwandte Stoffe wirken ausschließlich auf die Leber und vermindern das Gerinnungsvermögen des Blutes. Wahrscheinlich wirkt diese Substanz durch Hemmungen der Wirkungen des Vitamins K.

Man hätte sich nun freuen sollen, solch ein Mittel gegen den Herzinfarkt und gegen Venenthrombosen an den Beinen gefunden zu haben, aber wie immer in der Medizin folgte der ersten Begeisterung die Ernüchterung.

Ein Nachteil des Dicumarols ist, daß es bei ihm im Gegensatz zum Heparin 1 bis 2 Tage dauert, bis eine Wirkung erreicht ist, wonach eine dauernde Blutungsgefahr besteht, die gelegentlich zum Tode führt, z. B. durch Gehirnblutung. Die Blutungen treten in etwa 5% der behandelten Fälle auf. Bei dem heute vielfach verwendeten Präparat Marcumar sind sie prozentual etwas geringer.

Was sollte man also tun? Auch der Laie, für den dieses Buch vorzugsweise geschrieben ist, wird nach Kenntnisnahme der Wirkung der Substanzen Heparin, Dicumarol und Vitamin K sich eigentlich nur für die Behandlung entscheiden können, die dem natürlichen Geschehen in der Leber bei der Regulation zwischen Blutungsneigung und Gerinnungsneigung dem Heparin den Vorzug gibt, zumal dieses durch Dauerbewegung in den Zellen des Organismus freigesetzt wird und das Blut so flüssig erhält, daß auf diesem Wege Thrombose und Herzinfarkte nicht so leicht entstehen können, wenn nicht andere Risikofaktoren vorliegen.

Durch vielfach vermehrte Sauerstoffzufuhr wird zudem das durch Fett dickflüssigere Blut gereinigt, indem das Fett verbrannt wird.

Salbenbehandlung und Bettruhe besonders gefährlich

Das vielfach mechanistische Denken der Schulmedizin schreibt vor, daß man bei Thrombosen und Entzündungen sowie einfachen Beingeschwüren liegen müsse, da sich Gerinnsel verschleppen könnten, wenn die Durchblutung durch Aktivität, wie Gehen und Laufen, gefördert würde. Die Förderung der Durchblutung unter Vorsichtsmaßnahmen, wie Wickelungen mit elastischen und Gummibinden, ist aber die erste Maßnahme zur Heilung. Die zweite Maßnahme, die hauptsächlich Ärzte interessieren dürfte, ist, das Geschwür mit Benzin zu säubern, mit Pyoctannin, einer gerbsäurehaltigen, desinfizierenden blauen Lösung, zu bestreichen und dadurch die Wundfläche zu gerben und zu trocknen. Anschließend Mullverband und darüber fester elastischer Verband durch Elastoplast, von den Zehengrundgelenken ausgehend bis unter das Knie. Der Patient darf nicht liegen, muß viel gehen, darf als Sportler ein Lauftraining absolvieren, nimmt keine gefäß-aktiven Medikamente, sondern sorgt für Sauerstoffdurchströmung des ganzen Organismus, besonders der bewegten Beine. Bei zweimal wöchentlichem Verbandwechsel heilen kleinere Geschwüre oft in 8 Wochen, manchmal auch in Tagen. Begleitende Ekzeme werden durch Volon-A-Aufsprühungen bekämpft.

Ist das Geschwür 1 bis 5 mm tief und großflächig ausgedehnt, so muß das Wachstum der sich neu bildenden Zellen abgewartet werden, bis etwa 0,5 mm unter die angrenzenden gesunden Hautpartien. Dann wird die Wunde bei jedem Verbandswechsel mit Benzin gesäubert, mehrmals mit Jodtinktur betupft, bis zur Eintrocknung, und dann mit Tummenol Zinköl 1:20 dick bestrichen. Darüber kommen Mullverband und elastische Gummibinde oder Elastoplastverband. Geschwüre von Handtellergröße nicht nur bei Frauen, sondern auch bei jungen Männern, die in 10 Jahren immer größer gepflegt, also erfolglos behandelt wurden, heilten sehr oft in 2 bis 8 Monaten ab.

Unter den Tausenden Salben, die als sogenannte Beinsalben von allen möglichen Firmen angepriesen wurden, hat sich kaum eine bewährt, da bei Salbenbehandlung, ganz gleich welcher Art, das Geschwür meist noch mehr aufweicht, und der schmierige Ausfluß des Geschwüres mit der Salbe zusammengemischt eine besonders infektiöse Masse bildet, die alles aufweicht und Entzündungen schlimmster Art zur Folge hat. Nur nach Härtung des Geschwürgrundes mit Pyoctannin oder mit Jodlösung ist eine Salbenbehandlung möglich. Jede andere Behandlung ist unnötig.

Bei Thrombosen mit Fieber unterstützt man die Behandlung durch Supracilininjektionen. Schmerzen, die immer vorhanden und besonders nachts bei Bettruhe heftig sind, lindern sich beim Gehen.

Bei gesunden Beinen mit Fehlern, wie Krampfadern, Schwellungen, roten, schmerzenden Stellen und flächenhaften Entzündungen, ist die Behandlung nicht anders. Der ganze Unterschenkel oder Fuß wird mit Pyoctannin bestrichen, nach Trocknung mit Mullverband bis unter das Knie gepolstert und mit elastischem Gummiwickel oder mit Elastoplastverband versehen. Der Patient muß gehen, laufen, ja, darf sogar wettkampfmäßig trainieren. Die Heilung ist vornehmlich durch Aktivität gegeben. Zwischenfälle ohne schwere Komplikationen wurden in 7 Fällen bei mehr als 2000 Geheilten gesehen. Die Angst vor der Bewegung bei Beinentzündungen, Venenentzündungen und Beingeschwüren scheint völlig unbegründet.

Damit ist auch die Frage beantwortet, ob man bei Beinleiden sportlich trainieren sollte oder nicht? Der Aktivität ist entschieden Vorzug zu geben und bei großen Krampfadern zusätzlich ein Radfahrtraining einzuschalten, um im Sitzen die Aktivität der Beine beim Beugen und Strecken zu steigern, damit die Muskelpumpe der Beine die Krampfadern besser entleeren kann. Es gibt zahlreiche Marathonläufer und Frauen, die nicht wegen ihres Trainings Krampfadern bekommen haben, sondern trotz ihrer Krampfadern mit Vorteil Langstrecken trainieren und auch wettkampfmäßig laufen können, weil eine Blutstockung in den erweiterten Venen durch die aktive Muskelpumpe besser entleert wird und gewisse Gewebspartien der Beine stark durchblutet werden, wogegen sie bei Inaktivität geschwürig zerfallen.

Bei den meisten Beinleiden keine Schonung

Weitere Beinleiden, die besonders bei Sportlern zu finden sind, sind die Fußverstauchung oder Fußdistorsion, Beschwerden von Senkfüßen, Spreizfüßen und Knickfuß, Fußgelenkentzündung, Fersensporn, Achillessehnenentzündung, Wadenzerrung und Muskelkrämpfe, Knieprellungen, Kniegelenkentzündung, Meniskuszerrung, Hoffa'sche Erkrankung des Läuferknies, Oberschenkelmuskelzerrungen und Einrisse, Ischiasentzündung und die gefürchtete Hüftarthrose in verschiedenen Formen und in verschiedenen Lebensaltern.

Bei all diesen Erkrankungen wird leider meist sofort zur Schonung geraten, wo man doch bedenken sollte, daß z. B. Eiskunstläuferinnen oder Tänzerinnen durch Aktivität im Training ihre Fußmuskeln so stärken, daß sie auf der Großzehe stehen und tanzen können. Durch Aktivität in Form von Fußgymnastik, täglich von Kindheit an und auch später, können Fußschäden zum Teil behoben werden und kann durch Stärkung der Fußmuskeln und -bänder ein Halt des Fußgewölbes erzielt werden, so daß noch große Leistungen im Gehen und Laufen möglich sind. Es gibt zahlreiche Weltklasseläufer über kurze und lange Strecken, die Plattfüße oder sonstige Fußschäden haben und trotzdem Weltklasse wurden, weil auch eine schlechte Anlage des Fußbaues durch Übung verbessert werden kann.

Allzuschnell sind viele Ärzte und Orthopäden mit Fußstützen, Fußeinlagen und orthopädischen Schuhen bei der Hand und sogar mit korrigierenden Operationen, die nur für schwere Fälle reserviert bleiben sollten. Das Beispiel der Eiskunstläufer und -läuferinnen zeigt, welche unglaubliche Leistungen der Fuß durch Training erzielen kann.

Von der spastischen Lähmung zum Langstreckenlauf

Ein eklatantes Beispiel sei hier mitgeteilt: **Ein spastisch gelähmtes Mädchen von 12 Jahren,** klein und dick, infolge von Hänseleien ihrer Schulkameradinnen ihrer Sprache nicht mehr mächtig und kaum gehfähig, sollte von einem berühmten Chirurgen operiert werden, um dadurch einen besseren Gang zu erzielen. Die Kniescheibenbänder sollten verkürzt und damit eine bessere Statik und Dynamik erreicht werden. Verfasser prüfte ihre Muskelgruppen und erdachte 40 spezielle Gymnastikübungen, um die fast ausgefallenen Muskelgruppen durch Funktion zu kräftigen. Das gelang. Nach 3 Monaten konnte das Kind besser gehen, ja sogar einige Laufschritte auf einer Strecke von 10 bis 15 m sozusagen imitieren. Nach weiteren 2 Monaten mit Gymnastik und zusätzlichen Sprungversuchen aus dem Stand gelang es, 50 m in 15 Sekunden zurückzulegen, was sich dann schnell auf 12,6 Sekunden steigern ließ. Damit war eine Bewegungskoordination gewonnen, die zu längeren Trabläufen von 200 m und Verbesserung des Ganges führte.

Die Strecken im Traben wurden immer mehr ausgedehnt. Das Kind nahm an Gewicht ab, fand im lustigen Spiel des Trainings seine Sprache wieder, nahm Klavierunterricht und hatte keine Angst mehr vor der Schule. Es wurde im ganzen selbstbewußter. Dies wirkte sich auf das Leistungsstreben günstig aus.

Es war ein erhebender Tag für Trainer, Eltern und das Kind selbst, als es gelang, 400 m durchzutraben, wenn auch in schwerer Atemnot. Das Training wurde weiter auf Langlauf umgestellt, und schließlich lief das Kind täglich 3 bis 5 km im Trab mit dem Vater. Im Urlaub stieg es schon auf Berge von 1000 m Höhe, und danach legte es 5000 m in 35 Minuten zurück. Es ist heute groß gewachsen, und der Gehfehler ist kaum noch zu erkennen. So wurde durch Aktivität geholfen, und zwar durch Übung auf dem Lande, denn 3 Jahre hatte es vergeblich Schwimmversuche gemacht.

Durch diesen und Hunderte von anderen Fällen wird bewiesen, daß Beinleiden nicht mit Hoffnungslosigkeit registriert und mit Operationen angegangen werden sollten, denn wenn der Mensch in die komplizierte Struktur des Fußes bei gewissen Formen der Muskelschwäche durch Operationen eingreift, die vermeidbar wären, überschreitet der Chirurg seine Kompetenz, indem er die Natur durch Stümperwerk korrigieren möchte, wo die Übung der Funktion in vielen Fällen Heilung bringen kann. Beinleiden dieser Art werden durch Aktivität nicht verschlimmert, sondern im Rahmen des Möglichen verbessert und mißglückte Eingriffe vermieden. Natürlich sind Fälle von Klumpfuß und ähnlichen Leiden durch operative Eingriffe erheblich in der Statik zu verbessern, aber dann muß die funktionelle Behandlung eingreifen, um das möglichste an Muskelkraft und Gelenkbewegung zu erzielen.

Der verstauchte Fuß

Bei einer Fußverstauchung, oder wie der Laie oft sagt, „wenn der Fuß umgeschlagen" ist, werden oft Bänder des Fußes überdehnt oder sogar eingerissen, was sich in einem Bluterguß mit starker Schwellung äußern kann. Auch hier wird oft absolute Ruhigstellung empfohlen, und manchmal werden sogar Gipsverbände verordnet. In 90 % der Fälle ist aber folgende funktionelle Behandlung besser geeignet. Der Fuß wird 1 oder 2 Tage mit feuchten Verbänden behandelt, evtl. mit Kompressionsbinde, um die Schwellung erst einmal aufzuhalten bzw. zu beseitigen. Schon am dritten Tag kann man das Gehen wieder üben, indem man den Fuß flach auf der Ferse aufsetzt und abrollen läßt und dabei eine gewisse Gehbehinderung mit in Kauf nimmt. Schwillt der Fuß bei diesen Gehübungen nicht wieder, so können die Gehübungen fortgesetzt werden, oder man versucht sogar im Zimmer auf dicken Strümpfen zu traben, ist das möglich, so bessert sich die Funktion des Fußes schnell, und die Heilung kann nun durch heiße Fußbäder bis zu 45° C unterstützt werden. Meist ist ein leichter Trablauf mit Gehpausen nach einer Woche möglich.

Erfahrungen mit der Achillessehnenentzündung

Die Achillessehnenentzündung ist das Kreuz aller Langläufer. Der Mensch hat es verlernt, lange Strecken zu gehen und zu laufen, und wenn er sich nun dem Training dieser Strecken widmet, muß er erst gewisse Kinderkrankheiten des Trainings-Wiederbeginns durchmachen, wie Muskelkater, Sehnenschmerzen, Sehnenentzündungen und Knochenhautreizungen, bis sich diese Gewebe an die vermehrte Dauerfunktion gewöhnt haben. Auch hier wird von Ärzten meist zum Aussetzen des Trainings geraten, wo es doch sicher ist, daß das Gewebe um die Sehne herum stärker durch Aktivität durchblutet wird und die Sehne ernährt, denn die Achillessehne selbst hat keine Blutgefäße.

Nach Erfahrungen im Lauftraining ist es falsch, die Achillessehnenentzündung dadurch zu behandeln, daß man Cortisonpräparate und ähnliches in die Sehne spritzt, da die Sehnenfasern dadurch auseinander gedrückt werden und diese Schädigung sicher größer ist als die eigentlich bestehende Entzündung. Auch Injektionen um die Sehne herum sollte man möglichst vermeiden. Ganz abwegig erscheint ein Gipsverband, denn nach Abnahme desselben sind meist die Unterschenkelmuskulatur und die Fußmuskeln geschwunden, der Patient muß wieder gehen lernen, Versteifungen wieder ausgleichen, und bei diesem Training der Rehabilitation zieht er sich eine erneute Achillessehnenentzündung zu, und so entsteht ein Circulus vitiosus, ein Teufelskreis der Behandlung. Da es heute Substanzen gibt, die eine Entzündung im Organismus zum Verschwinden bringen und dabei relativ ungiftig sind, ist es nicht zu verantworten, die Behandlung mit diesen Stoffen zu unterlassen. Es wird damit eine Ausgangsbasis geschaffen, daß der Betreffende sich weiter im Gehen und leichten Trablauf üben kann und damit eine stärkere Durchblutung erzielt, welche die Heilung begünstigt. Natürlich muß man auch die altbekannten Mittel anwenden, nämlich nachts einen feuchten Umschlag anlegen, mit Plastikfolie abdecken und mit einer Gummibinde fest anwickeln. Während 6 bis 7 Stunden hat dann der Verletzte selbst im Schlaf eine aktive Behandlung, wobei zu bemerken ist, daß der feuchte Umschlag wohl allen Salben, die für die Zwecke der Behandlung dieser und ähnlicher Verletzungen erfunden wurden, überlegen sein dürfte.

Die Behandlung der Achillessehnenentzündung kann zweckmäßigerweise auch so gestaltet werden, daß die Sehne vor dem Training mit einem Volon-A-Spray stark angesprüht wird, was den Vorteil hat, daß die entzündete Sehne von außen her mit einem entzündungshemmenden Stoff, nämlich Triamcolon, welches die chemische Bezeichnung für Volon A ist, behandelt wird und gleichzeitig die Kälte des Sprühens die Sehne für einige Zeit unempfindlich macht und so ein leichtes Training gestattet. Allerdings müßte die Basis der Behandlung eine Injektion von Dexa-Methason sein, welches sich als außerordentlich schnell wirkend gezeigt hat und keine Nebenwirkungen hervorruft. Dieses Dexa-Methason kann in verschiedenen Präparaten, je nach Fabrikherstellung, intramuskulär zusammen mit dem Vitamin B 12 in den Gesäßmuskel injiziert werden und macht keine Beschwerden.

Sollte die Entzündung aber so stark sein, daß eine längere Einwirkung von Triamcolon erwünscht ist, so injiziert man eine Mischung von Volon A 40 1 cm³ mit Cytobion 1000 Gamma (Vitamin B 12) 1 cm³ und einem Rheumamittel, wie Elmedal, 3 cm³. Diese Mischung, die von Verfasser in nunmehr 7 Jahren rund tausendmal, und zwar mit durchschlagendem Erfolg angewandt wurde, hat den schönen Namen „Tübinger Bombe", weil der Erfolg so durchschlagend ist und da der Tübinger Kollege *Christ* diese Mischung zuerst anwandte. Meist erfolgt in den ersten Tagen danach eine Steigerung des gesamten Wohlbefindens und der Aktivität des Behandelten, und langsam verschwinden Entzündung und Schmerz. Hier begehen nun die meisten Sportler aller Kategorien den großen Fehler, das Lauftraining sofort in altgewohnter Form aufzunehmen. Das ist ein großer Fehler, denn die Sehne und das umliegende Gewebe müssen schonend belastet werden, da die plastische Substanz der Zellen, das Protoplasma, sich nur langsam den gesteigerten Forderungen anpaßt. Also muß man auch hier ganz langsam beginnen, täglich einige hundert Meter traben mit Gehpausen und die Belastungsphasen nach und nach verlängern. Nach 14 Tagen müßte man so weit sein, daß man 5 km in der Form zurücklegt, daß man zehnmal 500 m mit 100 m Gehpausen trabt. Erst dann kann wieder ein gesteigertes Lauftraining einsetzen. In dieser Phase, wenn die Entzündung ziemlich abgeklungen ist, kann durch Hitze eine Durchblutung des Fußes erzielt werden, welche die Heilung beschleunigt. Man füllt einen ovalen Plastikeimer von etwa 40 cm Höhe, in den man bequem den Unterschenkel hineinstellen kann, mit 40° C heißem Wasser bis zur Hälfte, stellt für 3 Minuten den Fuß bzw. Unterschenkel hinein — das Wasser steigt evtl. bis zur Kniekehle — und durchwärmt nun den Unterschenkel insgesamt noch stärker, indem man das Wasser etwa auf 50° C steigert und einen Zusatz von 500 g Salz bzw. Aachener Schwefelsalz hinzufügt. Eine stärkere Durchblutung kann man nicht erzielen. Man schreckt nun den rotgeschwollenen Fuß und die Achillessehne nicht durch kaltes Wasser ab, sondern sprüht nach Abtrocknen und Trockenreiben nochmals die Sehne mit Volon-A-Spray ein. Dann erfolgt wieder ein feuchter Verband während der Nachtruhe.

Heben in den Zehenstand als Fußgymnastik, Dehnen der Wadenmuskeln und evtl. heiße Breipackungen mit Enelbin können die Heilung unterstützen. Die Enelbinpackungen können abwechselnd mit den feuchten Verbänden ebenfalls nachts angelegt werden. Heilung durch Aktivität bedeutet hier, daß eben nicht mit dem Training ausgesetzt wird und auch die physikalische Behandlung aktiv wird, nämlich durch Bäder, Umschläge, Verbände, welche die Durchblutung anregen, und bleibt, bis der Betreffende sich wieder voll im Training bewegen kann. Inaktivität ist der Tod jeder sportlichen Betätigung, manchmal auf Lebenszeit.

Verletzungen des Knies, vor allen Dingen des Läufers, sind meist Überbelastungserscheinungen, die niemals eine Operation erforderlich machen, äußerst selten mit Ruhe und Schonung behandelt werden sollten und fast immer durch Aktivität in der funktionellen Behandlung gebessert werden können.

Das Hoffa-Knie, die unbekannte Krankheit

Bei den meisten Ärzten ist die Hoffasche Erkrankung, eine Entzündung des Fettkörpers unter der Kniescheibe bis zum Schienbeinkopf, in Vergessenheit geraten, da seit der Erstbeschreibung dieser Erkrankung im Jahr 1904 die

Menschen das Gehen und Laufen langer Strecken verlernt hatten und also diese Belastungserkrankung erst gar nicht mehr auftrat. Seitdem durch Verfasser und andere der Langlauf in der Welt wieder als eine Gesundheitspflegemaßnahme ersten Ranges bekanntgeworden ist, treten auch wieder vermehrt Krankheiten des beginnenden Trainings auf, deren Harmlosigkeit verkannt wird und die mit schweren Verletzungen gleichgesetzt werden, wie Meniskusriß, Meniskuszerrung, Kreuzbandzerrung, Seitenbandzerrung, Einriß und wie die Diagnosen alle lauten. Einfach ausgedrückt, handelt es sich doch hier nur um eine vermehrte Beanspruchung des Knies mit folgendem Muskelkater, eben in der Gegend des Hoffaschen Fettkörpers, über den die Kniescheibensehne hinweggleitet und evtl. zu leichtem Knarren und Reiben führt. Schnell ist bei vielen Ärzten dann die Diagnose fertig „Arthrose, Verschleiß", auch wenn der betreffende Spitzensportler beispielsweise erst 20 Jahre alt ist.

Bei der Hoffaschen Entzündung besteht ein umschriebener Druckschmerz direkt am Unterrand der Kniescheibe und evtl. bei chronischer Erkrankung eine schmetterlingsförmige Schwellung unterhalb der Kniescheibe, die sich mit ihren Flügeln als stärkere Schwellung abhebt. Beim Lauf schmerzt das Aufsetzen des Vorfußes vor dem Körper. Beim flachfüßigen Lauf wird der Schmerz erträglicher, und beim Gehen ist er eigentlich weniger bemerkbar.

Scharfes Abdrücken im Knie, wie beim Sprung, zeigt meist einen scharfen Schmerzpunkt direkt am unteren Kniescheibenrand, und beim schnelleren Lauf ist der Betreffende gezwungen, beim Aufsetzen des Vorfußes zu humpeln.

Bei Aufnahmen mit sehr weichen Röntgenstrahlen hebt sich der nomale Hoffasche Fettkörper gut ab, aber er wird bei schmerzhaften Verhärtungsprozessen weniger strahlendurchlässig. Manchmal können auch Verkalkungen röntgenologisch nachgewiesen werden.

Verfasser hat in seiner langen Laufbahn von 48 Jahren zweimal über Monate und Jahre an dieser Entzündung gelitten und die Erfahrung gemacht, daß man trotz größter Schmerzen erst einmal versuchen sollte, sich im Traben mit Gehpausen warm zu laufen, denn nach etwa 3 bis 4 km verschwindet der heftige Schmerz, anscheinend infolge der aktiven Durchblutung des Knies. Man sollte dann ruhig weiterlaufen mit Gehpausen, nämlich immer wieder 300 m traben und 100 m gehen. Anschließend nimmt man ein heißes Bad bis 42° C, mit Zusatz von 500 g Kochsalz oder 400 g Aachener Sulfat. Über Nacht macht man einen feuchten Umschlag mit dickem Handtuch, Plastikfolie oder Plastiktüten darüber und wickelt fest mit einer Eloflex-Gummibinde ein. Man hat dann eine aktive Behandlung während der Nachtstunden. Am Morgen wird wieder ein kurzes heißes Bad genommen und danach 1000 Schritt leichtfüßig im Zimmer getrabt, evtl. in dicken Strümpfen und auf einem Teppich. Man muß dabei den Fuß so leicht aufsetzen, als wenn man über einen glühendheißen Boden liefe. Nach dem Frühstück nimmt man 1 Deca-Amuno-Kapsel und vor dem Training mittags oder abends 2 Gelonida-anti-neuralgica-Tabletten oder 2 Aspirin.

Ist die Entzündung sehr heftig, langwierig und macht sogar ein Traben fast unmöglich, so gibt man als Einleitung der Behandlung ein entzündungshemmendes Mittel als intramuskuläre Injektion von Dexa-Attritin-3000 oder in noch schwereren Fällen die Tübinger Bombe (Volon A 40 1 cm³ + Cytobion 1000 Gamma 1 cm³ + Elmedal 3 cm³, gemischt und intramuskulär injiziert).

In 8 Jahren hat Verfasser über 800 Fälle von Hoffascher Erkrankung, Schlatter, Kniekapselzerrung, Meniskuszerrung, Seitenbandriß, Muskelentzündung, Sehnenentzündung, Kreuzbandzerrung, Kniegelenkergüsse und andere so behandelt und nur 1 % Versager erlebt. Nach Dexa-Attritin 3000 war meist in 3 bis 4 Stunden die Schmerzhaftigkeit fast um 100 % gebessert und die Funktion am folgenden Tag so, als wenn gar nichts gewesen wäre.

Es ist eigentlich nicht zu verstehen, daß diese Injektionen kaum angewandt werden, obwohl sie seit langem im wissenschaftlichen Schrifttum bekannt sind. Wahrscheinlich tut die „Verteufelung der Nebennierenrindenhormone", von denen heute mehr als 70 bekannt sind, seitens der Medizin das ihre dazu, auch das Volon mit manchen giftigen Präparaten in einen Topf zu werfen.

Volon A 40 als Fluor-Triamcolon wird durch das gleichzeitig gespritzte Vitamin B 12 ungefährlich und ist fast ohne Nebenwirkung. Welche orthopädische Klinik hat schon eine Erfahrung von über 3000 Fällen mit diesem Präparat in 8 Jahren — wie Verfasser —, wenn meist Imitationen dieses Präparates von anderen Firmen angeboten werden, aber nicht das Original.

Durch die Injektion der Tübiger Bombe, die oft eine Wirkung von 8 bis 14 Tagen hat, kann der Verletzte wieder trainieren und seine Muskeln, Sehnen und Bänder üben, um der verhängnisvollen Inaktivität vorzubeugen. Entzündungshemmende Substanzen sind ein solcher Segen für Patient und Arzt, ja sogar für die Krankenkassen, daß man die gelegentlich auftretenden Nebenwirkungen ruhig vernachlässigen kann. Selbst Patienten, die als Nebenwirkungen Hitzegefühl, Gesichtsröte, plötzliche Müdigkeit und auch gelegentlich Schwellungen zeigten, trugen die Nebenwirkungen lieber, als von der Aktivität zur Gesundheit ausgeschaltet zu sein.

Wie oben schon angedeutet, hält es Verfasser für eine Art Kunstfehler, solche und ähnliche Präparate direkt ins Kniegelenk zu spritzen bzw. die schmerzende Stelle zu umspritzen, denn in den harten Geweben der Kniegelenkkapsel wird, da die Flüssigkeit fast inkompressibel ist, durch das Einspritzen direkt ins Gewebe eine Verletzung gesetzt, die größer ist als die Schädigung überhaupt, die behandelt werden soll. Für solche Spritzen ist allein der Glutaeus maximus, auf gut deutsch der Popo, da, der genügend Fläche bietet, ein Medikament schadlos unterzubringen.

In die Gelenkhöhle hineinzuspritzen ist auch nicht tunlich, weil die Spätfolgen für die Innenhaut des Gelenkes nach kurzen billigen Erfolgen ähnlich sind einer Verätzung mit bindegewebigem Ersatz, ähnlich auch der bindegewebigen Organisation nach einem dauernd rezidivierenden Bluterguß.

Mit Sicherheit wurde dann, ohne Operation, die Heilung so weit vorangetrieben, daß auch ein Lauftraining in leichtester Form wieder möglich war und Rezidive äußerst selten auftraten. Die lange Ruhigstellung nach Punktion des Kniegelenkes scheint einen größeren Nachteil darzustellen, als wenn funktionell behandelt wird. Erneute Blutergüsse treten während dieser Behandlung kaum auf, dagegen kann ein Reizerguß ohne Blutbeimengung oft sehr hartnäckig sein. Hier hat sich die Punktion und anschließende Injektion ins Kniegelenk mit Supertendin-Depot bewährt, indem am Tag nach der Knieinjektion das Bein wieder funktionell belastet wird durch Radfahren und weniger durch Gehen.

Dies alles sind Maßnahmen, die dem konventionell ausgebildeten Chirurgen und Orthopäden als Kunstfehler erscheinen müssen, aber in Hunderten Fällen den Erfolg für sich in Anspruch nehmen konnten. Man sollte sich doch wirklich einmal Gedanken machen, warum eine solche Behandlung zum Ziel und eine vorsichtige, schonende Behandlung sehr oft zu dauernden Störungen der Funktion führt, weil eben Ruhigstellung oder sogar Gipsverbände schnellstens zur Regression der Muskulatur und des Bandapparates des Knies führen bis zur völligen Versteifung. Der sportliche und zur Gesundheit führende Lebensweg dieser so behandelten Menschen ist dann meistens durch die Gehbehinderung geprägt, so daß der Mensch, der die Gehbewegung und besser noch die Laufbewegung zur Gesunderhaltung unbedingt benötigt, von vornherein im Nachteil ist.

Unsinnige Verschleißtheorie

Es wird immer noch behauptet und von Laien und Ärzten nachgebetet, daß das Knie einen „Verschleiß" zeige. In Wirklichkeit gibt es einen Verschleiß durch Bewegung überhaupt nicht, sondern Verschleiß am Bindegewebe, gleich welcher Art, entsteht wahrscheinlich nur durch Streptokokken und Giftstoffe von den Mandeln, Zähnen, Nasennebenhöhlen, vereiterten Blinddärmen und ähnlichen Krankheiten, die das Bindegewebe infizieren und aufquellen lassen. Gewisse Immunabwehrvorgänge sind ebenfalls am sogenannten Verschleiß mitbeteiligt, aber ein Knie verschleißt nicht wie ein Auto, sondern seine Muskeln, Sehnen und Bänder, die gesamte Kniekapsel werden besser durchblutet, wenn man sie bewegt. Beispielsweise hat ein Radweltmeister wie der Belgier *Eddy Merckx* und überhaupt alle Fahrer dieser Kategorie keinen Verschleiß zu befürchten, eben weil sie viele millionenmal ihre Knie bewegen, während andere Mitbürger den ganzen Tag sitzen. So wird bei einem 10-km-Fahren jedes Knie wie die Pleuelstange einer Lokomotive etwa 2000mal in Umlauf gesetzt. Man kann sich ausrechnen, wie oft Berufsradrennfahrer wie Eddy Merckx im Laufe einer 13jährigen Karriere diese Knie bewegt haben. Warum verschleißen also diese Knie denn nicht? Ganz weise Orthopäden sagen mit erhobenem Zeigefinger: „Ja, das kommt später. Später werden sich die Folgen der Überanstrengung zeigen." Sehen diese Ärzte nicht, daß diese Folgen sich erst dann einstellen, wenn der Betreffende mit der Aktivität seiner Bewegung aufhört?

Ein außerordentlich trauriger Fall einer fachärztlichen Fehlbehandlung sei hier mitgeteilt, denn aus Fehlern können wir alle lernen, Laien und Ärzte.

Ein junger Hochspringer, 18 Jahre alt, erreichte die Höhe von 2 m und spürte nach und nach Schmerzen in der Sehne unterhalb der Kniescheibe. Ein Springen war unmöglich, und auch ein leichter Trablauf sehr schmerzhaft. Bei mehreren Ärzten wurden folgende Diagnosen geboten: Meniskuszerrung, Meniskusriß, Keuzbandzerrung, Kniekapselentzündung, Entzündung des Schienbeinknorpels, akute Arthritis. Ohne genaue Diagnose wurde an einer namhaften orthopädischen Klinik derart operiert, daß man ein 3 mm großes dreieckiges Stückchen aus der Kniescheibensehne herausschnitt, um die schmerzhafte Sehne zu entlasten. Danach bestand fast völlige Gehunfähigkeit und für ein Jahr keine Möglichkeit, überhaupt Sport zu treiben. Es handelte sich in Wirklichkeit um die Hoffasche Erkrankung, also eine Entzündung des Fettkörpers unterhalb der Kniescheibe, und die Injektion der Tübinger Bombe brachte innerhalb von 10 Tagen eine so erhebliche Besserung, daß der junge Athlet wieder ein leichtes Training aufnehmen konnte und 3 Wochen nach der Injektion wieder gute Leistungen im Hochsprung erzielte und auch Handballspiele durchhielt.

Dieses Beispiel illustriert, daß man viele Entzündungen der Kniegelenkkapsel, des Knorpels und der Bänder durch die segensreichen Wirkungen des Triamcolon in der Tübinger Bombe beseitigen kann und nicht versuchen sollte, eine Entzündung mit dem Messer zu heilen.

Den Meniskus nicht voreilig operieren!

Selbstverständlich gehören ein zerrissener Meniskus und ähnliche Verletzungen in die Hand des orthopädischen Chirurgen, aber es scheint, daß die Diagnose Meniskusverletzung allzuleicht gestellt und mancher Meniskus, besonders bei Fußballspielern, geopfert wird, der durch funktionelle Behandlung noch hätte geheilt werden können. Ist eine Meniskusverletzung wirklich eingetreten, z. B. auch mit einem starken Bluterguß des Kniegelenkes, so bleibt nichts anderes übrig, als sofort zu punktieren und für 1 bis 2 Tage einen gepolsterten Elastoplastverband anzulegen. Entgegen den Gepflogenheiten, solche Verletzungen 8 bis 10 Tage in Schienen- oder Gipsverband zu legen, hat Verfasser diese Fälle sofort einer aktiven Behandlung zugeführt, indem schon nach 8 Tagen ein Radfahrtraining versucht wurde, welches wochen- und monatelang beibehalten wurde. Es gelang in vielen Fällen ohne Operation die Muskeln und Bänder des Knies bei dieser Verletzung zu schonen, obwohl beim Radfahren das Kniegelenk in einer Richtung dauernd gebeugt und gestreckt wird wie die Pleuelstange einer Lokomotive. Lernte der Patient durch Radtraining wenigstens 10 km zu fahren, was jedesmal 2000 Beugungen jedes Beines im Kniegelenk zur Folge hatte, so war in 3 Wochen die Funktion meistens derart gebessert, daß der Betreffende auch 25 bis 40 km fahren konnte, in Zeiten von etwa 1 bis 1½ Stunden. Verfasser muß leider sehr oft auf sich selbst als Beispiel verweisen, was man ihm übelnehmen kann oder nicht. Ihm ist es nur wichtig, daß Laien und Ärzte daraus etwas lernen.

Vor Jahren bekam er eine Knieentzündung, und der Orthopäde sagte, daß eine Knieoperation des Meniskus erforderlich sei. Die Entzündung wurde 3 Tage mit feuchten Verbänden behandelt. Danach war ein Begehen der Treppe immer noch unmöglich. Aber einmal auf das Rad aufgestiegen, war eine schmerzhafte Umdrehung möglich, wenn auch nicht angenehm. Nach 14 Tagen Fahrversuchen bis zu 3 km besserte sich das. Nach 3 Monaten fuhr Verfasser sehr oft täglich 25 bis 40 km, letztere häufig unter 1:20 Std. Er konnte zwar immer noch nicht richtig laufen, aber Herz und Kreislauf blieben in Training, wie kaum zuvor; das Gewicht verminderte sich von 65 auf 60 kg bei 1,78 m Größe, und schließlich ging es auch wieder im Langlauf voran, so daß einige Tage vor seinem schweren Unfall ein 10-km-Lauf im Wettbewerb möglich war.

Kurze Anatomie des Kniegelenkes

Mit die häufigsten Klagen in der Praxis betreffen Schmerzen im Knie. Häufige Berichte von Patienten, besonders von Sportlern, sagen aus, daß Ärzte und besonders Orthopäden in den meisten Fällen sofort jede Bewegung verbieten und vielen voraussagen, daß sie nie wieder laufen können oder laufen dürfen. In der Praxis des Verfassers wurden in 28 Jahren rund 3000 Kniepatienten behandelt, die fast alle zur Inaktivität verurteilt worden waren. Davon laufen heute mindestens 90 %, und einige ganz hoffnungslose Fälle sind gute Marathonläufer geworden.

Wie ist diese Diskrepanz zwischen wissenschaftlicher Medizin und Trainererfahrung zu erklären?

Das Knie ist keine Fehlkonstruktion am Menschen, wie oft von Wissenschaftlern behauptet wurde, sondern ein Gelenk, welches ununterbrochen im Leben betätigt werden muß, um gesund zu bleiben.

Deshalb erscheint es angebracht, an dieser Stelle eine kurze Anatomie des menschlichen Knies einzuschalten.

Das Kniegelenk ist das größte, empfindlichste und komplizierteste Gelenk unseres Körpers. Es ist ein Scharniergelenk und kann in gestrecktem Zustand völlig gerade versteift gehalten werden. Im Kniegelenk sind die beiden längsten und stärksten Röhrenknochen des Körpers, der Oberschenkelknochen und das Schienbein, gegeneinander beweglich verbunden. Die Gelenkflächen passen nicht aufeinander, was durch den Knorpelbelag und die Meniskusscheiben ausgeglichen wird. Der Gelenkknorpel ist an den Stellen der stärksten Druckübertragung dicker und ist bei Belastung verformbar.

Die Menisken sind zwei fast halbmondförmige, faserknorpelige Scheiben. Ihre breite Außenkante ist mit der Gelenkkapsel verwachsen. Sie sind auf der

Schienbeinkopffläche etwas verschiebbar. Der Außenmeniskus ist kreisförmig, klein und stärker beweglich, der innere C-förmig, größer und weniger beweglich. Das Bein soll in der Hauptsache als Tragsäule dienen, aber das Vorführen des Spielbeins und die Anpassung der Füße an den Boden müssen gewährleistet sein.

Von der Streckstellung aus rollen die Oberschenkelgelenkrollen auf dem Schienbeinkopf wie die Räder eines Wagens auf dem Boden ab. Eine Kniebeugung ist bis zu 160 Grad möglich. Dann schlagen die Fersen am Gesäß an. Neben Beugung und Streckung kann im Kniegelenk noch eine Außenkreiselung und Innenkreiselung des Unterschenkels erfolgen. Mit zunehmender Beugung nimmt die Kreiselungsmöglichkeit zu.

Die starke Befestigung des inneren Meniskus hemmt seine Bewegungen. Er ist deshalb bei unkontrollierten Drehbewegungen besonders gefährdet. 95 % aller Meniskusverletzungen entfallen auf ihn. Der Knorpel der Gelenke ist zwar fest, aber biegsam. Er besteht aus Knorpelzellen und Zwischensubstanz und enthält keine Blutgefäße noch Nerven. Die Knorpelzellen haben alle Merkmale vollwertiger Zellen. Vor allem enthalten sie auch Atmungskraftwerke, sogenannte Mitochondrien, und Atmungsfermente. Die Zwischensubstanz hat ein bläulich-weißes, glasiges Aussehen und enthält verschiedene schwefelhaltige Zuckersubstanzen.

Die Kniegelenkhöhle hat zahlreiche Buchten und Winkel, die durch vorspringende Bänder, Falten der Gelenkinnenhaut, die Menisken, sowie die Kreuzbänder gebildet werden. Vorn liegt unter dem Kniescheibenband, welches bis zum Schienbeinknochen reicht, ein Fettkörper, der nach dem Orthopäden *Albert Hoffa* benannt ist. Er kann durch schmerzhafte Verhärtungsprozesse die Laufmöglichkeit stark hemmen.

Die große Kniegelenkshöhle und einige Schleimbeutel stellen einen einheitlichen Erkrankungsraum dar. Bei stärkeren Gelenkergüssen hebt sich die Kniescheibe vom Oberschenkel ab. Bei Infektionen des Gelenkes bedeuten die großen Flächen der Innenhaut (der Synovialis) eine Gefahr durch schnelle Aufsaugung von Giftstoffen.

Bei Beugung verschiebt sich die Kniescheibe um 5 bis 7 cm und gleitet in Knochenrinnen auf und ab. Sie dient u. a. einer Verstärkung des Sehnenzuges des vierköpfigen Oberschenkelmuskels. Dieser ist der mächtigste aller Muskeln des Menschen und dient u. a. als Strecker des Kniegelenkes.

Die Menisken hängen mit den Kreuzbändern zusammen, die sich, wie der Name sagt, überkreuzen. Sie liegen so, daß in einer leichten Beugestellung, in der die Seitenbänder erschlaffen, ein nach Vorn- und Hintenbeugen der Gelenkflächen verhindert und die Kreiselbewegung des Unterschenkels eingeschränkt wird.

Bei einer übertrieben starken Rotation nach innen oder außen kann es zur Verletzung der Kreuzbänder kommen, zumal zu einem Abriß, wonach der Unterschenkel sich gegenüber dem Oberschenkel nach vorn und hinten verschieben läßt, was man Schubladenzeichen nennt. Solche Verletzungen finden meist dann statt, wenn das gebeugte und etwas gedrehte Knie plötzlich, z. B. beim Fußballspiel oder Skifahren, gestreckt wird.

Die Menisken können ohne nennenswerte Schädigungen der Gelenkfunktion operativ entfernt werden, wenn dies notwendig ist.

Die Innenhaut des Kniegelenkes, die sogenannte Synovia, ist keine Schleimhaut, da sie keine geschlossenen Zellagen und keine Drüsenzellen enthält, und so entartet sie zottenartig, so daß ein mehrfach so behandelter Patient schließlich das Knie nicht mehr durchdrücken kann, ähnlich der Streckhemmung bei Verletzung der Kreuzbänder. In seltenen Fällen kann eine bösartige Geschwulst aus der Synovialis hervorgehen. Deshalb ist es die schonendste Therapie, alle Nebennierenrindenhormone intramuskulär zu spritzen, um Schäden in oben geschildertem Sinne zu vermeiden. Man denke nur noch an das eklatante Beispiel des Hürdenweltrekordmanns *Martin Lauer* (Köln), der durch Einspritzungen oben geschilderter Art in das Fußgelenk beinahe Bein und Leben verloren hätte und heute, als früher herrlicher Athlet, mit Spitzfuß einhergehen muß.

VIII. Weitere Erkrankungen des Bewegungs- und Stützapparates

Was hält das Bindegewebe aus?

Neben Muskeln, Knochen, Blutgefäßen und Nervensubstanz gibt es überall im Körper das Bindegewebe, dessen faseriger Bestandteil bis zu 30 % des Körpereiweißes ausmachen kann.

Das Bindegewebe als Organ paßt sich örtlichen Bedingungen und Belastungen an. Es hat zwar einen langsamen Stoffwechsel, aber eine vielgestaltige Anpassungsfähigkeit, z. B. auch bei Entzündungen und Wundheilung.

Zellen, welche die Grundsubstanz des Bindegewebes bilden, vermögen Bakterien aufzulösen, sogenannte Antigene, d. h. artfremde Eiweißstoffe, zu speichern und dadurch Antikörper zu bilden, d. h. Abwehrstoffe gegen artfremde Eiweiße, wie z. B. Krankheitserreger. Bestimmte Blutzellen, die man Lymphozyten nennt, sind bei der Abwehr des Körpers gegen Fremdstoffe besonders tätig, und zwar auch im Bindegewebe.

Die Verbreitung des Bindegewebes im Körper zeigt, daß Krankheiten, wie Rheuma, Gelenkentzündung usw. überall dort schmerzhafte Symptome und Schwellungen verursachen können, wo Bindegewebe vorkommt, wie im Knorpel und an den Knochen, den Sehnen, der Innenhaut z. B. des Kniegelenkes, den Schleimbeuteln, den Bändern und Sehnenscheiden. Außerdem gibt es Bindegewebserkrankungen von inneren Organen, wie z. B. der Niere, der Leber und der Lungen.

Die drei Grundbestandteile des Bindegewebes sind seine Zellen, als kollagene Fasern (Bindegewebsleimfasern), netzartige Fasern und elastische Fasern, in einer Art verbindender Grundsubstanz eingebettet, der Kittsubstanz, die als Wasserspeicher dient, aber auch ein Reservoir bildet für elektrisch geladene Teilchen der Mineralstoffe, den Ionen, die den Säuregrad und die elektrische Ladung der Körperflüssigkeiten regulieren. Der Stoffaustausch zwischen dem Blut und den Geweben geht allein durch die Zwischensubstanz hindurch.

Sowohl Entwicklungs- als auch Alterserscheinungen im Bindegewebe hängen von der Aktivität und Funktion, d. h. dem Grad und der Dauer anstrengender Beanspruchung ab, so daß auf diese Weise krankhafte Einflüsse wirksam bekämpft oder auch Alterungserscheinungen des Bindegewebes verzögert werden können.

Bindegewebe besteht chemisch aus zahlreichen schleimartigen höheren Kohlenhydraten in Verbindung mit Eiweiß und Schwefel. Seine Elastizität erklärt sich zum Teil daraus, daß es aus drei miteinander zopfartig verflochtenen Eiweißketten besteht, deren jede sich aus bis zu 1000 Aminosäuren zusammensetzt, die perlschnurartig hintereinander aufgereiht sind, wie z. B. das Tropocollagen, welches von den Teilstücken der Bindegewebsfasern bis jetzt am besten chemisch untersucht ist. Sein Name besagt, daß durch die zopfartige Verflechtung eine Art leimartiger Verbindung besteht. Jede dritte Aminosäure in dieser Kette besteht aus Glykokoll, einer Aminosäure, die ebenfalls eine leimartige Substanz ist.

Nach Sportverletzungen heilen die durch Druck, Zug und Prellung entstandenen Bindegewebsverschiebungen im jugendlichen Organismus deshalb schneller, weil in dieser Lebensperiode die biochemischen Bestandteile einen besonders lebhaften Auf- und Abbau haben, so daß man bei Jugendlichen nicht so ängstlich zu sein braucht bei Sehnenbelastungen wie Bodenturnen, Weitsprung, Hochsprung sowie bei hohen Abgängen am Reck und beim Stabhochsprung.

Streckung und Knäuelung der Bindegewebsfasern in der Funktion sowie eine gewisse Netzbildung steigern ihre Eigenschaft, bei Belastung Wasser zu binden und elektrisch geladene Mineralstoffe in einem dauernden Fließzustand zu halten und dadurch Plastizität zu entwickeln, natürlich nur, wenn das Bindegewebe dauernd in Übung gehalten wird.

So sind Bandscheiben, Sehnen und Knorpel durch leimartige und auch elastische Fasern für eine gewisse Reißfestigkeit gesichert und besitzen auch eine große Stabilität gegen Verdrehung. Je mehr diese Gewebe in gewissen Extremen trainiert werden, um so weniger kommt es zu Verletzungen, entgegen den journalistischen Tendenzen, die Gefahren des Spitzensportes in Schwarz zu malen.

Viele Orthopäden sind besonders bei den Kunstturnerinnen, aber auch bei den Langstreckenläuferinnen nicht Ärzte für den Sport, sondern zum Teil gegen den Sport, wenn überall Bandscheibenschäden und Wirbelsäulenverbiegungen, beispielsweise am Schwebebalken, vorausgesagt werden, was wie echte Sorge um das Wohl der Turnerinnen klingt, wobei sie sich auf die Theorie stützen, der Praxis aber ermangeln.

Im straffen Bindegewebe, wie z. B. den Sehnen, läßt sich durch Röntgenuntersuchungen zeigen, daß eine fast kristallartige Ordnung in der Längs- und Querrichtung der Sehne besteht und daß diese Ordnung (also ohne Knäuelung der Fasern) gerade unter Belastung während des Lebens sich immer mehr ausbildet und daß sich bei Fehlen der Belastung, wie z. B. bei Lähmungen, aber auch im Alter oder in der Jugend, wenn ängstliche Eltern und Lehrer die Jugend vor Belastungen bewahren, die Ordnung der Sehnen in Unordnung und Knäuelung zurückbildet.

Je älter ein Bindegewebe wird und je mehr die Fasern durch Vernetzungen in der Löslichkeit behindert werden, verschwindet die Plastizität. Das Bindegewebe ähnelt in gesundem Zustand in seinen Eigenschaften dem Kautschuk oder auch der Zellulose, aber auch künstlichen Fasern, wie Nylon und Perlon. Deswegen können diese letzteren auch als Ersatz von Geweben, wie Sehnen und Blutgefäßen, dienen.

Die mechanischen Eigenschaften von Sehnen, Bändern und Gelenkkapseln werden durch die Dicke, die Streckung und Parallelordnung ihrer leimartigen Fasern bestimmt. Sie übertragen Kräfte ohne wesentliche Verformung. Bei den Bandscheiben der Wirbelsäule z. B. kommt es nur bei Stauchung und Zug zur Abflachung oder Ausdehnung. Sie verformen sich auch nicht bei längerer Belastung, d. h. sie sind nicht plastisch. Erst bei größten Belastungen können sich die Bindungen fließend lösen bis zum Einreißen. Das eingelagerte Wasser und die elektrisch geladenen Mineral-Ionen, wie z. B. Natrium, Kalium, Chlor und Phosphorsäure spielen für die Belastungseigenschaften eine große Rolle, so daß z. B. eine trockene Sehne brüchig und spröde wird. Wasser wirkt im Bindegewebe als „Weichmacher".

Beim Kniegelenk ist die Gelenkflüssigkeit (die sogenannte Synovialflüssigkeit) inkompressibel. Ihre Zähflüssigkeit beruht auf ihrem Gehalt an Hyaluronsäure, die in einem Komplex mit 2 % Eiweiß vorliegt. Diese Flüssigkeit vermindert den Gleitwiderstand der Gelenkflächen.

Bei Belastung eines Gelenkes wird aber der Knorpel komprimiert. Die dabei austretende Gelenkflüssigkeit mindert die Gleitwiderstände und hält den Rauminhalt des Gelenkes und damit auch die Spannung der Gelenkkapsel konstant.

Bei steigender Geschwindigkeit der Scherbewegung eines Gelenkes nimmt die Zähflüssigkeit der Gelenkflüssigkeit ab, steigt aber bei sehr hohen Belastungen, wie beim Sprung, wieder an. Aber bei sehr schnellen Druckbelastungen, wie beim Dreisprung oder einem 200-m-Lauf, kann das Bindegewebe plötzlich eine glasharte Gewebsspannung und damit Zerreißbarkeit zeigen, weil die Moleküle der Gewebe keine Zeit haben, sich entsprechend der schnellsten Belastung, die einem Menschen möglich ist, zu orientieren.

Es gibt Jugendliche und ältere Menschen, die man als Bindegewebsschwächlinge bezeichnen könnte, weil sie eine Veranlagung zu geringer Gewebsspannung und Gefäßunterentwicklung haben. Gerade diese Menschen können aber nur durch sinnvolles Training ihre Anlagen verbessern, besonders durch Geräteturnen und Dauerlauf, denn beim Geräteturnen wird eine hohe Spannung der Muskeln, Sehnen, Bänder und Gelenke erreicht, ohne an die Grenze zu gehen, und im Dauerlauf werden alle Bindegewebselemente optimal durchblutet, d. h. mit Sauerstoff versorgt.

Daneben ist eine Bindegewebsmassage meist erfolgreich, wenn man die von der Ärztin *H. Leube* eingeführte Technik beherrscht. Die Massage wird so mit den Fingerkuppen des dritten und vierten Fingers durchgeführt und bewirkt infolge der von der Unterhaut auf die inneren Organe einwirkenden Reflexe eine bessere Durchblutung. Die Durchblutungssteigerung ist aber auch beim Bindegewebe das A und O zur Förderung der Gesundheit und Leistungsfähigkeit.

Entzündungen und Nekrosen des Knochengewebes

Da die Knochensubstanz selbst gefäßlos ist, kann sich nur das gefäßhaltige Knochenhautgewebe und das Füllgewebe im Knochenmark entzünden. Der Knochen wird aber insofern in Mitleidenschaft gezogen, als die Veränderungen am Bindegewebe der Blutgefäße zu einem Anbau oder Abbau von

Knochengewebe führen, manchmal mit Gewebstod, der sogenannten Nekrose des Knochens.

Ein Bein im Gipsverband ist immer gefährdet, einen Schwund der Muskulatur, der Durchblutung und damit auch des Knochens zu erleiden. Falsche Schonung und Gipsverbände können so Beinleiden verschlimmern und Patienten zwingen, eine endlos lange Zeit von Monaten, ja Jahren, passiv der Heilung zuzusehen. Den umgekehrten Weg der aktiven Beanspruchung hat man in der Ära der fixierenden Verbände und der Bettruhe nicht zu gehen gewagt und dadurch wohl häufig die Leiden verschlimmert und verzögert und manche langdauernde Krankheit mit dem Odium der Unheilbarkeit umgeben.

Je nach dem Sitz der Erkrankung unterscheiden wir folgende, meist nach ihren ersten Beschreibern und Bearbeitern benannte Krankheitsbilder:

1. **Die Köhlersche Krankheit** *(A. Köhler* 1874 bis 1947) betraf früher vorwiegend Mädchen zwischen dem 10. und 20. Lebensjahr, weil diese, wohl entgegen der Erziehung der Knaben nicht so sehr im Spiel und Sport die Belastung ihrer Mittelfußknochen üben konnten. Meist wird bei dieser Krankheit die Endverdickung des zweiten Mittelfußknochens weich, und es kommt zur schmerzhaften Schwellung des Grundgelenkes der betreffenden Zehe. Heute, wo viele Mädchen im Langstreckenlauf den Mittelfuß belasten, ist diese Krankheit gerade bei den Langläuferinnen unbekannt, obwohl sie doch ihr Mittelfußskelett viel mehr belasten als die Mädchen vor 50 Jahren und früher. Barfußlaufen ist die beste Therapie für diese und die folgenden Krankheiten.

2. **Die Perthessche Erkrankung** *(Perthes* 1869 bis 1927, Chirurg in Tübingen). Sie tritt zwischen dem fünften und zwölften Lebensjahr vorwiegend bei Knaben auf, und ihre eigentliche Ursache scheint unbekannt. Doch könnte man vermuten, daß es sich um eine Störung des Mineral- und Wasserhaushaltes handelt, da Knaben, die das Leiden zeigen, in großem Prozentsatz vorher als „Milchpisser" auffallen, weil sie häufig einen milchig getrübten Harn entleeren. Es handelt sich um eine vermehrte Phosphatausscheidung.

Wie im Kapitel über den Mineralstoffwechsel gezeigt wurde, ist es eine Teilstörung der Niere, die die Fähigkeit verloren hat, einen sauren Harn zu produzieren. Der Harn ist also im Gegenteil stark alkalisch und zuweilen ist auch noch die Ammoniakbildung vermehrt. Gleichzeitig erfolgt nach *Lichtwitz* eine vorzeitige Gerinnung der von den Nierenzellen gebildeten Schutzkolloide, wodurch die Kalziumphosphate des Körpers ausgefällt werden und im Harn als Phosphatausscheidung zu erkennen sind.

Diese Phosphatausscheidung in den Harn sehen wir häufig bei Jugendlichen, die sich fast ausschließlich von Früchten und Gemüse ernähren.

Bestimmt man gleichzeitig die Wasserstoff-Ionen des Blutes und des Harns, wobei pH-Werte von 7,3 zu 7,8 zu finden sind, so ist die geringe Säuerung des Blutes die Ursache, daß Eiweiß zunehmend Säure bindet und Kalzium freigibt, und außerdem wird im Knochen im Falle einer Säuerung (Acidose) Kalziumphosphat mobilisiert. So erklärt es sich, daß gleichzeitig Kalzium-

Ionen in den Harn ausgeschieden werden, beispielsweise über 20 mg %, und vermehrt NH 4-Ionen als Ammoniak mit über 100 mg %. Diese jungen Patienten mit anfallsweiser Phosphatausscheidung in den Harn sind auch in der Regel vasomotorisch stigmatisierte junge Menschen, die über Magen- und Kopfschmerzen, Schlaflosigkeit und Müdigkeit klagen und eine depressive Stimmungslage zeigen.

Indes, die eigentliche Ursache der Perthesschen Erkrankung des Jugendalters könnte eine Überfunktion der Nebenschilddrüsen sein, da mehrere chemische Befunde darauf hinweisen.

Die Nebenschilddrüsen heißen so, weil sie „neben" der Schilddrüse liegen und obgleich sie mit dieser eigentlich nichts zu tun haben. Sie sind die kleinsten Hormondrüsen des Menschen, sind meist in der Vierzahl, zwei obere und zwei untere, vorhanden und haben durchschnittlich ein Gewicht von 30 mg. Sie fallen durch ihren Blutgefäßreichtum in Form von Kapillaren besonders auf. Sie bilden das Parat-Hormon, welches den Kalzium- und Phosphatstoffwechsel des Körpers regelt. Dieses Hormon sorgt für die Konstanterhaltung des Blutkalziums um 9 bis 11 mg %. Sinkt der Kalziumgehalt unter 7 mg %, so stellt sich das mit Lebensgefahr verbundene Krankheitsbild der Tetanie mit Sicherheit ein. Es gibt aber auch Fälle von Tetanie bei 9 mg %.

Zur Hyperkalzämie des Blutes (über 11 mg %) kommt es bei zuviel Hormon der Nebenschilddrüsen, wobei der Knochen entkalkt und abgebaut wird. Auch die Phosphatausscheidung durch die Nieren ist dann erhöht.

Bei den Jugendlichen, welche die Perthessche Erkrankung des Oberschenkelkopfes erleiden, ist diese Erweichung eigentlich schon vorher durch chemische Analysen des Blutes und des Harnes zu erfassen, bevor die Röntgendiagnose einen schon endgültigen Zustand des Knochenabbaues mit zystenartigen Aufhellungen feststellen kann.

Die charakteristischen Stoffwechselveränderungen bei Überfunktion der Nebenschilddrüsen bestehen in einer zu hohen Kalziumkonzentration im Blut, zu niedriger Phosphatkonzentration sowie vermehrter Kalzium- und Phosphatausscheidung im Harn. In typischen Fällen werden Kalziumwerte im Serum von 20 mg % beobachtet, statt normal 10 mg %. Diese erhöhten Kalziumwerte werden meist nur im frühen Stadium des Knochenabbaues festgestellt. Entwickelt sich nun dabei ein Nierenschaden, so kann ein anfänglicher niedriger Phosphatgehalt im Blut stark ansteigen und die Diagnose gegenüber der Rachitis unsicher machen.

Wenn man beide diagnostische Verfahren, Röntgenologie und Biochemie, bei der Perthesschen Erkrankung gegeneinander ausspielt, so ist es hier fast wie bei der Krebserkrankung, die man durch Vorsorgeuntersuchungen frühzeitig zu entdecken sucht, aber kaum heilen kann, wenigstens nicht mit den jetzt gängigen Methoden der Verwendung von „Stahl und Strahl". Besser in beiden Fällen ist eine biochemische Diagnosevorbeugung, damit man rechtzeitig einen Krebs oder eine Perthessche Erkrankung verhüten kann. Röntgenologen und Orthopäden sagen, die Ursache beim Perthes ist unbekannt und beruht evtl. auf einer erblichen Disposition, aber damit ist das Problem nur eine Generation zurückverschoben, also keine echte Erklärung gegeben. Auch Symptomenbeschreibung der ausgebrochenen Krankheit ist so gesehen keine Wissenschaft. Beim Perthes finden wir schleichend beginnendes Hinken, Bewegungsschmerz, frühzeitige Einschränkung der Gelenkbeweglichkeit, röntgenologisch finden sich Gelenkspaltverbreiterung, Knorpelödem, eine Nekrose im Kern des Oberschenkelkopfes, danach scholliger Zerfall, bisweilen auch lochartige Aufhellung. Wenn es soweit ist, ist natürlich eine Entlastung anzuraten. Aber warum sollte es nicht möglich sein, durch chemische Methoden diese Erkrankung so frühzeitig vor dem Röntgenologen zu erkennen, daß man mit Diät — Vermeidung von Obst und Gemüse, aber reichliche Aufnahme von Milch und Käse (Kalzium) sowie von Eigelb (Phosphat) — und mit Bewegungstraining auf dem Rennrad dieser Erkrankung vorbeugen kann? Täglich 25 km auf dem Rennrad fahren trainiert den Stoffwechsel und bewegt jedes Knie- und Hüftgelenk schonend im Sitzen etwa 5000mal. Durch schonende (weil im Sitzen), aber schonungslose Behandlung könnte man hier vielleicht vorbeugen, daß ein junger Mensch jahrelang durch eine Entlastungstherapie mit Teleskop-Gipsverband, Thomasschiene und ähnlichen Maßnahmen behandelt und behindert wird.

Außerdem kann man in der Vorbehandlung Kochsalzlösungen geben, um die Natrium- und Chloridverluste auszugleichen, wenn man nicht lieber Ochsenschwanzsuppe (dreimal täglich) vorzieht.

3. Bei der **Osgood-Schlatterschen Erkrankung** *(Schlatter,* Chirurg 1864—1934 Zürich, *Osgood,* geb. 1873, Chirurg in Boston, USA) wird ein Stück des Schienbeinknochens weich und bei Unfall manchmal abgerissen. Verbot des Sportes sollte sich aber nur auf Hochsprung, Weitsprung und Sprint beziehen, während Langlauf in Form des Trabens wegen der Durchblutungssteigerung nur empfohlen werden kann.

4. Die **Scheuermannsche Krankheit** *(H. W. Scheuermann,* geb. 1877, Orthopäde in Kopenhagen) ist gekennzeichnet durch Wirbelnekrose. Dadurch kommt es meist zwischen dem siebten und zwölften Lebensjahr zu einem Einbruch nahe dem vorderen Rande der Wirbelkörper oder zumindest zu einer Schädigung der Wachstumszone. Die Folge ist die Ausbildung eines Keilwirbels. Der sogenannte jugendliche „Turnerbuckel" ist nicht durch Turnen entstanden, sondern ebenso wahrscheinlich wie die Perthessche Erkrankung durch eine Mineralstoffwechselstörung. Da, wie erwähnt, die Knochensubstanz selbst gefäßlos ist, ist eine Störung des Stoffwechsels als Ursache immer naheliegender als mechanische Belastung, denn ein gesunder Wirbel hält z. B. bei jugendlichen Gewichthebern ungeheure Belastungen aus. Im Gegenteil, das Kind, welches von klein auf richtig ernährt wurde, und durch Aufrichten in der Bauchlage täglich die Rückenstrecker und Haltebänder stärkte bzw. aktiv durchblutete, wird einer Scheuermannschen Krankheit so leicht nicht verfallen. Mit Geradehalteübungen des Rückens, wie besonders um die Jahrhundertwende beliebt, ist es nicht getan.

Alle diese Fälle, die Köhlersche Krankheit, der Perthes, der Schlatter, der Scheuermann, gehören, wenn die Krankheit nicht verhütet wurde oder werden konnte, in die Hand eines erfahrenen Orthopäden, der aber von der Heilkraft einer täglichen Gymnastik durchdrungen sein muß, im Gegensatz zu der Methode der fixierenden und entlastenden Verbände.

Die schonungslose Behandlung weiterer rheumatischer und degenerativer Erkrankungen des Bewegungsapparates

In einzelnen Kapiteln dieses Buches wurde häufig auf die Behandlung mit der Tübinger Bombe hingewiesen. Ein zweites Präparat, welches nach Meinung und Erfahrung des Verfassers nicht zu entbehren ist, ist das Dexa-Attritin 3000, welches neben den Indikationen zur Behandlung des Rheumatismus und seiner vielfachen Formen auch für andere Erkrankungen ein hervorragendes Heilmittel darstellt, wie z. B. bei der Herzinsuffizienz, der Kreislaufschwäche, bei bestimmten Schmerzzuständen der Beine, bei allergischen Hauterkrankungen, und das von Verfasser in die Therapie gewisser Lebererkrankungen eingeführt wurde. Es enthält 4 mg Dexamethason, 60 mg Lidocainhydrochlorid, 450 mg Phenylbutazon, 450 mg Phenazon, 1500 Gamma Hydroxocobalamin und 1500 Gamma Cyanocobalamin. Dazu kommt in Kapselform das bekannte Deca Amuno, von dem in einer Kapsel 0,125 mg% Dexa-Methason enthalten sind.

Seitdem wir in der Behandlung Präparate mit Nebennierenrindenhormonen haben, die in ihrem Molekül Fluor enthalten, sind Nebenwirkungen nur noch ganz selten zu beobachten. So ist das Dexa-Methason, chemisch gesprochen ein 9-alpha-Fluor-16-alpha-Methyl-Prednisolon. Weiter ist das Deca Amuno, zusammengesetzt mit 25 mg Indometacin, ein Abkömmling der Indol-Essigsäure.

Als weitere Medikamente verwandte Verfasser ausgiebig Gelonida, bekannter Zusammensetzung, und zwar in einzelnen Fällen täglich viermal zwei Tabletten, und nicht zu vergessen das Aspirin, seit der Jahrhundertwende im Handel und millionenfach bewährt, welches 0,5 g Acetylsalicylsäure enthält. Bäder wurden mit Kochsalz angereichert oder mit Aachener Schwefelsalz.

Die fortschreitende chronische rheumatische Gelenkentzündung des Erwachsenen

Von dieser Krankheit ist 1% der Gesamtbevölkerung befallen, und das weibliche Geschlecht ist bevorzugt. Die Kranken stehen im mittleren Lebensalter, und die Entzündung verläuft schubweise und ergreift fortschreitend einzelne oder mehrere Gelenke, was häufig zur Versteifung, besonders bei Hand- und Fußgelenken, führt. Auffallend für den Laien ist auch die morgendliche Steifigkeit in den Gelenken, die von den Patienten oft dahin interpretiert wird, sie hätten über Nacht falsch gelegen oder einen Zug vom geöffneten Fenster her bekommen.

Auch hier Dexa-Attritin und Steigerung der Durchblutung

Bei einer akuten Erkrankung wird von der Schulmedizin meistens Bettruhe empfohlen. In einer schonungslosen Therapie aber gibt man Dexa-Attritin 3000, und nach 3 Stunden ist Steifigkeit und Schmerz verschwunden, so daß der Betreffende die Gelenke bewegen kann und bewegen sollte, denn Ruhigstellung ist auch hier der erste Schritt zur späteren Versteifung. Da nach Dexa-Attritin die Schmerzen nicht mehr vorhanden sind, muß man die Funktion der Gelenke üben und dem nächsten Schmerzanfall vorbeugen, indem man jeden Morgen nach dem Frühstück 1 Deca-Amuno-Kapsel nimmt, evtl. mit 2 Gelonida-Tabletten. Selbstverständlich wird die Durchblutung des betroffenen Gelenkes allgemein mit Bädern behandelt, und zwar nicht mit Teilbädern, sondern morgens mit einem Vollbad in der Form des Schlenz-Bades. Wird dasselbe am Abend durchgeführt, so werden einem Vollbad 200 bis 400 g Aachener Sulfat zugesetzt und die Temperatur auf 42° C erhöht. Für diätetische Maßnahmen gilt die Regel, das Körpergewicht zu vermindern und evtl. Fastenkuren einzulegen. Jedenfalls wirkt sich bei den entzündeten Gelenken eine Verminderung des Körpergewichtes immer günstig aus, selbst wenn nur die Hände betroffen sind. Der Patient kann eigentlich alles essen, aber er sollte die Nahrungsmittel meiden, von denen er weiß, daß er dagegen irgendwie allergisch ist, denn nicht jeder kann alles essen. Aber die Kalorienzahl unter 1000 zu senken, ist wichtig und manchmal eine Nulldiät nicht zu vermeiden.

Ist durch eine Dexa-Attritin-Injektion für 24 Stunden Schmerzfreiheit erreicht, so sollte man die Gelenke, Muskeln und Bänder trainieren, um auch auf natürliche Weise die Durchblutung zu steigern, die Kraft der Muskeln zu entwickeln und von dieser natürlichen Durchblutung aus auch die Knochen und ihren Stoffwechsel zu beeinflussen. Es wurde und wird oft der Rat gegeben, daß die Patienten Kälte und Nässe möglichst meiden sollten, aber man muß hinzufügen, daß man beispielsweise nach einem japanischen Bad von 45° C ruhig einmal auch die Gelenke für Sekunden dem Schock einer kalten Dusche zumuten sollte, um dadurch ein Gefäßtraining zu erreichen. Wer Rheuma immer nur mit Wärme behandelt, vergißt bestimmte Abwehrreaktionen des Organismus zu trainieren, die nur durch schonungsloses Vorgehen trainiert werden und trainierbar sind.

Tritt bei langdauernden entzündlichen Prozessen eine Anämie auf, so muß sie nicht mit Eisenpräparaten behandelt werden, weil der Mensch in vielen Fällen diesen Präparaten gegenüber eisenrefraktär (eisenunempfindlich) ist, sondern man sollte vor allen Dingen in der Ernährung die Nahrungsmittel auswählen, deren hoher Eisengehalt sicher erwiesen ist, wie z. B. bei der tierischen Leber.

254

Seelische Betreuung des Gelenkrheumatikers

Die psychische Führung des Erkrankten, der an Gelenkrheumatismus leidet, muß ähnlich sein der psychischen Führung eines Spitzenkönners im Training, d. h. der Arzt muß wie der Trainer Zuversicht, Aktivität und Selbstvertrauen vermitteln, und vor allen Dingen den Patienten anleiten, bei schmerzhaften Zuständen seine Gelenke nicht zu schonen, sondern durch Bewegung die schlimmsten Schmerzen in der Aktivität abzureagieren. Es ist durchaus möglich, ein entzündetes Knie, z. B. auf dem Heimtrainer, zu bewegen und dabei den Schmerz zu lindern oder zu vergessen. Die alte Lehre, daß Entzündungen ruhiggestellt werden müssen, scheint durch viele Beobachtungen im sportlichen Training widerlegt zu sein und nur in ganz ausgefallenen Situationen ihre Berechtigung zu haben.

Nicht Beruhigungsmittel und schmerzstillende Mittel helfen den Patienten, sondern man sollte den Willen schulen, auch ohne Medikamente mit den Schmerzen fertigzuwerden, soweit das möglich ist. Der Streß des Schmerzes muß einen Antistreß im Patienten entwickeln, so daß er sich sagt: „Ich will mal sehen, wie lange ich das aushalten kann", und der Patient soll versuchen, hier Rekordzeiten aufzustellen, dann wird er psychisch und körperlich immer schmerzunempfindlicher. Das häufige Bedauern von Angehörigen erzieht im rheumatisch Erkrankten eine Haltung zur Weinerlichkeit und zu Klagetiraden, die schon ein bedenkliches Zeichen dafür sein dürften, daß der Betreffende nicht gewillt ist, die Krankheit von sich aus zu überwinden, nämlich durch den Willen, was durchaus möglich ist. Er vertraut Medikamenten und unwirksamen Mittelchen, die ihm von allen Seiten empfohlen werden.

Die Bechterewsche Erkrankung

Sie ist eine entzündliche Erkrankung, die oft in den Gelenken zwischen Kreuzbein und Beckenschaufel beginnt und auf die Wirbelgelenke übergeht. Die Männer sind von dieser Krankheit besonders heimgesucht, Frauen neunmal weniger. Die Bandscheiben zwischen den Wirbeln werden langsam verknöchert, und die Haltebänder der Wirbelsäule, die längs verlaufen, unterliegen ebenfalls einer Verknöcherung. Die Wirbelsäule kann dabei so versteifen, daß das Bild eines Bambusstabes entsteht ohne Biegungsfähigkeit in den Bandscheiben. Die einzige Therapie, die in gewissen Fällen verblüffende Erfolge zeitigt, besonders im Beginn der Erkrankung, ist die intramuskuläre Injektion der Tübinger Bombe.

Verfasser hatte den Fall eines 22jährigen jungen Mannes, der sich in keiner Weise mehr bücken konnte und dessen Gang durch die Steifheit der Wirbelsäule derart behindert war, daß er, die Arme lang pendeln lassend, sich beim Gehen vorschob wie ein Turm, ohne die geringste Abweichung nach vorn oder seitlich. Nach Injektion der Tübinger Bombe war innerhalb von 4 Tagen das schmerzhafte Ziehen längs der Wirbelsäule verschwunden, und der Patient konnte einen Bleistift vom Erdboden aufheben, hatte allerdings sehr lange Arme, die das begünstigten. Vorher aber hatte er sich nicht um wenige

Winkelgrade bücken können. Die Tübinger Bombe wurde nun in Abständen von 8 Wochen wiederholt und zwischendurch eine Therapie mit Deca Amuno, kombiniert mit Gelonida antineuralgica, durchgeführt. Es genügten meist 2 Deca-Amuno, um den Patienten schmerzfrei zu machen, und durch Übung und durch heiße Bäder wurde die Beweglichkeit der Wirbelsäule immer mehr verbessert. Nachts lagerte er auf einer harten Unterlage, und morgens wurde eine Wirbelsäulengymnastik durchgeführt, kombiniert mit einer Atemgymnastik. Die Besserung hält jetzt schon etwa seit 5 Jahren an, und die Ausbildung eines geringen Mondgesichtes behindert den Patienten weniger als die fast völlige Bewegungsunfähigkeit zu Beginn der Behandlung.

Als Therapie hat Verfasser 3 Fälle mit Röntgenstrahlen behandeln lassen, und zwar mit Kleinstdosen von 30 R. Von da ab machte die Krankheit keine weiteren Fortschritte, so daß die Patienten arbeitsfähig blieben.

Schonungslose Behandlung degenerativer Gelenkveränderungen

Die sogenannten Arthrosen sekundärer Art werden als Folge von Fehlhaltungen und Überlastungen und früher durchgemachter entzündlicher Prozesse angesehen. Verfasser hat das Beispiel gebracht, daß die Radrennfahrer von Weltklasse, die doch eine Überbelastung der Knie haben müßten und oft in Nässe und Kälte ihre Rennen austragen, keine degenerativen Gelenkveränderungen der Knie bekommen.

Beim Radfahren werden die Knie ja dadurch entlastet, daß der Fahrer sitzt und die Knie nur im Gelenk bewegt werden. Insofern kann man sagen, daß Veränderungen ausgeschaltet sind, wenn die Last des Körpers durch Sitzen ausgeschaltet ist oder wenn ein geringes Körpergewicht vorhanden ist. An erster Stelle scheint Übergewicht eine Ursache der Arthrosen zu sein, besonders der Knie und Hüftgelenke. Einseitige berufliche Tätigkeit, der die Erkrankung angelastet wird, ist meist nie eine solche Belastung, daß dadurch Arthrosen entstehen könnten. Die wahre Ursache liegt tiefer, weil jeder Mensch Infektionen von Streptokokken durchmacht, die der eine durch seine Abwehrkräfte überwindet, während der andere dadurch eine Auflockerung des Bindegewebes erfährt und dann allerdings durch Übergewicht und einseitige Belastung Verschleiß am Gelenk provoziert.

Die heutigen zivilisierten Menschen müssen mit rheumatischen Krankheiten leben, da ihre Umwelt und ihre Ernährung den Boden zur Erkrankung schaffen. Man kann aber diese entzündlichen Prozesse, die schließlich zum Verschleiß führen, im Anfangsstadium heute wirksam bekämpfen, da wir mächtige Mittel haben, Entzündungen des Bindegewebes zu hemmen. Dazu gehört in erster Linie die Injektion von Dexa-Attritin 3000, wobei wahrscheinlich seinem großen Anteil von Vitamin B 12 eine entscheidende Wirkung zur Heilung zugesprochen werden muß.

Minder schwere Fälle ohne Entzündungen, die auf Einreibungen und hyperämisierende Salben und Öle ansprechen, sind nicht ernst zu nehmen und besser zu heilen durch die mehrfach beschriebenen heißen Bäder. Wenn Schmerzen bei Arthrosen durch Einreibungen wirklich gebessert werden, um wieviel mehr müßte durch dauernde heiße Bäderbehandlung, evtl. mit Aachener Schwefelsalz, eine Besserung erreicht werden, weil hier eine ungleich größere Durchblutung erzielt wird! Es gibt eine Legion von rheumatischen Einreibemitteln, aber sie dienen wohl mehr der Steigerung der finanziellen Verhältnisse des Fabrikanten als dem Wohle des Kranken.

Nach unseren Erfahrungen ist eine Injektionsbehandlung ins Gelenk ein zweischneidiges Schwert, weil Infektionen des Gelenkes nicht immer vermieden werden können und die wasserlöslichen Kristallsuspensionen von Corticoiden nicht besser wirken als intramuskuläre Injektionen. Man muß bei diesen Injektionen aber immer bedenken, daß man die Kniekapsel und den Bandapparat nicht verletzt, und werden diese Injektionen häufiger wiederholt, sieht man ja leider häufiger auch Verschlimmerungen bis zur Kapselschrumpfung. Man kann sich auch des Eindrucks nicht erwehren, daß Meniskusscheiben und Kreuzbänder durch die Injektionen angegriffen werden. Sicherer und ohne den Patienten zu schaden ist die intramuskuläre Injektion mit nachfolgender ausgiebiger Gymnastik, beim Knie- und Hüftgelenk vor allen Dingen durch Radfahren.

Röntgenbestrahlungen von 40 R haben oft einen günstigen Effekt, vor allen Dingen werden die Schmerzen manchmal gebessert. Unter den physikalischen Maßnahmen ist wichtiger als Kurzwellen, Fango-, Moor- und Paraffinpackungen das Training der Muskulatur. Man versucht häufig durch Massagen Verspannungen der Muskulatur zu beseitigen, aber man muß bedenken, daß ein Muskel nur stärker wird, wenn er dauernd leicht gespannt wird und durch den Willen und weniger durch Massagen entspannt wird. Das viel gerühmte Bewegungsbad zwecks Lockerung der Muskulatur ist vom sportphysiologischen Standpunkt aus von geringer Bedeutung, denn im Bad trägt das Wasser die Glieder, der Mensch müßte sich aber auf dem Lande bewegen können, wenn er eine echte Heilung erzielen will. Es ist also besser, durch schmerzstillende Mittel gewisse schmerzhafte Spannungen vor dem Training zu beseitigen und dann schonungslos zu üben, um die Muskeln zu stärken und damit das Gelenk wieder einer besseren Funktion zuzuführen.

Die Behandlung der Wirbelsäule

Früher bezeichnete man gewisse Schmerzen im Kreuz, die plötzlich auftraten, als Hexenschuß, und heute hört man nur noch das Wort „Bandscheibenschaden". Das hat verheerende Wirkung auf die Psyche der Patienten, aber auch der Ärzte. Ein Bandscheibenschaden gehört natürlich in die Hand des Facharztes, und so werden sehr häufig einfache muskuläre rheumatische Erkrankungen von vornherein mit dem Signum einer schweren Erkrankung der Wirbelsäule versehen, und da ja der heutige Kassenarzt so beschäftigt ist, seine Scheine zu sammeln, und machmal mit Hilfe von Sprechstundenhilfen in einer Stunde 20 bis 30 Patienten durchschleust, kann er sich mit einem wirklichen Bandscheibenschaden nicht befassen, und eine Überweisung an den Facharzt ist schnell geschrieben. Die Fachärzte röntgen natürlich die Wirbelsäule, wie sich das gehört. Aber im ganzen wird wohl doch zuviel geröntgt. Liegen Röntgenaufnahmen vor, so ist immer noch die Frage: „Wer ist denn kompetent genug, diese Röntgenbilder auch richtig zu deuten?" Man sollte allen Ärzten, auch den Fachärzten, empfehlen, das grundlegende Werk von *Alban Köhler*, herausgegeben von *Zimmer*, „Grenzen des Normalen und Anfänge des Pathologischen im Röntgenbild des Skeletts", einmal durchzuarbeiten, damit offensichtliche Fehldiagnosen vermieden werden.

Negativstempel „Bandscheibenschaden"

Ist einem Patienten einmal der Stempel mit dem Signum „Bandscheibenschaden" aufgedrückt worden, dann ist es bei vielen mit der Bewegungsfreudigkeit und Arbeitsfähigkeit vorbei. Bekommt aber einmal ein hervorragender Sportsmann, vor allen Dingen ein Langstreckenläufer, einen Bandscheibenschaden, der tatsächlich nachgewiesen ist, so betreibt er oft noch jahrelang sein Training und nimmt an Wettkämpfen teil, und der Bandscheibenschaden ist anscheinend überhaupt nicht vorhanden, tritt aber in Ruhe und nachts beim Liegen besonders in Erscheinung. Die Grenzen von dem, was der eine verträgt und der andere nicht verträgt oder ertragen will, sind ungeheuer weit, nur ist das bedauerlich, daß in den meisten Fällen ein echter Bandscheibenschaden überhaupt nicht vorliegt und eine Rumpfgymnastik, heiße Bäder und eine einzige Injektion der Tübinger Bombe oft genügen, um aus dem fachmännisch diagnostizierten Bandscheibengeschädigten einen Wundergeheilten zu machen. Es gab und gibt in der Praxis des Verfassers Patienten und Sportler, speziell Läufer, die seit Monaten „mit allen Mitteln", wie es so schön heißt, behandelt wurden, schließlich die Geduld verloren und eine einzige Injektion erhielten, dazu evtl. eine Nachbehandlung für 20 Tage mit 20 Kapseln Deca-Amuno und fit waren, und einige wurden sogar Deutsche Meister.

Junge Menschen, vielfach Spitzensportler, lassen sich schließlich auch zureden, die Wirbelsäule operieren zu lassen. Die Ergebnisse sind in einigen Fällen so schauderhaft, daß der oder die Betreffende dann 1 Jahr arbeitsunfähig ist und am Stock gehen muß. Gewiß hat jede Operation ihre Risiken, aber wenn man solche Eingriffe wagt, muß doch eine absolute Indikation gegeben sein. Eine Verschlechterung um 100% ist ganz undiskutabel, wenn es auch zugegebenermaßen nichts 100%iges in der Medizin und schon gar nicht in der Chirurgie geben kann.

Tatsächliche Veränderungen der Bandscheiben und des Wirbelgefüges

Mit die wichtigste Krankheit der Wirbelsäule sind Veränderungen der Bandscheiben und des Wirbelgefüges. Zunächst sei gesagt, daß nicht so sehr die Wirbelkörper die Bandscheiben drücken oder zerdrücken, da Wasser schwer kompressibel ist, sondern die Bandscheibe übt infolge ihres hohen Wassergehaltes einen starken Druck auf die anliegenden Wirbelkörper aus. Sind diese teilweise entkalkt, so können sie durch die Bandscheiben evtl. eingedellt werden.

Die Wissenschaft behauptet nun, daß die Rückbildung der Bandscheiben wahrscheinlich schon im Kindesalter beginnt und daß die Fähigkeit, Wasser zur Erhaltung der Bandscheibe als Wasserkissen zu binden, nach dem 30. Lebensjahre abnimmt. Dies mag in extremen Fällen so früh beobachtet sein, widerspricht aber den sportlichen Tatsachen, daß Turner und Sportler, die ihre Wirbelsäule nicht geschont haben und immer im Training geblieben sind, es noch mit 50 und 60 Jahren ohne Schaden wagen können, vom hohen Reck auf die Matte abzuspringen oder große Höhen im Stabhochsprung zu bewältigen. Die Wirbelsäule kann man nur dann eine Fehlkonstruktion nennen, wenn sie nicht jahraus, jahrein geübt wird, d. h. die sie haltende Rumpfmuskulatur und Bänder nur selten angespannt und durchblutet werden, was sich auf das Bindegewebe der Bandscheiben ungünstig auswirken muß.

Allzuleicht fördern die Degenerationstheorien der Gelehrten die Faulheit des im Sitzen geübten modernen Menschen und entschuldigen bei solchen extremen Entstehungsursachen, wie Wasserverlust der Bandscheiben, daß ein übergewichtiger Körper den Bewegungserfordernissen der Wirbelsäule nicht mehr standhalten kann.

Werden, wie fast immer, Schwimmübungen und Badekuren verordnet, so glaubt der übergewichtige Bandscheibengeschädigte, weil das Wasser ihn trägt, an die Heilwirkung des Wassers und des Schwimmens, obwohl er nur ein gesunder Mensch ist, wenn er sich mit seiner Wirbelsäule und seinen Gelenken auf dem Lande ohne Behinderung bewegen kann.

Nicht die Funktion führt zu Veränderungen

Leider werden gewisse Degenerationserscheinungen der Gelenke, der Wirbelsäule oder Sehnen als Verschleißkrankheiten bezeichnet, wobei man zu mechanisch denkt und vergißt, daß der Körper zum Gebrauch geschaffen ist, ja sogar zu sportlichen Höchstleistungen. Normalerweise verschleißt der Mensch nicht wie eine Maschine, sondern sein Organismus richtet sich, wie alles lebende Gewebe, nach den Anforderungen aus. Bindegewebe, Knorpel, Knochen und Muskeln verstärken sich nur, wenn sie sich durch die Funktion selbst immer wieder verstärken und evtl. erneuern. Leben ist ständige Bewegung, auch für die Wirbelsäule, wovon uns Kunstturner und besonders Kunstturnerinnen als Wirbelsäulenartisten ein Beispiel geben.

Nicht die Funktion eines Gelenkes führt zu krankhaften Veränderungen, wie man so oft auch von Orthopäden hören und lesen kann, denn dann wäre die gesamte sporttreibende Menschheit von der Fehlkonstruktion Wirbelsäule bedroht und der Bewegungsfaule hätte letzten Endes eine gesunde Wirbelsäule. Vielmehr kann man durch ausgiebige Funktion die Wirbelsäule, ihre Gelenke, Muskeln und Bänder optimal spannen und durchbluten und dadurch gesund erhalten.

Was kann man nun gegen Wirbelsäulen- und Bandscheibenschäden, abgesehen von Verletzungen und Unfällen, tun? Vor allen Dingen sollte man in der Jugend und in der Jugenderziehung nicht so ängstlich sein, da ja ein Training von Jugend auf den Menschen weitgehend an Belastungen der Bandscheiben und der Wirbelsäule durch die vermehrte Durchblutung und Gewebsatmung infolge Muskelanspannung anpassen kann.

Dies geschieht durch Übung der Rückenmuskulatur schon beim Säugling, der möglichst viel auf dem Bauch liegen sollte, um den Kopf und die Beine in dieser Lage heben und halten zu lernen und so die Rückenmuskeln zu stärken, die ja letzten Endes die Wirbelsäule halten. Die Ausbildung der Rumpfmuskulatur, der Schultern und Bauchmuskeln geschieht durch tägliche Gymnastik, am besten durch Gerätturnen, und hier ist für die Wirbelsäule das Reck zu bevorzugen, gegenüber den Stützübungen, z. B. am Barren. Es wäre schon viel erreicht, wenn jeder Gesunde und auch Wirbelsäulenerkrankte sich jeden Tag ans Reck hängen und dadurch die Wirbelsäule auseinander- und geradeziehen würde.

Der Mensch trägt alle Lasten beim Bücken, Sichaufrichten sowie beim Tragen an der Vorderseite des Körpers. Damit werden dauernd die Bandscheiben belastet, ja schon durch sein eigenes Gewicht beim Geradestehen. Es gibt nur ein einziges Mittel einer Gegenwirkung, nämlich das Auseinanderziehen der Wirbelsäule durch das Hängen in einer Glissonschlinge am Hals oder mit den Armen am Reck, an einer Teppichstange oder irgendeinem Gegenstand, der es gestattet, die Füße vom Boden zu heben, wenn man sich an ihm hängend festhält. Das tägliche geschmeidige Schlenkern der Wirbelsäule im Hängen und Auseinanderziehen der Wirbelsäule im Reckturnen würde jedem orthopädischen Turnen überlegen sein, geschweige den statischen, unphysiologischen Halteapparaten und Gipsverbänden.

Man kann die Behandlung der Wirbelsäule noch dadurch unterstützen, daß man sich das Liegen auf einer harten Matratze für die Nachtruhe angewöhnt. Bei akutem Ischias ist beim Liegen auch auf die Entlastung der Lendenwirbelsäule durch die Unterlage einer weichen Rolle unter die Kniegelenke zu achten, beim Nackenrheumatismus sollte man sich eine Rolle unter den Nacken schieben.

Gewarnt werden muß vor dem immer wieder empfohlenen Schwimmen als sportliche Betätigung für Patienten mit degenerativen Wirbelsäulenveränderungen; denn

1. müßte sich der Patient auf dem Lande trainieren und sich nicht durch das Schwimmen betrügen lassen, er sei sportlich und wieder gesund, weil das Wasser ihn trägt, und
2. ist Brustschwimmen bei Wirbelsäulenerkrankungen ganz abzulehnen, da die Beine tiefer im Wasser liegen, der Kopf aus dem Wasser herausragen muß und die Folge eine krampfhafte Anspannung der Nackenmuskulatur und eine Durchbiegung der Wirbelsäule im Sinne eines Hohlkreuzes ist.

Dasselbe gilt für das Delphinschwimmen. Das Kraulen hat den Nachteil, daß man eine künstliche Atmung beim Auftauchen des Gesichtes unter dem Arm betätigen muß, und so bleibt als Schwimmübung nur die entspannte Rückenlage, weil dabei auch die Atmung frei erfolgen kann, da Mund und Nase nicht unter Wasser liegen. Das beste Wirbelsäulentraining aber ist und bleibt das

Reckturnen mit seinen großen Schwüngen des Körpers, wobei durch die Fliehkraft, wie beim Riesenschwung, die Wirbelsäule besonders gerade und auseinandergezogen wird im Gegensatz zu jeder Belastung im Stehen.

Seitliche Wirbelsäulenverbiegungen kein Grund für ein Sportverbot

Die Wirbelsäule hält sich nicht selbst aufrecht, sondern wird durch Bänder und Muskeln, vor allem des Rückens, die der Wirbelsäule Festigkeit und Halt geben, aufrecht gehalten. Eine Verbiegung der Wirbelsäule seitlich kann man dadurch ausgleichen, daß man den betreffenden Jugendlichen mit dem Kopf in eine Glissonschlinge hängt und dadurch die Wirbelsäule gerade und auseinanderzieht. Das kann man aber auch an einer Reckstange oder an Turnringen üben, und diese Methode ist in jedem Falle besser, als die Jugendlichen, die Wirbelsäulenverbiegungen haben, in ein Gipsbett hineinzuzwängen und zu glauben, daß ein solches Liegen im Gipsbett zur Nachtzeit die ideale Behandlung sei. Abgesehen vom psychischen Streß des Jugendlichen in diesem „Gefängnisbett", ist seine mechanisch gedachte Wirksamkeit höchst fragwürdig, aber mit Sicherheit wird der Jugendliche durch diese Liegekur in Zwangsjacke sich in seiner Muskulatur und seinem Kreislauf nicht entwickeln. Diese Jugendlichen müssen ja weiterleben und müssen sich durch Bewegung entwickeln. Sie sollen spielen, sie müssen zur Schule gehen, sollen Schularbeiten machen und müssen sogar Sport treiben, damit die Haltemuskeln der Wirbelsäule entwickelt werden.

Einem Vorurteil ist hier einmal entgegenzutreten, nämlich daß der Dauerlauf Wirbelsäulenverbiegungen verstärken würde. Bei der rhythmischen Bewegung der Arme und Beine im Widerspiel wird die Wirbelsäule wechselseitig in Verwringung gebracht. Der Läufer aber hält sich nicht an der Wirbelsäule fest, sondern die wechselseitigen Bein- und Armbewegungen bringen diese nur in Schwingungen durch die wechselseitige Anspannung der starken Rückenstreckermuskeln, die dadurch außerordentlich gestärkt werden. Dies Wechselspiel der Rückenmuskulatur kann man besonders gut auch beim Radfahren auf dem Heimtrainer beobachten. Beim Lauf, der bis zur Schweißbildung führt und im fließenden Stil absolviert werden sollte, im Gegensatz zum Hackstil der Arme beim Kraulschwimmen, wird die gesamte Muskulatur stark durch die Verbrennungsprozesse erwärmt und auf das Vielfache durchblutet, was ein stärkeres Wachstum bedingt. Beispielsweise werden bei einem Waldlauf von etwa 5 km etwa 3200 Laufschritte gezählt, d. h. die Wirbelsäule wird 1600mal durch seitliche Schwingungen und Verwringungen funktionell behandelt und nicht starr im Gipsbett versteifen gelassen.

Verfasser hat Dutzende von Kindern, denen jeglicher Sport wegen Wirbelsäulenverbiegungen verboten war, langsam laufen lassen, und es wurde in vielen Fällen sogar eine Heilung ohne Hangbehandlung erzielt, besonders wenn das verordnete Gipsbett sofort abgestellt wurde.

Fort vom statischen Denken!

Verfasser ist sicher, daß die meisten Orthopäden bei der Behandlung der Wirbelsäulenverbiegung es nicht gewagt haben, dynamisch zu denken, und der statischen Gipsmethode deshalb den Vorzug geben, weil sie die Dynamik der Wirbelsäule nicht an sich selbst erfüllt haben. Eigentlich müßte jeder Mediziner und Fachmann sich immer wieder die Frage stellen, ob das, was im Lehrbuch und am Krankenbett gelehrt worden ist, auch in der sportlichen Praxis noch richtig ist oder diese doch grundlegend andere Wirkungen hat.

Dazu ist noch zu bemerken, daß in der Natur und vor allen Dingen im Bau der Wirbelsäule nicht nach Linealmaßstäben gemessen werden dürfte, sondern nach Individualitäten und man kleinere Abweichungen nicht als Krankheiten bezeichnen sollte, sondern als Spielraum der Natur, der nicht durch schablonenhaftes Denken wissenschaftlicher Theorien eingeengt werden darf.

Welch ein Schock bedeutet es für ein sportfreudiges Kind, für sportbegeisterte Eltern, Übungsleiter und Trainer, wenn plötzlich, wie ein Befehl von oben herab, die Weisung kommt: „Sofort mit dem Sport aufhören!" Wer maßt sich unter den Orthopäden an, eine solche Maßnahme dem Sport gegenüber begründen zu können, wenn er selbst nicht die segensreichen Wirkungen des Wirbelsäulensportes an sich erfahren hat und in seiner Praxis immer nur die altbekannten Methoden anwandte? Sinn der Wirbelsäulenbehandlung ist, den Fehler der Verbiegung auszugleichen, und dazu sind die Hangübungen und der Lauf die natürlichen Gegebenheiten. Ärzte raten leider immer zur Schonung, gerade da, wo eine schonungslose Behandlung das Gegebene wäre.

Wie verhält man sich bei Muskelkater, Seitenstichen und Zerrungen beim Lauftraining?

Bei jedem Lauftraining für Anfänger, aber auch für Fortgeschrittene, gibt es anfangs oder auch nach Wochen einen sogenannten Muskelkater, besonders in den Waden und in der Muskulatur der Oberschenkel. Dies ist ein Zeichen dafür, daß die Muskulatur der Dauerbewegung entwöhnt war und sich erst wieder daran gewöhnen muß. Das beste Mittel, um Muskelkater zu überwinden, sind heiße Vollbäder von etwa 3 Minuten bei etwa 40° C, dann heißes Wasser nachlaufen lassen, bis auf 43° C, und auch darin 3 Minuten verweilen. Eine heiße Brause ist weniger wirksam, da dabei der umhüllende heiße Wassermantel wie beim Vollbad nicht erreicht wird.

Man kann zusätzlich im heißen Vollbad mit einer harten Bürste die Waden massieren und darf dabei ruhig auf- und abstreichen, um die Durchblutung anzuregen. Eine stärkere Durchblutung schafft die Ermüdungsstoffe aus den feinen Blutgefäßen, da der Muskelkater wahrscheinlich eine Anhäufung von Ermüdungsstoffen und das Eiweiß im Muskel bei Ermüdung weniger leicht löslich ist. Durch Wärme und die dadurch gesteigerte Durchblutung wird der Muskel wieder fit gemacht.

Wer hart genug ist, läuft auch mit einem Muskelkater weiter, um auf natürliche Weise durch Anstrengung die Durchblutung zu fördern und damit den Muskelkater zu beseitigen.

Sind die Muskelschmerzen nach dem Lauftraining stärker, so daß sogar ein leichtes Gehen schmerzt und besonders Treppauf- und Treppabgehen nur humpelnd möglich ist, kann man von Zerrungen sprechen. Der Muskel ist auch in seiner Dehnfähigkeit überbeansprucht worden, da ja beim Laufen der Muskel, besonders der Wadenmuskel, mehr gedehnt wird als beim Gehen. Die Zerrung wird ebenfalls nicht mit Ruhe behandelt, sondern statt mit Laufen durch Gehen. Sollte also das Traben nicht möglich sein, geht man wenigstens — und zwar so lange, bis die Muskelschmerzen sich dabei bessern infolge der besseren Durchblutung. Selbstverständlich wird auch hier die Bäderbehandlung durchgeführt, dazu leichte Streichmassage mit flachen Händen ohne Knetungen und evtl. Vibrationsmassage durch entsprechende Apparate. Bei einer Zerrung kann man morgens nach dem Aufstehen ein heißes Bad nehmen und dann im Zimmer auf einem Teppich hin- und hertraben, evtl. mit dicken Strümpfen.

Fünf Minuten Zimmertraben mit Gehpausen fördern schnellstens die Heilung einer Zerrung. Sollte die Zerrung so stark gewesen sein, daß ein Einriß der Muskelfaser oder vom Bindegewebe erfolgt ist, was sich in einem Bluterguß zeigt, wird dieser mit einer feuchten Packung über Nacht behandelt (nasses Handtuch um das Bein wickeln, Plastikfolie darüber und mit einer Gummibinde anwickeln). Dies bedeutet eine sechs- bis achtstündige Behandlung während des Schlafens. Am nächsten Morgen Zimmertraben in der angegebenen Weise.

Seitenstiche werden oft als Leber- oder Milzstiche gedeutet. Milzstiche, die links liegen und eigentlich nur bei Tropenkrankheiten vorkommen, gibt es also bei unserem Lauftraining nicht. Hier liegt etwas anderes vor. Da der Dickdarm von der Blinddarmgegend aufwärtssteigt in den rechten Bauchwinkel unter der Leber und dann quer verläuft bis in den linken Bauchwinkel unter den Rippen in der Milzgegend und von da an abwärts bis zum After, können sich in diesem Darmabschnitt in der Leber- und Milzgegend während des Laufens Darmgase festsetzen, die außerordentlich schmerzen können und durch ihren Druck Leber, Magen und sogar die Herzgegend druckempfindlich machen. Diese Darmgasbildung mit ihren Folgen wird oft als Leber- und Milzstiche gedeutet. (Wirkliche Leberstiche können bei einer starken Überanstrengung durch Versagen des Kreislaufes und Stauung der Leber eintreten.) Begünstigt werden solche Beschwerden durch Mahlzeiten vor dem Lauftraining, besonders Kohlenhydrat-Mahlzeiten, wie Brot, Kartoffeln, Nudeln, Konditoreiwaren und Kaffee mit Zucker. Man sollte vor dem Lauftraining mindestens 3, wenn nicht 5 Stunden fasten. Treten Beschwerden durch Darmgase auf, so neigt man sich nach vorn, massiert mit der flachen Hand den Leib, indem man kreisende Bewegungen um den Nabel macht im Sinne des Uhrzeigers. Man geht danach einige Schritte und versucht wieder zu traben.

Anmerkung: Weitere Beispiele schonungsloser Therapie im orthopädischen Bereich werden aufgeführt in der Broschüre „Schonungslose Behandlung orthopädischer Erkrankungen sowie bei Angina pectoris und Herzinfarkt" von Dr. med. Ernst van Aaken, Pohl-Verlag, Celle.

IX. Kann körperliche Aktivität geistige Erkrankungen günstig beeinflussen?

Das manisch-depressive Irresein

Die Krankheit ist danach benannt, daß in seltenen Fällen melancholische Lebensphasen mit übertriebenen Phasen des Gutgestimmtseins abwechseln, ja, daß die Überfröhlichkeit schon fast mit einer fröhlichen Raserei zu vergleichen ist. In der manischen Phase ist der Kranke übersprudelnd heiter, in der depressiven Zeit ist er niedergedrückt bis zum Lebensüberdruß und in hoher Gefahr, Selbstmord zu begehen.

Zwischen den übermanischen Zeiten und den schwer depressiven Phasen gibt es Übergänge, so daß manische Kranke nicht nur und keineswegs immer heiter, sondern nur erregt sind, in lebhafter Bewegung, voll sprunghafter Einfälle und Pläne und behaftet mit einer gewissen Ideenflucht. Mancher Kranke dieser Art ist auch reizbar, nörgelnd und nicht weit vom Querulantentum entfernt. Die meisten Kranken aber machen nur melancholische Phasen durch, und der Wechsel zwischen manisch und melancholisch ist als Gemütskrankheit doch seltener.

Die depressiven Kranken sind nicht nur schwermütig und ohne Lebensenergie und Lebenswillen, sondern sie sind auch ängstlich, apathisch und hypochondrisch. Es gibt bei ihnen keine Lebensfreude mehr, und die Lebenskräfte sind wie erstorben. Sie haben keine Freude am Essen, sie magern ab, schlafen nicht, klagen über unangenehme Gefühle und haben oft den Wahn, sie seien zu nichts nutze, oder sie meinen dauernd, sich versündigt zu haben.

Manche Melancholie und manche depressive Phase zeigen das Bild einer Zwangskrankheit, einer sogenannten ängstlichen Befürchtung, was man in der Fachsprache „Phobie" nennt. In den letzten 10 Jahren ist die häufigste Phobie bei Frauen, krebskrank zu sein. Bei Männern ist häufiger die Angst zu finden, sich irgendwie angesteckt zu haben.

Die Erscheinungen des manisch-depressiven Irreseins treten meist erst im reiferen Lebensalter auf, manchmal in der Zeit des sogenannten Leistungsknicks und in vielen Fällen einmalig, wie bei Frauen zu Beginn der Wechseljahre. Auffallend viele Kranke dieser Art sind klein und haben einen pyknischen Körperbau, besonders die manischen Kranken, während die Melancholiker oft athletisch gebaut oder leptosom (schmal und hochwüchsig) sind. Wahrscheinlich wird diese Krankheit vererbt, und sie bevorzugt Menschen, die kulturell einen gewissen Hochstand zeigen und einen ernst-grüblerischen Charakter besitzen.

Die Pykniker mit ihrem vorwiegend manischen Temperament sind heiter, lebhaft oder, wie der Fachausdruck lautet, hypomanisch und gelten als quecksilbrig und oft überspitzt ausgelassen. Besonders schwierig sind melancholische Kranke, deren einzelne Krankheitszustände über Monate und Jahre dauern.

Psychopharmaka und Beschäftigungstherapie allein genügen nicht

In der Behandlung hat man bis jetzt keine 100%igen Erfolge erzielt. Zwar sind manche chemischen Beruhigungsmittel sehr wertvoll, aber bei allen zum Selbstmord neigenden Formen der Melancholie ist es doch nötig, die Kranken in einer geschlossenen Anstalt unterzubringen und sie zu überwachen. Mit ziemlicher Sicherheit weiß man nur, daß viele dieser Kranken wieder genesen und sich dann wieder so geben können, wie vor der Krankheit, wenngleich eine gewisse Ernstheit von vielen Melancholikern nicht weichen will.

Die Behandlung mit einer Beschäftigungstherapie wie Gartenarbeit und mit den heutigen Psychopharmaka hat gewisse Erfolge gezeigt. Aber eine leichte Arbeit nur um dieser Arbeit willen als Heilmittel läßt den meist intellektuellen und klugen Patienten nicht das Ziel dieser Behandlung sehen, da bei leichten Arbeiten das Stimulans der Steigerung des Stoffwechsels kaum in die Waage fällt.

Es waren wohl zuerst amerikanische Ärzte, die selbst hervorragende Sportler waren, die auf den Gedanken kamen, die beruhigende und ausgleichende Wirkung von Dauerleistungen, besonders durch Lauftraining, in die Therapie dieser Erkrankungen einzuführen.

Alle Anfänger im Lauftraining, die schon ein reiferes Alter erreicht haben, sind sich sehr bald darin einig, daß neben der Besserung von Herz und Kreislauf die verblüffend beruhigende und entspannende Wirkung des Langlaufes durch nichts zu ersetzen ist.

Man vermutet ja schon seit langem, daß gewisse Geisteskrankheiten und abnorme Reaktionen nicht nur nicht allein auf Vererbung beruhen, sondern daß gewisse Stoffwechsellagen bestimmte Stimmungslagen hemmen oder fördern. Der Manische wird nach einem Lauftraining bis zur Schweißbildung, aber ohne Überforderung, ruhiger, ausgeglichener, und der Melancholiker lebt auf, wenn er sich nur aufraffen kann, überhaupt einen Beginn mit körperlichem Training zu machen. Dann aber wacht sozusagen sein darniederliegender Gemütszustand auf und macht wie in einem Sauerstoffrausch während des Trainings eine Phase der Euphorie durch, die noch Stunden nach der Anstrengung bestehen bleiben kann.

Früher und heute sagt man bei gewissen Entscheidungen und schwerwiegenden, ernsten Problemen oft, daß man darüber erst einmal schlafen müsse. Heute gebrauchen schon viele Menschen, die ein Langlauftraining gewohnt sind, die Redewendung, sie müßten erst einmal darüber während eines Laufes nachdenken. Und wirklich haben sehr viele Kranke, aber auch gesunde Menschen, im Lauftraining nach Erreichen eines gewissen steady-state die besten Gedanken und Gedankenverbindungen, die im Berufsleben, vor allem als Pflichtleistung, so nicht zu erzielen sind. Da man schon früher genügend damit vertraut war, daß bei Manisch-depressiven immer eine Heilung möglich ist und war, kann man diese Erfahrung heute dahingehend erweitern, daß man sagt: „Jeder Mensch, der sich in schwieriger seelischer Verfassung befindet, wird unmittelbar durch eine Daueranstrengung im Schweiße seines Angesichtes dazu geführt, daß er die Probleme nicht zu schwer nimmt oder daß seine überschäumende manische Reaktion sich dämpft und einer heiteren

Phase Platz macht. Bei den melancholischen Menschen kann das oft eine hundertprozentige Besserung bedeuten und der Anfang zu einer langen Periode des innerlichen Frohsinns sein. So haben es viele amerikanischen Ärzte erfahren und auch der Verfasser an sich selbst. Aber auch in Hunderten von Briefen, die ihn von Menschen erreichten, die im oben gezeigten Sinne krank waren und nach Aufnahme des Lauftrainings und gewisser Wettkämpfe (z. B. Volksläufe) nun gesund und ausgeglichen sind, kommt das zum Ausdruck.

Schonungslose Behandlung der Schizophrenie

„Schizophrenie" bedeutet „Spaltungsirresein". Die Bezeichnung, die von dem schweizerischen Psychiater *Bleuler* stammt, dürfte zu eng sein, und deshalb spricht man bei der Schizophrenie besser nicht von einer einzigen Krankheit, sondern von einer Gruppe von Krankheiten. Sie ist ein Sammelname für sehr verschiedenartige, noch wenig erforschte Krankheitszustände.

Man unterscheidet die Form, die im Jugendalter auftritt, als „Hebephrenie" (Hebe = griechisch „die Jugend" und phren = die Seele, der Verstand). Dazu kommt eine andere Form als „Spannungsirresein" oder Katatonie, die durch große Unruhe und Erregung gekennzeichnet sein kann, aber auch durch völlige starre Bewegungslosigkeit.

Eine dritte Form wird als paranoide Schizophrenie bezeichnet, was bedeutet, daß die Krankheit außerhalb des Verstandes liegt, und diese von dem Psychiater *Kraepelin* eingeführte Wortschöpfung wird am besten mit „Wahnideen" übersetzt.

Die Krankheitsgruppe ist gekennzeichnet durch Gemütsverarmung, Antriebsstörungen, Sinnestäuschungen, Wahnideen und Denkstörungen. Der Kranke kehrt sich von der Umwelt ab und zieht sich ganz auf sich selbst zurück. Die Kranken erscheinen bald ängstlich, mal schwermütig und ratlos. Sie sind entschlußlos und träge. Die Angehörigen bemerken eine Lebensveränderung, und befremdliche Äußerungen und Handlungen zeigen ihnen, daß irgendeine geistige Störung vorliegt. Die Denkstörung besteht in einer Zerfahrenheit, wobei der Kranke im Gespräch oft den Faden verliert. Er verändert den Satzbau und streut Worte ein, die sinnlos sind, manchmal sogar von ihm neu geprägt wurden und die niemand verstehen kann. Beim Schizophrenen versagt die Logik, und das Gefühlsleben ist schwer verändert.

Der Kranke verhält sich wichtigen Dingen gegenüber völlig gleichgültig. Manche Kranke sind heiter, manche schwermütig, mißtrauisch und gereizt. Die Gefühlshaltung paßt selten zu dem, was in Wirklichkeit geschieht. Die Kranken vereinsamen sehr stark und können sich meist mit einer gesunden Umwelt nicht mehr verständigen. Schizophrene sind oft unberechenbar, manchmal aufbrausend, manchmal wie gelähmt.

Katatone Schizophrene können z. B. in einem Buch lesen, und wenn man es ihnen wegnimmt, verharren sie stundenlang in der gleichen Haltung, als wenn sie noch beim Lesen wären. Viele verweigern jede Nahrungsaufnahme, andere schreiben seitenlange Briefe, immer mit denselben Worten. Bei Erregungszuständen wälzen sie sich oft herum und schreien auch. Im Verlauf der Schizophrenie gibt es sehr viele Sinnestäuschungen und Halluzinationen. Viele von ihnen hören Stimmen, die sie beschimpfen.

Verfasser hatte einen schizophrenen Patienten, der ihm lächelnd in der Sprechstunde erklärte, ihm würde das Gehirn dauernd aufgebohrt, und zwar von seinem Nachbarn, der über ihm wohne, und derselbe belästige ihn auch durch Bestrahlungen durch die Decke. Als ich ihm logisch erklären wollte, daß das wohl unmöglich sei, da sagte er staunend: „Sie glauben mir nicht? — Sehen Sie doch, da kommt der Kerl ja aus der Wand heraus! Er ist überall!"

Man schuldigt bei der Schizophrenie mehrere Ursachen an, ohne doch derzeit Genaueres zu wissen. Wahrscheinlich ist eine erbliche Anlage mit im Spiel, wie sich ein gewisses Familienbild bei diesen Kranken zeigt. Die Schizophrenie ist mit 8 Erkrankten unter 1000 Menschen die häufigste aller geistigen Störungen. In Familien, in denen bereits eine Schizophrenie aufgetreten ist, kann die Wahrscheinlichkeit weiterer Erkrankungen angesetzt werden. Wenn beide Eltern krank waren, sind etwa 50 % der Nachkommen krank. Weil die meisten Erkrankungen um die Zeit der beginnenden Geschlechtsreife einsetzen, kam man zum Begriff „Jugendirresein". Die Krankheit setzt häufig langsam und schleichend ein.

Vielleicht eine Erkrankung mit chemischen Ursachen

Eine neuere Forschungsrichtung nimmt an, daß die seelischen Störungen der Schizophrenen durch eine Fehlsteuerung des Träumens entstehen. Diese Fehlsteuerung soll evtl. durch den Überträgerstoff Serotonin verursacht sein. Aus Versuchen könnte man ableiten, daß der Unterschied zwischen Kranken und Gesunden der wäre, daß eine chemische Steuerung versagt, was beim Schizophrenen nicht nur im Traum auftritt, sondern auch im Wachzustand.

Hier sei kurz etwas über das Serotonin gesagt, weil dies für eine Therapie der Schizophrenie Hinweise geben könnte.

Bei allen Theorien über das Entstehen der Schizophrenie kristallisierte sich in den letzten Jahrzehnten heraus, daß man mit dem Begriff Schizophrenie nicht immer Verrücktheit und Defekte annehmen sollte.

Weil durch bestimmte Medikamente Heilungen über Jahre zu verzeichnen sind, dürfte dies ein Hinweis sein, daß durch einige Psychopharmaka eine Bindung chemischer Stoffe erfolgt, deren Auftreten oder Fehlen die Schizophrenie bedingen könnten. Das ist genauso, wie es Krankheiten gibt, bei denen durch Fehlen eines einzigen Enzyms, z. B. bei Kindern Schwachsinn hervorgerufen wird (Phenyl-Ketonurie). So könnte auch die Schizophrenie vielleicht eine chemische Krankheit sein.

Das Serotonin gehört zu den Substanzen, die man als „biogene Amine" bezeichnet. Sie finden sich in der Natur z. B. in Brennesseln und im Wespengift. Serotonin ist verwandt mit Histamin. Das Hautjucken z. B. bei Allergien oder bei Morphiumverabreichung ist wahrscheinlich durch Freiwerden von

Histamin zu erklären. Das Serotonin sowie das Gastrin, aber auch das indianische Pfeilgift Curare gehören zu der Gruppe der Histaminkörper. Das Serotonin ist eine stickstoffhaltige Substanz, die 1933 aus der Schleimhaut des Darmes mancher Tiere gewonnen werden konnte. Die Substanz wurde deshalb Enteramin genannt. Sie ist im tierischen Gewebe weit verbreitet und kommt neben dem Histamin im Wespengift vor. Sie wird aus der Aminosäure Tryptophan gebildet. Serotonin oder Enteramin bewirkt eine Zusammenziehung der Blutgefäße und der Muskulatur des Darmkanals sowie der Bronchien und der Gebärmutter.

Das Serotonin hat aber eine komplexe Wirkung auf das Zentralnervensystem, besonders auf den sogenannten Hirnstamm, und es ruft starke Depressionen hervor, vor allem depressive Träume.

Vergiftungserscheinungen durch biogene Amine scheinen vorzukommen. In manchen Weinsorten werden 10 bis 20 mg Histamin pro Liter gefunden. Es entstehen dann Kopfschmerzen und Übersäuerung. Interessanterweise wurden auch Vergiftungen durch alten Goudakäse festgestellt, weil diese Käsesorte einen hohen Amingehalt hat, nämlich 85 mg pro 100 g Trockensubstanz.

Das Serotonin, welches chemisch ein 5-Hydroxytryptamin ist, ist auch im Gift mancher wirbelloser Tiere enthalten.

Hoher Blutdruck hat häufig etwas mit den Histaminkörpern zu tun, und so hat man versucht, durch Stoffe, wie Reserpin, die Histamine zu hemmen, und zwar hemmt Reserpin den Transport der Überträgerstoffe Serotonin, Adrenalin und Noradrenalin. Man hat aber die Entdeckung machen müssen, daß die Patienten durch Reserpin- und Rauwolfiapräparate sehr ruhig wurden, sogar allzu ruhig, so daß man in einigen Fällen fast von einer Verblödung sprechen konnte. Dabei traten Reaktionen auf, die die Vermutung aufkommen ließen, daß mit biogenen Aminen als auch mit Rauwolfia behandelte Patienten schizophrene Krankheitssymptome bekamen. Die Überträgerstoffe scheinen in gewissen Fällen für die geistige Gesundheit des Menschen abträglich zu sein, da sie im Verlauf der sogenannten Antigen-Antikörper-Reaktion freigesetzt werden. Die Folgen sind allergische Reaktionen, gegen die Kalzium und Glucocorticoide als zentraldämpfende Medikamente eingesetzt werden können.

Zweifelhafte Wirkung der Psychopharmaka

Ausgehend von der Annahme, daß die Schizophrenie sowie manche andere Geistes- und Gemütskrankheiten durch Störungen im Stoffwechsel und in der Wirkung der natürlichen Überträgerstoffe verursacht werden, glaubt man, daß die Wirkung bestimmter Psychopharmaka in einer entsprechenden „Entstörung" zu suchen ist. Allerdings sind die bis jetzt bekannten Medikamente dieser Art nur imstande, einzelne Symptome der betreffenden Erkrankung bzw. der Schizophrenie zu mildern, aber nicht die ganze Krankheit als Formenbild zu unterdrücken.

Die Medizin ist im Augenblick einem Boom von Psychopharmaka verfallen, nämlich den Gruppen der Neuroleptika, Antidepressiva, Tranquilizern und Psychotonika, wobei die Menge und Unzahl der Präparate wieder einmal beweist, daß man eigentlich *nichts Genaues* weiß, obwohl man über die Wirkungsweise der einzelnen Medikamente einigermaßen orientiert zu sein scheint.

Neuroleptika z. B. wirken auf die Erregung des Gehirns dämpfend, und im Gegensatz zu den Schlafmitteln haben sie keine große narkotische Wirkung. Vor allem können Halluzinationen und Wahnideen der Schizophrenie durch sie unterdrückt werden. Grundtyp der Neuroleptika ist das Chlorpromacin, das sich besonders bei Schizophrenie und deren Erregungszuständen bewährt hat.

Die sogenannten Tranquilizer beseitigen meist Angst und Spannung der Schizophrenen und haben den Vorteil, daß sie das Denkvermögen und die Leistungsfähigkeit nicht beeinflussen. Sie zeigen dafür aber keine Wirkung bei Wahnideen und Halluzinationen. Sie bringen die Gefahr der Gewöhnung und Sucht mit sich.

Hier ist noch eine Gruppe von Medikamenten bzw. Rauschgiften zu nennen, die man Psychotomimetika nennt, die beim Gesunden einen schizophrenie-ähnlichen Zustand hervorrufen können, wie LSD, Mescalin und Haschisch. Chemisch ist ihr Atom- und Molekülbau ähnlich den körpereigenen Substanzen, wie Adrenalin und Serotonin.

Die Wirkung des Dauerlaufs auf die Gemütslage

Die beruhigende und stimmungshebende Wirkung eines leichten Dauerlaufes oder anderer Ausdauersportarten ist nun heute fast allgemein bekannt. Unter passionierten Langläufern hat sich der Jargon herumgesprochen, daß man bei einem ungelösten Problem nicht erst mal darüber schläft, sondern darüber einmal läuft, d. h. sich im Schweiße seines Angesichtes anstrengt, viel Sauerstoff fördert, Wasserstoffmoleküle abbaut und so in den Zustand einer Euphorie gerät, den man in Analogie nur so erklären kann, daß die gegenteiligen Stoffe von Adrenalin und Serotonin im Organismus dabei freigesetzt werden.

Im unwillkürlichen Nervensystem, bei dem man Sympathikus und Parasympathikus unterscheidet, wird bei Reizung des Parasympathikus (auch Vagus genannt) das sogenannte Acetylcholin in Freiheit gesetzt. Im ruhenden Organismus liegt das Acetylcholin als Bestandteil einer inaktiven chemischen Verbindung vor, aus der das Acetylcholin frei wird, wenn das Organ seine Tätigkeit aufnimmt. Aber überall in den Geweben findet man eine Substanz, die das Acetylcholin nahezu ebenso schnell abbaut, wie es gebildet wird. Ein nervöser Reiz vermag daher nur eine kurzdauernde Wirkung auszulösen.

Im parasympathischen Nervensystem findet also eine dauernde Bildung und Zerstörung von Acetylcholin statt, und ein Dauerreiz — wie ein Langstreckenlauf — verhält sich gegensinnig gegenüber einem kurzen Reiz — wie beim

Kurzstreckenlauf. So wird beim Dauerlauf dauernd Acetylcholin gebildet. Der Abbaustoff des Acetylcholins, der den schönen chemischen Namen „Acetylcholinesterase" trägt, kann mit dem Aufbau des Acetylcholins im Langstreckenlauf bei ruhiger Atmung nicht Schritt halten, und so wird ein Zustand im Organismus hergestellt, der als antidepressiv zu bezeichnen ist oder euphorisch, was man mit guter Stimmung übersetzen kann.

Schon immer war aufgefallen, daß Gemütskranke und vor allen Dingen Schizophreniekranke durch eine gewisse länger dauernde leichte Beschäftigungstherapie günstig in ihren Reaktionen beeinflußt wurden. Wie das aber in der Medizin meist so geht, ist man vom Schongedanken befangen und mutet den Kranken nur leichte Arbeit und keine großen Dauerleistungen zu. Gerade aber die länger dauernde Ausdauerleistung hat die wohltuende Beruhigung des Menschen und besonders auch Schizophrener zur Folge, und man sollte sich ernstlich überlegen, als Arbeitstherapie die Kranken nicht nur zur leichten Gartenarbeit zu schicken, sondern auf den Sportplatz oder in den Wald, um im Sinne der heutigen Lauftreffs ihnen den Langstreckenlauf nach und nach beizubringen. Daß diese Therapie keine Utopie ist, beweisen zahlreiche Fälle, auch in der Praxis des Verfassers, bei denen Schizophreniekranke gebessert und schizothyme Persönlichkeiten zu ausgeglichenen Menschen wurden.

Beispiele aus der Praxis

Beispielsweise ein 18jähriger junger Mann, der an einer sogenannten Hebephrenie litt. Er war mehrmals in Anstalten. Hier wurde er so depressiv, daß er wie eine Bildsäule oft tagelang in einer gewissen Starre verharrte. Bei einem Heimaturlaub lernte er zufällig die Laufmethode des Verfassers kennen, erwachte beim Training wie aus einem Traum und steigerte sich schließlich nach jedem Trainingslauf, der mehr als eine Stunde dauerte, so in eine Euphorie hinein, daß man gar nicht glauben konnte, daß dieser junge Mann in der Anstalt oft tagelang bewegungslos gesessen hatte.

Seine Freude war groß, als er im 400-m-Lauf die Sportabzeichenbedingungen schaffte. Tagelang war er wie umgewandelt, vom Jugendirresein und Denkstörungen keine Spur. Nach einem halben Jahr, als er Sorgen mit Verwandten hatte, trat wieder ein eigenartiger Starrezustand auf, und er landete wieder in der Heilstätte. Da er dort nicht laufen durfte, trat wieder ein katatoner Zustand ein und wechselte mit Erregungszuständen ab. Als er ein Lauftraining in der Zelle betrieb, hielt man ihn für völlig verrückt. Einige Tage später verschied er plötzlich im Anfall. Man kann vermuten, daß der junge Kranke durch dauerndes Lauftraining in Freiheit wahrscheinlich geheilt worden wäre, wogegen es in der Anstalt zu Erregungszuständen mit Kopfschmerzen kam, die zum Tode führten.

Der schon weiter oben erwähnte Fall, bei dem der Betreffende glaubte, daß sein Gehirn von seinem Hausnachbarn bestrahlt und angebohrt würde, wurde vom Verfasser beraten, seinen Bewegungsdrang täglich in drei- bis vierstündigen Spaziergängen zu entladen. Er tat das regelmäßig 10 Jahre lang, hatte kaum noch Wahnideen, war ruhig und geordnet, wenn auch nicht zu einer systematischen Arbeit fähig.

Als er wegen einer Hauterkrankung in ein Krankenhaus kam, bekam er wieder Erregungszustände, und man schickte ihn wieder in die psychiatrische Klinik. Nach einiger Zeit wurde er versuchsweise entlassen, machte aber keine Spaziergänge mehr. Eines nachts sprang er hoch, ergriff ein Beil und schlug wild im Schlafzimmer um sich, um seinen vermeindlichen Feind, der ihn wieder von oben bestrahlte, zu erwischen. Verfasser verordnete ihm Valium und Spaziergänge, worauf er ein halbes Jahr lang keinen Anfall mehr bekam. Als er sich den Fuß verstauchte und nicht mehr spazierengehen konnte, bekam er wieder einen Anfall, wurde wieder in die Anstalt eingeliefert und verstarb hier nach kurzer Zeit in einem katatonen Zustand. Die günstige Wirkung weiter Spaziergänge, fast bis zur Erschöpfung, war aber bei diesem Patienten jedesmal deutlich festzustellen.

Ein dritter Fall sei kurz geschildert. Ein junges Mädchen litt an Hebephrenie, besonders mit Halluzinationen und Stimmen. Sie wurde vom Nervenarzt mit sieben verschiedenen Medikamenten behandelt. Eines Tages verschwand sie spurlos, wie sich später herausstellte nach Amsterdam, und geriet dort in eine Gesellschaft, die Rauschgifte konsumierte. Als dieses Mädchen wieder nach Hause kam, war sie völlig verstört. Die Mutter, eine gute Sportlerin und Übungsleiterin, nahm sie nach Absetzen der Medikamente durch den Verfasser mit zur Turnhalle, und auf einmal löste sich der Spannungszustand und die Starre, und das Mädchen benahm sich wieder ganz normal. Sie bekam dann nur noch das Medikament Omca und fühlte sich äußerst wohl, so daß sie sogar eine Reise in die Türkei unternahm. 2 Jahre hörte sie keine Stimmen mehr, und jedes Mal, wenn sie zu bewegen war, Sport zu treiben, ging es ihr so gut, daß man von einer Geistesstörung nicht mehr sprechen konnte.

Besondere körperliche Krankheitszeichen der Schizophrenie gibt es nicht. Etwa die Hälfte der Kranken sind schmalbrüstig, erscheinen schwächlich gebaut, sind also Astheniker. Der Psychiater *Ernst Kretschmer* unterschied in seiner Einteilung der Persönlichkeitstypen auch Menschen, die zur Schizophrenie veranlagt sein sollen und bezeichnete diese Anlage als schizothym oder Schizothymie. Diese sind meistens komplizierte undurchsichtige, zwiespältige Menschen mit lebhafter Phantasie, die aber nach außen hin kalt und abweisend wirken. Dazu zählen manche Einsiedler und Sonderlinge, komische Käuze und eingefleischte Junggesellen. Viele Verbrecher gehören dazu, aber auch feinsinnige Kunstkenner, überkorrekte Bürokraten und Offiziere, manchmal Erfinder und Propheten, aber auch verschrobene Aristokraten. Man findet Schizothyme unter Prostituierten und Landstreichern. Viele sind pathetische Idealisten und Schauspieler. Unter berühmten Schizothymen seien genannt: der Philosoph *Kant,* die Dichter *Hölderlin* und *Tolstoi,* der Philosoph *Nietzsche* und *Friedrich der Große.*

Der Philosoph *Kant,* einer der größten Denker, war zugleich einer der verschrobensten Menschen und ein eingefleischter Junggeselle. Sein ganzes Leben war so nach der Uhr ausgerichtet, daß er immer genau zur selben Stunde denselben Weg spazieren ging, so daß die Nachbarn die Uhren danach stellten. Wahrscheinlich haben ihn seine langen Spaziergänge, neben seiner Gedankenarbeit, gesund gehalten. Er wurde 80 Jahre alt, kam in diesem langen Leben nie über Königsberg hinaus, hat nie das Meer gesehen oder eine Weltstadt, kein Gebirge oder einen großen Strom, aber alle Regionen der Erde so lebhaft und anschaulich in seinen geographischen Vorlesungen geschildert, daß alle Uneingeweihten ihn für einen Weltreisenden hielten. Er vermochte sich Dinge anschaulich vorzustellen, die er nie gesehen hatte, ja, in seiner Schizothymie sich Dinge vorzustellen, die noch nie ein Mensch sich vorgestellt hatte, wie z. B. seine Kritik der reinen Vernunft.

Egon Friedell schildert in seiner Kulturgeschichte der Neuzeit den schizothymen Kant als den „Alleszermalmer", aber zugleich als „Allesverschleierer". Er beschreibt Kant, wie er mit einer beispiellosen Unterscheidungskunst des Denkens alles zerlegte und auflöste, ein radikaler Revolutionär, ein dämonischer Nihilist und ein unbarmherziger Zerstörer des bisherigen Weltbilds. Da war aber auch ein *Kant,* der seine Kritik der reinen Vernunft in seiner Kritik der praktischen Vernunft wieder null und nichtig machte und der nichts anderes war als der kleine Bürger einer weltentlegenen Provinzstadt — altpreußisch-protestantisch, pedantisch, verwinkelt, konservativ, Tag für Tag nach derselben genauen Einteilung lebend.

Wenn man dieses eine kurz geschilderte Lebensbild bedenkt, dann darf man nicht alles, was als schizothym bezeichnet wird, mit dem krankhaften Zustand einer Schizophrenie vergleichen, sondern nur daraus ableiten, daß viele Übergänge möglich sind, je nach Erziehung, Bildungsweg und Milieu. Der schizothyme Typ ist wandlungsfähig und scheint kein unabänderliches Schicksal.

Der schizothyme asthenische Lang- und Mittelstreckenläufer kann sogar Olympiasieger und Meister werden, eben weil er schizothym ist und so mit zäher Beharrlichkeit seine Gaben entwickeln kann, die dem sprunghaft wechselnden Charakter des Sprinters mangeln. In der Sportpsychologie gilt die Regel, die nicht Ärzte, sondern Trainer aufstellten, daß ein gewisser Schuß von Schizothymie gerade den Menschen zu größten Dauerleistungen befähigt, wie man noch vor 50 Jahren alle Marathonläufer für verrückt hielt. Die athletischen und pyknischen Typen nach *Kretschmer* haben in Kultur und Geistesgeschichte längst nicht die Rolle gespielt, wie der schizothyme Typ, obwohl der Philosoph Platon ein Athlet war und wahrscheinlich auch der heilige Paulus.

Nach diesem kurzen Abstecher in die Kulturgeschichte sei nochmals darauf hingewiesen, daß die Schizophrenie an Unsicherheiten in der Diagnosestellung leidet. Eine Vererbung scheint nicht sicher nachgewiesen, wenn auch bei eineiigen, also erbgleichen Zwillingspaaren, bei denen ein Zwilling an

Schizophrenie erkrankt war, auch der andere Zwilling in 14 von 21 Fällen Schizophreniezeichen aufwies. Trotzdem kann die Erbanlage nicht die alleinige Ursache sein, denn sonst müßten bei Erbgleichheit alle Zwillingsgeschwister ebenfalls krank sein.

So liegt die Behandlung noch heute als ein unsicherer Notbehelf vor, und die früher hochgepriesene Schockbehandlung mit Insulin, Cardiazol oder elektrischem Strom hat zwar heute keine Bedeutung mehr, aber war vielleicht schon auf dem richtigen Wege, dem man sich jetzt mehr und mehr zuwendet, indem man die oben geschilderten Psychopharmaka verordnet.

Insofern durch Psychopharmaka der Stoffwechsel vom krankhaften zum physiologischen Geschehen geändert wird, kann ein Zustand völliger Gesundheit erreicht werden. Bei denjenigen Kranken, denen die Medikamentenbehandlung nicht helfen konnte, blieb früher und auch heute noch die Beschäftigungstherapie, die ein Verdienst des Psychiaters *Simon* ist. Früher wurden die chronisch Schizophreniekranken nur in Irrenanstalten gehalten, und wir glauben heute zu wissen, daß viele dadurch erst recht nicht aus ihrer Krankheit herauskamen. Heute, in der Arbeitstherapie, werden die Kranken von ihrem Wahn- und Sinnentrug abgelenkt, sie bekommen wieder Kontakt mit der Umwelt und den Mitmenschen, und manche werden sogar wieder berufsfähig.

Ungleich stärker als eine Beschäftigungstherapie scheint aber doch eine Therapie durch sportliches Spiel und Ausdauertraining zu wirken, weil hier durch den vermehrten Stoffwechsel eine echte Beruhigung, Ablenkung und Euphorie entsteht, die jeder bestätigen kann, der sich als Gesunder einem längeren systematischen Lauftraining verschrieben hat.

X. Überholtes Schonungsdenken bei Ausdauerleistungen von Frauen und Kindern

Biologie und Praxis der Ausdauerfähigkeit des weiblichen Geschlechtes

Frauen — die besseren Dauerleister

In einem neuerdings (1976) erschienenen Einführungswerk in die Sportmedizin wird, wie seit 50 Jahren, die Frau fast nur nach ihrer Muskelkraft gegenüber dem Manne beurteilt und entsprechend abwertend, d. h. für gewisse Sportarten ungeeignet, eingestuft.

Das stimmt nur für die Kraftübungen wie Sprint bis zum 600-m-Lauf, Kugelstoßen, Diskuswerfen, Boxen, Ringen, Gewichtheben und andere. Man übersieht aber dabei völlig, daß die Frau in der Bundesrepublik Deutschland und auch anderwärts seit 1954 800 m läuft, seit 1968 1500 m und seit 1973 die Strecken über 3000 m, Marathon, 100 km und sogar 100 Meilen.

Nach 3 Jahren Marathonlaufpraxis geht der Trend der Frauen sich steigernd zu den 100 km, wo *Christa Vahlensieck* (Barmer TV) im September 1976 in Unna unter 800 Männern Vierte wurde und die phantastische Zeit von 7:50:37 Std. lief. 1971 erreichte *Natalie Cullimore* über 100 Meilen (161 km) die Zeit von 16:11 Std., und die mitlaufenden Männer trafen überhaupt nicht am Ziel ein.

Im Schwimmen, beispielsweise über 400 m Freistil, siegte in Montreal die Ersatzschwimmerin der DDR, *Petra Thümer,* in 4:09,9 Min. und hätte damit den Wunderschwimmer *Don Schollander* 1964 in Tokio abgehängt. Den Kanalrekord im Schwimmen von Dover nach Calais hält nun die 17jährige Amerikanerin *Lynn Cox* mit 9:36 Std., und die Männer hinken um eine gute Stunde hinterher.

Ein 11jähriges Mädchen, *Marietta Boitano,* lief bei den ersten amerikanischen Frauenmeisterschaften im Marathonlauf 1974 als Vierte 3:01 Std. und hätte damit den Olympiasieger von 1904, *Hicks* (USA), um fast 28 Minuten geschlagen. Die beiden Weltrekordläuferinnen des Jahres 1975, *Jacki Hansen* (USA) und *Christa Vahlensieck* (Bundesrepublik Deutschland), waren besser als der Finne *Stenroos* beim Olympiasieg 1924 in Paris, und das bei nur dreijähriger Marathonpraxis der beiden Läuferinnen. Zehnjährige Knaben liefen auf Anhieb in aller Welt die Marathonstrecke in etwa 3:30 Std.

Alles also, was die Sportmedizin und Trainingswissenschaft an Negativem und an Verboten im Kinder- und Frauen-Ausdauersport seit Jahrzehnten publizierte, wozu auch Kunstturnen und Eiskunstlaufen zählen, war falsch, und es wird noch Jahrzehnte dauern, die Vorurteile zu beseitigen, die den Spitzensport in gewissen Disziplinen vorwiegend zum Kraftsport stempeln wollen und damit das weibliche Geschlecht als Muskelschwächling von Sportarten ausschließen möchte, die überhaupt nichts mit Muskelkraft zu tun haben.

Das ist falsch, weil in reinem Ausdauersport nicht die Muskelkraft entscheidet, sondern das geringe Körpergewicht und die tadellose Funktion der gesamten Fermentsysteme.

Im Dauerlauf ist sozusagen die menschliche Bewegungsfähigkeit als das Besondere am Menschen als „Landtier" herausgestellt. Die Dauerlaufleistung ist sichtbares Zeichen des Lebens und die erste Voraussetzung für die Gesundheit des Menschen.

Frauen sind Stoffwechselathleten und langlebiger als Männer

Genau umgekehrt, wie es seit Jahrzehnten gelehrt wurde, ist nicht der erwachsene Mann und Muskelathlet der „Sportsmann schlechthin", sondern dieser ist die Ausnahme unter den Menschen. Dagegen sind Kinder, Mädchen und Frauen Stoffwechselathleten, weil sie biologisch stärker zur „Dauerlebigkeit" gerüstet sind als der Mann.

Aus vielen Statistiken weiß man, daß Frauen zählebiger sind als Männer. Beispielsweise beträgt das Durchschnittsalter der Frauen heute etwa 73 Jahre, das der Männer knapp 70 Jahre. Nach einer englischen Statistik werden jedes Jahr in England 20 Männer 100 Jahre alt und älter, bei den Frauen sind es 100. Anders ausgedrückt: Unter 100 000 Mädchen, die geboren werden, werden etwa 7818 90 Jahre alt, unter den Knaben sind es nur 3460.

Vergleichen wir nun den idealen Körperbau des Mannes und der Frau in ihrer Zusammensetzung, so wählen wir nach dem amerikanischen Werk des Forschers *John H. Bland,* als Idealfall das Gewicht des Mannes zu 70 und das der Frau zu 55 kg.

Der Mann besitzt nun zu 60 % des Körpergewichts an Wasser, die Frau etwa 52 %. Der Mann hat in den Zellen 45 % des gesamten Körperwassers gespeichert, die Frau hat eine konzentrierte Zellösung, nämlich 40 % und darunter. Der Mann besitzt an Substanz ohne Wasser 30 bis 35 % des Körpergewichtes, die Frau bis zu 40 %. Diese Substanz enthält beim Manne als organische Bestandteile nur etwa 35 %, bei der Frau aber 45 % und darüber, und zwar vornehmlich als Eiweiß. Die Frau besitzt also mehr Lebenssubstanz als der Mann, wahrscheinlich vornehmlich als Fermenteiweiß.

Der wichtigste Unterschied zwischen Mann und Frau ist biochemisch und sportphysiologisch gesehen, daß Männer 40 bis 50 % der Körpermasse als Muskeln besitzen, die Frauen aber nur 20 bis 30 % und im Mittel etwa 23 %. Da Muskeln 35 bis 52 % Wasser enthalten, besitzt der männliche Körper mehr Wasser oder genauer gesagt, mehr Wasserstoff. Die Frau hat weniger Muskeln als der Mann, wodurch sie im allgemeinen nicht so zu Kraftleistungen und Sprintläufen befähigt ist wie der Mann. Dafür hat die Frau geschlechtsspezifisch mehr Unterhautfettgewebe mit einem Wasseranteil von nur 2,3 %. Das Unterhautfettgewebe der Frau bedeutet mehr Energiereserven für die Dauer und auch Kälteschutz. Sie liegt deshalb spezifisch leichter im Wasser und hält deshalb auch alle Weltrekorde im Dauerschwimmen, wie beispielsweise 90 km Dauerschwimmen als absolute Weltbestleistung.

Aus den Schwimmdauerleistungen der Frauen läßt sich vermuten, daß die olympischen Schwimmstrecken bis 1500 m für die Frauen zu kurz sind und sie über 5000 und 10 000 m den Männern davonschwimmen, da die Frauen im

Wasser dem Manne nicht an Kraft, aber infolge der besseren spezifischen Lage an Ausdauer überlegen wären und im Endeffekt siegen könnten.

Das Muskel- und Bindegewebssystem der Frau ist anscheinend für die Dauerleistung besser geeignet, da die Frau mehr Protoplasma besitzt und somit auch ihre Muskelfasern. Die Frau ist kein Sprinter, und ihre Muskulatur ist eigentlich auf eine mittlere Dauerleistung spezialisiert, während die Skelettmuskulatur der schnellsten Sprinter unter den Männern kurzfristig sehr hohe Arbeitsbeträge mobilisieren kann.

Die Muskelfasern des Menschen und vieler Versuchstiere zeigen eine Mischung von schnellen und langsamen Zuckungsfasern. Die schnellen Zuckungsfasern sind weiß bis schwach-rosa, die langsamen Muskelfasern rot gefärbt. Der rote Farbstoff in diesen Fasern ist das Myoglobin, von dem die weißen Fasern wenig enthalten, die roten Muskelfasern aber viel. Die Skelettmuskeln der Frau stehen, wie die Gebärmuttermuskeln, in ihrer Funktion und ihrem biochemischen Aufbau eigentlich zwischen Skelettmuskel und Herzmuskel. Diese Muskeln, die zum Sprint nicht geeignet sind, mit ganz wenigen Ausnahmen, die aber ständig über sehr lange Zeit hohe Leistungen vollbringen können, wie z. B. beim 100-km-Lauf, sind wie der Herzmuskel, das Zwerchfell, die Flugmuskulatur der Vögel und Insekten sowie besonders auch von Heuschrecken auf eine kontinuierliche Energielieferung aus dem oxydativen Stoffwechsel angewiesen. Sie sind mit Enzymen und Komponenten der Atmungskette in den Mitochondrien besonders reichlich ausgestattet, und die Zahl ihrer Mitochondrien ist von der Dauerleistungsfunktion abhängig. Das glykolytische System ist zwar wie bei allen Menschen vorhanden, aber verhältnismäßig schwach entwickelt. Außerdem sind die Fasern der Muskeln von Frauen, die nicht gerade Athletinnen sind im Sinne von Muskelathleten, sehr dünn, so daß die Sauerstoffdiffusion aus dem Blut in die Fasern äußerst günstig für die Leistung ist. Die Frauen sind nicht nur dauerleistungsfähig, weil sie weniger Depotfett und Wasser haben, sondern sie besitzen wie schon erwähnt weniger Muskelmasse und weniger Körpergewicht. Diese Muskelfasern sind dünner, ein Vorteil, der dem Muskelathleten abgeht. Wie die Flugmuskeln der Zugvögel und Heuschrecken verbrennen die Dauerleistungsmuskeln der Frau, wenn sie jahrelang darauf trainiert ist, beispielsweise im Marathonlauf, wahrscheinlich fast ausschließlich Fett bzw. freie Fettsäuren. (Beim Cholesterin wird darauf noch weiter eingegangen werden.)

Der hohe Adenosintriphosphorsäuregehalt (ATP) des Skelettmuskels, der rund 5 mMol/kg Muskel ausmacht, befähigt besonders den Mann zur kurzdauernden Sprintleistung bis etwa 400 m. Frauen haben weniger ATP im Serum als Männer, nämlich bis zu 25 mg%, Spitzenkönner, wie z. B. der Langstreckenläufer *Harald Norpoth,* bis zu 31 mg%.

Ein charakteristischer Bestandteil des Muskels ist das Kreatin. Es beträgt etwa 0,5%, d. h. mehr als die Hälfte des Nicht-Eiweiß-Stickstoffs des Muskels. Es liegt vorwiegend als Kreatinphosphat vor, und zwar zu 20 mMol/kg im Gewebe. Der Herzmuskel als der beste Dauerläufer im menschlichen Organismus enthält nur 1,5 mMol ATP und 2 mMol Kreatinphosphat, und auch das Kreatinphosphat ist bei der Frau weniger in der Muskelatur gespeichert. In der Muskulatur findet die Umwandlung von Kreatin in Kreatinin statt, welches im Harn ausgeschieden wird. Man kann so durch Kreatininbestimmungen im Harn den Muskelumsatz an Kreatin und Phosphat bestimmen, mit denen der Sprinter und Mittelstreckler verschwenderisch umgeht. Frauen scheiden nach anstrengenden Dauerleistungen nur ein Drittel an Kreatinin in den Harn aus gegenüber gleichen Leistungen der Männer.

Es wurde und wird noch heute behauptet, daß die Dauerleistung vom Glykogen der Leber und der Muskeln abhinge. Nach den Forschungen von *Bing* 1956 in Amerika stimmen diese Behauptungen nicht für den Herzmuskel als dem besten Dauerleistungsmuskel. Nach *Bing* wird etwa 40 % der Energie, welche der Herzmuskel in Form des Sauerstoffs aufnimmt, in nützliche Arbeit verwandelt. Der Sauerstoffverbrauch des Herzmuskels resultiert aus der Summe der Einzelaktivitäten der an der biologischen Oxydation beteiligten Fermente. Nach *Bing* bevorzugt das menschliche Herz den Umsatz von Nicht-Kohlehydraten, besonders von Fettsäuren, und zwar 17,9 % Glukose, 0,54 % Brenztraubensäure, 16,46 % Milchsäure, aber 67 % Fettsäuren, 5,6 % Aminosäuren und 4,3 % Ketonkörper.

Nach Berechnungen des Verfassers („Spiridon" — Zeitschrift für Lauf- und Ausdauersport, 1/75) wird die Ausdauer durch Kohlehydratdiätform nicht gesteigert. Ein Marathonläufer mit einer Zeit von 2:30 Std. benötigt dazu etwa 2600 Kalorien entsprechend 650 g Glykogen. Diese Menge Glykogen dürfte es selbst im besttrainierten Organismus in Leber und Muskulatur zusammengenommen nicht geben, und der Läufer könnte sie insgesamt nicht als Betriebsstoff verwenden, weil die 98 Kohlenhydrate, aus denen der Organismus neben Fett und Eiweiß seine Baustoffe rekrutiert, die Struktur des Organismus nur garantieren, wenn die Kohlenhydrate nicht völlig verbraucht werden.

Menschen in Notfällen, wie der Asienforscher *Sven Hedin,* der 1897 in der Wüste Taklamakan in 13 Tagen ohne Nahrung und ohne Wasser 500 km zu Fuß zurücklegte, beweisen, daß diese Leistungen mit anderen Reserven, nämlich aus Fettsäuren vollbracht werden, da die Kohlenhydratvorräte schon nach einem halben Tage aufgebraucht wären.

Bei einer Gruppe von 14 Läufern über 100 km fand man folgende Werte bzw. konnte Verfasser sie nach den Angaben von Dr. *Howald,* Magglingen, berechnen:

Gewicht 65,7 kg
Gesamtflüssigkeit 40 Liter
fettfreie Substanz 18 kg
Gesamtfett 7,7 kg
Gewicht der gesamten Muskelmasse 26,3 kg
Gewicht der Muskelsubstanz ohne Wasser 9,2 kg
Betriebsfett in der Muskulatur 22,3 % = 4014 g

Leberglykogen nach Höchstwerten gerechnet 340 g
Muskelglykogen als Höchstwert von 4 % gerechnet 368 g

Gesamtglykogen maximal 708 g
Energiewert des gesamten Glykogens 2832 Kalorien = 40 km Weglänge
Energiewert des gesamten freien Betriebsfettes 37 731 Kalorien =
540 km Weglänge

Man kann also sagen, daß die größten Dauerleistungen niemals durch Kohlen-hydrate allein als Betriebsstoff geleistet werden, sondern aus einem Gemisch von Fettsäuren, Aminosäuren und Kohlenhydraten, wobei bei großen Dauer-leistungen die Kohlenhydrate nur ein kleines Wechselgeld darstellen und das eigentliche große Betriebskapital die Fettsäuren sind, die beispielsweise beim Marsch über 500 km von Paris nach Straßburg bei austrainierten Gehern mit einem Gewichtsverlust von 4 kg in 69 Stunden geliefert werden. Dieselbe Berechnung würde für eine Marathonläuferin von 44 kg Gewicht 180 km Weg-länge ergeben als Energiewert des gesamten freien Betriebsfettes, aber nur 21 km Weglänge für den Energiewert des gesamten Glykogens von etwa 368 g.

Man kann durch jahrelanges Training vielleicht auf 700 g Glykogen-Fassungs-vermögen kommen, aber wozu ein solches Training auf Kohlenhydratmast, wenn unsere austrainierten (nicht angegessenen) Fettreserven oder biologisch vorhandenen Reserven für 200 bis 500 km reichen?

Der Mann bringt also seine Muskel- und Sportleistungen kurzfristig mit Kohlen-hydraten, Kreatinphosphat und ATP und hat viel Wasser in den Muskeln. Die Frau aber hat weniger Wasser, mehr Fettsäuren und weniger Kohlenhydrate und neigt deshalb schon biochemisch mehr zur Ausdauerleistung. Aber noch ein zweites Gewebe, nämlich das Bindegewebe, begünstigt die Frau zur Aus-dauerleistung und schützt sie vor Muskelzerrungen und Sehnenentzündungen. Ein Zehnkämpfer ist infolge seines Körperbaues fast immer verletzt, eine 100-km-Läuferin, wie die 58jährige *Eva Westphal,* fast nie.

Die Zählebigkeit der Frauen gegenüber den Männern und ihre geringere Ver-letzungsanfälligkeit ist teilweise in ihrem Wasser- und Mineralstoffwechsel begründet. Die Gesundheit und Leistungsfähigkeit des Menschen hängt stark von einem ökonomischen Wasserhaushalt ab, da Wasserstoff als größerer Bestandteil des Wassers in unserem Organismus als Säure par excellence in größeren Mengen Unheil anrichten kann. Die Frau hat im Durchschnitt weniger Wasserstoff im Organismus. Die Zellatmung, die biologische Oxydation, ist allein dazu da, um die großen Wasserstoffmengen durch etwa 200 verschie-dene spezifische Fermente aus dem Organismus herauszubrechen und über die Atmungskette zum Sauerstoff zu leiten, wo Energie als ATP entsteht und als Abfallstoff Wasser und Kohlensäure. So erklärt es sich leicht, daß die Frau mit dem geringeren Wasserstoffdepot auch weniger Sauerstoff benötigt und trotzdem ihr leichtes Körpergewicht länger „in Gang" halten kann.

Männer mit Übergewicht an Fett und Muskulatur sind gegenüber der Frau in der Dauerleistung im Nachteil, weil sie nicht entsprechend Sauerstoff auf-nehmen können, um die größeren Wasserstoffmengen zu verbrennen. Athle-tische Männer wie Zehnkämpfer sind in der Ausdauer, z. B. beim 1500-m-Lauf, der Frau weit unterlegen, da 100 g Fett 107 cm³ Oxydationswasser bilden,

100 g Kohlenhydrate 55 cm³ und 100 g Eiweiß nur 41 cm³. So sind schlanke Frauen mit einer Größe von 1,60 m und einem Gewicht von 45 kg, aber mit Gesamteiweißwerten von 7,4 bis 9 g im Blut den Männern ausdauermäßig weit überlegen. Es ist aus der Trainingspraxis bekannt, daß der typische Mann im Langstreckenlauf außerordentlich viel Wasser als Schweiß mit Mineralsalzen verliert, die Frau aber, in der Trainersprache, „trocken" ist und deshalb bei Hitzeläufen besser durchhält.

Beispielsweise war beim Boston-Marathonlauf 1976 bei 36° C die Siegerin, *Kim Merritt,* in der Lage, mit 2:47:10 Std. trotz der Hitze ihre Bestleistung zu bringen, während von den 2000 gestarteten Männern 1000 aufgeben mußten, von 70 gestarteten Frauen aber nur 8. Bei diesem Hitzerennen kamen fast alle Männer total erschöpft am Ziel an, die 62 Frauen, die Verfasser am Ziel sah, wirkten durchweg frisch und legten noch einen Endspurt hin.

Bei Marathonläufen, in denen Männer bis zur Erschöpfung liefen, fanden sich Kaliumwerte im Harn über 400 mg %, bei Frauen, die erschöpft ankamen, überschritten die Kaliumwerte nie 250 mg %. Das pH des Harns bei erschöpften Marathonläufern lag häufig bei dem Grenzwert 4,4, bei Frauen werden meist pH-Werte zwischen 6,0 und 5,3 gemessen. Die titrierbare Säure bei den oben erwähnten pH-Werten der Männer betrug 1000 von 1000 möglichen, d. h. bei diesen Läufern ist eine völlige Übersäuerung gerade noch durch eine gut funktionierende Nierenausscheidung kompensiert.

Schwefel — Ausdauergeheimnis der Frau

Neben Muskeln, Knochen, Blutgefäßen und Nervensubstanz gibt es überall im Körper das sogenannte Bindegewebe, dessen faseriger Bestandteil bis zu 30 % des Körpereiweißes ausmachen kann.

Die drei Grundbestandteile des Bindegewebes als eigenständiges Organ sind seine Zellen

1. als sogenannte kollagene Fasern,
2. die netzartigen Fasern und
3. die sogenannten elastischen Fasern, in einer Art verbindender Grundsubstanz eingebettet, der Kittsubstanz, die als Wasserspeicher dient.

Der Mann speichert Wasser vornehmlich in der Muskulatur, die Frau vornehmlich im Bindegewebe, welches ein Reservoir bildet auch für elektrisch geladene Teilchen der Mineralstoffe, den sogenannten Ionen, die den Säuregrad und die elektrischen Ladungen der Körperflüssigkeit regulieren. Der Stoffaustausch zwischen dem Blut und den Geweben geht durch diese Zwischensubstanz hindurch. Bindegewebe besteht chemisch aus zahlreichen schleimartigen höheren Kohlenhydraten in Verbindung mit Eiweiß und besonders Schwefel. Frauen haben nach den Forschungen von Prof. *Max Bürger* in allen Fällen mehr Schwefel im Organismus als der Mann.

Es gibt nun im Organismus zahlreiche Fermente, die mindestens eine Schwefel-Wasserstoff-Gruppe enthalten, d. h. eine SH-Gruppe, deren Unversehrtheit für die Wirkung des Ferments notwendig ist. Unter ihnen befinden sich Fermente, die die Reaktion zwischen 2 Stoffen katalysieren, die sogenannten Dehydrogenasen, und der Schluß ist erlaubt, daß der Organismus der Frau durch seine SH-Enzyme besonders die Reaktionen des Wasserstoffabbaues in der Atmungskette fördert. Die Dehydrogenasen bilden nämlich die umfangreichste bisher bekannte Enzymgruppe, und entsprechend der allgemeinen Bedeutung der Dehydrierungsreaktionen in jeder Zelle scheint der weibliche Organismus besonders dazu befähigt zu sein, Wasserstoff abzubauen. Der weibliche Organismus scheint weniger Sauerstoffaufnahme zu benötigen, um z. B. den leichtgewichtigen Körper über eine lange Strecke hinweg zu tragen. So hat die Frau auch weniger Kreatinphosphat in ihren plasmareichen Muskeln, und auch deswegen ist sie für das Sprinten über 100 und 200 m mit großer Sauerstoffschuld nicht geeignet, aber sie hält infolge ihrer ökonomischen Zellatmung länger durch.

Die entgiftende Funktion des Schwefels im Körper geschieht in der Ionenform als SO_4-Gruppen. Durch ihre Verbindung mit Phenol entgiften sie diese im Körper. Schwermetalle führen zu einer Blockierung der Schwefel-Wasserstoff-Gruppen-Fermente im Zellstoffwechsel und hemmen so die Umsetzungen der Zelle. Der Organismus der Frau, der eine größere Konzentration SH-haltiger Stoffe besitzt, kann durch diese das Schwermetall aus seiner Ferment-Bindung wieder herauslösen, und es ist bekannt, daß manche Frauen weniger schwer von Metallvergiftung betroffen werden als z. B. der Mann.

Streckung und Knäuelung der Bindegewebsfasern in der Funktion sowie eine gewisse Netzbildung steigern ihre Eigenschaft, bei Belastung Wasser zu binden und elektrisch geladene Mineralstoffe in einem dauernden Fließzustand zu halten und dadurch Plastizität zu entwickeln, natürlich nur, wenn das Bindegewebe dauernd in Übung gehalten wird. So sind Bandscheiben, Sehnen und Knorpel durch sogenannte leimartige und auch elastische Fasern besonders bei Frauen in einer gewissen Reißfestigkeit gesichert und besitzen auch eine große Stabilität gegen Verdrehungen, wie wir das beim Kunstturnen beobachten können. Je mehr diese Gewebe in gewissen Extremen trainiert werden, um so weniger kommt es zu Verletzungen im Gegensatz zur landläufigen schulmedizinischen Meinung.

Im straffen Bindegewebe, wie z. B. den Sehnen, läßt sich durch Röntgenuntersuchungen zeigen, daß eine fast kristallartige Ordnung in der Längs- und Querrichtung der Sehne besteht und daß diese Ordnung (also ohne Knäuelung der Fasern) gerade unter Belastung während des Lebens sich immer mehr ausbildet und bei Fehlen der Belastung, z. B. bei Lähmungen, aber auch im Alter, sich in Unordnung und Knäuelung zurückbildet. Bandscheiben des Frauenorganismus verformen sich auch bei längerer Belastung weniger als bei Männern. Erst bei größten Belastungen können sich die Bindungen fließend lösen bis zum Einreißen. Das eingelagerte Wasser, gerade im Frauen-Bindegewebe, und die elektrisch geladenen Mineral-Ionen wie z. B. Natrium, Kalium, Chlor, Phosphorsäure und Schwefel spielen für die Belastungseigenschaften beispielsweise der Frauen-Wirbelsäule oder -Sehne eine große Rolle, so daß z. B. eine trockene Sehne brüchig und spröde wird. Wasser wirkt im Bindegewebe als „Weichmacher". Bindegewebe und Sehnen bauen sich vornehmlich aus bestimmten Kohlenhydraten auf mit Schwefelverbindungen. Und so scheint die Frau auch hier einen Vorteil gegenüber dem Manne zu haben. Wir stellen also hier fest, daß im Durchschnitt der trainierte Mann mehr Wasser in den Muskeln speichert und dadurch Sprinter und Kraftathlet ist, die Frau mehr Wasser im Bindegewebe enthält und dadurch den Belastungen, besonders beim Kunstturnen, aber auch bei 100-km-Läufen, besser Widerstand leisten kann. Es gibt kaum einen Läufer, der 100 km ohne Schmerzen hinter sich bringt, bei Frauen sind Schmerzlosigkeit und Freisein von Muskelkater die Regel.

Die Hormone haben eine vielfältige Wirkung auf das Bindegewebe. Mineralocorticoide fördern das Wachstum und den Einbau von Schwefel in die Grundsubstanz des Bindegewebes und fördern die Regeneration des Gewebes bei Wunden und die Kallusbildung nach Frakturen, was bei trainierten Frauen häufiger zu beobachten ist. Die Östrogene der Frau vermehren den Anteil an Mucopolysacchariden im Frauenorganismus und führen zu einer Flüssigkeitsanreicherung im Bindegewebe.

Der Herzmuskel ist anscheinend bei beiden Geschlechtern gleichmäßig trainierbar und entwicklungsfähig, entgegen den Anschauungen früherer Untersucher. Die mehrfache Deutsche Meisterin Frau *Antje Gleichfeld* und die Waldnieler Hausfrau *Anni Pede,* die die Marathonstrecke ohne spezielles Training auf Anhieb in 3:07:26 Std. lief, hatten beide ein Herzvolumen von 1040 cm³, während ein Langstreckler wie *Emil Zatopek* auch nur 1060 cm³ Herzvolumen aufwies.

Die Annahme ist zulässig, daß in Zukunft die Marathon- und 100-km-Läuferinnen ebenso große Herzvolumina erreichen werden wie die Spitzenklasse der Männer im Langlauf und Radfahren. Wahrscheinlich hat die Frau infolge ihres vermehrten Protoplasmas einen Vorsprung in der möglichen Leistungsfähigkeit des Herzmuskels, da das Plasma des Mannes nämlich im Durchschnitt 4 % des Körpergewichts beträgt, das Plasma der Frau aber 4,5 %.

Höhere Eisenbindungskapazität der Frauen

In den letzten Jahren häufen sich bei Untersuchungen von Läuferinnen die Diagnosen, die Frauen würden durch Langstreckenlaufen anämisch, weil sie vielfach geringere Hämoglobinwerte aufwiesen. Man sieht darin wieder einmal, daß die Medizin durch ihr Normdenken sehr oft Nachteile für den Untersuchten erbringt, hat man doch beispielsweise willkürlich festgesetzt, daß 16 g Hämoglobin = 100 % sein sollen. Wer aber hat bei trainierten Frauen in früheren Jahrzehnten festgestellt, was ein normaler Hämoglobinwert für eine Frau ist, wo schon immer bekannt war, daß Blutverluste von Frauen besser vertragen werden als von Männern? So wurde eine Trainingsschülerin des Verfassers bei 58 % Hämoglobin Deutsche Waldlaufmeisterin. Von diesen Befunden gibt es schon Dutzende, und man darf nicht folgern, daß diese Frauen krank sind, weil das Gegenteil durch die Leistungsfähigkeit bewiesen wird.

Anscheinend kommt die Frau mit weniger Hämoglobin aus, weil sie nach der Hypothese des Verfassers eine höhere Eisenbindungskapazität besitzt.

Die Haupttransportform des Eisens im Organismus ist das Transferrin, auch Siderophilin genannt, welches ein Eiweißkörper mit komplexgebundenem dreiwertigen Eisen ist, wobei das Eiweiß aus Beta-1-Globulin besteht.

Siderophilin macht nun meist 3 % des Serumeiweißes aus. Ein Siderophilin-molekül kann maximal 2 Eisenatome transportieren, so daß sich berechnen läßt, daß das gesamte Siderophilin des Menschen etwa 400 Gamma % Eisen transportieren könnte. Das wäre eine totale Eisenbindungskapazität. In der Regel beträgt aber der Gehalt nur ein Viertel genutzter Eisenbindungskapazität, nämlich 100 Gamma %. Da aber trainierte Langläuferinnen Gesamteiweißwerte von 7,4 bis 9 g % aufweisen, haben sie meist größere Eisenbindungskapazitäten als die Männer, sie machen das geringere Hämoglobin wett durch einen höheren Eiweißgehalt des Blutes. Deshalb haben Marathonläuferinnen unter 45 kg Gewicht mehr Eiweiß und mehr Eisenbindungskapazität als viele Sportler, und sie übertreffen darin die Gewichtheber mit ihren gewaltigen Muskelbergen. So hatte die Marathonläuferin *Lydia Ritter* beispielsweise bei einem Körpergewicht von 42 kg 325 mg % Cholesterin, 82 mg % Hämoglobin, 9,0 g % Gesamteiweiß und eine Eisenbindungskapazität von 142 Gamma %. Sie übertraf damit 3 im Labor des Verfassers getestete Spitzenläufer *(Harald Norpoth* mit 110 Gamma %, *Friedhelm Bongartz* mit 116 Gamma % und *Herbert Schade* mit 119 Gamma %). Beim ersten Marathonlauf nur für Frauen in der Welt am 28. Oktober 1973 wurde in einigen Analysen von der Sporthochschule Köln festgestellt, daß die Gamma-Globuline bei diesen Läuferinnen vermehrt waren.

Es scheint also, daß das Normdenken in der Medizin den Frauen eine Anämie zudiktiert, die in Wirklichkeit gar nicht besteht und durch erhöhte Eisenbindungskapazität bei trainierten Langläuferinnen wettgemacht wird. Außerdem scheint der Frauenorganismus eine größere Konzentration an eisenhaltigen Fermenten zu haben, wie z. B. die Zytochrome und die Katalase.

Man hat auch nicht berücksichtigt, daß der Mensch neben dem Hämoglobin das Myoglobin in den Muskeln besitzt, welches eine ungleich höhere Sauerstoffbindung hat als das Hämoglobin und schon bei einem Quecksilberdruck von 3,26 mm voll gesättigt ist, im Gegensatz zum Hämoglobin mit 20 mm. Der Mann mit seinen weißen, schnell-zuckenden Sprintermuskeln mit viel ATP und Kreatinphosphat zeigt das Gegenteil zum Skelettmuskelsystem der Frau, die wie das Kind ein Dauerleister ist, weniger eine Saustoffschuld eingehen kann, aber in ihren langsameren Bewegungen des Muskelsystems und in dem größeren Gehalt an Protoplasma und Mitochondrien sich der Struktur des Herzmuskels anzugleichen scheint.

Rote Muskeln wie der Herzmuskel und alle Dauerleistungsmuskeln haben mehr Myoglobin. Die Robbe z. B. und der Walfisch haben 7,7 g % Myoglobin im Herzmuskel und können mindestens 2 Stunden unter Wasser bleiben, weil sie durch die Myoglobinbindung einen Sauerstoffvorrat haben. Ein Jagdhund, der sicher ein guter Läufer ist, hat nur 0,5 g % Myoglobin im Herzmuskel. In den südamerikanischen Anden haben englische Forscher Lama-Lasttiere in 4000 m Höhe längere Zeit auf Ausdauer trainieren lassen. Dabei hatte sich das Hämoglobin um 25 % gesteigert, das Myoglobin jedoch um 71 %.

Durch diesen Myoglobin-Sauerstoffspeicher-Mechanismus scheint auch *Lasse Viren* seine Olympiasiege in Montreal vorbereitet zu haben, denn er weilte auf Staatskosten über ein Jahr in Mexiko-Höhe und lief etwa an 5 Tagen in der Woche täglich etwa 40 km langsam im optimalen Wirkungsgrad der Atmung nach *Hollmann* mit einer Pulsfrequenz von 130. Ähnlich wurde die indirekte Schülerin des Verfassers, die Weltrekordschwimmerin *Shane Gould* aus Australien, trainiert, die nach Anweisungen des Verfassers an ihren Trainer täglich etwa 10 km langsam in allen Lagen spielerisch absolvierte und dabei die Sauerstoffaufnahme immer mehr förderte und die Sauerstoffschuld möglichst mied.

Das verteufelte Cholesterin — Muttersubstanz der Leistungshormone

Nach der Pubertät bleibt der hohe Wassergehalt beim Manne wegen der Entwicklung der Muskulatur bestehen oder vermehrt sich mit der Vermehrung des Körpergewichtes jenseits der 30er Jahre. Bei der Frau entwickelt sich nach der Pubertät eine Erniedrigung des Wassergehaltes, weil sich das Unterhautfettgewebe hormonell bedingt vermehrt, welches nur einen geringen Wassergehalt von 2,3 % besitzt. Im Mineralstoffwechsel speichert die Haut des Mannes verhältnismäßig viel Natrium und Salz, die Frau mehr Kalium, was man in der Schweißausscheidung flammenphotometrisch feststellen kann. Biochemisch ist die Frau eher als der Mann zum Ausdauerleister geeignet. Sie ist durch ihre Sexualhormone, die vom Cholesterin abstammen, in der Ausdauerfähigkeit begünstigt, wenn sie sich nicht ein Übergewicht zulegt.

Das Cholesterin wird in der gängigen Schulmedizin noch immer als der böse Feind für den Organismus angesehen, was nur insofern stimmt, als Übermaß in der Nahrungsaufnahme schädigen kann, wie jede Substanz.

Cholesterin findet sich in allen Zellen des Organismus. Es hat eine Schlüsselstellung als Muttersubstanz der Steroide. Sein Bedarf kann durch eigene Synthese gedeckt werden, aber bei gemischter Kost können auch große Mengen mit der Nahrung aufgenommen werden.

Nach *Bloch* und *Schönheimer* ist das Cholesterin durch die Grundstoffe der aktivierten Essigsäure sowie durch das Squalen aufgebaut, letzteres entdeckte man zuerst in der Haifischleber.

Dieses Squalen hat eine große Verwandtschaft mit dem Carotin, dem Farbstoff der Karotten.

Cholesterin ist die Muttersubstanz der Gallensäuren, der Nebennierenrindenhormone und der Sexualhormone. Die Nebennierenrindenhormone könnte man als die Leistungshormone im Organismus bezeichnen. Man hat über 40 Nebennierenrindenhormone analysiert, und bei ihrem Fehlen durch Zerstörung der Nebennierenrinde stirbt der Mensch an Kraftlosigkeit, der sogenannten Addisonschen Krankheit.

Der Organismus erzeugt in 24 Stunden etwa 1,5 g Cholesterin, aber er setzt in einem Kreislauf zur Leber etwa 5 g Cholesterin täglich um. Mit steigendem Übergewicht nimmt die Bildung von Cholesterin im Organismus zu. Ein Hinweis für die sportphysiologische Rolle des Cholesterins dürfte sein, daß der Skelettmuskel 250 mg % Cholesterin besitzt, die Gebärmuttermuskulatur 1000 mg %, aber die Herzmuskulatur 2000 mg %. Der gesamte menschliche Körper enthält etwa 0,32 % Cholesterin, d. h. für einen 70 kg schweren Menschen 224 g. Alle 60 Billionen Zellen des Menschen synthetisieren Cholesterin, und die Zellgrenzen, die sogenannten Membranen, benötigen zum Aufbau Cholesterin.

Daß ein hoher Cholesteringehalt im Blut und im Serum nicht immer mit Krankheit gleichzusetzen ist, beweisen Versuche des Verfassers an jungen Läuferinnen bzw. Schülerinnen, die sehr häufig Werte über 300 mg % im Blut aufwiesen, aber mit einem Körpergewicht von 40 und 45 kg und schlanken Muskeln alles andere als übergewichtig waren. Nach Langstreckenläufen fielen die Werte für Cholesterin und Gesamtcholesterin regelmäßig unter 200 mg % ab. So hatte eine Deutsche Jugendmeisterin im 3000-m-Waldlauf bei einem Gewicht von 44 kg 320 mg % Cholesterin und nach einem Trainingslauf von 5000 m in etwa 21 Min. 195 mg %. Die 42 kg schwere Marathonläuferin *Lydia Ritter* (Koblenz), die mit 3:05 Min. 1974 vorn in der Weltbestenliste stand, hatte ebenfalls 325 mg % Cholesterin im Blut in Ruhe, aber nach einem Testlauf einen Wert um 176 mg %.

Es hat den Anschein, daß diese Läuferinnentypen ihre Leistungen weniger durch Glykogenabbau als durch Fettsäuren und Cholesterinabbau bringen, bzw. einer günstigen Mischung von männlichen und weiblichen Sexualhormonen verdanken, die ja die Nebennierenrindenhormone beeinflussen.

Die Nebennieren der Frau haben ein 10 % größeres Gewicht als die des Mannes, und der Stoffwechseltyp der trainierten Frau kommt auch zum Ausdruck durch eine relativ größere Leber. Bemerkenswerterweise sind auch einige Leberaktivitäten gewisser Fermente in Ruhe und nach der Leistung bei diesen Läuferinnen erhöht, so beispielsweise die SGPT nicht normal 12 mU, sondern bis zu 25 mU. Deshalb sind diese Frauen und auch Männer mit ähnlichen Werten nicht leberkrank, aber sie sind in der Gefahr, selbst von Spezialisten verkannt zu werden.

Cholesterin ist ein typisches Produkt des tierischen Stoffwechsels und daher auch in tierischen Nahrungsmitteln wie in Fleisch, in der Leber und in besonders großer Menge im Eigelb enthalten. In Pflanzen findet kein Cholesterinaufbau statt. Durch Fasten und Langstreckenlauf sinkt der Cholesterinspiegel also stark ab, und dieser Hinweis müßte der Behandlung aller Menschen mit Hypercholesterinämie zugängig gemacht werden.

Das mit der Nahrung aufgenommene Cholesterin braucht mehrere Tage, ja Wochen, um sich mit dem Cholesterin des Blutplasmas und der Gewebe ins Gleichgewicht zu setzen. Der Umsatz in der Leber ist dagegen schon in Stunden durchgeführt.

Etwa die Hälfte des Cholesterins im Körper wird nach Umwandlung zu Gallensäuren im Stuhl ausgeschieden, nachdem die Gallensäuren in der Leber aus
Cholesterin synthetisiert wurden.

Nach den obigen Ausführungen dürfte das Cholesterin nicht die Ursache der
Arteriosklerose sein, aber diese kann durch cholesterinüberreiche Ernährung
ausgelöst werden.

Die Geschlechtshormone sind Steroide, die untereinander und mit den Nebennierenrindenhormonen engste Verwandtschaft aufweisen. Männliche und
weibliche Geschlechtshormone finden sich nebeneinander im männlichen und
weiblichen Organismus. Das Progesteron als Schwangerschaftshormon ist die
Schlüsselsubstanz in der Bildung der Steroidhormone. Östrogene als weibliche Hormone werden vor allem im weiblichen Körper, aber in kleiner Menge
auch im männlichen Körper gebildet. Das wirksamste Östrogen ist das Östra-
diol. Es bewirkt eine vermehrte Eiweißsynthese und einen Anstieg der Atmung,
wie die besten Marathonläuferinnen ja hohe Eiweißwerte im Blutserum haben.

Von großem Interesse ist die Beobachtung einer östrogenabhängigen Wasser-
stoffübertragung zwischen den Pyridin-Co-Enzymen. Man findet im Einklang
mit der erhöhten Östrogenbildung eine Erhöhung der $NADPH_2$-Bildung bzw.
$NADH_2$, und dies bedeutet für die Ausdauerfähigkeit der Frau, daß die
Atmungskette im Frauenorganismus bei hohem Östrogengehalt von vornherein leichter abläuft als im männlichen Organismus mit seinen spezifischen
Sexualhormonen.

Wie Verfasser schon in einem Referat auf dem Sportärztekongreß in Weimar
1955 betonte, ist die Ausdauerfähigkeit der Frau vornehmlich in ihrer guten
Stoffwechsellage in den Steroidabkömmlingen begründet. Auch ist die oxydative Leistung der Leber bei der Frau in größerem Maße vorhanden (Handbuch
der physiologischen Chemie von Flaschenträger — Lehnartz, Band II/2, S. 67).

Der Hauptweg des Zuckerabbaues in der Leber ist nicht wie im Muskel die
Glykolyse oder Gärung, sondern ein für die Leber spezifischer oxydativer
Abbauweg. Besonders auch die Gewichtsdifferenz der Nebenniere von 10%
zwischen Männern und Frauen, wie oben erwähnt, deutet auf eine bessere
Stoffwechselleistung im Sinne der Ausdauer hin. Beim Manne sind die Hormone Adrenalin und Nor-Adrenalin im Nebennierenmark vermehrt vorhanden
und unterstützen kurzfristig Notfallsfunktionen wie z. B. bei maximalem Sprint
über 100 bis 400 m. Der Mann ist von der Funktion seines Nebennierenmarkes
her zum Sprinter deklariert, die Frau aber durch die überwiegende Funktion
der Nebennierenrinde im Stoffwechsel als Dauerleister besonders gekennzeichnet, weil die Aufgabe der Nebennierenrinde im Energiestoffwechsel in
erster Linie die Steuerung der funktionellen Kapazität aller Gewebe und
Organe ist (Sayer, G.: physiol. rev. 30, 285, 1950).

Jede besondere Belastung des Organismus, jeder sogenannte Streß verursacht einen Mehrbedarf von Nebennierenrindenhormonen. Dabei kommt es
bei Kurz- und Mittelstreckenläufen im Wettkampf zu einer akuten Entspeicherung in der Nebennierenrinde. Dagegen führt eine langsam sich steigernde

Dauerbelastung ohne vorausgehende Entspeicherung zur allmählichen Hypertrophie der Nebennierenrinde, wie wir sie bei trainierten Frauen vermuten können (Creutzfeld, Husten, Hager 1953, zitiert nach Büchner, „Allgemeine Pathologie", S. 401).

Zum Beweis der Ausdauer der Frau in biochemischer Hinsicht bzw. ihrer vermehrten Aktivität der Nebennierenrinde ist auch der Befund von Wichtigkeit, daß gerade unter den weiblichen Sexualhormonen die Östrogene zu einer Hypertrophie der Nebennierenrinde führen (Kimmelsdorf D. J. und A. L. Soderwall: Changes induced in the adrenal cortical zones by ovarion hormones. Endooxinologie 41/21/1947), während die männlichen Sexualhormone die Größe und Funktion der Nebennierenrinde reduzieren (Greep R. V. und I. C. Jones, Rev. Proger. Hormones Res 5/197/1950).

Nach Laboruntersuchungen des Verfassers in Form von 17-Ketosteroid-Bestimmungen im Harn bei 7 unserer besten 800-m-Läuferinnen in der BR Deutschland 1953 bis 1955 ergaben sich durchschnittlich im Training Tageswerte von 13 mg % gegenüber 9 mg % beim Manne. Da die Mineralocorticoide der Nebennierenrinde im Sinne einer Kaliumspeicherung die Zelle ausdauermäßig günstig beeinflussen und im Kohlenhydratstoffwechsel eine gesteigerte Glykogenbildung in der Leber und im Muskel veranlassen, ist dadurch die aufbauende Stoffwechsellage der Frau erklärt. Der Mann ist vom sympathischen Nervensystem her mehr beeinflußt, d. h. vom Nebennierenmark, die Frau vom parasympathischen Nervensystem, von der Nebennierenrinde.

Der Parasympathicotonus bzw. Vagotonus, wie wir ihn bei trainierten Langstreckenläufern finden, wird besonders durch Ausdauertraining erworben, dient zur Schonung des Organismus und fördert die Erholung und die Auffüllung der Energiedepots, besonders den Glykogenaufbau.

Perspektiven der Dauerleistungsentwicklung der Frauen

Die Frau besitzt weder Kraft noch Schnelligkeit in besonderem Maße, dafür aber hat sie eine vorzügliche Stoffwechselleistung bei sportlicher Arbeit in die Waagschale zu werfen, und in diesem Sinne ist die seit Jahren und Jahrzehnten vertretene These des Verfassers zu verstehen, daß die Frau relativ ausdauernder ist als der Mann. Absolut in den Leistungen ist sie es ja bestimmt noch nicht, und so dürfte es eine müßige Zahlenspielerei sein, aus den erreichten 800-, 1500-, 3000- und 10000-m-Zeiten der Frauen Beweise für eine schlechtere Ausdauerfunktion abzuleiten, wie es um 1959 durch den DLV-Trainer des Frauen-Mittelstreckenlaufes geschah.

Damals schrieb Verfasser: „Was bei der Frau bis jetzt noch nicht erreicht ist, das wird sie in Zukunft durch ein ihr gemäßes Training erreichen."

Frauenrekorde in der Leichtathletik werden zwar niemals die Männerrekorde überbieten, es sei denn in den längsten Laufstrecken. Die geschlechtsbedingten Unterschiede der Kraft und der Schnelligkeit der Frau gegenüber dem Manne lassen sich nur wenig ändern, und eine 100-m-Zeit von 11 Sekunden ist eine äußerst seltene Sonderveranlagung gewisser Frauen mit leichtem

Körpergewicht und starken Beinen. Da sich aber die Sauerstoffaufnahme und die gesamte biologische Oxydation in ungeahntem Maße trainieren läßt, war schon seit 1954 zu erkennen, wo der Hebel zur Leistungssteigerung der Frau angesetzt werden mußte. Die heutigen Frauen, die 800 m unter 2 Min. laufen, wurden durch die Pflege der Ausdauer eben schnell, und in Montreal siegte die langsamste 400-m-Läuferin über 800 m in 1:55 Min., weil sie die ausdauerndste über 1500 und 3000 m war. Diese Leistung wurde von Verfasser schon 1959 auf die Sekunde genau vorausberechnet. Die damalige Überlegung ist auch heute noch gültig:

Die russische 400-m-Läuferin *Itkina* hatte damals 400 m in 53,8 Sek. zurückgelegt, und Verfasser verglich ihre 400-m-Leistung mit der Ausdauer einer Waldnieler Jugendläuferin, die 600 m in 1:39,8 Min. zurückgelegt hatte und 3000 m in 10:25 Min. laufen konnte. Wenn damals *Itkina* ebenfalls 3000 m in etwa 10 Min. hätte laufen können, so mußte mit ihrer Schnelligkeit über 400 m eine 600-m-Zeit von 1:22 bis 1:23 Min. möglich sein, ähnlich der Waldnieler Jugendläuferin. Für 800 m ergab das 1:55 bis 1:56 Min. Verfasser wurde damals von Trainern und Aktiven wegen dieser Voraussage gründlich ausgelacht. Inzwischen wurden in Montreal genau 1:54,96 Min. gelaufen, und zwar von der 1500-m-Weltrekordhalterin.

Man kann abschätzen, daß die Siegerin von Montreal, *Kazankina* (UdSSR), die 1500 m etwa in 3:52,6 Min. laufen könnte, einst ein stolzer Weltrekord von *Nurmi* 1924, und daß diese Schätzung keine Utopie ist und nicht belächelt zu werden braucht, kann man daran ablesen, daß die Fünfte des 1500-m-Laufes der Frauen in Montreal, die Olympiasiegerin von 1972 München, *Ludmilla Bragina,* einige Wochen nach Montreal den 3000-m-Rekord der Frauen auf 8:27,4 Min. stellte, eine Leistung, die *Nurmi* erst beim Pfingstsportfest 1925 in Berlin mit 8:25,0 Min. unterbieten konnte. *Nurmi* war damals über 800 m auch mit 1:54,8 Min. nicht schneller als die Siegerin des 800-m-Laufes in Montreal 1976. Die Frauen haben also einen *Nurmi,* den sagenhaften Läufer der 20er Jahre, schon im 3000-m-Lauf und 800-m-Lauf erreicht. Das ist aber bei weitem nicht die wahrscheinliche Grenze.

In seinem Kommentar zu Montreal hat Verfasser die Misere im 800-m-Lauf der Männer seit 1939 geschildert und begründet. Seit *Harbig* 1939 die 800 m in 1:46,6 Min. durcheilte, hat der 800-m-Lauf bei den Männern keinen nennenswerten Fortschritt gemacht. Das lag zum Teil daran, daß *Harbig* ein verkappter Sprinter war mit 10,6 Sek. auf 100 m und 21,5 Sek. auf 200 m, aber er lief über 1500 m nur 4:01 Min. Das Sprintvermögen *Harbigs* verleitete seinen Trainer *Gerschler* und alle Welt bis heute zu dem Glauben, daß der 800-m-Läufer der Zukunft zuallererst schnell sein müsse und Schnelligkeit im Training bevorzugen solle. Aber schon 1947 hatte Verfasser erkannt und geschrieben, daß der Läufer der Zukunft, der 800 m unter 1:40 Min. laufen wolle, ein marathonartiges Training absolvieren müsse. Wir sind heute, 1976, noch weit davon entfernt, besonders auch von den möglichen 1:40 Min. und weit darunter. 400-m-Läufer ohne besondere Ausdauer beherrschten die letzten Weltrekorde über 800 m von 1:43,7 und 1:43,5 Min. und alle Welt meint heute, es sei dies das Non-Plus-Ultra als Olympiasieg. Dabei läßt sich leicht errechnen, daß z. B. *Peter Snell* (Neuseeland), der nur 48 Sek. über 400 m lief, nach der Formel 48 + 48 + 8 Sek. die ideale Möglichkeit für sich über 800 m in 1:44 mit 1:44,3 Min. beinahe erreichte, weil er ein marathonartiges Training absolviert hatte und beide Hälften über 400 m genau gleich schnell lief. Er hat dies dem Verfasser in einem längeren Gespräch 1975 in San Francisco bestätigt, und sein Trainer *Lydiard* versicherte dem Verfasser bei einem Treffen in der neuseeländischen Botschaft in Bad Godesberg im August 1975, daß *Peter Snell* vor seinem 800-m-Sieg in Rom 10 000 m unter 30 Min. laufen konnte, trotz seiner schweren, breiten Figur und einer damaligen 400-m-Zeit von 48,6 Sek.

Juantorena lief nun in Montreal nach den 800-m-Läufen und den 400-m-Vorentscheidungen im Endlauf noch 44,26 Sek. über 400 m. Mit der Ausdauer eines *Peter Snell* hätte er die Möglichkeit, 44,3 + 44,3 + 8 = 1:36,6 Min. zu erreichen. Das wird bei den jetzigen Trainingsmethoden, besonders auch in der Bundesrepublik Deutschland, über 800 m noch lange Utopie bleiben. *Lydiard* scheute sich nicht, seinen Schützling auf der Straße bis zu 50 km laufen zu lassen, ebenso wie der hervorragende Trainer *Cerutti* in Australien es bei *Elliot* gemacht hatte, während man in Deutschland die 400-m- und 200-m-Läufer ermuntert, 800 m zu laufen, also von der Schnelligkeit her das Training anzufassen.

Dagegen waren die 800 und 1500 m der Frauen in Montreal eine Offenbarung für alle, die sich noch vor 20 Jahren nicht vorstellen konnten, daß eine Frau überhaupt 800 m laufen könne. *Kazankina,* die sicher langsamste 400-m-Läuferin der 800-m-Endlaufteilnehmerinnen, lag 150 m vor dem Ziel oben in der Kurve noch an siebenter Stelle und ging dann auf der zweiten und dritten Bahn leicht im Spurt an allen vorbei, ausgerechnet im Spurt, als eigentliche Meilenläuferin. Sie war eben als Ausdauerndste zu dem Zeitpunkt, als der Spurt begann, noch die Frischeste.

Nun lief im 400-m-Lauf in Montreal die Polin *Szewinska* 49,3 Sek. Es ist gar nicht so utopisch vorauszusagen, daß eine solche Läuferin, die ebenfalls groß und schlank bzw. leichtgewichtig ist, auch über 3000 und 1500 m durch das entsprechende Ausdauertraining zu Weltleistungen geführt werden kann, denn jeder Mensch kann sich in der Ausdauer ungeahnt steigern, wenn er nur im Training entsprechend langsam, aber viele Kilometer läuft.

Nehmen wir an, die Läuferin der Zukunft hat die Fähigkeit, 400 m in 49,3 Sek., 1500 m in 3:50 und 3000 m in 8:10 Min. zu laufen, was nach den neuesten Leistungen keine Utopie sein dürfte, dann wäre eine Synthese über 800 m möglich, die in der Formel lauten würde: 49,3 + 49,3 + 8 Sek. = 1:46,6 Min. Die Frauen haben also nicht nur *Nurmi* auf den 3000 m erreicht, sondern sie werden auch einmal *Harbigs* viel bestaunten Weltrekord von 1939 mit 1:46,6 Min. erreichen können.

Die Ausdauer der Frau hat im Schwimmen schon ganz andere Triumphe gefeiert. Es wurde am Anfang dieses Aufsatzes schon gesagt, daß *Petra Thümer* in Montreal über 400 m 4:09,9 Min. schwamm. 1924 schwamm der athletische *Weissmueller* (USA) bei seinem Olympiasieg über 400 m Kraul 5:04,2 Min. und war am Ziel so erschöpft, daß er beinahe ertrank. Er mußte schnellstens gerettet werden. Diese starken Männer hatten keine Ausdauer im Schwimmen. Sie überzogen schon auf den ersten 100 m ihre Möglichkeiten, und im Training haben sie nie mehr als 1000 m zurückgelegt.

Eine 12jährige Schülerin des Verfassers schwimmt heute täglich 5 km spielerisch in allen Lagen und war Jahrgangsbeste in der Bundesrepublik im 200-m-Brustschwimmen mit einer Leistung, die die weltbesten Schwimmer um 1926 nicht erreichen konnten. Es ist also nicht die Kraft im Schwimmen, sondern die Ausdauer, die die Leistung bringt, selbst auf sogenannten kurzen Strecken.

Dazu ein eklatantes Beispiel: 1932 in Los Angeles war Japan die große Schwimmernation, und man glaubte, das Geheimnis darin entdeckt zu haben, daß die japanischen Schwimmer ein unwahrscheinliches Gymnastikprogramm absolvierten. *Miyazaki* gewann die 100 m Kraul in 58,2 Sek. und schwamm in der Staffel über 200 m 2:13 Min. Was ihm gegenüber *Kornelia Ender* und anderen Schwimmerinnen gleicher Qualität über 200 m Kraul fehlte, war die Ausdauer, denn *Kornelia Ender* schwamm in Montreal 200 m unter 2 Min.

Unsere Schwimmtrainer scheinen das nach Montreal erkannt zu haben. Ob in der Leichtathletik ähnliche Gedanken nun fruchtbar werden, die 1947 schon vom Verfasser veröffentlicht wurden, ist zu bezweifeln. Eines aber ist sicher, daß die Frau trotz ihrer ungeheuerlichen Leistungssteigerungen im Schwimmen und im Langstreckenlauf in den Lehrbüchern der Sportmedizin heute noch von ihrem Muskelsystem her beurteilt wird, wie Anno dazumal, und man nicht sieht oder sehen will, daß je länger die Strecken im Lauf und Schwimmen werden, die Frauen den Männern in den Höchstleistungen immer näher kommen. 1975 bestieg sogar eine Frau den Mount Everest, die Gipfelleistung im Bergsteigen überhaupt!

Der Verfasser hofft, daß durch diese kurze Zusammenfassung theoretisch-biologischer Art mit praktisch schlagenden Beispielen die Anerkennung der Frau als Ausdauersportlerin endlich durchdringt und man nach seinen Vorschlägen bei Olympischen Spielen in Zukunft die 10 000 m für Frauen auf der Bahn laufen läßt und als Straßenlauf-Wettbewerb den Marathonlauf. Im Schwimmen aber müßte für Frauen und Männer eine einheitliche Langstrecke geschaffen werden, wo sie im Freistil gegeneinander schwimmen und wobei heute noch nicht abzusehen ist, wer z. B. über 10 km Freistil gewinnen würde.

DDR-Trainer haben bestätigt, daß Frauen im Training ausdauernder sind als die meisten Männer. Frauen sind nach DDR-Erfahrungen und Trainingserfahrungen des Verfassers unermüdlicher, leistungsbewußter und unverdrossen ihr Pensum herunterspulend, während ihre Kameraden gern Pausen einlegen und manchmal auch gar nichts tun. Der Mann ist, mit Ausnahmen, im Training nicht stetig genug, die Frauen aber, die leistungsmotiviert sind, sind durch nichts in ihrer Stetigkeit zu bremsen. Dafür gab es im Waldnieler Lauftraining schon in den Jahren 1953 bis 1959 genügend Beispiele, als wahrscheinlich als die ersten Frauen in der Welt *Marianne Weiss, Margret Bach, Josefine Bongartz* und *Anni Erdkamp* öfter Strecken bis zu 20 und 30 km liefen.

So konnte der erste offizielle Weltrekord der Frauen im Marathonlauf 1967 in Waldniel durch Frau Anni Pede-Erdkamp aufgestellt werden, obwohl sie damals nur für 800 m trainiert war, weil ihr Trainingsrepertoire von 800 m bis zum Marathonlauf reichte.

Ausdauer — die Stärke des Kindes

Wenn ein Kind laufen gelernt hat, entwickelt sich das Herz und der Kreislauf durch dauernde Bewegung im Spiel innerhalb eines Jahres zu einem Langstreckenläufer-Herzen. Kinder von 6 bis 10 Jahren legen im unbehinderten Spiel durchschnittlich in 2 Stunden 9 bis 12 km zurück mit 200 bis 400 Pausen. Kinder sind keine Sprinter, sie laufen im Spiel maximal höchstens 30 m und gehen kaum eine Sauerstoffschuld ein, oder sie brechen den Lauf ab. Die Trainingserfahrung der letzten 25 Jahre zeigt, daß 3- bis 6jährige Kinder, die spieltüchtig erzogen wurden, auf Anhieb 3 bis 6 km traben können und sich dabei noch unterwegs unterhalten, wenn Vater oder Mutter mit gutem Beispiel vorangehen.

Das berühmteste Beispiel in dieser Hinsicht ist die kleine Amerikanerin *Marietta Boitano,* die mit ihren Eltern, die zur Gewichtsabnahme den Langlauf trainierten, spielerisch mitlief. Nach einem Jahr liefen die Eltern als Spaziergang einen Marathonlauf, und die 6jährige Marietta lief mit und war am Ziel längst nicht so erschöpft wie die Eltern, obwohl sie bei diesem Lauf aus kindlicher Neugier etwa 10 km Umwege gemacht hatte.

Sportmediziner und Funktionäre hielten dieses Laufspiel des Kindes für unverantwortlich und gesundheitsschädlich, aber 5 Jahre danach, als 11jährige, lief die kleine *Boitano* über die Marathonstrecke 3:01 Std. und wurde Vierte bei den amerikanischen Frauenmeisterschaften im Marathonlauf 1974.

Körpergewicht und Herzgröße

Warum ist das Kind nun so ausdauernd? Es gibt viele Gründe, aber die beiden wichtigsten sind:

1. Das geringe Körpergewicht und
2. das große Herz des Kindes im Verhältnis zu seiner Brustbreite.

Das Körpergewicht ist bei der Ausdauerübung, speziell beim Lauf, so wichtig, daß übergewichtige Kinder oder Erwachsene überhaupt nicht zu einer Durchschnittsleistung fähig sind und schmächtig aussehende untergewichtige Kinder spielend ihren gleichaltrigen und auch größeren Spielgefährten davonlaufen.

Beispielsweise lief in Waldniel ein 7jähriger Junge 5000 m in 23:05 Min., also die Erwachsenenleistung für das Sportabzeichen, und er war nur 1,18 m groß, hatte ein Gewicht von 21 kg und einen Brustumfang von 53 cm.

Am 6. März 1976 lief ein 7jähriger Junge in Sankt Augustin/Niederpleiss 10 000 m in 46:50,6 Min., die beiden 5000-m-Hälften in 23:33 bzw. in 23:17,16 und die letzten 400 m in 1:39,6 Min.

Diese Beispiele könnten leicht um Hunderte vermehrt werden. Bei solchen und ähnlichen lauffertigen Jungen und Mädchen beträgt der Durchmesser des Herzens meist genau die Hälfte der Brustkorbbreite. Setzt man beides in Beziehung zueinander, so ergeben sich Werte von 0,5 und darüber, wenn das Herz in seiner Breite genau die Hälfte des Brustkorbdurchmessers ausmacht oder sogar größer ist.

Im Vergleich dazu hatte ein Weltspitzenkönner wie *Harald Norpoth* 8 Wochen vor dem Silbermedaillengewinn in Tokio über 5000 m ein Herzvolumen von 1243 cm³ bei einem Körpergewicht von 58 kg. Der Quotient hieraus ergibt einen Wert von 21,4. Mittelstreckler von Weltklasse haben meist einen Quotienten von 14,0, und ein Olympiasieger im 100-m-Lauf wie *Armin Hary* hatte nur einen Quotienten von Hervolumen 606 cm³ dividiert durch 85 kg = 7,12. Damit war das Herz dieses ersten 10,0-Sprinters über 100 m als außerordentlich klein charakterisiert, und der Quotient 7,12 zeigte, daß Hary nicht nur nicht ausdauernd zu nennen war, sondern jenseits einer 800-m-Leistung geradezu als herzleistungsschwach bezeichnet werden muß. Er würde auf einer Strecke von 1000 m von einem 10jährigen Schüler geschlagen worden sein, der etwa ein Gewicht von 30 kg hat und nur 1,40 m groß wäre, aber gesund ist und von den Eltern spieltüchtig erzogen wurde. *Harald Norpoth* zeigt mit einer Brustbreite von 29,4 cm und einem Transversaldurchmesser des Herzens von 14,7 cm, also der Hälfte des Brustkorbdurchmessers, den Faktor 0,500.

Kinder von 2 bis 10 Jahren aber haben, wenn sie bewegungstüchtig erzogen sind, folgende Quotientenzahlen im Verhältnis Brustdurchmesser zum Herztransversaldurchmesser:

2 Jahre	3 Jahre	4 Jahre	5 Jahre	6 Jahre
0,496	0,505	0,520	0,496	0,471

7 Jahre	8 Jahre	9 Jahre	10 Jahre
0,500	0,465	0,450	0,469

Das ist ein Schnitt von 0,480, also niedriger als Norpoths Faktor 0,5, und 10 deutsche Spitzenkönner und 1 Olympiasieger im Mittel- und Langstreckenlauf, darunter *Zatopek,* hatten einen Durchschnitt des Quotienten von 0,528 und damit wenig mehr als z. B. ein 13jähriges trainiertes, bewegungstüchtiges Mädchen, welches nach 1 Jahr Training auf Anhieb 5000 m in 18:17 Min. lief, dabei 1,51 m groß war und ein Gewicht von 33 kg hatte.

Weitere 20 Spitzenkönner, darunter Marathonläufer *Blumensaat,* ein Deutscher Jugendmeister über 1500 m, *Forche,* ein deutscher Spitzenläufer über 800 m mit 1:48,2 Min., *Stracke,* ein Westdeutscher Waldlaufmeister der Jugendklasse A, *Mondroch* (Waldniel), *Hans Ralf* als zweifacher Deutscher Meister über 5000 m, *Paul Schmidt* als Vierter der Olympischen Spiele in Rom über 800 m, *Roland Watschke,* Deutscher Meister über 5000 und 10000 m 1961, *Gerd Schmitz* (Waldniel), der als Junior 5000 m in 14:05 Min. lief, *Hans Hüneke,* um 1960 Weltklasseläufer über 3000 m Hindernis sowie der Weltrekordmann über 1500 m 1952, *Werner Lueg,* hatten nur einen Quotientendurchschnitt von 0,447. Bei 84 spieltüchtigen Kindern ohne besonderes Lauftraining im Alter von 2 bis 10 Jahren lag der Durchschnitt mit 0,480 über dem Schnitt dieser Meisterläufer. Diese Kinder wurden vor 15 und 20 Jahren in Waldniel geröntgt als Herzfernaufnahme in 2 m Abstand bei aufrechter Haltung.

Unter diesem Aspekt sind die folgenden Zahlen der Herzabmessungen bei 84 Kindern zu bewerten:

Herzvolumina von 2- bis 10jährigen Kindern

2 Jahre	3 Jahre	4 Jahre	5 Jahre	6 Jahre
188 cm³	240 cm³	228 cm³	256 cm³	304 cm³
7 Jahre	8 Jahre	9 Jahre	10 Jahre	
306 cm³	325 cm³	380 cm³	400 cm³	

Diese Zahlen sagen dem Sportphysiologen nichts, schon mehr dem Kinderarzt. Um aber eine Beziehung zur Leistungsfähigkeit des kindlichen Herzens zu haben, ist allein das Verhältnis von Körpergewicht zum Herzvolumen wichtig. Und da ergeben sich bei den 84 untersuchten Kindern Werte, wie sie nur Weltspitzenkönner aufweisen, die Quotienten zwischen 14 und 22 zeigen. Wie oben erwähnt, ist bei *Harald Norpoth* der Quotient Herzvolumen (1243 cm³) dividiert durch Körpergewicht (58 kg) = 21,43. Bei einem Weltklassemann wie *Herbert Schade* betrug der Quotient 16,9, bei einem Weltklasse-Mittelstreckler, wie *Paul Schmidt,* 13,9, und sein deutscher Konkurrent *Misalla* hatte 14,0. Im Vergleich dazu nun die Werte bei Kindern mit ihrem geringen Körpergewicht:

2 Jahre	3 Jahre	4 Jahre	5 Jahre	6 Jahre
17,9	19,0	16,7	16,5	15,7
7 Jahre	8 Jahre	9 Jahre	10 Jahre	
16,4	15,4	14,5	14,1	

Die Lauftüchtigsten in Beziehung zu ihrem Körpergewicht sind also etwa die 3- bis 6jährigen, wenn ihre Laufbewegung durch viel langsames Laufen genügend koordiniert ist, so daß es ein richtiger fließender Lauf wird.

Kinder sind ausdauernder als Jugendliche

So hat beispielsweise *Manfred Steffny* seinem 3¹/₂jährigen Sohn getestet, der 14 kg schwer ist. Das Kind bewältigte in welligem Gelände in 1 Stunde mit 3 Gehpausen auf Anhieb 6 km. Anfangs hatte das Kind einen Puls bis zu 180, weil es nicht zu bremsen war und zu schnell lief. Nach dem ersten Kilometer pendelte sich das Tempo des Juniors auf ein leichtes Jogging ein. Der Puls betrug nur noch 160. Der Kleine hatte einen Ruhepuls von 96. Nach 1 Stunde hatte das Kind 6 km zurückgelegt und bereits nach 3 Minuten wieder einen Ruhepuls von 110.

Dasselbe stellte Verfasser mit seinem jüngsten Sohn als 7jährigen fest. Dieser hatte einen Puls im Schlaf von 90, einen Puls im Spiel von 110 und nach einem 10 000-m-Lauf in 58:30 Min. von 168. Nach 1 Minute sank der Puls auf 135, nach 10 Minuten war der gewohnte „Spielpuls" wieder erreicht. Das ist bei einem Weltspitzenkönner nicht der Fall, denn dieser hat eine Pulsausgangsposition in Ruhe von etwa 45, nach dem Einlaufen von 70 bis 80, manchmal sogar 130, und er kommt am Ziel auch mit 174 Pulsen pro Minute an. Bis aber der Ausgangspuls von 80 wieder erreicht ist, dauert es oft eine halbe Stunde. Auch so gesehen ist das Kind prädestiniert zum Langstreckenlauf.

Aus dieser Sicht wird verständlich, daß der Versuch von *Nöcker* und *Böblau* in den 50er Jahren, die Leistungsfähigkeit des Kindes zu testen, von vornherein von falschen Voraussetzungen ausging, denn es wurden 10jährige Knaben mit der gleichen Leistung auf dem Fahrradergometer getestet wie 17jährige Jünglinge. In der Leipziger Klinik wurden damals 10 Minuten auf dem Fahrradergometer mit 3000 mkg als Test angesetzt, d. h. pro Sekunde 5 mkg. Das Ergebnis ist so selbstverständlich, wie eben ein 10jähriger Junge nicht die Kraft im Bergauffahren besitzt wie ein 17jähriger. Es ergab sich, daß die 10jährigen bei dieser Arbeit eine dreifach höhere Pulssumme aufwiesen als die 17jährigen während dieser Arbeit von 10 Minuten. Die 3000 mkg in 10 Minuten auf dem Fahrradergometer bedeuteten für die Kinder eine schwere Muskelanstrengung mit Pulswerten über 180, und so mußte die Pulssumme mit 10 multipliziert in 10 Minuten bedeutend höher ausfallen als bei den 17jährigen. Das sagt aber nichts über den Lauf aus und die Laufmöglichkeit, denn der 10jährige hat ja beispielsweise im 1000-m-Lauf ein weit geringeres Körpergewicht über die Strecke zu tragen, und da ist er dem 17jährigen mit einem Körpergewicht von 60 bis 80 kg weit überlegen.

Ein untrainierter spieltüchtiger Junge von 10 Jahren mit einem Körpergewicht von 25 kg wird immer gegen einen untrainierten 17jährigen mit einem Körpergewicht beispielsweise von 70 kg einen 1000-m-Lauf gewinnen. Je länger die Strecke ist, um so überlegener ist das Kind dem Jüngling.

Im OSC Waldniel, in dem schon in den 50er Jahren Langstreckenlauf mit Kindern geübt wurde, waren damals schon überraschende Leistungen zu verzeichnen, wie folgende Aufstellung zeigt:

Dorothee D., 6 Jahre, 5000 m in 26:40 Min.
Alois M., 7 Jahre, 5000 m in 23:05 Min.
Thomas v. A., 7½ Jahre, 10 000 m in 58:30 Min.
Ralf B., 10 Jahre, 2000 m in 7:05 Min.
Elisabeth B., 10 Jahre, 600 m in 1:57 Min.
Gisela B., 10 Jahre, 600 m in 2:01 Min. (ohne jedes Training im Trainingsanzug)
Dagmar E., 11 Jahre, 5000 m in 22 Min. (1,34 m groß, Gewicht 24 kg)
Markus B., 11 Jahre, 2000 m in 7:07 Min.
Andreas M., 11 Jahre, 5000 m in 19:45 Min.
Helga R., 13 Jahre, 600 m in 1:44,9 Min. (unter Aufsicht von DLV-Sportwart Pollmanns und Jugendwart Dr. Kirsch 1957)
Kornelia M., 13 Jahre, 5000 m in 18:17 Min.

Im Dezember 1974 lief ein amerikanischer Schüler, 8 Jahre alt, Marathon in 3:47 Std.

Es ist nicht anzunehmen, daß ein so kleiner Ort wie Waldniel unter Kindern und Jugendlichen allein Lauftalente hat, sondern sie dürften in aller Welt zu finden sein. Beim Boston-Marathonlauf 1974 war eine Familie aus Hawaii am Start, Vater, Mutter und 6 Kinder. Die 13jährige Tochter lief dort die Marathonstrecke in 3:28 Std. und, wie deutsche Mitläufer berichteten, lief sie federleicht, ohne jede Anstrengung.

Bei solchen Kindern wurden durch Verfasser folgende Maße im Durchschnitt festgestellt:

(Anzahl der Untersuchten 36)

Alter	Größe	Herzvolumen	Gewicht	Herzquotient
6 Jahre	1,16 m	316 cm³	20,7 kg	15,3
7 Jahre	1,19 m	371 cm³	22,8 kg	16,4
8 Jahre	1,27 m	352 cm³	25,9 kg	13,6
9 Jahre	1,32 m	353 cm³	25,3 kg	14,0
10 Jahre	1,35 m	357 cm³	29,0 kg	12,3
11 Jahre	1,40 m	442 cm³	34,3 kg	12,9
12 Jahre	1,46 m	463 cm³	37,0 kg	12,5

Sowohl bei den 84 spieltüchtigen untrainierten Kindern als auch bei den trainierten nimmt der Quotient zwischen Herzvolumen und Körpergewicht in Kilogramm kontinuierlich mit dem Lebensalter ab. 16jährige Jugendliche haben heute im Durchschnitt (in der ärztlichen Allgemeinpraxis des Verfassers festgestellt) folgende Werte: Größe 1,80 m, Herzvolumen 540 cm³, Gewicht 72 kg. Das ergibt einen Quotienten von 7,5 (Test an 23 männlichen Jugendlichen).

Der Herzquotient wird günstiger bei Kindern mit Ausdauertraining

Daraus folgt zwingend, daß die heutige Jugend in vielen Fällen akzelleriert ist, aber Herzvolumen und Ausdauer nicht im gleichen Maße mitgewachsen sind, wenn nur durchschnittlich Sport getrieben wurde. Ein Kind aber, welches nicht nur spielt, sondern von frühester Jugend an ausdauernd läuft und schwimmt, behält in etwa die günstigen Verhältnisse der ersten Jugendjahre, bleibt bewegungstüchtig und gesund und legt eben durch das Ausdauertraining (und sei es in verschiedenen Sportarten) den Grund auch zu einer Gesundheit gegen Infektionen und Anfechtungen durch die verschmutzte Umwelt.

Es seien nur zum Schluß noch drei Beispiele von trainierten Kindern gebracht, zum Beweis, daß spätestens mit dem zehnten Lebensjahre ein Ausdauertraining beginnen muß, um den Quotienten von Herzvolumen und Körpergewicht in Kilogramm, der physiologisch kontinuierlich vom sechsten Lebensjahre an absinkt, wieder auf Werte zu erhöhen, die überdurchschnittlich sind und einen Zuwachs an Ausdauer und Gesundheit bedeuten.

Arnim B.,

7 Jahre alt, Gewicht 31 kg, Brustdurchmesser 22,3 cm, Herztransversaldurchmesser 9,6 cm, Herzlängsdurchmesser 11,4 cm, Herzbreitendurchmesser
9,5 cm, Herztiefendurchmesser 7,0 cm, Herzvolumen 364 cm³, Herzquotient
VKG 11,7, Quotient aus Transversaldurchmesser und Brustdurchmesser 0,430,
Marathonleistung 4:54 Std. in Bräunlingen bei 0° C, begleitet von der Mutter
im dauernden Gespräch unterwegs.

Harald B.,

13 Jahre alt, Gewicht 40 kg, Brustdurchmesser 25,5 cm, Herztransversaldurchmesser 10,8 cm, Herzlängsdurchmesser 12,5 cm, Herzbreitendurchmesser
9,1 cm, Herztiefendurchmesser 9,5 cm, Herzvolumen 519 cm³, Herzquotient
VKG 13,0, Quotient aus Transversaldurchmesser und Brustdurchmesser 0,423,
Marathonleistung 3:57 Std. in Bräunlingen.

Ursula P.,

11 Jahre alt, Gewicht 35 kg, Jahrgangsmeisterin der Bundesrepublik im
Schwimmen mit 100 m Rücken 1:15,7 Min., 200 m Rücken 2:36,8 Min., 200 m
Delphin 2:47,1 Min., 400 m Lagen 5:59,6 Min. Schwimmt seit dem vierten
Lebensjahr, nimmt seit dem siebten Lebensjahr an Wettkämpfen teil und legt
im Training täglich 3 bis 10 km zurück in etwa 3 Stunden (gute Schülerin).
Brustdurchmesser 24,5 cm, Herztransversaldurchmesser 11,0 cm, Herzlängsdurchmesser 13,1 cm, Herzbreitendurchmesser 10,7 cm, Herztiefendurchmesser 10,0 cm, Herzvolumen 673 cm³, Herzquotient 19,2, Quotient aus Transversaldurchmesser und Brustdurchmesser 0,443.

Dieses Mädchen von 11 Jahren übertrifft also das Herzvolumen trainierter
Kinder von 11 Jahren um 200 cm³, und es hat einen Herzquotienten von 19,2,
d. h. größer als die meisten Langstreckenläufer der Welt. Man kann aus der
Leistungsfähigkeit und diesen Maßen leicht herauslesen, daß

1. das Kind durch ein Schwimmtraining seit dem vierten Lebensjahr bis jetzt
   organisch nicht geschädigt wurde und

2. daß nur ein Ausdauertraining von 3 Stunden täglich zu solchen Leistungen
   führen kann. Es wäre absurd zu behaupten, dieses Kind sei nicht so gesund
   wie der Durchschnitt der spieltüchtigen Kinder und Jugend.

Verbürgte Laufleistungen von Kindern in der Bundesrepublik:

10 000-m-Lauf, Schüler C	Reinhard Hanser, Pfaffenweiler	46:20 Min.
10 000-m-Lauf, Schüler D	Bernhard Algaier, Pfaffenweiler	46:28 Min.
Marathon, 9 Jahre	Helga Wolf, TV Steinheim	5:09:22 Std.
Marathon, 13 Jahre	Richard Wolf, TV Steinheim	4:45:48 Std.
Marathon, 14 Jahre	Udo Brüntrup, TV Steinheim	4:16:46 Std.
Marathon, 10 Jahre	Uwe Nesselhauf	5:37:38 Std.
Marathon, 11 Jahre	Walter Frank, Landau	5:05:43 Std.
Marathon, 11 Jahre	Martin Lamprecht, TV Bühlertal	4:42:18 Std.
Marathon, 11 Jahre	Horst Fritz, LAG Obere Murg	4:20:32 Std.

Marathonleistungen von Kindern aus Husum

Simone Ebler, 9 Jahre	4:54:02 Std. (mit 8 Jahren 5:15)
Jörg Schulz, 10 Jahre	4:53:42 Std.
Boris Scheibe, 11 Jahre	4:45:00 Std.
Frank Carstens, 11 Jahre	3:56:06 Std. (mit 10 Jahren 4:35)

Bericht von Hanu Krüger aus Hawaii über Kinder-Marathonlauf

Christine Hilbe, 8 Jahre alt, lief bei sengender Hitze den ersten Marathonlauf auf Hawaii mit und schaffte die 42 km in 4:39:09 Std. Es starteten und kamen ins Ziel 5 Jungen unter 15 Jahren und 7 Mädchen unter 15 Jahren. Der 9 Jahre alte *Daven Chung,* der in einem ganzen Familienpulk mitlief (Vater und 4 Kinder), legte die Strecke in phantastischen 3:19 Std. zurück.

Langlaufergebnisse aus Kaufungen (Walter Stille)

Dirk Tkacz, 9 Jahre, 15 km in 2:05 Std.
Thomas Otto, 10 Jahre, 42 km in 5:40 Std.
Volker Pianovski, 10 Jahre, 29 km in 4:05 Std.
Jörg Quaddelbaum, 10 Jahre, 15 km in 2:00 Std.
Thomas Tkacz, 10 Jahre, 15 km in 2:05 Std.
Friedr. Struve, 10 Jahre, 15 km in 3:08 Std.
Thomas Hubentahl, 10 Jahre, 15 km in 3:08 Std.

Die Erfahrungen der Lauftreffs in den letzten 2 Jahren zeigen, daß 3- bis 10jährige Kinder, die im Schulunterricht nie lang laufen durften, meist sofort die erste Stufe des Lauftreffs spielerisch erledigen, nämlich 15 Minuten durchzutraben, ohne dabei in Atemnot zu geraten. Kinder laufen instinktiv so, daß sie immer sprechen und plaudern können, wie es im Spiel ja auch der Fall ist. Zahllose Fotos von Lauftreffs zeigen, in welch leichtem Stil Kinder an diesen Übungsstunden teilnehmen.

Statt 50 und 75 m bei Bundesjugendspielen und auf dem Sportplatz in der Turnstunde sollten solche Läufe wie in Stuttgart in freier Natur als Sportschulstunden durchgeführt werden. In Stuttgart erhielten 220 jugendliche Läufer und Läuferinnen das DLV-Laufabzeichen für ¼ Stunde Dauerlauf, 100 Schüler das Abzeichen für ½ Stunde und 112 für 1 Stunde Dauerlauf. Mit dieser Veranstaltung wurde ein Weg gezeigt, wie man sich von frühester Jugend an auf eine lange Dauer des Lebens vorbereiten könnte.

Anhang:
Ergänzende Betrachtungen zu Teilfragen und zum Grundsätzlichen

Wie bekämpft man Mineralstoffwechselstörungen des Muskels?

(In Form eines Briefwechsels)

THOSS Joseph
4, rue J. P. Pierrard   Esch-Alzette, den 9. März 1976
Esch-Alzette
Luxembourg

> SPIRIDON
> Postfach 8901
> D - 4000 Düsseldorf

Sehr geehrte Herren!

Ich wäre Ihnen sehr dankbar, wenn ich einige gute Ratschläge von Herrn Dr. van Aaken bekommen könnte.

Hier mein Anliegen.

Als 46jähriger trainiere ich wöchentlich ungefähr 80 km (4 x 20 km) Dauerlauf. Dabei erleide ich von Zeit zu Zeit (2—3 x jährlich) eine Art „Verletzung", die mich jedesmal zu einer Trainingspause zwingt. Während des Dauerlaufes (Tempo 5—5^{1}/$_{2}$ Minuten pro km) spüre ich auf einmal eine Art Verkrampfung (oder Zerrung?) in den Muskeln (Waden- resp. Oberschenkelmuskeln, immer an einer anderen Stelle). Laufe ich dann trotzdem weiter, so kommt es vor, daß ich eine Woche lang kaum gehen kann (wie bei einem schlimmen Muskelriß) und dazu noch während einiger Wochen pausieren muß. Nehme ich das Training zu früh wieder auf, so beginnt dasselbe von neuem. Ich nehme an, daß es kein Muskelriß ist, da kein sichtbarer Bluterguß entsteht. Arretiere ich das Laufen sofort beim ersten „Schmerzen", dann genügt eventuell eine einwöchige Pause, und ich kann das Laufen wieder aufnehmen. Ich erlitt diese Art von Verletzung bereits beim Wald- und beim Straßenlaufen, auf unebenem, hügeligem und auf ganz flachem Gelände, bei warmem und kaltem Wetter, bei Beginn des Laufens (nach 2 km) und nach ca. 15 km (1 x nach 28 km). Also spielen die Bodenverhältnisse, das Wetter, das Warmsein (Warmlaufen) und die Ermüdung eventuell keine allzu große Rolle dabei. Am letzten Freitag erlitt ich wieder diese „Verletzung" bei km 28. Ich möchte aber in Kürze, d. h. am 11. 4. 1976 und am 24. 4. 1976 an einem Halbmarathon resp. an einem Marathon teilnehmen. Was soll ich nur tun?

Im Dezember/Januar pausierte ich bereits 4 Wochen wegen einer Achillessehnenentzündung. Deshalb hat mich der im Spiridon erschienene Artikel von Herrn Dr. van Aaken sehr erfreut.

Ich danke Ihnen recht herzlich im voraus und zeichne

> Hochachtungsvoll!
> gez. Thoss Jos.

NB. Letztes Jahr bestritt ich meinen ersten Marathon (3:34 Std.) in Schifflingen, Luxemburg. Sieger war H. Urbach.

Meine Zeit über 21,1 km = 1:32 Std.

Ich möchte noch erwähnen, daß ich an einer leichten Purpura an den Beinen leide, hervorgerufen durch undichte Kapillaradern. Täglich nehme ich das Medikament „Lederkort" Triamcinolone 1 mg.

Dr. med. Ernst van Aaken   4056 Schwalmtal-Waldniel, 23. März 1976

Herrn
Joseph Thoss
4, rue J. P. Pierrard
Esch-Alzette
Luxembourg

Lieber Sportkamerad Joseph Thoss!

Ihre sogenannte Verletzung ist mir aus meinem 50jährigen Läuferleben wohlbekannt. Immer wenn es in der täglichen Arbeit, in der Kindererziehung, in finanzieller Hinsicht Sorgen gab oder ich mich in der Praxis besonders geärgert hatte, und ich lief nun beispielsweise nachts zur Erholung 10 km und überzog etwas das Tempo und dachte gleichzeitig an den verflossenen Ärger des Tages, fing meine linke Wade beispielsweise an zu schmerzen, die Oberschenkelmuskel wurden mir schwer, und wenn ich nicht sofort ins Gehertempo fiel und Lockerungsübungen und Streichmassage machte, gab es evtl. einen Krampf, und ich mußte humpelnd nach Hause zurücktraben.

Es handelt sich nicht um einen Muskelriß, noch nicht mal um eine Zerrung, sondern um eine Störung im Mineralstoffwechsel des Muskels. Ich habe diesen Zustand bei mir mehrmals durch Flammenphotometer erforscht und kam zu folgenden Ergebnissen:

Von der medizinischen Biochemie wird der Kaliumgehalt des Serums mit 16 bis 22 mg% angegeben. Dies ist eine höchst ungenaue Angabe, denn ein Läufer, der 22 mg% Kalium im Blut hat, also auch im Serum, hat einen Verlust an Kalium, wahrscheinlich aus der Herzmuskelzelle, erlitten und dafür Natrium und Wasser, also Kochsalz, und auch Wasserstoffionen vermehrt in seinen Zellen aufgenommen. Bei diesem Zustand ist man ermüdet, unlustig, sogar griesgrämig und ohne Lauflust. Man fühlt sich psychisch übertrainiert. Die Muskeln sind in diesem Zustand sehr anfällig, und gehen Sie nun zu einem Orthopäden, sagt er Ihnen prompt: „Sie haben eine Zerrung und vielleicht sogar einen Muskelfaserriß", und Masseure spintisieren sogar, sie könnten ihn mit der Fingerspitze fühlen. Das paßt alles zu manchen falschen Diagnosen, wo die Medizin zur Gefahr für die Gesundheit und Leistungsfähigkeit wird und mit unzweckmäßigen Maßnahmen Kostenexplosionen, Sportverbote und Arbeitsunfähigkeit provoziert.

Das Gegenteil der Behandlung ist richtig. Nachdem flammenphotometrisch im Serum der Natrium-Kalium- und Kalziumgehalt bestimmt ist und auch nach der Methode des Physiologen *van Slyke* das Standard-Bikarbonat bzw. die Alkalireserve (was in der Sprechstunde leicht zu machen ist), läßt sich das Chlorid, das Kochsalz und die Wasserstoffionen-Konzentration (pH) im Serum leicht berechnen bzw. abschätzen, und man weiß etwas mehr über den Ionengehalt des Blutes, ohne dessen gute Funktion kein Muskel richtig funktionieren kann. Ich bin überzeugt, daß kein Orthopäde in Deutschland diese Methode anwendet, und ebenso bin ich durch die Erfahrung klug geworden, daß kein Krankenhaus und kein Forschungslabor bis jetzt dann die Gegenprobe im Urin gemacht hat. Wenn man nämlich normale Werte im Serum findet (beispielsweise Natrium etwa 323 mg %, Kalium 17,4 mg % und Kalzium 9,8 mg %), dann kann das Verhältnis im ausgeschiedenen Harn ganz anders aussehen. Beispielsweise Natrium 600 mg % (normal etwa 450 mg %), Kalium 200 bis 240 mg % (normal 150 mg %) und Kalzium über 20 mg % (normal etwa 14 mg %). In diesem Falle liegt eine schwere Störung im Mineralstoffwechsel vor, wozu noch ein großer Verlust an Phosphorsäure kommt. Bei Kalium-Verlusten in den Harn hinein von über 220 mg % bis über 300 mg % gibt es Ermüdungsgefühl in den Beinen und oft krampfartige Schmerzen, die man nach dem Rennen oder härterem Training längere Zeit spürt.

Die Behandlung besteht in einem Vollbad, in dem man bis zum Nacken drinliegt, so heiß wie möglich, und als Zusatz 200 g Aachener Schwefel (Aachener Sulfat 400-g-Packung). Nach dem Bad stark abfrottieren, auf keinen Fall kalt abbrausen, weil das einen Schock für die Muskeln bedeutet, und anschließend Bettruhe. Am nächsten Tag morgens ein Vollbad ohne Aachener Schwefel und anschließend 10 Minuten traben im Zimmer hin und her auf dicken Strümpfen. Mittags Training in der Form: 300 m traben in 2^1/$_2$ Min., 100 m gehen und dabei Lockerungsgymnastik. Das Ganze zehnmal wiederholen.

Man trainiert so 8 Tage, und wenn man noch so langsam trabt, denn Sie gehen ja auch Ihrem Beruf weiter nach, und unterstützt die Heilung durch Trinken von reichlich Fruchtsäften, Milch und evtl. 0,3 Liter Bier pro Tag. Eine gute Tasse Kaffee mit klarem Schnaps nach dem Training kann weiterhin, als Medizin genommen, die Durchblutung der Muskeln besser in Gang halten als jedes Medikament. Nachts macht man evtl. feuchte Umschläge um die Waden und Oberschenkel, mit Plastikfolie abgedeckt und durch eine feste Gummibinde angewickelt. Dann haben Sie auch noch während der Nacht eine aktive Behandlung. Vor dem Nachmittagstraining (etwa eine Stunde vorher) dürfen Sie ruhig eine Tasse Kaffee trinken und dazu 2 Tabletten nehmen wie Aspirin 0,5, Gelonida antineuralgica, Pyramidon 0,3. Auch Chinin 0,2 hat sich bewährt.

Niemals setzt man mit solchen Muskelschmerzen und Ermüdungserscheinungen aus, sondern trabt und badet sich gesund.

Mit freundlichem Gruß
gez. Dr. van Aaken

Kann man die Ausdauer durch einseitige Kohlenhydrat-Diät steigern?

Als man die Kohlenhydrate, speziell den Traubenzucker, als Betriebsstoff der Muskeln erkannt hatte, wurde rechnerisch dargetan, daß man mit etwa 300 g Glykogen als Höchstmenge in der Leber im Dauerlauf nicht weiter käme als einige Kilometer. Dr. *John Brotherhood* gibt das Beispiel des Marathonläufers mit 2:30 Std., der 2600 cal benötigt, also 650 g Glykogen als höhere Depotzuckerform. Diese Menge Glykogen dürfte es, wie unten rechnerisch gezeigt wird, selbst im besttrainierten Organismus in Leber und Muskulatur zusammengenommen nicht geben, und wenn sie für 40 km reichen müßte, so wäre der Läufer vorher längst gestorben, denn man kann nicht das gesamte Kohlenhydrat als Betriebsstoff verwenden, weil es auch als Baustoff die Struktur des Organismus garantiert und diese Struktur bei völliger Erschöpfung zerstört würde.

Nun haben aber Menschen in Notfällen, wie der Asienforscher Sven Hedin, der in 13 Tagen ohne Nahrung und ohne Wasser in der Wüste 500 km zu Fuß zurücklegte, oder der Schriftsteller und Postflieger Saint Exupéry, der sich in 5 Tagen in 1500 m Höhe in den Anden im Schnee ohne Nahrung 480 km weiterschleppte, bis er gerettet wurde, bewiesen, daß sie mit anderen Reserven diese Leistungen vollbrachten, da die Kohlenhydratvorräte schon nach einem halben Tag aufgebraucht waren.

Bing in Amerika und seine Mitarbeiter haben 1956 darauf hingewiesen, daß z. B. der Herzmuskel, der unermüdlichste Dauerläufer, vorwiegend Fettsäuren verbraucht, und zwar 67 %. Dazu kommen noch 17,9 % Traubenzucker, 16,46 % Milchsäure, 5,6 % Aminosäuren und 4,3 % Ketonkörper. Die Skelettmuskeln verbrennen bei Dauerarbeit 35 % Fettsäuren. Das Gehirn braucht fast ausschließlich Traubenzucker, aber Dauerarbeitsmuskeln, wie bei Heuschrecken und Zugvögeln, verwenden als Betriebsstoff nur Fett, womit sie tagelang auskommen können.

Beim Menschen ist es ähnlich, wie man schon aus der Praxis des Lauftrainers, auch aus der des Verfassers, seit 1954 wußte.

Dazu folgende kleine Tabelle:

Cholesterin und Gesamtfettwerte im Serum vor und nach einem Marathonlauf.
(Anzahl der Untersuchten 11)

vor dem Marathonlauf		nach dem Marathonlauf	
Cholesterin	Gesamtlipide	Cholesterin	Gesamtlipide
284 mg %	881 mg %	163 mg %	374 mg %

In jüngster Zeit haben der Schweizer Forscher Dr. *Hans Howald* und sein Team bei Untersuchungen an Muskelzellen folgende Ergebnisse gewonnen: 14 Läufer aus Biel und Umgebung, im Durchschnittsalter von 38,8 Jahren (Minimum 23 Jahre, Maximum 53 Jahre), mit einem Körpergewicht von durchschnittlich 65,7 kg hatten in dem fettfreien Anteil der Oberschenkelmuskulatur doch 22,3 % Fett, während magere Läufer, wie z. B. Harald Norpoth, geschätzt etwa 10 % und weniger aufweisen.

Diese Befunde wurden von Dr. *Howald* und Mitarbeitern für die Bieler 100-km-Läufer elektronenmikroskopisch erhärtet. Nach *Howald* hat der trainierte Ausdauermuskel bei Läufern, die über die Marathonstrecke hinausgehen, 2,5mal mehr Fett (aktives Fett) als untrainierte Menschen oder sehr magere Langstreckenläufer auf kürzeren Strecken.

Verfasser hat in seinen letzten Arbeiten darauf hingewiesen, daß ausdauertrainierte Frauen gegenüber trainierten Männern mehr aktives Fett prozentual zum Körpergewicht haben, mehr „aktiven Schwefel", weniger Muskulatur, weniger Wasser und damit zu Dauerleistungen prädestiniert sind.

Dazu folgende Tabellenberechnungen unter Benutzung der Tabelle 8 der gesamten Körperzusammensetzung beim Erwachsenen aus dem Buch: „Störungen des Wasser- und Elektrolythaushaltes" von John H. Bland, M. D. (Associate Professor of Medicine, University of Vermont, College of Medicine).

Körperzusammensetzung von Läufern (berechnet von Dr. van Aaken)

	Bieler Gruppe von 14 Läufern über 100 km	Harald Norpoth 5000 m 13:20,6 Min.	Lydia Ritter Marathon 3:05 Std.
Gewicht in Kilogramm	65,7	58	44
Gesamtflüssigkeit in Litern	40	37,7	26,4
Fettfreie Substanz in Kilogr.	18	14,5	13,2
Gesamtfett in Kilogramm	7,7	5,8	4,4
Gewicht der gesamten Muskelmasse in Kilogramm	26,3 = 40% Körpergewicht	17,4 = 30% Körpergewicht	10,2 = 23% Körpergewicht
Gewicht der Muskelsubstanz ohne Wasser in Kilogramm	9,2	6,1	4,1
Betriebsfett in der Muskulatur	4014 g (22,3% fettfreier Substanz)	1500 g	1320 g
Gesamteiweiß pro 100 cm³ Blut	7,9 g% (geschätzt nach anderen Untersuchungen)	5,9 g%	9,0 g%
Leberhöchstgewicht (nach biologischen Tabellen)	1700 g	1700 g	1200 g
Leberglykogen nach Höchstwerten berechnet	340 g	340 g	204 g
Muskelglykogen als Höchstwert von 4% gerechnet	368 g	244 g	164 g
Gesamtglykogen maximal	708 g	584 g	368 g
Energiewert des gesamten Glykogens	2832 cal = 40 km Weglänge	2236 cal = 33 km Weglänge	1472 cal = 21 km Weglänge
Energiewert des gesamten freien Betriebsfettes	37731 cal = 540 km Weglänge	14100 cal = 200 km Weglänge	12408 cal = 180 km Weglänge

Bei den untersuchten Bieler 100-km-Läufern waren sogar 5 mit mehr als 29 % Fettanteil in der Muskulatur, und sie waren etwas übergewichtig. Der älteste mit 53 Jahren hatte relativ die höchste Sauerstoffaufnahme, nämlich 79,9 % seiner maximalen Sauerstoffaufnahme. Er lief in diesem Rennen 1973 über 100 km als Achter mit 7:49 Std. eine phantastische Zeit. Nach der obigen Tabelle sieht man sofort, daß ihm eine Kohlenhydratdiät drei Tage vor dem Rennen nicht genügt hätte, da er, selbst wenn er 700 g Glykogen besessen hätte, mit dieser Menge allein nur bis 40 km gekommen wäre. Die Tabelle beweist, daß es ein Unding ist, Läufern eine Kohlenhydratmast drei oder vier Tage vor dem Rennen zu empfehlen und das Training mit Ruhetagen abzuwechseln, denn erst mit jahrelangem Training werden die Kohlenhydrat- und Fettreserven in der Muskulatur aufgebaut, aktiv aufgebaut, die man passiv durch Nahrungsaufnahme nicht bekommen kann, denn dann würde ja der beste Esser auch der beste Läufer sein.

Die Tabelle gibt auch Aufschluß darüber, wie die Geherleistung Straßburg — Paris mit 540 km in 64 Stunden zustande kam: Mit 4 kg Gewichtsverlust beendete der Sieger das Rennen, was dem errechneten Wert des Betriebsfettes von 4,014 kg $=$ 540 km Weglänge fast genau entspricht.

Die Kohlenhydrate im Blut mit 0,1 % $=$ 5 g in 5 Litern Blut sind nur das kleine Wechselgeld des Energievorrates, da 5 g Traubenzucker 20 Kalorien Energie enthalten. Man kommt damit genau 300 m weit bei einer 10-km-Geschwindigkeit von 38:20 Min., da unsere Muskelmaschine nur etwa mit 33 % Wirkungsgrad arbeiten kann. Da man durch Essen allein höchstens 350 g Glykogen speichern kann, käme man damit nur bis 20 km.

Wie aus vorseitiger Tabelle ersichtlich, kann man durch jahrelanges Training vielleicht auf 700 g Glykogen-Fassungsvermögen kommen, aber wozu ein solches Training auf Kohlenhydratmast, wenn unsere antrainierten (nicht angegessenen) Fettreserven für 500 km reichen?

Außerdem hat die Natur die Betriebsstoffe nicht wie im Labor fein säuberlich getrennt, sondern es wird immer ein Gemisch von Kohlenhydraten, Fett, Eiweiß und Phosphorsäure im Feuer des Sauerstoffs verbrannt, und die Glykolyse oder Gärung läuft als Energieaufbau durch Kohlenhydratabbau nebenher. Ein 200- bis 800-m-Läufer läuft fast nur mit der Glykolyse oder Gärung ohne Sauerstoffverbrauch. Er geht eine Sauerstoffschuld ein, und seine Kohlenhydratvorräte können in kürzester Zeit geschwunden sein. Zur Erholung muß er sogar Milchsäure verbrennen, um sie zum Aufbau von Glykogen zu verwenden. Die Praxis hat gezeigt, daß im Marathonlauf und bis zu 100 Meilen (161 km) in der Vorbereitung am besten sogar häufiger gefastet wird, um den Organismus darauf einzustellen, nicht mit dem Kleingeld Kohlenhydrat zu laufen, sondern mit den großen Energiereserven des aktiven Fettes.

Wer viel Kohlenhydrate ißt, setzt passiv Fett als Depotfett an. Ein Untrainierter ist es nicht gewohnt, mit dem Depotfett Dauerleistungen zu vollbringen, und muß also versagen. Das Langlauftraining sollte darin bestehen, den Organismus daran zu gewöhnen, von der Kohlenhydratverbrennung auf die Sparflamme der Fettverbrennung umzuschalten.

Beim 100- bis 800-m-Lauf verbrauchen wir mit ungeheurer Geschwindigkeit Kohlenhydrate und Phosphorsäure. In 45 Sek. eines 400-m-Laufes von Weltklasse kann der Mensch völlig erschöpft und milchsäurevergiftet sein.

Eine Erschöpfung in diesem Sinne gibt es im Langlauf nicht, auch wenn z. B. Marathonsieger *Shorter* (USA) in München 1972 mit etwa 80 % seiner maximalen möglichen Sauerstoffaufnahmen 2:12 Std. durchlief, also 528 Liter Sauerstoff verbrauchte.

Da ein Liter Sauerstoff die Erzeugung von 5,047 kcal Energie ermöglicht, entsprechen 528 Liter Sauerstoff 2664 kcal. Da auch *Shorter* für den Kilometer in diesem Tempo 70 kcal verbrauchte, wäre er mit seinen Kohlenhydratvorräten bei 38 Kilometern vollständig zu Ende gewesen, wenn er 666 g Gesamtkohlenhydrat zur Verfügung gehabt hätte. Da er aber damit etwa 333 g Kohlenhydrat als Baustoff dem Organismus entzogen hätte, wäre er wahrscheinlich schon bei 19 km an einer Hypoglykämie (Zuckermangel des Blutes) gestorben.

Tägliches Training in langsamem Tempo über 10 bis 40 km bei einer Nahrungsaufnahme von nur 2000 Kalorien, davon 50 g Fett mit ungesättigten Fettsäuren, sind die Zauberformel, die Marathonzeiten unter 2 Stunden und 100 Meilen in 11 Stunden möglich macht.

Überlegungen zur Trainingsplanung unter besonderem Aspekt der Ausdauer für mehrere Sportarten wie Leichtathletik, Gehen, Schwimmen, Skilaufen, Radfahren, Gewichtheben, Boxen, Ringen und Rudern

Ausdauer ist physiologisch die Fähigkeit der lebenden Substanz, ihren Stoffwechsel in einem gewissen steady state lange Zeit durchzuhalten, dadurch das Leben biologisch zu verlängern und in vielen Sportarten größere Leistungen zu begründen. Psychisch ist Ausdauer die Fähigkeit, in jeder Lebenslage länger durchzuhalten.

Von den Eigenschaften Kraft, Schnelligkeit, Ausdauer und Koordination, die im Sport besonders wichtig sind, ist die biologisch wichtigste die Ausdauer.

Sprinter und Langläufer

Was nützt es einem Weltklassesprinter, wenn er über 100 m 9,9 Sek. läuft, aber diese Leistung nicht anwenden kann, um das Leben gesundheitlich sinnvoller zu gestalten und dadurch biologisch länger zu leben? Umgekehrt beweist der Grieche Johannidis, der 1974 in Athen als 95jähriger am Marathonlauf teilnahm und ohne Erschöpfung das Ziel passierte, daß die Ausdauer, die er ja wohl besessen haben muß, mit einer gewissen Garantie für ein langes Leben verbunden ist. Ein 100-m-Läufer mit einer Leistung von 10 Sek. leistet mit dieser hervorragenden Zeit für ein längeres Leben fast nichts. Ein Marathonläufer, der die Strecke in 4, 5, 6 und mehr Stunden zurücklegt, hat 420mal mehr für die Gesundheit getan, weil er 420mal 100 m „langsam" gelaufen ist und dabei keine Sauerstoffschuld eingegangen ist, sondern eine stundenlange Sauerstofförderung erzielt hat.

Sind die Geher auf dem richtigen Weg?

Gehen ist die natürlichste Sportart des Menschen. Er lernt das Gehen im ersten Lebensjahr, und alle Sportarten hängen von der Gehfähigkeit ab, denn der Mensch muß sich auf dem Lande, seinem Lebensraum, bewegen können. Der Urmensch und der Nomade lebten von der Gehfähigkeit, wie das Raubtier von der Lauf- und Sprungfähigkeit abhängig ist. Ein Fluchttier wie die Antilope lebt und überlebt durch seine Lauffähigkeit.

Der Mensch hat heute das Gehen verlernt, und der moderne Sport hat den Menschen das Gehen wieder gelehrt, wenn auch in einem künstlichen Stil. So sind Strecken von 50 und 100 km, die der Mensch laufend zurücklegen kann, eigentlich für den Geher nicht interessant. Jenseits der 200 km, wo der Mensch nicht mehr einen guten Laufschritt durchhalten kann, beginnt das Reich der Geher ohne Stilfragen und Beurteilung, sondern es heißt: durchkommen oder zugrunde gehen.

So wurde der schwedische Asienforscher Sven Hedin 1897, als er die Wüste Taklamakam zu Fuß durchquerte, gerettet, obwohl Wasser und Proviant ausgegangen waren. Er glaubte, noch etwa 100 km vor sich zu haben, wo das Ende der Wüste zu finden sei, aber es waren in Wirklichkeit 500 km. Diese marschierte er nachts durch die Wüste mit seinem Begleiter ohne einen Tropfen Wasser. In 13 Tagen erreichte er einen Tümpel und wurde gerettet.

Die längste Gehstrecke im Wettbewerb ist das Gehen von Straßburg nach Paris, 510 km, die der Sieger meist unter 70 Stunden absolvierte. Man müßte am letzten Tag der Olympischen Spiele nicht allein den Marathonsieger der Männer und Frauen im Triumph empfangen, sondern den ausdauerndsten Menschen der Welt, nämlich den Sieger im 500-km-Gehen. Als Abschluß eines Sportfestes, welches in früheren Zeiten vornehmlich der Kraft und Schnelligkeit gewidmet war, aber im Zeitalter des Autos eine Rückbesinnung erforderlich macht, nämlich auf das Gehen über viele hundert Kilometer als olympische Konkurrenz.

Im Schwimmen wurden Beispiele gesetzt

1932 bei der Olympiade in Los Angeles schwamm der 100-m-Kraul-Olympiasieger Miyazaki (Japan) 58,2 Sek. Die 200 m Freistil standen nicht auf dem Einzelprogramm, aber Miyazaki schwamm in der Staffel damals phantastische 2:13 Min. Das war also damals der schnellste Schwimmsprinter der Welt, aber im Augenblick schwimmen die weltbesten Mädchen schneller als 58,2 Sek. über 100 m Freistil, und über 200 m bleiben sie nicht bei 2:13 Min. stehen, sondern sie nähern sich der 2-Minuten-Grenze.

Das sagt also aus, daß die Schnelligkeit der heutigen Kraul-Schwimmerinnen eine zusätzliche Komponente bekommen hat gegenüber den Schwimmern vor 40 Jahren, und diese Komponente heißt Ausdauer, und deswegen halten junge Mädchen heute ein schnelleres Tempo länger durch als bei früheren Olympischen Spielen die Männer.

Nirgendwo ist dies so sehr zu erkennen als im Schwimmen, und man muß bedenken, wie diese Leistungen heutzutage zustande kommen.

Verfasser darf ein eigenes Beispiel anführen, weil die Weltrekordlerin über alle Kraulstrecken im Jahre 1971, *Shane Gould,* indirekt durch ihren Trainer die Schülerin des Verfassers war in der Anwendung der Ausdauermethode. Ihr Trainer schrieb 1968, wie er diese veranlagte junge Schwimmerin trainieren sollte, und Verfasser schrieb ihm zurück, er sollte sie jeden Tag langsam etwa 10 km zurücklegen lassen, spielerisch in allen Schwimmlagen, und das Training schließlich mit einem Sprint über 100 m in irgendeiner der Schwimmlagen abschließen. Der Erfolg ist bekannt: Durch langsames Dauerschwimmen wurde *Shane Gould* die schnellste Sprinterin der Welt, wobei wohl zu beachten ist, daß das Wort Sprint eigentlich im Schwimmen nicht angebracht ist, denn die kürzeste Strecke, 100 m Kraul, dauert heute bei den Männern immer noch mindestens 50 Sek. *Shane Gould* wurde Olympiasiegerin in München 1972 über 200 m Kraul in 2:07 Min. und über 400 m Kraul in 4:28 Min. 1956 aber schwamm der Sieger der Männer 400 m Kraul nur in 4:27,3 Min., also die gleiche Zeit etwa wie 16 Jahre später ein junges Mädchen. Nicht die Kraft führte dieses zu solchen Leistungen, sondern die Ausdauer.

Noch krasser unterschiedlich sind die Leistungen von Männern und Frauen bzw. jungen Mädchen im Kanalschwimmen. Als *Ernst Vierkötter* 1926 einen neuen Kanalrekord von Dover nach Calais aufstellte (1875 war Kapitän *Webb* in Rückenlage in 27 Std. hinübergeschwommen), da wurde der Rekord von 1875 pulverisiert, weil *Vierkötter* in Kraullage für dieselbe Strecke nur 16 Stunden benötigte.

Als Deutschland noch im Taumel der Begeisterung schwamm, verbesserte ein junges Mädchen, *Gertrud Ederle,* den Kanalrekord gleich um 4 Stunden, und heute wird der Kanalrekord nicht mehr von Männern gehalten, sondern von der 17jährigen Amerikanerin *Lynn Cox* mit 9:36 Std.

Ein Krauler wie der bekannte Tarzandarsteller *Johnny Weissmueller* schwamm zwar 1922 58,6 Sek. über 100 m Kraul, aber da ihm die Ausdauer fehlte, erreichte er im gleichen Jahr über 200 m Kraul nur 2:15,6 Min., und, wie oben erwähnt, nähern sich heute die Mädchen der 2-Minuten-Grenze.

Über 400 m Kraul ist der Leistungsvergleich noch krasser. Um 1886 schwamm man 6½ Minuten, und *Weissmueller* wurde 1924 Olympiasieger in 5:04,2 Min. Er ertrank am Ziel fast vor Erschöpfung und mußte aus dem Schwimmbecken geholt werden. Dagegen schwamm in Cali bei der Weltmeisterschaft der Schwimmer 1975 die 800-m-Siegerin *Tyrrell* 8:44 Min. Sie hatte die ersten 400 m in 4;23 Min. zurückgelegt und die zweiten in 4:21 Min. Wo wären da die besten Schwimmer der Welt 1936 bei den Olympischen Spielen in Berlin geblieben, als der Sieger *Jack Medica* die 400 m in 4:44 Min. gewann?

Um auf die heutigen Laufleistungen zurückzukommen, so sind beispielsweise Leistungen über 5000 m von 14:06 Min., mit denen *Zatopek* 1952 noch in Helsinki siegte, schwacher Durchschnitt in der Welt geworden, weil die Ausdauermethode des Verfassers und des Neuseeländers *Lydiard* gelehrt hat, daß der Mensch nur schnell wird, wenn er ausdauernd ist. Heute läuft jeder 5000-m-Läufer von Klasse etwa 13:40 Min., und die Zukunft wird lehren, daß die Voraussage des Verfassers von 1956, daß 12^1/$_2$ Minuten über 5000 m erreichbar sind, gar nicht so utopisch ist, wie man es 1956 meinte, denn schließlich werden heute 3000 m schon in 7:33,5 Min. gelaufen, und dieses Tempo, durchgehalten bis 5000 m, ergäbe 12:35 Min.

Die Radfahrer werden noch mehr leisten können

Was für das Laufen und Gehen gilt, gilt auch für das Radfahren. Je mehr Kilometer ein Radrenner im Training langsam fährt, um so ausdauernder wird er und um so besser ist während des ganzen Rennens seine Sauerstoffversorgung. Es ist müßig, darüber zu streiten, welche Fahrer besser waren, die früheren Meister und Tour-de-France-Sieger *Gino Bartali* (Italien) und *Fausto Coppi* (Italien) oder der Franzose *Anquetil* oder heute der Belgier *Eddy Merckx.*

Man kann große Radrundfahrten wie die Tour de France heute und früher nicht miteinander vergleichen, aber es gibt im Radfahren einen Anhaltspunkt, und das ist der Stundenrekord auf der Bahn. Seitdem die Radrennfahrer immer mehr Kilometer trainieren, wie vor allen Dingen die belgischen und französischen Fahrer und auch die Holländer, ist an den Stunden-Weltrekord-Kilometern abzulesen, daß *Eddy Merckx* heute, da dies niedergeschrieben wird, mit 49 431 m der absolut beste Fahrer aller Zeiten genannt werden kann, da z. B. *Fausto Coppi* 1942 einen Stundenrekord von 45 849 m aufstellte und der Franzose *Anquetil* 1956 46 149 m erreichte und sich 11 Jahre später steigerte, als er 47 493 m erzielte.

Wie gut die Leistung von *Merckx* ist, sieht man daran, daß der Deutsche *Rudi Altig* 1953 Weltmeister im 4000-m-Verfolgungsfahren wurde in 4:53,4 Min., allerdings auf einer Betonpiste, während *Merckx* bei seinem Stundenrekord 12^1/$_2$ mal 4000 m in je 4:50 Min. fuhr und dadurch dokumentierte, daß Ausdauer die Grundlage ist zur größten Schnelligkeit; denn *Merckx* fuhr den ersten Kilometer beim Stundenrekord in 1:09,9 Min., womit er frühere Olympiasieger im 1000-m-Zeitfahren mit stehendem Start besiegt hätte. Auch im Radsport liegt die Zukunft zu noch größeren Leistungen in der Steigerung der Ausdauer.

Das Skilanglaufen ist mit Zeiten und Weiten nicht mit früher zu vergleichen wie etwa leichtathletische Laufwettbewerbe, doch kann man annehmen, daß die heutigen Spitzenläufer über 50 km durch das moderne Ausdauertraining besser sind als die Olympiasieger vor 20 Jahren. Das Skilaufen hat sich eine solche Breite in allen Bevölkerungsteilen aller Länder erobert, daß zwangsläufig durch diese Breitenarbeit immer bessere Spitzenkönner erwachsen, je ausdauernder sie trainieren. Jeder Skiläufer, der etwas auf sich hält, versucht den Wasalauf in Schweden durchzuhalten, eine Veranstaltung, die schon 10 000 Teilnehmer aufweisen kann.

Sogar die Schwerathleten brauchen das Ausdauertraining

Im Gewichtheben und Ringen scheint die Ausdauer, wenigstens für die Spitzenleistungen, nicht so sehr ins Gewicht zu fallen, wohl aber für die Gesundheit dieser Schwerathleten.

Beim Gewichtheber wird durch das Drücken und Stoßen für Sekundenbruchteile eine höchste Kraftanstrengung verlangt, und das Herz wird ganz von seinem Restblut ausgepreßt und bleibt als Saugpumpe unentwickelt. So haben Gewichtheber für ihre massige Figur verhältnismäßig kleine Herzen. Die Boxer wie z. B. ein Weltklassemann wie *Max Schmeling* kamen zuerst darauf, daß Kraftarbeit im Sinne von Boxen, Ringen und Gewichtheben für Herz und Kreislauf nicht unbedingt förderlich ist, sondern daß sie als Ausgleich leichten langen Waldlauf benötigten. So lief schon *Max Schmeling* in seinen Berliner Jahren häufig 10 km im Wald, und Muhammed Ali alias Cassius Clay ist bei seiner schlanken Figur und Größe sicher in der Lage, besser eine längere Strecke zu laufen als die meisten Boxer der Schwergewichtsklasse vor ihm.

Wer einen Boxkampf von 12 Runden durchstehen will, braucht nicht nur Schlagkraft, ein gutes Auge und Reaktionsvermögen, sondern vor allen Dingen auch die Ausdauer.

Hier wäre einzufügen, daß der Boxer, der heute vom K. O. betroffen wird, wahrscheinlich ärztlicherseits meist falsch behandelt wird. Sicher gibt es „tödliche" Niederschläge, die sofortige Krankenhausbehandlung benötigen, aber ein K. O., wenn er 9 Sekunden dauert oder auch etwas länger, ist zwar einer Gehirnerschütterung gleichzusetzen, aber nicht in der Behandlung eines trainierten Sportlers. Das Gehirn des trainierten Sportlers benötigt wie das eines jeden Menschen verhältnismäßig die höchste Menge Sauerstoff, und die bekommt der angeschlagene Boxer nicht durch Bettruhe über 1 oder 2 Wochen und Boxverbot für mindestens 4 Wochen, sondern die größte Sauerstoffmenge zur Heilung des Gehirns bekommt er durch Aufstehen, Gehen, Traben und entsprechendes Lauftraining. Sind also die stürmischsten Erscheinungen des K.-O.-Niederschlages überwunden, in den meisten Fällen nach einigen Minuten, so dürfte es ganz falsch sein, diesen Mann Tage und Wochen im Bett zu halten, was er physisch und psychisch nicht verkraften kann. Die schnellste Heilung bei Kolbenschlägen an den Kopf im Kriege und in Gefangenenlagern geschah dann, wie Verfasser beobachtete, wenn die Not die betroffenen Menschen zwang, sich durch Flucht zu retten, oder wenn eben gar keine Möglichkeit einer Liegekur bestand. Erstaunlicherweise erholten sich diejenigen Soldaten am schnellsten von einem Niederschlag, die sich nach Erwachen aus der Bewußtlosigkeit zu Fuß durch die Flucht retten konnten, und sei es in Rußland bei Winterkälte über 20 km und mehr gewesen. Diese extremen Beispiele gaben damals Verfasser schon den Hinweis, daß ein niedergeschlagener Boxer nicht unbedingt Bettruhe einhalten müsse, sondern durch vermehrte Aktivität den Sauerstoffzustrom zum Gehirn als dem sauerstoffhungrigsten Organ vermehrt und dadurch schneller gesundet, als wenn er mit Medikamenten und Bettruhe behandelt wird.

Mit ausgefeilter Technik allein ist beim Rudern keine Leistungssteigerung zu erzielen

Eine Sportart, die heute ungleich stärker von der Ausdauer abhängt als früher, ist das Rudern. Die Zeiten, als der deutsche Achter infolge überlegener Technik und Trainingswissenschaft siegte, sind vorüber. Da die Strecken beim Rudern 2000 m betragen, war es um 1950 bis 1964 den Rudertrainern klar, daß sie nach dem damals vermeintlich besten Training ihre Leute ausbildeten, nämlich durch Intervalltraining. So wurden Strecken von 500 m mehrmals fast maximal durchfahren, um im Wettkampf über 2000 m fit zu sein. Verfasser hat schon 1964 vorgeschlagen, daß auch der Ruderer, der heute nur durch Kraft und Ausdauer in Synthese siegen kann (einschl. der ausgefeilten Technik), sich nur verbessern könne, wenn die Ausdauer im Training mehr ins Spiel gebracht würde, indem die fünf- bis zehnfache Länge der Rennstrecke, d. h. 10 bis 20 km, häufiger im ruhigen Stil durchgefahren würde und dann anschließend einige Tempofahrten über kürzere Strecken als die Rennstrecke eingeschaltet werden müßten. Nun kann man auch Ruderzeiten von früher und heute wegen Wind, Wellen, Örtlichkeiten und Bootsgewicht nicht miteinander vergleichen. Trotzdem scheint es Anhaltspunkte dafür zu geben, daß heute schneller gerudert wird als früher, denn beispielsweise brauchte 1932 das Achterboot der siegenden USA 6:37,6 Min. und 1952 6:25,9 Min., 1960 aber der siegende deutsche Achter 5:57,18 Min., und gar in der Höhe von Mexiko fuhr die siegende deutsche Mannschaft immer noch 6:07 Min., obwohl nach dem Rennen in dieser Höhe offensichtlich wurde, daß den Ruderern der Sauerstoff fehlte und bei vielen der Kreislauf einem Kollaps nahe war. Eine Steigerung scheint nur möglich durch noch mehr Rudern, wie man Laufen nur durch langsames Laufen lernt und Rudern eben durch viele Kilometer stilgerechtes Rudern.

Ein einleuchtendes Beispiel sind auch die Eiskunstläufer bzw. Eiskunstläuferinnen. Ohne ein tägliches Training von einigen Stunden von Kindheit an ist die Weltspitze nicht mehr zu erreichen, und dieses stundenlange Training bedeutet, ähnlich einem Lauftraining, ein stundenlang vermehrtes Aufnehmen von Sauerstoff und Stärkung des Herzens und des Kreislaufes.

Ein dauerndes Anspannen der Beinmuskulatur, wie es beim Eiskunstlauf erforderlich ist, hat Rückwirkungen auf die ganze Körperform, und hier kann man wirklich von einer lokalen Muskelausdauer reden, wenn nach Hunderten Proben endlich die Kürübung auf die Sekunde genau nach Musik geboten wird und die hohen Sprünge mit einer Leichtigkeit vollführt werden, daß der Nichteingeweihte gar nicht ahnt, welch jahrelange Trainingsarbeit dahintersteckt.

Ausdauertraining selbst im geistigen und künstlerischen Bereich

Vergleiche hinken, aber auf nichtsportlichem Gebiet ist auch der Pianist von Weltklasse ein Dauerleister, denn Übungszeiten von 4 bis 14 Stunden sind bekannt geworden, und hier spielt der zukünftige Meisterpianist nicht presto, sondern übt langsam die Feinheiten herausarbeitend, bis die Technik derart sitzt, daß das Stück im vorgeschriebenen Tempo, und sei es prestissimo, fehlerfrei gespielt werden kann.

Überall, wo der Mensch durch Ausdauer etwas erreichen kann, werden Höhen der Perfektion erstiegen, die der Anfänger und auch der Fortgeschrittene noch nicht mal zu träumen wagt, sei es als Pianist, sei es als Artist, sei es im Geistigen als fleißiger Schüler, sei es im Sport. Das Spielerische in der Ausdauer wird zum Kennzeichen der Höchstleistung. In der Leichtathletik haben viele Spitzenkönner nach einem Weltrekord versichert, daß ihnen eigentlich die Leistung so leichtgefallen ist, daß sie nie geglaubt hatten, so spielerisch etwas zu vollbringen, was ihnen früher wie ein unersteigbarer Berg erschien.

Die Ausdauer macht möglich, daß heute junge Mädchen starke Männer im Schwimmen deklassieren, ein Zeichen dafür und ein Beispiel, daß man auch in der Gesundheitslehre und in der Medizin nicht darauf vertrauen darf, schlagartig durch ein Medikament oder eine therapeutische Maßnahme gesund zu werden, sondern daß Gesundheit mit Anstrengung und Ausdauer erworben sein will.

Biologische Verzögerung des Alterns

„Man ist so alt, wie man sich fühlt", ist ein bekannter Ausspruch, der ein Maß des biologischen Alters sein könnte. Die Wissenschaft kann das biologische Alter des Zellorganismus nur mühsam durch eine große Anzahl von Untersuchungen feststellen, hat aber damit noch keinen Maßstab, ob der Mensch als Ganzheit nun auch wirklich alt oder noch als jung zu bezeichnen ist. Vom sportphysiologischen Standpunkt ist allein die Laufleistung, ausgedrückt in der Laufzeit, als Summeneffekt aller Zellfunktionen ein Ausdruck dafür, ob der Organismus biologisch jugendlich oder gealtert ist. Beispielsweise ist der Altersläufer *Friedrich Tempel* aus Mülheim mit seinen jetzt 74 Jahren immer noch in der Lage, 5000 m etwa in oder unter 20 Minuten zu laufen. Das ist gegenüber der Sportabzeichenforderung für 18- bis 32jährige mit 23 Minuten eine erhebliche Leistungssteigerung der 74 Jahre alten Zellen des Gehirns und des Herzens gegenüber dem Durchschnitt der Bundeswehrjugend. In diesem Sinne kann man also sagen, ist die Laufleistung ein Gradmesser des biologischen Alters.

Altern bedeutet Rückbildungsvorgänge bestimmter Gestaltungen und Leistungen des Körpers, die mit zunehmendem Alter auftreten. Eine Abnützung der Organe, wie man sich mechanisch das Altern vorgestellt hat, oder Altern als Verbrauch eines bestimmten Stoffes gibt es nicht.

Der alternde Körper ist nach Forschungen am toten Gewebe relativ wasserarm. In den Jahren nach dem Zweiten Weltkrieg zeigte sich aber das Charakteristikum des Alterns gerade darin, daß der Mensch durch Wasseransatz übergewichtig wurde. Weiter glaubte man früher gefunden zu haben, daß im Alter eine Verschlackung der Gewebe zunimmt, wo es heute zweifelhaft ist, ob es überhaupt eine echte Verschlackung gibt.

Recht charakteristisch für das Altern des Organismus ist es, daß die Zwischenräume der Knochenbälkchen sich erweitern, was zu einer Verkrümmung der Wirbelsäule und zu gebeugter Haltung führen kann sowie zur Erstarrung des Brustkorbes und zur Brüchigkeit der Knochen.

Die Muskulatur nimmt im Alter meist an Umfang ab, aber man muß immer die Einschränkung machen, daß dieser Muskelschwund nur auftritt, wenn nicht dauernd geübt wird. Die Gehirnzellen verlieren im hohen Alter langsam an Masse und werden kleiner. Von besonderer Wichtigkeit für das Altern ist das Nachlassen der Sexualdrüsen. Der Fettgehalt des Körpers steigt bei der sogenannten normalen Kost zwangsläufig neben dem Wassergehalt vom 25. bis zum 65. Lebensjahr von 14 auf 30 %.

Auch im Kreislauf und am Herzen finden sich Veränderungen, wie z. B. Vergrößerung des Herzgewichtes ohne gleichzeitige Leistungszunahme. Hier können aber die Erscheinungen des Alterns durch Aktivität weitgehend in Schranken gehalten werden und brauchen kein unabänderliches Schicksal zu sein. Man spricht von einem Umbau der Gefäßwandungen im Alter, wodurch die Elastizität der Gefäße abnimmt und der Blutdruck steigt, aber bei 454 untersuchten Altersläufern durch den Verfasser lag der Durchschnitt des Blutdruckes bei 120:80.

Der wichtigste Befund eines Alterungsprozesses dürfte aber der sein, daß die Zellatmung mit zunehmendem Alter anscheinend stetig abnimmt oder immer mehr störanfällig wird. Dies kann man so erklären, daß im Laufe eines langen Lebens so viele Einflüsse der Umwelt die innere Atmung, die sogenannte Zellatmung (biologische Oxydation), stören, daß eine Atmungsschädigung eintritt und sich langsam vergrößert und schließlich die Zelle mit dem Lebensstoff Sauerstoff nicht mehr genügend beliefert wird.

Zuviel Radikale

Nun hat sich gezeigt, daß durch die gesamten Umweltschädigungen, die den Organismus treffen, im Wasser des Organismus bestimmte chemische Substanzen auftreten, die man Radikale nennt. Diese Radikale setzen sich immer aus Wasserstoffatomen mit anderen Atomen zusammen, beispielsweise Kohlenstoff, Sauerstoff, Stickstoff. Sie entstehen z. B. im Körperwasser durch Bestrahlen mit Röntgenstrahlen oder Kobalt, und sie werden von vielen Forschern als die Ursache des Krebses vermutet. Nach dieser Hypothese wäre das Altern nichts anderes als ein Überhandnehmen von Radikalen in der Zellflüssigkeit, was zu Abnutzungserscheinungen, vor allen Dingen im chemischen Prozeß der Atmung, führen würde, da nicht genügend Sauerstoff beim Durchschnittsmenschen aufgenommen wird, um immer wieder den Wasserstoff zu entfernen.

Daß ich mit dieser Hypothese nicht allein stehe, zeigen die Ausführungen von Prof. *Harmann* (Nebrasca, USA), der sagt: „Wenn Reaktionen freier Radikale tatsächlich zur Entartung biologischer Systeme beitragen, sollte sich anhand von Diätmaßnahmen, nämlich hauptsächlich durch Änderung der Menge der

Nahrungsaufnahme, und durch Zuführung geeigneter Hemmstoffe der freien Radikale die Lebensspanne erhöhen lassen, indem das Ausmaß der schädlichen Reaktionen herabgesetzt würde." (Zeitschrift „Triangel" Band 12, Nr. 4/1974)

Hier ist meine These bekräftigt, daß Reduzierung der Nahrung und Steigerung der Sauerstoffzufuhr Altern und Alterskrankheiten, wie z. B. die Arterienverkalkung, verhüten könnten, denn ein Hemmstoff für die Radikale im Organismus ist u. a. der Sauerstoff.

Nach diesen Überlegungen kann man sogar Krebserkrankungen und Altern des Gewebes gleichsetzen, denn beim Wachstum in normalen Grenzen verbraucht der Körper Sauerstoff, beim Wachstum, wie es ungeordnet beim Krebs besteht, können die Krebszellen den Sauerstoff nicht verwerten, sondern die Zellatmung kehrt sich sozusagen um, und statt Sauerstoffverbrauch werden Wasserstoff und die Radikale angehäuft, so daß diese Zellen zwar noch wachsen und leben können, aber dieses Wachstum eben eine Wucherung ist, ein sinnloses Wachstum.

Die Wasserstoff- und Radikaleanhäufungstheorie erklärt lückenlos, warum durch einige hundert Schadstoffe in unserer Umwelt Krebs entsteht und warum der jugendliche Organismus nach und nach im Laufe eines langen Lebens altert. Die Umkehrung dieser Prozesse geschieht durch vermehrte Sauerstoffaufnahme, und diese ist nur möglich, wenn man sich täglich, ein ganzes Leben lang, einer Ausdauersportart widmet bzw. Dauerarbeit unterzieht, wie eben der Mensch früherer Jahrzehnte und Jahrhunderte mehr zu Fuß ging und körperlich arbeitete.

Beispiel und Beweis sind die Altersläufer, die seit 1960 im Verein älterer Langstreckenläufer sich zusammengeschlossen haben und heute trotz früherer Erkrankungen mit Leistungen aufwarten, die vor 50 Jahren zu Deutschen Meisterschaften gereicht hätten.

Der Mensch muß seine Alterungsprozesse verzögern, was er nur kann, wenn er mäßig ißt und trinkt und achtmal mehr Sauerstoff während einer Stunde des Tages auftankt, als es bei sitzender Lebensweise geschieht.

Leib-Seele-Problem und Leistung

„Es ist der Geist, der sich den Körper baut", läßt Schiller Wallenstein sagen, und dieses Zitat könnte eine idealistische Erklärung der Leistungsfähigkeit sein. Darin spiegelt sich die alte dualistische Annahme einer Zweiteilung von Körper und Seele und die weitere Annahme, daß dem Geiste der Primat zuzusprechen sei, vor allem auch als Forderung für die Vervollkommnung im Sport.

Ursprünglich gab es in der griechisch-römischen Philosophie einen Seelenbegriff, der Physiologisches und Psychologisches in sich vereinte, nämlich als Lebenskraft und Bewußtsein. Bei Platon ist es die Aufgabe der Seele, sich von der Materie zu befreien. Bei ihm erscheint dann eine Dreiteilung des Menschen in Leib, Seele und Geist, wobei die Seele die Rolle einer Vermittlung zwischen den beiden Extremen, Materie und Geist, spielt. Die Auffassung des Geistes als selbständiges, schöpferisches Prinzip wurde aber am Ausgang des Altertums zum beherrschenden Gedanken der Metaphysik.

René Descartes (1596 bis 1650) lehrte neben dem „cogito, ergo sum" ein streng dualistisches Weltbild. Seele und Körper, Bewußtsein und Materie stehen sich wesensverschieden gegenüber, können aber in Wechselwirkung treten. Von der wollenden Seele gehen Impulse aus, die in eine nervliche Reizung und Bewegung der Gliedmaßen und des ganzen Körpers auslaufen. Wenn aber nach *Descartes* Seele und Körper grundverschiedene Substanzen sind, wie können sie dann, philosophisch gesehen, aufeinander wirken, zumal die Wirkung in der Ursache vorhanden sein müßte?

Wenn der Geist den Körper baut, z. B. in der Entwicklung, der zunehmenden Vollendung und beim Sport in der Steigerung der Leistung, wie ist das möglich, wenn es — physikalisch gesehen — eine Entropie gibt, d. h. einen Energieausgleich, der als nichtumkehrender Vorgang einem Endzustand „Null" entgegenstrebt? Ist damit etwa erklärt, eine Lebenskraft oder einen Geist anzunehmen, der die Leistung der Körpermaschine aufbaut, eine Ursache außerhalb der Materie, gewissermaßen als Verlegenheitslösung, einen „Deus ex machina"?

Die Biochemie hat in den dauernden Auf- und Abbauvorgängen des Zellebens ein „Fließgleichgewicht" im Stoffstrom festgestellt, also das „panta rhei" des *Heraklit,* so daß das Beständigste im biologischen Leben der Wechsel ist. Die Relativitätstheorie hat die Identität von Energie und Materie dargetan, denn Materie kann in Energie zerstrahlen, wie in der Atombombe, oder Energie kann sich materialisieren, wie bei der Entstehung von Sonnen und Milchstraßensystemen in den Tiefen des Weltraumes. Materie und Energie können beide dauernd ineinander umgewandelt werden und sind so zwei Aspekte einer „Wirkung".

Der Bewußtseinsbegriff des Altertums und des *Descartes* löst sich in der neuzeitlichen Biochemie als Funktion der Materie auf, wenn die Biochemie des Gedächtnisses, z. B. bei Planarienwürmern, Informationen als Prägungen der Desoxyribonucleinsäure in allen Körperzellen wahrscheinlich machte und so gewisse Begriffe der Philosopie und Psychologie als molekular-biologische Vorgänge beschrieben werden könnten.

Die Krebskrankheit z. B. ist heute als Folge einer Änderung im Erbgut der Zelle, als sogenannte Mutation, biochemisch zu erklären, denn die primäre Ursache dieser speziellen Mutation scheinen Sauerstoffmangel und andere chemische Schädigungen zu sein. Der Begriff einer geschädigten Lebenskraft als Ursachenerklärung des Krebses ist gegenüber den naturwissenschaftlichen Feststellungen eine leere Gedankenspekulation. Hier hat nicht der Geist falsch gebaut, sondern letzten Endes die Verschiebung der Kräfte zwischen Atomen, Elektronen und Molekülen.

Das Geheimnis des Lebens und seiner Störungen, wie z. B. der Krebskrankheit, ist auch das Rätsel der Verbesserung einer Körperstruktur und -funktion bis zur Höchstleistung, und die Annahme einer geistigen, immateriellen Macht, die dahintersteht, würde uns genauso wie das Altertum oder *Descartes* zu Spekulationen führen. Eine Lösung scheint vorläufig in der Richtung wahrscheinlich, daß für den Menschen als ein Wesen mit möglicher Erkenntnis Materie und Geist in Wahrheit nur zwei Aspekte eines Dinges sind, welches wir letzten Endes nie erkennen können, sondern nur annehmen oder glauben.

Die Möglichkeit der Erkenntnis des Menschen zeigt zwei Seiten auf, wie als Weltenbausteine Materie und Geist, als Anschauungsformen Raum und Zeit als Formen möglicher Erfahrung nach *Kant,* und in der Physik z. B. die Erklärung des Lichtes als Wellenbewegung oder als Korpuskularstrahlung, der Elektrizität als „positiv" oder „negativ" und in der Psychologie menschlicher Beziehungen als Liebe und Haß, den Menschen selbst aber als Körper und Geist, Aspekte, die als Gegensätze in der „Coincidentia oppositorum" des Kardinals *Nikolaus von Kues* im 14. Jahrhundert und heute als „Ganzheit" wiedergesehen werden. Auch dies ist nur ein Wort, ein Nominalismus, aber dieser Ganzheitsbegriff mit Aufhebung der Gegensätze bietet ein Ganzes — eben den Menschen.

Vielleicht dürfen wir nun den Ausgangspunkt umkehren, daß es der Körper ist, der in Lebensäußerungen, Wachstum, Bewegung, Leistung und in seiner Entwicklung eine negative Entropie, eine Ordnung zeigt, was *Aristoteles* dazu führte, einen Ordner anzunehmen, dem man glauben, oder mit *Goethe,* als „unerforschlich" getrost verehren kann.

Die Leistung im Sport aber entspringt einer Ganzheit — nämlich der Ganzheit des Menschen als Ordnung und energieaufbauendes Prinzip, der in seinem harmonischen Aufbau, ebenso wie im Atombau, ein Gleichnis der geheimnisvollen Kraft des Weltenbaues darstellt und in der sportlichen Leistungssteigerung eine Vermehrung der Energie in einem Punkte des Weltenraumes bedeutet.

Diese Vermehrung der Energie kommt nicht dadurch zustande, daß man dauernd Energie verbraucht und durch diesen Verbrauch eine gegenregulatorische Steigerung erhofft, sondern daß Energieverbrauch und -aufbau in einem integralen Vorgang als „steady state" sich dauernd die Waage halten, so daß der Zeitfaktor dieses langdauernden biologischen Vorganges den Prägungsfaktor eines höheren Niveaus der schließlichen Leistung bedeutet.

Nicht der Geist ist es, der den Körper baut, sondern die Zeit.

Aus dem Leben des Verfassers

Dr. med. van Aaken, geb. am 16. Mai 1910 in Emmerich. Studium in Bonn 1931 bis 1933 Astronomie und Philosophie, 1932 bis 1937 Medizin. Dort Kennenlernen der Forschungen Otto Warburgs über den Zellstoffwechsel, insbesondere der Krebszelle, und Gedanken zur Verhütung des Krebses Prof. Max Bürger vorgetragen. 1940 Promotion mit einer Arbeit über „Symmetrische Lipome der Achselhöhle". 1939 bis 1945 Soldat, zuerst in verschiedenen Lazaretten als Chirurg, zuletzt als Oberstabsarzt und Leiter eines Feldlazaretts. 1947 Niederlassung als praktischer Arzt in Waldniel (Niederrhein).

In der Jugend Gerätturner, Mehrkämpfer und Stabhochspringer und als Bewunderer der Leistungen Nurmis dann Mittelstreckenläufer (2:37,4 Min. für 1000 m) und schon 1928 Entwicklung einer eigenen Trainingsmethode (u. a. Voraussage, daß 10000 m unter 28 Min. gelaufen werden würden).

Nach dem Kriege Mitarbeit beim Neuaufbau der Leichtathletik als Jugendwart des Westdeutschen Leichtathletikverbandes. 1947 Kritik des damaligen deutschen Intervalltrainings, dem er seine Methode des Ausdauertrainings entgegenstellte, die er im November 1947 als Erster in der Welt auch veröffentlichte und worin er ein marathonartiges Training für die Mittel- und Langstrecken empfahl.

1953 Gründung des OSC (Olympischer Sport Club) Waldniel, der bis 1973 14 Deutsche Meistertitel, vornehmlich im Langlauf der Frauen, errang. Er selbst lief Marathon ab 1951 und sprang damals noch 3,40 m Stabhoch.

In jahrelanger Arbeit kostenlose Untersuchung von Spitzensportlern und deren Beratung, u. a. auch von *Harald Norpoth,* den er zum Silbermedaillengewinn in Tokio über 5000 m führte.

Die Auswertungen der Untersuchungen von Spitzensportlern und von rund 2000 Breitensportlern führten zu dem Ergebnis, daß Sprinten und Kraftleistungen biologisch nicht wichtig sind, sondern nur die Ausdauerleistungen im „steade state". Er baute Ausdauerleistungen im leichten Traben zu einer Therapie vielfacher Krankheiten aus: gegen Herzinfarkt, Arteriosklerose, viele Krankheiten des rheumatischen Formenkreises und gängige Sportverletzungen.

Durch eine statistische Arbeit, angeregt von dem Nobelpreisträger *Warburg,* zeigte er die Möglichkeit auf, durch ein Ausdauertraining eine Verhütung des Krebses in gewisser Weise in Angriff nehmen zu können.

1960 Gründung von „Verein Älterer Langstreckenläufer Deutschlands", der seit 1964 als „Interessengemeinschaft älterer Langstreckenläufer" in Zusammenarbeit mit Meinrad Nägele (Köln) über 29 Länder verbreitet wurde. Die Rundbriefe dieser Interessengemeinschaft, die Ernst van Aaken zusammen mit Meinrad Nägele herausgab, erschienen in 20 Ausgaben und wurden unter dem Titel „Condition" als internationales Organ für Ausdauersport weitergeführt.

Am 10. November 1974 gründete er mit dem Fachjournalisten und international bekannten Marathonläufer Manfred Steffny die Zeitschrift „Spiridon" für Ausdauersport, die heute in 6000 Exemplaren erscheint.

Von 1947 bis 1973 Veröffentlichung von mehr als 400 Aufsätzen und Abhandlungen, von den das „Waldnieler Lauftraining der reinen Ausdauermethode" in 17 Sprachen übersetzt wurde. Er vertrat seine Ideen seit 1955 in rund 600 Vorträgen und über 20 000 Briefen.

Gelegentlich schrieb van Aaken Provokationen der Gelehrtenwelt, besonders der Sportmediziner, durch seine unorthodoxen Gedanken, die im Ausland, besonders in Japan, Amerika und in der DDR viel stärker — und mit Erfolg — aufgenommen wurden als in der Bundesrepublik Deutschland.

Vortragsreisen 1972 in Japan, 1975 und 1976 in den USA.

Nach seinen Veröffentlichungen im Eigenverlag kam 1974 das Buch „Programmiert für 100 Lebensjahre" heraus, welches nun schon in der 6. Auflage vorliegt und in der ganzen Welt stark beachtet wurde.

Außerdem veröffentlichte er „Dauerbewegung als Voraussetzung der Gesundheit", ein weit verbreitetes kleineres Lehrbuch, dann gemeinsam mit Manfred Steffny 52 Lehrbriefe des Trimm Clubs sowie 1975 die in der Gelehrtenwelt stark beachtete Schrift „Elektronentheorie zur letzten Ursache des Krebses".

1970 veröffentlichte van Aaken die Schrift „Statistischer Nachweis einer möglichen Krebsprophylaxe", wobei als Vergleichspersonen zwischen 40 und 90 Jahren die Mitglieder der Interessengemeinschaft älterer Langstreckenläufer und als Gegenüberstellung gleichaltrige Untrainierte herangezogen wurden. Es fanden sich 0,66 % Krebserkrankungen bei den Trainierten, die auch geheilt wurden, und 6,4 % bei den Untrainierten im gleichen Zeitraum.

Im Frauen-Mittel- und -Langstreckenlauf hatte der Autor durch Referate und Veröffentlichungen 1954 den 800-m-Lauf der Frauen beim DLV als Meisterschaftsstrecke erreicht.

Seit 1953 propagierte van Aaken auch den Langlauf für Kinder und Schüler sowie für die Jugendklassen des DLV und erreichte eine stetige Verlängerung der Laufstrecken für diese Altersgruppen. Durch ihn motiviert liefen Kinder, wie z. B. die 11jährige Maryetta Boitano in Amerika, die Marathonstrecke in 3:01 Stunden.

Seit 1950 wandte der Autor das Ausdauertraining als Therapie für Herz- und Kreislaufkranke vornehmlich an und war wahrscheinlich der erste Arzt in der Welt, der einen jüngeren Mann mit 2 Herzinfarkten bis zum Marathonlauf trainierte. Mit der Ausdauermethode konnte er auch einige Heilungen von Krebserkrankungen erzielen.

Im November 1972, während eines abendlichen Lauftrainings bei regnerischem Wetter, wurde er von einem Auto überfahren und verlor beide Beine. Auf dem Krankenbett half er selbst das Schlimmste verhüten und machte noch im Krankenbett einen Wiederbeginn mit Gymnastik und Reckturnen. Er absolvierte den normalerweise mehrere Wochen dauernden Prothesen-Gehschulen-

Lehrgang in 8 Tagen. Danach Wiederaufbau durch tägliches Ausdauertraining auf dem Heimtrainer-Fahrrad.

Seit dem 1. November 1973 macht van Aaken täglich Praxis von 14 bis 24 Uhr, also 10 Stunden, und arbeitet dann die Nacht durch bis etwa 4 Uhr. Die Früchte dieser rastlosen Tätigkeit waren seit seinem Unfall 10 Bücher: Diese sind bisher:
Programmiert für 100 Lebensjahre
Die schonungslose Therapie
Die schonungslose Behandlung
Zivilisationskrankheiten und ihre Verhütung (alle im Pohl-Verlag)

Die Dauerbewegung als Voraussetzung der Gesundheit
Die Ausdauer des Kindes
Laufen — länger leben durch Jogging
Elektronentheorie zur letzten Ursache des Krebses
van Aaken Method (englisch — erschienen in Amerika)
Aus der Geschichte des OSC Waldniel 1953 bis 1978

Am 28. Oktober 1973 führte van Aaken den ersten Marathonlauf in der Welt nur für Frauen durch und erreichte durch mehrmalige Wiederholung dieser Veranstaltung in den folgenden Jahren, daß vom Weltverband für Leichtathletik 1983 Weltmeisterschaften für Frauen im Marathonlauf festgesetzt wurden.

Mehrmals trat van Aaken im Fernsehen, Rundfunk und in Interviews für seine Ausdauermethode des Lauftrainings ein, die er, vor allen Dingen auch bei Herzkranken, nach Infarkt und bei Krebskranken anwandte.

1974 half er unter Führung von Enzio Busche, Dortmund, die Lauftreffs anstatt der Trimmpfade zu begründen. Er eröffnete eine Reihe der wichtigen Lauftreffs durch Vorträge, von denen er in den Jahren 1973 bis 1980 jährlich etwa 20 bis 40 hielt.

Im September 1973 Fernsehsendung „Leben mit Ersatzteilen" im Zweiten Deutschen Fernsehen, um Leidensgenossen Mut zum Leben und zum Leiden zu vermitteln.

1976 veranstaltete er aus eigenen Mitteln die Weltmeisterschaften der Frauen im Marathonlauf in Waldniel mit 50 Teilnehmerinnen aus 14 Ländern.

1977 hielt er seine zweite Vortragsreise in Japan und sprach in 9 japanischen Großstädten.

Am 16. November 1976 erhielt van Aaken aus der Hand des Kultusministers von Nordrhein-Westfalen, Girgensohn, das Bundesverdienstkreuz am Bande.

1978 hielt van Aaken vor der Gesellschaft für Blut- und Geschwulstforschung den berühmt gewordenen Vortrag „Theoretische Biochemie der gestörten Proteinsynthese durch Elektronenüberschuß als eigentliche Ursache des Krebses".

1979 veranstaltete Dr. van Aaken, gemeinsam mit dem OSC Waldniel, inoffizielle Weltmeisterschaften der Frauen im Marathonlauf, unterstützt durch die Kosmetikfirma AVON, wobei 262 Läuferinnen aus 24 Nationen antraten und alle fünf Erdteile vertreten waren. Die Zahl der Zuschauer war für einen Marathonlauf einmalig, nämlich nach Schätzungen etwa 30 000.

Zum 70. Geburtstag am 16. Mai 1980 erhielt er vom DLV für seine Verdienste um die Leichtathletik den Carl-Diem-Schild. Anläßlich des AVON-Marathonlaufes der Frauen 1979 wurde er zum Ehrenbürger der Gemeinde Schwalmtal-Waldniel ernannt.

Van Aaken arbeitet im Augenblick an einem großen Werk mit dem Titel „Die Frau" (eine Kulturgeschichte und Biologie). Geplant sind etwa 1000 Seiten mit 200 Bildern.

1979 übernahm er die Organisationsleitung des Nürburgringlaufes, der am 19. Oktober 1980 zum dritten Mal gestartet werden soll und ca. 5000 Teilnehmer erwartet werden.

Literaturangabe

Benutzte und teilweise zitierte Literatur

Bargmann, Wolfgang · Doerr, Wilhelm: Das Herz des Menschen, 2 Bände, Georg Thieme Verlag, Stuttgart 1963

Bavink, Bernhard: Die Hauptfragen der heutigen Naturphilosophie, Verlag Otto Salle, Berlin 1928

Bland, John H.: Störungen des Wasser- und Elektrolythaushaltes, Georg Thieme Verlag, Stuttgart 1959

Büchner, Franz: Spezielle Pathologie, 4. Auflage, Urban & Schwarzenberg, München — Berlin 1965

Allgemeine Pathologie, 2. Auflage, Urban & Schwarzenberg, München — Berlin 1956

Bürger, Max: Altern und Krankheit, 3. Auflage, Georg Thieme Verlag, Leipzig

Pathologische Physiologie, 2. Auflage, Julius Springer, 1936

Doerr, Wilhelm: Siehe: Bargmann, Wolfgang

Fleckenstein, Albrecht: Der Kalium-Natrium-Austausch als Energieprinzip in Muskel und Nerv, Springer-Verlag, Berlin — Göttingen — Heidelberg 1955

Gauer · Kramer · Jung: Physiologie des Menschen, Band 4, Muskel, v. W. Hasselbach, Verlag Urban & Schwarzenberg

Gerlach, U.: Siehe: Losse/Gerlach/Wetzels

Grosse-Brockhoff, F.: Pathologische Physiologie, 2. Auflage, Springer-Verlag, Berlin — Heidelberg — New York 1969

Hamperl, Herwig: Lehrbuch der Allgemeinen Pathologie und der Pathologischen Anatomie, 28. Auflage, Springer-Verlag, Berlin — Heidelberg — New York 1968

Harper · Löffler · Petrides · Weiss: Physiologische Chemie, Springer Verlag, Berlin — Heidelberg — New York 1975

Heilmeyer, Ludwig: Lehrbuch der inneren Medizin, 2. Auflage, Springer-Verlag, Berlin — Göttingen — Heidelberg 1961

Lehrbuch der speziellen Pathologischen Physiologie, 10. Auflage, Gustav Fischer Verlag, Stuttgart 1960

Kleine, H. O. · Mar, Lisa: Krebsdiät, Walter Hädecke Verlag, 1965

Kahn, F.: Der Mensch, 5. Auflage, Albert Müller Verlag, Rüschlikon — Zürich — Stuttgart — Wien 1939

Köhler, A. · Zimmer, E. A.:	Grenzen des Normalen und Anfänge des Pathologischen im Röntgenbild des Skeletts, 11. Auflage, Georg Thieme Verlag, Stuttgart

Losse, H. · Gerlach, U. · Wetzels, E.: Rationelle Therapie in der inneren Medizin, Georg Thieme Verlag, Stuttgart 1975

Mar, Lisa: Siehe: Kleine, H. O.

Moller, Knud O.: Pharmakologie, 5. Auflage, Schwabe & Co-Verlag, Basel — Stuttgart 1966

Müller, Aloys: Welt und Mensch in ihrem irrealen Aufbau, Ferdinand Dümmlers Verlag, Bonn 1947

Portmann, Adolf: Biologie und Geist, Rhein-Verlag, Zürich 1956

Rapoport, S. M.: Medizinische Biochemie, 5. Auflage, VEB Verlag Volk und Gesundheit, Berlin 1969

Reichel, H.: Lehrbuch der Physiologie — Muskelphysiologie, Springer-Verlag, Berlin — Göttingen — Heidelberg 1960

Rein-Schneider: Einführung in die Physiologie des Menschen, 16. Auflage, Springer Verlag, Berlin — Heidelberg — New York 1971

Romer, A. S.: Vergleichende Anatomie der Wirbeltiere, Verlag Paul Parey, Hamburg und Berlin 1971

Schmidt, J.: Herz und Elektrokardiogramm des Sportlers, aus: „Der Internist", 11. Jahrgang, Heft 8, 1970

Siegenthaler, Walter: Klinische Pathophysiologie, 2. Auflage, Georg Thieme Verlag, Stuttgart 1973

Thörner, W.: Biologie der Leibeserziehung, Ferd. Dümmlers Verlag, Bonn 1951

van Aaken, Ernst: Dauerbewegung als Voraussetzung der Gesundheit, Beiträge zur Gesundheitsvorsorge, Heft 4, Lebenskunde Verlag, Düsseldorf 1974

Elektronentheorie zur letzten Ursache des Krebses, Verlag für Medizin Dr. Ewald Fischer, Heidelberg 1975

Programmiert für 100 Lebensjahre, 3. Auflage, Pohl-Verlag, Celle 1975

Theoretische Physiologie des Frauenmittelstreckenlaufs, Vortrag beim Sportmedizinischen Kongreß 1955 Weimar-Erfurt, Sonderdruck, Kongreßbericht

Kritik des Intervalltrainings aus Biochemie und Praxis, Selbstverlag 1964, zur Zeit Verlag Josef Stipak, Aachen

van Aaken, Ernst:	Grundzüge und Theorie einer allgemeinen und chemischen Physiologie der Ausdauerfunktion, Selbstverlag 1967 (vergriffen)
von Ardenne, Manfred:	Krebs-Mehrschritt-Therapie, I. und II. Teil, 2. Auflage, VEB Verlag Volk und Gesundheit, Berlin 1970
von Ditfurth, Hoimar:	Im Anfang war der Wasserstoff, Hoffmann und Campe Verlag, Hamburg 1972
Waldeyer, A.:	Anatomie des Menschen, 1. und 2. Teil, 10. Auflage, Walter de Gruyter, Berlin — New York 1974
Warburg, Otto:	Ursache und Verhütung des Krebses, 2. Auflage, Verlag Konrad Triltsch, Würzburg 1967
Wetzels, E.:	Siehe: Lossels, H.
Zabel, Werner:	Die zusätzliche Therapie der Geschwulsterkrankungen, Haug Verlag, Heidelberg 1970
Zimmer, E. A.:	Siehe: Köhler, A.

Nachschlagewerke

Chemie Lexikon, 4 Bände, von Hermann Römpp, Franck'sche Verlagshandlung, Stuttgart 1966

Klinisches Wörterbuch, Willibald Pschyrembel (gegründet von Otto Dornblüth), 250. Auflage, Walter de Gruyter, Berlin 1969

Wie funktioniert das?

Der Mensch

Die Krankheiten

Meyers erklärte Medizin

Bibliographisches Institut, Mannheim — Wien — Zürich

Sach- und Namensverzeichnis

A

Aachener Sulfat 225, 237 f., 253 f.,
257, 307
Abebe, Bikhila 17
Abmagerungskur 87, 195
Aceton 116 f.
Acetylcholin 131, 150, 272 f.
Acetylcholinesterase 273
Acetylsalizylsäure 253
Achillessehnenentzündung 233, 235 f.
Acidose 83 f., 250
Addisonsche Erkrankung 58, 100, 288
Adenom 163
Adenosin 94
Adenosin-Monophosphat
(Vitamin B 8) 54
Adenosintriphosphorsäure (ATP)
77, 102, 175, 281 ff., 287
Aderlaß 108, 141
Adiuretin 91, 107
ADP 77, 147
Adrenalin 150, 158, 271 f., 290
akzidentelle Geräusche 24 f.
Alanin 204
Albertus Magnus 19
Albumin 90, 101, 162
Aldosteron (Electrocortin)
56 f., 87, 92, 107
Ali, Muhammed (Cassius Clay) 315
Alkalireserve 83 ff., 89, 92, 99, 103, 197
Alkalisierung 196
Alkalose 83 f.
Alkoholismus 162
Allergene 110
Allergie 55, 109, 270
Altern 317 f.
Altersläufer 39 f., 211
Altersveränderungen 208
Altig, Rudi 314
Amino-Phenazon 55
Aminosäuren 94, 131, 189, 204, 247,
282 f., 308
Ammoniak 158, 162, 167, 197, 251
Ammoniak-Stickstoff 27
Ammoniumchlorid 197
Ammoniumsalze 197
Ampicillin 19
Amphibienkeim 127
Amphioxus 122
Amyloid 159

anabole Zustände 57
Anämie 254
Aneurin 204
Anfangstraining 50 f.
Angina pectoris 134, 145
Angina pectoris ambulatoria 137
Anionen 82 ff., 91
Anquetil 314
Anthocyane 192
Antibiotika 60, 108 f., 115 f., 205
Antidepressiva 272
Antigen-Antikörper-Reaktion 271
Antigene 247
Antihistaminikum 55
Antikoagulantien 111
Antipyretika 111
Antituberkulotika 52, 64
Anti-Streß-Reaktionen 56 f.
Aorta 122, 132
Apofermente 221
Aprikosen 115, 221
Arbeitsinsuffizienz 149
Aristoteles 127, 321
Arsen 97, 162
Arteria hepatica (Leberarterie) 157
Arterienverkalkung 33, 73, 134, 144, 201
Arteriolen 124
Arteriosklerose 73 f., 134 f., 145,
147 f., 176, 178, 195, 290
Arthritis 214
Arthrose 238, 256 f.
Aschoff'sche Knötchen 137
Asparaginsäure 204
Aspirin 108, 238, 253, 307
Astheniker 274
Asthma 40, 55, 109 f.
Atemübungen 25
Atemzentrum 85, 198
Atmungsenzym 178
Atmungsfermente 176, 199, 243
Atmungskatalysator 216
Atmungskette 95, 147 f., 175 f., 189,
199, 201, 281, 290
Atosil 108
ATP (Adenosintrisphosphorsäure)
77, 102, 281 ff., 287
ATP-Spaltung 77, 132
Atrophie 151
Ausdauerdiät 192
Ausdauersportherz 130
Ausscheidung (im Arbeitsschweiß
und im Urin) 41

Kreuzbandzerrung 238 f., 241
Kropf 98
Krüger, Hanu 301
Kuhlmey 223
Kupfer 162, 201, 206
Kupffer'sche Sternzellen 158
Kupierungskur 42
Kurzstreckenlauf 85

L

Lactat-Dehydrogenase 114
Lactoflavin 204
Ladungswolke 176
Lang 197
Lanzettfischchen 122
Lasix 153
Lauer, Martin 244
LDH (Lactat-Dehydrogenase) 63, 167
Leber 50, 80, 113, 126, 141, 157 ff.,
 197, 218, 232, 247, 282, 288 f., 290
Leberabszeß 13
Leberarterie 157
Leberauflösung 160
Leberdurchblutung 165
Leberentzündung 161
Lebererkrankungen 69, 166, 177 f.
Leber-Gallen-System 73
Leberkrebs 163, 173 f., 202
Leberödem 91
Leberpforte 157
Leberschäden 201, 211
Leberschwund 159 f.
Lebertran 98
Lebertuberkulose 162
Lebervenen 126, 157
Leberverhärtung 161 f.
Leberzellbalken 157
Leberzirrhose 161 f.
Lehmann 66
Leistungshormone 288
Leptosome 267
Leube, H. 249
Leucin 160 f., 204
Leukämie 97, 173
Leukozyten 101, 161, 220 f.
Lewis, Larry 19
Lezithin 96, 201 f.
Lichtwitz 250
Lidocain 55
Lidocainhydrochlorid 253
Liegekuren 36, 38 f.
Linkshypertrophie 130
Linksversagen 141
Lipide 63, 194

Lipoidose 148
Lithium 206, 217
Loeb 58
Lohmann 77, 122
LSD (Lysergsäurediäthylamid) 272
Lueg, Werner 297
Luminal 108
Lunge 50, 86, 247
Lungenentzündung 40, 44, 93, 110 f.
Lungeninfiltrat 31, 36
Lungenkavernen 32
Lungenkrebs 174, 293, 314
Lungenschlagader 229
Lungentuberkulose 31 ff., 40, 178
Lungenvene 124
Lupus 65
Lydiard 179, 293, 314
Lymphdrüsen 171
Lymphdrüsenaffekt 31
Lymphe 171
Lymphknoten 37
Lymphographie 215
Lymphozyten 31, 213, 247
Lymphozytose 101, 152
Lymphstauung 162
Lymphwasser 162

M

Magen-Darm-Kanal 157
Magengeschwüre 40, 69
Magenkrebs 174, 193, 195, 199, 209,
 216 f.
Magenoperationen 40
Magensalzsäure 199
Magerquark 167
Magersucht 80 f.
Maggi 44, 48, 89
Magnesium 83, 92, 127, 201, 206, 216
Malaria 40
Mallet 213
Malzzucker 204
manisch-depressives Irresein 267
Manitollösung 108
Mar, Lisa 192
Marcumar 18, 232
Massage 152
Mastdarmkrebs 223
Mastzelle 230
Mediastinal-Tumor 40
Medica, Jack 313
Medivitan 56, 167, 210
Meerwasser 98
Megaphen 108
Meniskus 241 ff.

Meniskusriß 238, 241
Meniskusscheiben 242
Meniskuszerrung 234, 238 f., 241
Menstruation 91
Merckx, Eddy 241 ff.
Merrit, Kim 284
Mescalin 272
Metallvergiftung 285
Metastasen 171, 220
Metastasenprophylaxe 220
Methionin 94, 160, 201
Methylcholanthren 172
Migräne 200
Milch 55, 85 f., 307
Milcheiweiß 221
Milchinjektionen 224
Milchpisser 96, 250
Milchsäure 77, 114, 131, 134, 147, 164,
    166 f., 171, 199, 204, 221, 282, 308, 310
Milchsäurebakterien 199
Milchsäurebildung 48, 219
Milchsäuredehydrogenase 134, 152
Milchsäuregärungsprodukte 199
Miliartuberkulose 31 f., 61
Milz 113, 157
Mineralien 195
Mineralo-Corticoide 56, 58, 286, 291
Mineralstoffe 77
Mineralstoffwechsel 77, 81, 288, 305 f.
Mineralwasser 115, 196
Minot 200
Misalla 297
Mitleidsbestrahlungen 213
Mitochondrien 107, 123, 132, 134,
    234, 281
Mitralklappe 124
Mixtura solvens 108
Miyazaki 294, 312
Molybdän 216 f.
Mondroch, A. 296
Monod 176
Mononatriumphosphat 82
Monozyten 31
Mucopolysacharide 286
Münchener Bierherz 139
Murphy 200
Mund-zu-Mund-Beatmung 89
Muskelfaserriß 263
Muskelkater 235, 238, 262 f.
Muskelkrampf 234
Muskel-Phosphorsäurestoffwechsel 100
Muskelpumpe 233
Muskelschwäche 90
Mutation 175, 320
Mutterkuchen 97
Myambutol 66

Mykloplasma pneumoniae 110
Mykloplasmen 111
Myleran 114
Myoglobin 73, 281, 287 f.
Myoglobineisen 112
Myokarditis 143
Myokardose 133

N

NAD (Nicotinamid-Adenin-Dinucleotid)
    176, 199 f.
NADH$_2$ (Nicotinamid-Adenin-Dinucleotid
    in hydrierter Form) 147, 290
NADPH$_2$ (wie NADH$_2$, aber mit Phos-
    phat) 147, 290
Natrium 82 f., 87, 92, 99 f., 103, 127
    193, 201, 206, 249
Natriumausscheidung 99
Natriumbikarbonat 85, 93 f., 197
Natriumchlorid 43 f., 58, 87, 89
Natrium-Dihydrogen-Phosphat 89
Natrium-diuretisches Hormon 56
Natriumgehalt 58
Natriumionen 58
Natrium-Kalium-Austausch 107
Natriumkonzentration 59, 63 99
Natrium-Monohydrogen-Phosphat 89
Natriumsalze 85
Natriumverlust 252
Natriumzitrat 58
Naturheilkunde 192
Nebennieren 54, 58, 194
Nebennierenmark 58, 158, 290
Nebennierenrinde 58, 87, 92 f., 107,
    290 f.
Nebennierenrindenhormon 99 f., 239,
    244, 253, 288 f.
Nebennierenrinden-Insuffizienz 58
Nebennierenrindensteroide 56
Nebenschilddrüse 96, 251
Nekrose 139, 160, 249 f., 252
Neoteben 218
Nervensystem, allgemein 159
Nervensystem, sympathisches 98, 101
Nervenzelle 194
Nesselsucht 200
Neuralgie 200
Neural-Therapie 223
Neuroleptika 272
Neumayer 213
Neutralfett 159
Niazin 44, 48, 65
Nickel 206
Nieren 50, 83, 86 ff., 92 f., 96, 99,
    102, 115, 141, 159, 247, 251